Schöne alte

Apotheken

Heilkunst · Aberglaube · Pharmazeutische Technik

Günter Kallinich

Schöne alte Apotheken

Heilkunst · Aberglaube · Pharmazeutische Technik

Aufnahmen: Helga Schmidt-Glassner

Der Apotheker · Die Apotheke und ihre Einrichtung
Mit fast 500 einzigartigen Abbildungen

Nikol
Nikol Verlagsgesellschaft mbH & Co. KG
Hamburg

Schöne alte Apotheken

Lizenzausgabe (1999) für Nikol Verlagsgesellschaft mbH & Co. KG,
Hamburg
Mit freundlicher Genehmigung des Verlags Georg D. W. Callwey,
München

Gestaltung: Baur + Belli Design, München
Satz: Kastner & Callwey, München
Lithos: Brend'amour, Simhart & Co. KG, München
Umschlaggestaltung: Callena Creativ GmbH, Jülchendorf
Die Fotografien auf der Umschlagvorderseite
sind in diesem Buch enthalten.
Druck: Westermann Druck, Zwickau
Printed in Germany

ISBN 3-933203-14-7

Inhalt

Entwicklung der Heilkunst

Heilende Kräfte der Natur

»Solange es Leben auf der Welt gibt, gibt es Krankheiten« *(Paul Diepgen)*, und, so könnte man ergänzen, solange es Krankheiten gibt, gibt es auch Heilmittel, um sie zu bekämpfen oder zu lindern. Die Entwicklung des Heilwesens ist eng verknüpft mit der Lehre von den Arzneimitteln, beide gehen zurück bis auf die Vorzeit und fallen praktisch zusammen mit dem Beginn der Menschheitsgeschichte. Krankheiten gehören zum Kampf ums Dasein genauso wie etwa Verletzungen, die man sich bei der Jagd oder beim Kampf mit dem Widersacher zugezogen hat. Der Urmensch lebte gleich den Tieren in völliger Ungebundenheit und Freiheit, ohne Wohnsitz den Unbilden der Witterung ausgesetzt. Und so mögen die frühesten primitiven Heilmethoden aus dem Verhalten der entwicklungsgeschichtlich viel älteren Tiere hervorgegangen sein, die instinktiv das Richtige taten, wenn sie bei fiebrigen Erkrankungen kühlendes Wasser aufsuchten, sich mit ihren Wunden im Schlamm oder Moor wälzten oder sie reinigend mit Speichel befeuchteten.

Beobachtungen bei Tieren, die bei Verdauungsbeschwerden bestimmte Kräuter fressen, haben sicher auch den Frühmenschen veranlaßt, Pflanzen als erste Heilmittel innerlich – aber auch äußerlich durch Auflegen auf Wunden – anzuwenden. Schon bald mag er auch die schmerzstillende und betäubende Wirkung des Mohns oder des Bilsenkrauts erkannt haben, so daß er sich gewisse Kenntnisse von der Brauchbarkeit aber zugleich giftigen Wirkung bestimmter Pflanzen oder Pflanzenteile erwarb und sich so einen wenn auch noch so bescheidenen Heilschatz schaffen konnte, der von Generation zu Generation weitergegeben und vervollständigt wurde. Schon für sehr frühe Zeiten läßt sich aufgrund von Überresten nachweisen, daß in der Nähe von Wohnhöhlen oder primitiven Siedlungen auch Anpflanzungen von Kamille, Baldrian, Holunder, Wegerich, Schafgarbe, Lein, Hanf oder Mohn vorhanden gewesen sein müssen. Zudem sei daran erinnert, daß es primitive Völker waren, von denen wir seit Beginn der Neuzeit, und selbst heute noch, hochwirksame Arzneidrogen übernommen haben, wie etwa Chinin aus der Chinarinde, Kokain aus den Cocablättern oder Curare aus dem Extrakt verschiedener gifthaltiger Pflanzen (Pfeilgift).

Auch tierische Stoffe, die häufig den erkrankten Organen beim Menschen entsprachen, wie Hirn, innere Organe, Geschlechtsteile, Tierfette und Milch dienten zur Heilbehandlung. Das Blut erkannte man sicher schon frühzeitig als einen wichtigen Träger des Lebens. Blutende Wunden, die sich der Jäger oder der Krieger zugezogen hatten, wurden durch Zupressen oder durch Auflegen der Nebennieren des Wildes, die als gefäßverengendes Mittel Adrenalin enthalten, gestillt. Zu einem späteren Zeitpunkt lernte man, die unbelebte Natur als Heilmittel zu verwenden. Kochsalz, natürlich vorkommend oder aus dem Meerwasser gewonnen, gehörte schon in den ältesten Zeiten zu den notwendigen Lebensbedürfnissen der Menschen, wurde aber auch zu medizinischen Zwecken verwendet und z. B. als Ätzmittel auf faulende Wunden gebracht. In ähnlicher Weise kam später nach der Entdeckung des Feuers die Pflanzenasche oder die daraus mit Wasser zu gewinnende Aschenlauge, die als sog. Laugensalz Pottasche enthält, schon sehr bald zur heilenden Anwendung. Durch Hitze wurden bereits bekannte Mineralien jetzt chemisch verändert und für den Menschen bei Krankheiten und Verletzungen nutzbar gemacht. Hierher gehören aber auch die natürlichen Heilwässer und Quellen, die aufgrund ihres Mineralstoffgehaltes bei Hautschäden oder Darmstörungen gute Dienste geleistet haben mögen. Selbst bestimmter Erdarten, die, als Brei aufgeschlämmt auf Wunden verbracht oder eingenommen, eine reinigende Wirkung gegenüber fäulniserregenden Stoffen zeigten, bediente man sich. Besonders gehörten dazu gewisse feinkörnige, weiße oder rote Tonerden, die adstringierende und adsorbierende Eigenschaften besitzen. Im klassischen Altertum (Insel Lesbos), später auch in Mitteleuropa (Schlesien, Sachsen, Thüringen), erlangten solche getrockneten Heilerden große Bedeutung. Um sie vor Verfälschungen zu schützen, wurde den einzelnen Stücken in Medaillenform das Siegel des Herkunftslandes aufgedrückt, woraus sich die Bezeichnung »terra sigillata«, Siegelerde, ableitet. Auch Krüge wurden aus solcher Heilerde gebrannt, die giftwidrige Eigenschaften besitzen sollten. Die Natur mit ihrem reichen Schatz an Heilmitteln aus den drei Naturreichen – Pflanzen, Tiere, Mineralien – ist somit als die erste Lehrerin der Heilkunde zu bezeichnen.

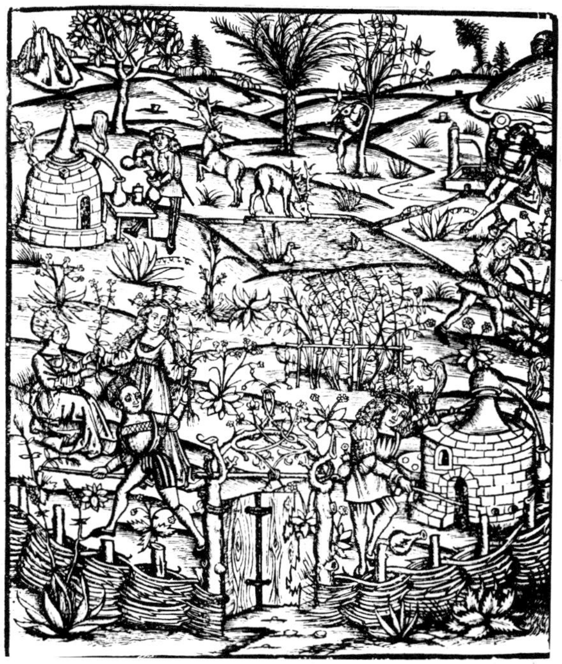

1 Heilende Kräfte der Natur: Kräutergarten mit Kräuterweibern, Apothekern sowie Destillierherden zur Gewinnung der arzneilichen Wässer und Tinkturen; aus Hieronymus Brunschwig »Das buch der waren kunst zu distillieren«, 1512.

Die Entdeckung des Feuers hatte in der Heilkunde einen gewaltigen Schritt weitergeführt. Den Heilpflanzen wurden die wirksamen Stoffe durch Abkochen entzogen, Ballaststoffe entfernt und in eine für den menschlichen Gebrauch zweckmäßigere Form des Teeaufgusses gebracht. Feuer und mit seiner Hilfe hergestellte Gefäße aus Ton oder Glas waren auch notwendig, um schließlich der chemischen Kunst den Weg zu bahnen, die für die Entwicklung der Heilmittel große Bedeutung erlangen sollte.

3 Barockes Tafelbild mit Heilkräutern und heilbringenden Symbolen. In der Mitte oben Christus als himmlischer Arzt. Unterste Reihe von links nach rechts: Türkenbund, Amulett (sog. Wehenkreuz), Amulett mit rotem Stein, Vergißmeinnicht, Herz zum Schutz vor Dämonen, Gemeiner Dost. 8,5 × 67,5 cm.
Nürnberg, Germanisches Nationalmuseum, Gm 1339 ▷

Übernatürliche Kräfte

Glaube und Aberglaube

Bei aller Intelligenz, die dem Menschen die Anwendung der natürlichen Heilstoffe bestätigte oder berichtigte, mußten ihm jedoch von Anfang an die Ursachen der Krankheiten, deren Bösartigkeit und Verbreitung (Seuchen) rätselhaft sein. Zur Erklärung solcher Vorgänge im Organismus, die Not und Schrecken verbreiteten, wurde das Wirken übernatürlicher Kräfte angenommen. Der naive Glaube an die Macht der Sonne, des Mondes oder der Gestirne, oder an einen Gott, der die Natur beherrscht und das Schicksal der Menschen bestimmt, findet einen Antipoden in der Vorstellung von bösen Mächten, von Dämonen, die für das Entstehen von Krankheiten verantwortlich zu machen sind. Neben dem Glauben entsteht auf diese Weise der Aberglaube; beide spielen in der Heilmittellehre bis auf den heutigen Tag eine große Rolle. Wenn man eine Krankheit als einen bösen Geist ansah, der vom Menschen Besitz ergriffen hatte, so versuchte man ihn durch Beschwörungen zu vertreiben oder durch Darbringung von Tier- und Menschenopfern zu versöhnen.

Alle diese Anfänge erfuhren in der Folgezeit dadurch eine Förderung, als es mehr und mehr bestimmte Einzelpersonen waren, die sich spezielle Kenntnisse auf dem heilkundlichen Gebiet erwarben. Da die Arzneikunst anfänglich eng mit religiösen Vorstellungen verbunden war, erschien es nur natürlich, daß sich der Medizinmann oder der Priester mit diesen Dingen beschäftigten, um durch Bereitung von Arzneien dem Menschen helfen zu können. So waren am Beginn der menschlichen Kulturgeschichte – etwa bei den alten Kulturvölkern des Zweistromlandes und in Ägypten – meist Priester, Arzt und Apotheker in einer Person vereinigt. Erst im Altertum trennte sich der Beruf des Priesters von dem der Heilperson, und erst im Mittelalter teilte sich letzterer auf in die Berufe des Arzneiverordners und des Arzneiherstellers.

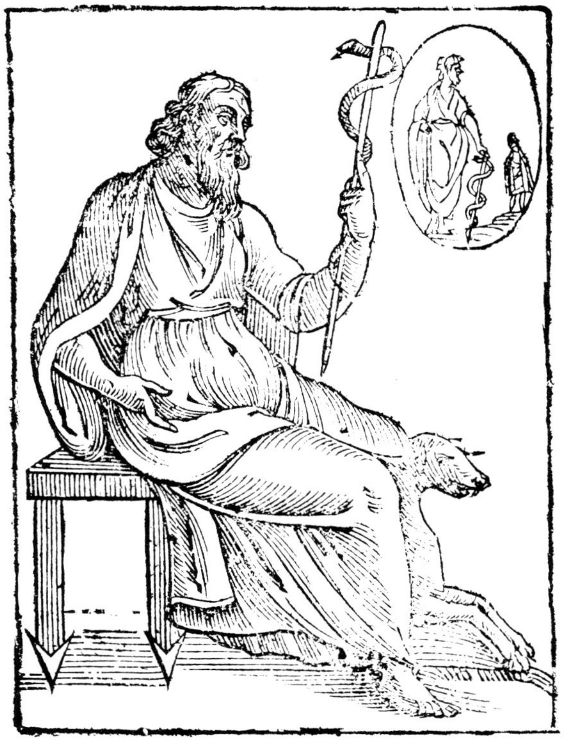

2 Asklepios, der Heilgott der Griechen mit Stab und Schlange, aus Vicenzo Cartari »Imagini delli Dei de gl'Antichi«, Venedig 1647 (Nachdruck Graz 1963).

Auch in der archaischen Zeit Griechenlands war die Heilkunde noch ein Attribut der Götter, Krankheiten galten als gottgesandt; die Beschwörungstherapie tritt uns bei *Homer* entgegen: »Aber Odysseus' Wunde, des götterähnlichen Jünglings, banden sie wohl und hemmten das Blut durch Beschwörung.« Der eigentliche Heilgott der Griechen ist *Asklepios*, der Sohn des *Apollon*, der bald vermenschlicht wurde und eine Familie bekam: Seine Töchter sind *Hygieia*, die Gesundheit, und *Panakeia*, die Allheilende, während seine beiden Söhne (bei *Homer*) Ärzte im Heer der Griechen waren. Wichtigstes Attribut des *Asklepios* ist die Schlange, das bis heute anerkannte Zeichen der Berufe des Arztes und Apothekers. Warum gerade die Schlange? Über den Sinngehalt ist man sich nicht völlig einig geworden: Der Häutungsvorgang der Schlange als Symbol der Verjüngung und sich ständig erneuernden Gesundheit mag ebenso hierfür stehen wie der erdentstandene, irdische Charakter des Heilgottes, der ihn in Verbindung mit diesem besonders der Erde verhafteten Tier bringen ließ. In den Tempeln und Heilbezirken des *Asklepios*, den Asklepieien, spielte sich die theurgische Heilbehandlung der Griechen in erster Linie ab, die Hauptheilmethode war die Inkubation, der Tempelschlaf in eigens hierfür errichteten Liegehallen. Durch religiöse Zeremonien – Bäder, Gebete, Fasten, Opfer – vorbereitet und suggestiv eingestimmt, verlief der anschließende Tempelschlaf nicht selten schon als Heilschlaf. Anderntags ließen sich die Priester die Träume der Patienten berichten, um auf deren Deutung dann die Therapie aufzubauen, die als Anordnung des *Asklepios* angesehen wurde. Glaube und Suggestion wurden so zur seelischen Beeinflussung der Kranken eingesetzt, eine medikamentöse Behandlung trat zurück; Diät, Waschungen, Salbungen, Räucherungen waren die Heilmethoden, aber auch pflanzliche Arzneidrogen oder Umschläge aus Kräutern sollten den Heilprozeß unterstützen. So spielt Glaube aber auch Aberglaube im Tempelschlaf der griechischen und später auch römischen Heilkunde eine bedeutsame Rolle. Und noch heute stehen wir bewundernd vor den erhaltenen Resten der Asklepiosheiligtümer zu Pergamon in Kleinasien oder Epidauros auf dem Peloponnes, die sich in klimatisch begünstigter Lage einstmals zu wahrhaft luxuriösen Kurorten mit gastlichen Unterkünften, Theatern, Rennbahnen, Gymnasien und Badehäusern entwickelten und den Kranken neben der Heilbehandlung auch vielseitige Zerstreuung boten.

Naturgemäß konnten in der Frühzeit die Heilmittel nur empirisch ausgewählt werden, man erkannte die Wirkungsweise bestimmter Heilpflanzen und gab dieses Wissen über Jahrtausende hinweg weiter. Hierbei schloß man nicht selten aus der äußeren Form, aber auch der Farbe, dem Geschmack oder dem Geruch einer Pflanze, also aus den von Gott verliehenen »Signa naturae« auf ihre Heilwirkung. *Paracelsus* (1493–1541) nahm diese alten Vorstellungen in seine Heilmittellehre

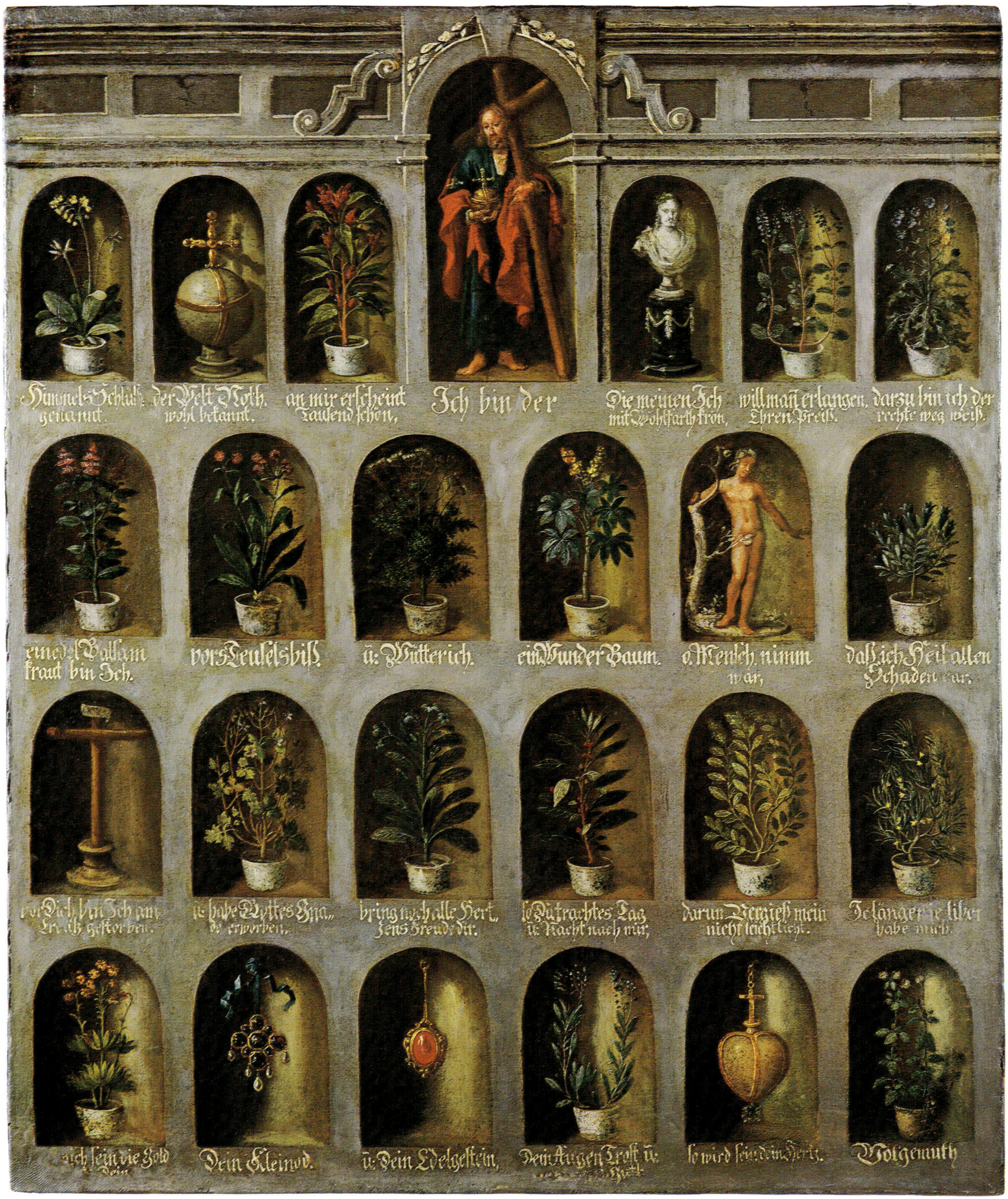
Himmels Schlüss genannt.
der Welt Noth. wohl bekannt.
an mir erscheint Tausend schön,
Ich bin der
Die meinen Ich mit Wohlfarth krön,
will man erlangen. Ehren Preiss.
darzu bin ich der rechte weg weiss.
ein edl Balsam kraut bin Ich.
vors Teufelsbiss.
ü: Witterich.
ein Wunder Baum.
o Mensch, nimm war,
dass ich Heil allen Schaden
vor Dich bin Ich am Creütz gestorben.
ü: habe ... Gna, de erworben.
bring noch alle Hertzens Freude dir.
so Du trachtes Tag ü: Nacht nach mir,
darum Vergiess mein nicht leichtlich.
Je länger je liber habe mich.
Dein Kleinod.
ü: Dein Edelgestein,
Dein Augen Trost ü.
so wird sein dein Hertz.
Wolgemuth

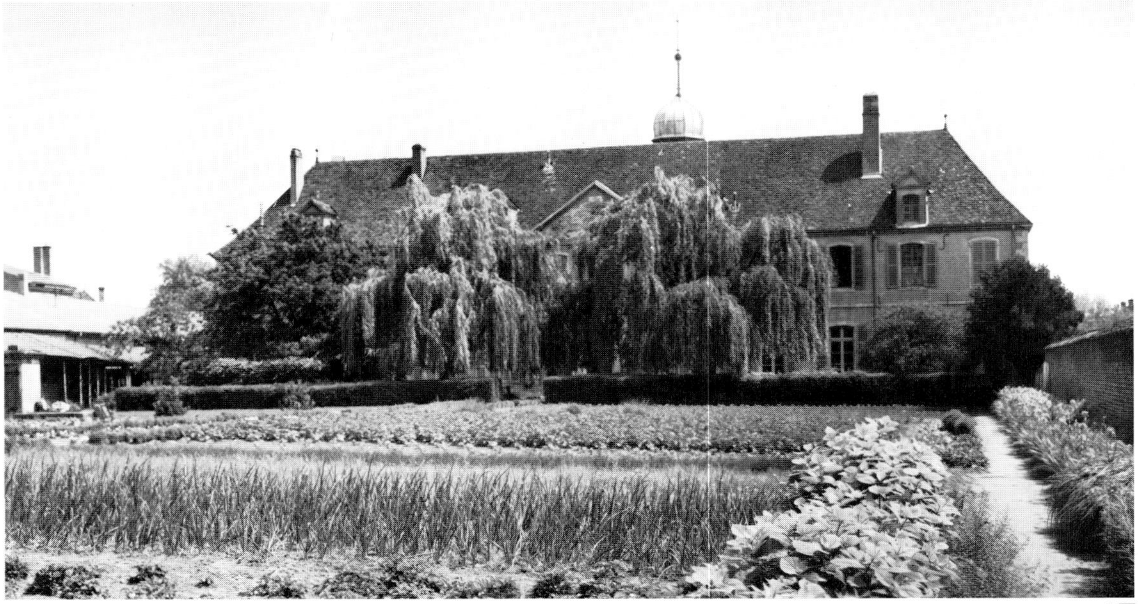

4

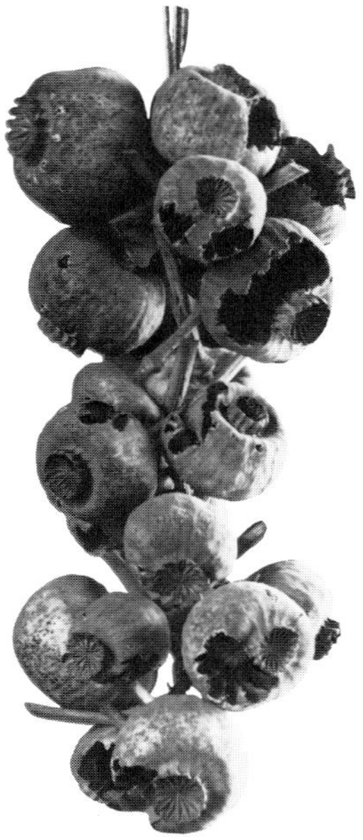

6 ▽

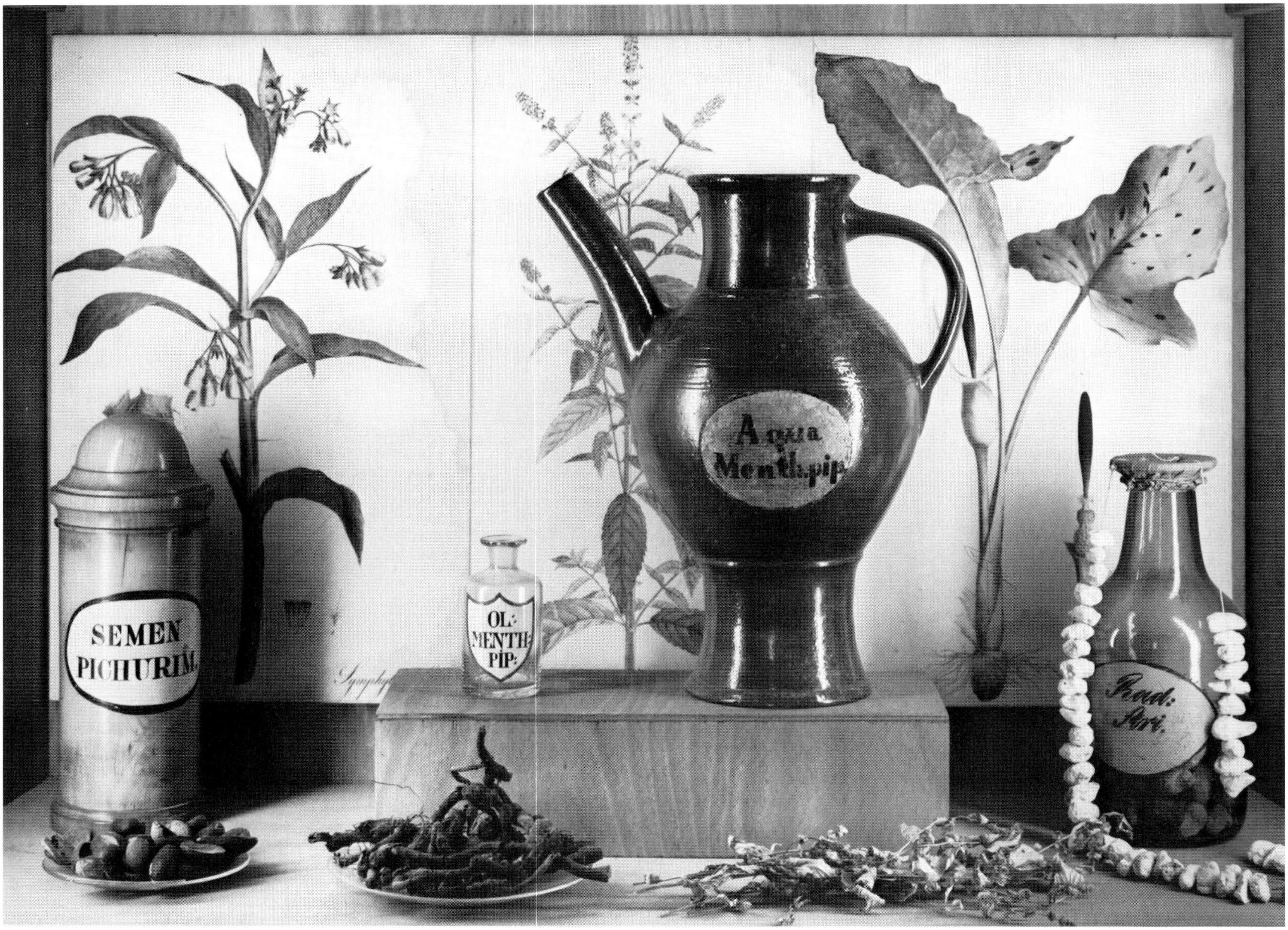

4 Kräutergarten des Hospitals von Louhans (Saône-et-Loire) als Beispiel der von der Natur gespendeten Pflanzendrogen.

5 Mohnkapseln, aus denen durch Anritzen Opium als schlafmachende und schmerzstillende Arzneidroge gewonnen wird. Amsterdam, Geschiedkundig Medisch-Farmaceutisch Museum

6 Semen Pichurim, Macisbohne bei Verdauungsschwäche; Schwarzwurzel bei Lungenleiden, Blutharnen und Roter Ruhr; Pfefferminze bei Magenbeschwerden; Aronswurzeln als Liebeszauber. – Heidelberg, Deutsches Apotheken-Museum

7 Alraunfrau (Mandragora foemina) aus »Gart der Gesundheit«, gedruckt von Peter Schöffer, Mainz 1485.

als »Signaturenlehre« auf; mit seinem berühmten Wort: »Die ganze Welt ein Apotheken« will er sagen, daß die heilenden Arzneistoffe nur wegen der Krankheiten von Gott geschaffen wurden. Wo Krankheiten sind, müssen auch die entsprechenden Heilpflanzen vorhanden sein und deren äußerliche Kennzeichen auf die Krankheitssymptome hindeuten. »Wer nit aus der Signatur die Kraft der Kräuter schreibet, der weiß nit was er schreibet« *(Paracelsus).* So weisen Mohnköpfe auf den Kopf, die Blätter des Lungenkrauts, die der Form der Lunge ähneln, auf die Lunge oder Walnüsse auf das Gehirn hin. Disteln helfen bei Seitenstechen, die »perforierten« Blätter des Johanniskrauts (in Wirklichkeit im Licht durchscheinende Öldrüsen) bei Stichwunden, der gelbe Milchsaft des Schöllkrauts bei Gelbsucht, und rotes Eisenoxid galt als Blutmittel bei anämischen Patienten. Der Steinbrech sollte Blasensteine auflösen: »Weisser oder hoher Steinbrech hat seinen Namen von der krafft unnd tugendt so er täglich erzeuygt in brechung des steins beyde der nieren und blasen...« (aus dem Kräuterbuch von *Leonhart Fuchs* 1543*).* Besondere Bedeutung als Zauber- und Arzneimittel erhielt lange Zeit die merkwürdig nach unten gegabelte menschenähnliche Mandragorawurzel oder Alraune, die als »Signum naturae« einen Leib mit zwei Beinen vortäuscht. Sie kommt in einer »männlichen« (Mandragora mas) und einer »weiblichen« (Mandragora foemina) Form vor und führte zu einem »ganzen Rattenkönig der abenteuerlichsten Vorstellungen« *(Alexander Tschirch).* Aus dem Kräuterbuch »Gart der Gesundheit«, das 1485 in Mainz gedruckt wurde, stammen jene beiden reizenden Alraunbilder, Mann und Frau, aus deren Häuptern Blätter und Beeren dieses Nachtschattengewächses entspringen. Als kostbarer Talisman sollte die Wurzel gegen Krankheiten, Verhexungen und gegen Schlangenbisse schützen, eine leichte Geburt ermöglichen und Unfruchtbarkeit beheben; vor allem auch als Liebesmittel, als Aphrodisiakum, wurde sie verwendet. Alle diese geheimnisvollen Anwendungen erhielten eine gewisse Bestätigung durch die echte arzneiliche und sogar toxische Wirkung, die der Alraune als alkaloidhaltigem Nachtschattengewächs zukommt. Ihre narkotischen und schmerzlindernden Eigenschaften, die auf dem Gehalt an Atropin und Hyoscyamin beruhen, wurden in sogenannten mit Ab-

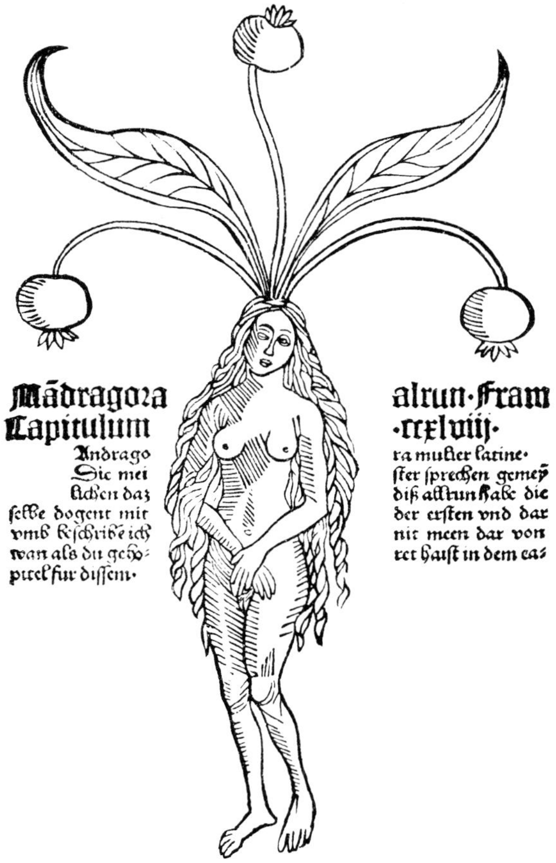

kochungen der Wurzel getränkten Schlafschwämmen ausgenutzt, die man bei Operationen dem leidenden Patienten auf Mund und Nase drückte, wobei die Inhaltsstoffe durch die Schleimhäute resorbiert wurden. In dem genannten »Gart der Gesundheit« wird die schlafmachende aber auch schmerzlindernde Wirkung mit folgenden Worten geschildert:

»Diß wurtzel thun sie in wyn oder in kost und laissen do von drincken oder essen die entzundet synt an den glieddern also daz das heylig feuer sie yrret die selbigen werden also sere do von slaiffen daz sie nit fulen daz man yn abe schnydet eyn gliet von dem lybe«. Gefährlich sei es, die Alraunwurzel auszugraben, da sie dabei so fürchterlich schreien würde, daß man vor Schreck sterben müsse. Man solle daher die Ohren mit Wachs verschließen und die Wurzel von einem schwarzen Hund aus der Erde ziehen lassen: »Der eine faselt von Alraunen, Der andere von dem schwarzen Hund« (*Goethe*, Faust).

Alle diese Vorstellungen wurden schließlich überwunden, als es gelang, durch chemische und pharmakologische Untersuchungen aus den Pflanzen die eigentlich wirksamen Stoffe zu isolieren, die ihre Wirkungen unabhängig von den »Signaturen«, von Form, Farbe und Geschmack entfalteten. Allerdings, Wunder geschehen immer nur dort, wo man an Wunder glaubt; und so sind in der Volksmedizin noch heute die Vorstellungen der alten Signaturenlehre durchaus lebendig.

Kosmas und Damian

Auch das aufblühende Christentum und seine Heilslehren ließen dem Glauben in der Heilkunst seine besondere Rolle. Wieder waren es die Priester, die sich als Vermittler zwischen Gott und dem Menschen wähnten und aus ihrer hierarchischen Stellung heraus sich göttliche Eigenschaften auch in der Heilkunde anmaßten. Wie in Ägypten seit ältesten Zeiten Priester die Heilkunde in geheimnisvollen Riten ausgeübt hatten, so nahmen jetzt die christlichen Priester nach den Worten *Jesu:* »Liebe Deinen Nächsten« die Betreuung der Kranken in den ersten nachchristlichen Jahrhunderten in die Hand. Das Schlagen des Kreuzzeichens, das Auflegen der Hände oder Segenssprüche sollten Wunder tun gerade bei solchen Krankheiten, deren Ursachen letztlich unerklärlich bleiben mußten. Vor allem gegen Geisteskrankheiten oder Epilepsie wandte man solche

8 St. Kosmas mit Harnschauglas und St. Damian mit Salbenbüchse und Spatel als Schutzpatrone von Arzt und Apotheker; Titelblatt aus Hans von Gersdorffs »Feldtbuch der Wundartzney«, Straßburg 1517.

9 Ärzte in der Apotheke bei der Harnschau; im Vordergrund raufende Burschen und Patienten mit Körben für Harngläser, aus »Hortus sanitatis« von Jakob Meydenbach, Mainz 1491.

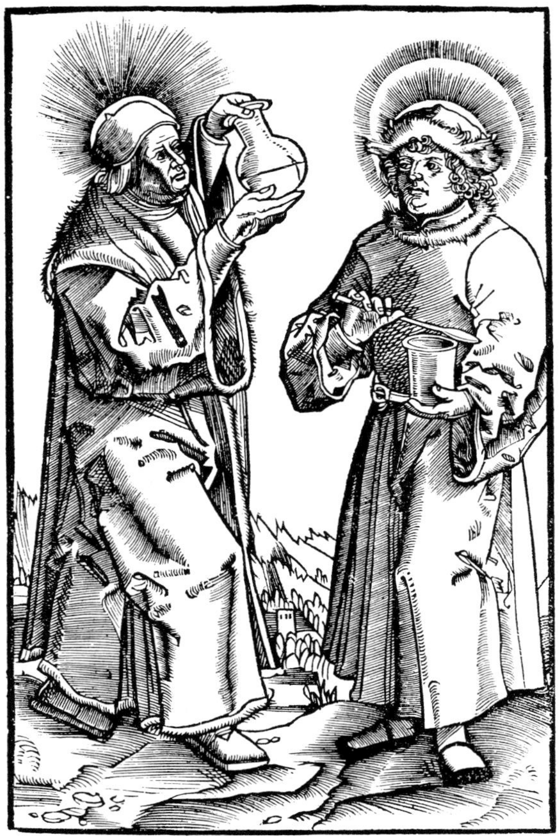

Mittel an, um die Teufel oder Dämonen, die Krankheiten als Strafe verhängten, auszutreiben. Und da es die Glaubensstärksten waren, die oft zu Heiligen erhoben wurden, war es nur folgerichtig, daß diesen als Person oder auch nur durch ihre Überbleibsel, Reliquien oder Amulette, besondere Leistungen in der arzneilichen Heilkunst zugeschrieben wurden.

So verdanken dieser Zeit die Ärzte und Apotheker ihre christlichen Schutzpatrone, die Zwillingsbrüder *Kosmas* und *Damian*. *Jacobus de Voragine* schildert ihren Lebenslauf in seiner »Legenda aurea« (um 1270), wonach sie – in Aigai (Kilikien) gegen Ende des 3. Jahrhunderts geboren – mit großem Erfolg die Heilkunde im Orient und in Griechenland ausübten. Um 303 fielen sie *Diokletians* (um 243–313 n. Chr.) Christenverfolgung zum Opfer, da sie dem christlichen Glauben nicht abschwören wollten. Sie widerstanden vielfachen Folterungen, bis sie, durch das Schwert hingerichtet, als Heilige und Märtyrer einen Kult auslösten, der bis in unsere Zeit lebendig geblieben ist. Schon bald nach ihrem Tod entstanden ihnen geweihte Kirchen und Wallfahrtsstätten, von denen wohl als berühmteste die von Papst *Felix IV.* (526–530) im Forum Romanum auf antiken Tempelfundamenten erbaute Kirche SS. Cosma e Damiano gilt. Die Apsis ist im Inneren mit einem eindrucksvollen frühbyzantinischen Mosaik aus dem 6. Jahrhundert geschmückt, das vor tiefblauem Himmelsgewölbe *Christus* zeigt, dem zu beiden Seiten durch die Apostel *Paulus* und *Petrus* die Heiligen *Kosmas* und *Damian* zugeführt werden. Im Italien der Renaissance war es dann *Cosimo* (Kosmas) *Medici* (1389–1464), der sie zu Schutzpatronen seiner Familie erwählte, was wiederum die florentinischen Künstler zu vielfältigen Darstellungen anregte; so etwa *Donatellos* (1386–1466) Reliefdarstellung auf den berühmten Bronzetüren der Sakristei von S. Lorenzo in Florenz, oder *Fra Angelicos* (1387–1455) Szenenbilder am Altar der Kirche von S. Marco. Von Italien breitete sich der Kult rasch in Europa aus, gelangte nach Frankreich, wo in der Kathedrale von Chartres ein wundervolles Glasfenster ihren Ruhm verkündet, oder nach Böhmen, wo die Medizinische Fakultät unter dem Patronat der beiden Märtyrer stand und ihnen 1709 auf der Karlsbrücke in Prag ein Denkmal errichtete, das sie mit den Attributen von Harnglas und Arzneibüchse zu seiten des Erlösers in den Fakultätstalaren der Barockzeit zeigt. Auch in Deutschland wurden den Heiligen zahlreiche Kirchen und Kapellen gewidmet, in denen sie mit Fresken, Tafelbildern und Skulpturen verherrlicht sind. In Süddeutschland ist hier vor allem die kleine gotische Kirche St. Kosmas und Damian von Kaufbeuren zu nennen. Zahlreich sind die den beiden Heiligen zugeschriebenen Wunderheilungen; vor allem die Transplantation eines Beines von einem toten Mohren auf einen Christen mit vom Krebs zerfressenem Bein hat in der Malerei

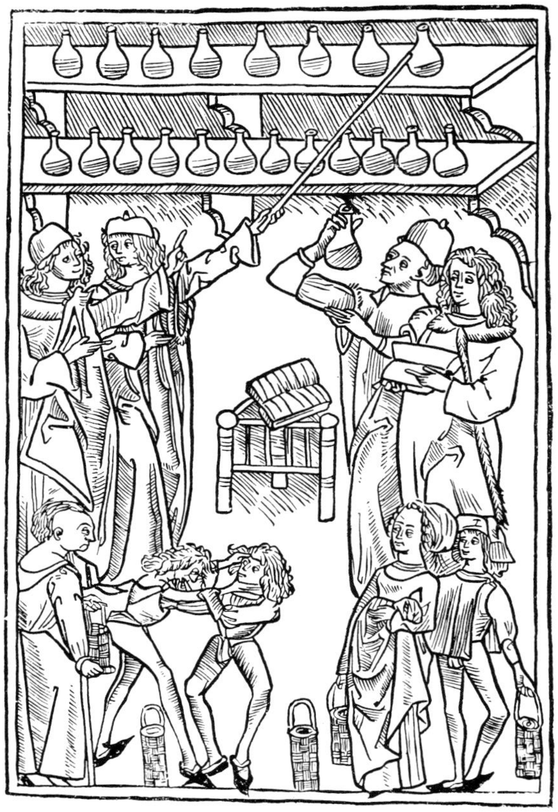

immer wieder großartige Repräsentanz gefunden. Besonders kostbar ist der um 1400 in Bremen entstandene gotische Reliquienschrein der Märtyrer, den *Maximilian I.* (1573–1651) nach München holte und in einer Seitenkapelle der Jesuitenkirche zu *St. Michael* aufstellen ließ. Der mit vergoldeten Silberplatten, mit Bergkristallen und blauem Email geschmückte Schrein in Form eines gotischen Kirchenschiffs ist auf der Schauseite und den Schmalseiten mit Reliefs der Schutzheiligen verziert, während die Innenseite in bunten, frischen Farben ein Tafelbild mit der Transplantation des Mohrenbeines zeigt.

Kosmas und *Damian*, der eine mit einem Harnschauglas, der andere mit einer Salbenbüchse und Spatel oder einer Arzneischachtel, mit diesen Attributen erscheinen sie meist in der bildenden Kunst des Mittelalters. Mit der später einsetzenden Differenzierung von Arzt und Apotheker wurde *Damian* immer mehr als der Salbenbereiter, der

Arzneihersteller identifiziert, und die beiden Figuren schmückten im Barock und Rokoko nicht mehr nur die Kirchen und Altäre, sondern auch die Apotheken.
Die mit dem Harnglas durchgeführte Harnschau beruhte auf den hippokratischen und galenischen Lehren der Humoralpathologie. Beschaffenheit und Mischungsverhältnis der vier Kardinalsäfte (humores) im menschlichen Körper – Blut, Schleim, gelbe Galle, schwarze Galle – hielt man für entscheidend für das Wohlbefinden des Menschen. Den Flüssigkeitsausscheidungen, dem Harn und der Harnschau fiel daher eine besondere Rolle in der Krankheitsdiagnose zu. Gegen das Licht gehalten konnte der Arzt die Färbung mit kolorierten Harnschautafeln vergleichen, er konnte den Schaum, die Niederschläge in Form von Nebel, Kristallen oder Sand beobachten und Beimischungen etwa von Blut erkennen und damit auf krankhafte Veränderungen im Körper schließen. Die Harnschau war das Universaldiagnostikum jener Zeit, Harnschaugläser gehörten zum Haushalt des Bürgers und wurden oft mit Inhalt in geflochtenen Körben zum Arzt gebracht, wo man meist auf den Befund gleich warten konnte. Und selbst die Dichtkunst nahm sich der Harnschau an, wie es *Hans Sachs* (1494–1576) in »Eigentliche Beschreibung aller Stände auf Erden« (1568) getan hat:

»Ich bin ein Doctor der Artznei,
An dem Harn kan ich sehen frei,
Was Krankheit ein Menschen thut beladen.
Dem kan ich helffen mit Gotts Gnaden
Durch ein Syrup oder Recept,
Das seiner Krankheit widerstrebt.
Daß der Mensch wieder werd' gesund,
Arabo die Artznei erfund.«

Christus als Apotheker

So wie *Kosmas* und *Damian* als Schutzheilige von Arzt und Apotheker verehrt wurden, so mehrten sich ab dem 17. Jahrhundert auch Darstellungen des Motivs »Christus als Apotheker«, dieser seltsamen Blüte der Theologia mystica und Pharmacia religiosa. Sie liefern einen allerdings bescheidenen, jedoch nicht weniger liebevollen Beitrag in der Heilkunde. Im kindlich frommen Sinn der Gläubigen ist dieses Motiv christlicher Kunst verankert und schmückt Wallfahrtskirchen, Klosterapotheken, Sakristeien und Altäre und vereinzelt auch alte Apotheken. Meist handelt es sich um Erzeugnisse aus der anonymen Volkskunst, die nach künstlerischer Qualität häufig über der Vielzahl der üblichen Votivbilder stehen; nur ganz wenige Ausnahmen sind signiert und erlauben so Rückschlüsse auf die Künstler, die diese Andachtsbilder gemalt haben. Sie zeigen *Christus* als Halbfigur mit segnend erhobener rechter Hand hinter dem Rezepturtisch stehend, während die linke eine Apothekerwaage hält, die wohl weniger zum Abwägen der Heilstoffe denn symbolisch als Seelenwaage gedacht ist. Bei anderen Variationen greift der Heiland in eine Kräuterbüchse mit Kreuzwurzeln, einer Pflanze, die in der Karwoche in Kreuzform blüht, oder hat vor sich eine Monstranz mit Hostie. Im Hintergrund der Apothekenoffizin stehen Regale mit Standgefäßen, Salbenbüchsen oder Dosen, die Signaturen der christlichen Seelenarzneien wiedergeben: Glaube, Liebe, Hoffnung, Barmherzigkeit, Stärke, Gerechtigkeit, Armut, Beständigkeit, Keuschheit u.a. Der Symbolgehalt solcher Bilder bezieht sich auf *Christus* als Heiler und Helfer körperlicher Leiden und auf seine Wunderheilungen, wie es das vielfach auf den Bildern in Spruchbändern zu lesende Bibelwort aus dem Mathäusevangelium ausdrückt: »Kommt her zu mir alle, die ihr mühselig und beladen seid, ich will euch erquicken.«
Dieser Grundtypus ist vielfach abgewandelt worden und hat zu Versuchen geführt, die Vielzahl der Christus-als-Apotheker-Motive einer ikonographischen Eingruppierung nach zeitlicher Einstufung, künstlerischer Gestaltung, symbolischem

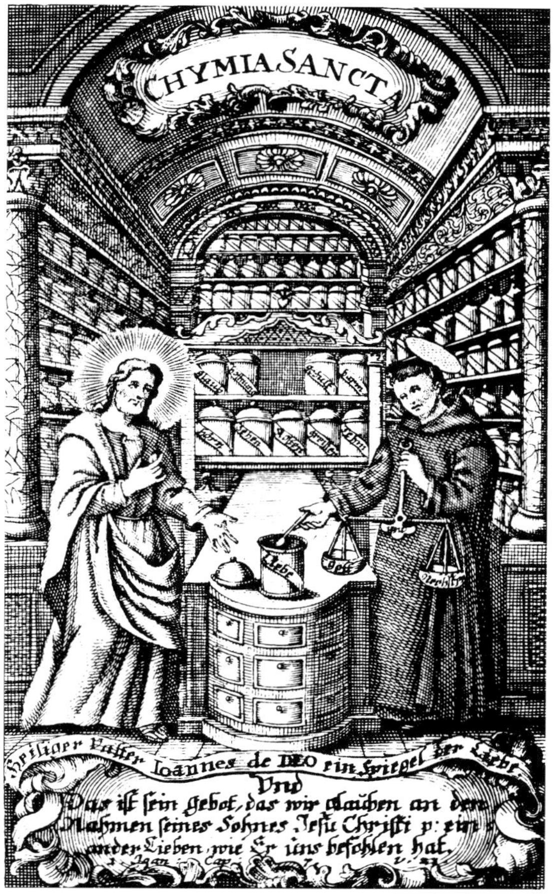

10 Christus als Apotheker, ihm gegenüber in schwarzer Kutte Johannes von Gott, Stifter des Ordens der Barmherzigen Brüder. Kupferstich von A. Ehmann, Mitte 18. Jh.

Aussagewert, Zuordnung zum katholischen oder protestantischen Kulturkreis zuzuführen. Neben Bildern mit sorgfältig ausgeführter Offizin treten später auch solche auf, bei denen Nebenfiguren, wie etwa Engel, reumütige Sünder oder ganze Figurengruppen um den Heiland beziehungsreich gruppiert sind. Eine prachtvolle, plastische, wohl einmalige Reliefdarstellung aus dem Benediktinerinnenkloster Hohenwarth bei Pfaffenhofen ist bekannt geworden. Es treten landschaftlich bedingte Häufungen des Bildmotivs auf: im deutschsprachigen Raum im Süden vor allem in Bayern (Chiemsee, Pfaffenwinkel), in Württemberg, in Österreich vornehmlich im Salzburger Land und in Tirol, und in der Schweiz. Sporadisch finden sich solche Bilder auch in anderen Gegenden, so in der Mark Brandenburg.

11 Sumerische Tontafel mit Rezeptvorschriften in Keilschrift, etwa 2000 v. Chr.
Philadelphia, Museum der Universität von Pennsylvanien

Arzneimittellehre

Literarische Zeugnisse, Vorschriftenbücher (Antidotarien, Rezeptarien)

Literarische Zeugnisse zur Arzneimittellehre (Materia medica) sind bereits aus der Antike überliefert. Die ältesten bisher bekannt gewordenen Rezeptvorschriften stammen aus Mesopotamien, sie sind etwa 2000 v. Chr. mit sumerischer Keilschrift einer Tontafel eingeprägt. Auch die in Ninive gefundene berühmte Keilschrift-Bibliothek des Königs *Assurbanipal* (669–627 v. Chr.) enthält eine umfangreiche Materia medica. Der Arzneischatz der Völkerschaften des Zweistromlandes bestand vor allem aus pflanzlichen Drogen wie Thymian, Myrrhe, Feigen, Datteln, aber auch aus tierischen und mineralischen Stoffen wie Kochsalz, Salpeter und Tonerde oder Schlangenhaut und Schildkrötenschalen. Die Rezepte, welche Tränke, Salben, Klistiere und Umschläge anführen, erinnern durchaus an moderne Verordnungen, sie enthalten Mengenangaben und sind mit Herstellungsvorschriften und therapeutischen Angaben versehen. Zur Geschmacksverbesserung wurden gerne Wein oder Bier miteingenommen.
Als Beispiel sei ein sumerisches Rezept wiedergegeben (zitiert nach Otto Zekert):
»Birnbaumholz und die Mondpflanze zu Pulver verreiben. Kushumma-Wein darübergießen, Öl und heißes Zedernöl darüber verteilen.«
Der Arzneischatz der Ägypter war außerordentlich reichhaltig. Unsere wichtigsten Quellen zur Kenntnis der ägyptischen Heilkunde verdanken wir etwa sieben Papyri mit über 1200 medizinischen Texten zur Chirurgie und Therapie. Letztere ist vor allem dem berühmten Papyrus *Ebers* zu entnehmen, einer 20 m langen Schriftrolle, die um 1550 v. Chr. beschrieben und im vergangenen Jahrhundert von dem deutschen Ägyptologen *Georg Ebers* aufgefunden wurde. Sie beginnt mit den Worten:
»Es beginnt das Buch vom Bereiten der Arzneien für alle Körperteile eines Patienten« und ist eine schier unerschöpfliche Fundgrube von Rezepten

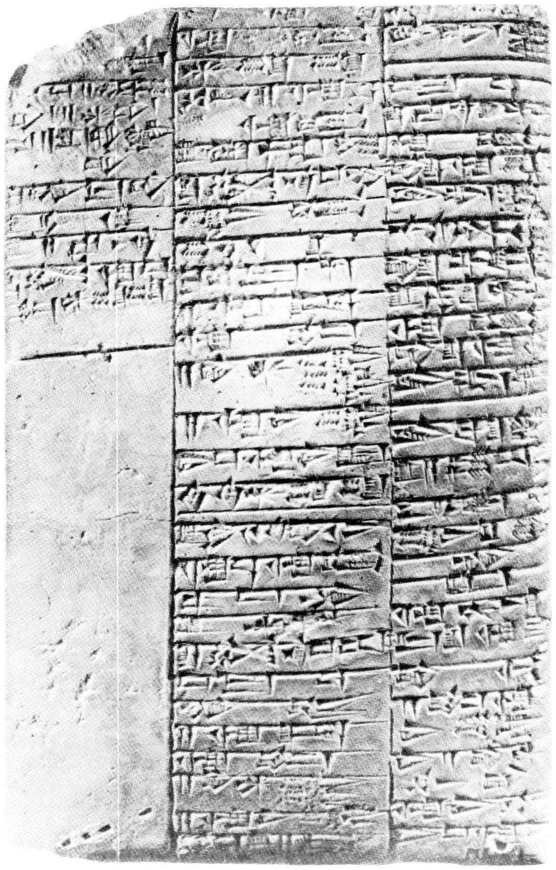

und Drogen, von Krankheitsbeschreibungen und Behandlungsvorschriften, von Schönheitsmitteln, aber auch von Zaubersprüchen. Daraus ein Mittel gegen Haarausfall (nach H. Schelenz):
»Kralle vom Windhund, Blüten von Datteln, Huf des Esels. Man kocht dies in der Pfanne mit Öl bis es fertig ist und reibt damit ein.«
Berühmt geworden ist ferner der Papyrus *Brugsch* durch die Angabe eines Schwangerschaftstestes: Eine Frau soll täglich mit ihrem Urin zwei Beutel befeuchten, von denen einer Gerste, der andere Weizen enthält. Wenn beide keimen, erhält sie ein Kind; keimt die Gerste zuerst, einen Knaben, keimt der Weizen zuerst, ein Mädchen. Heute wissen wir, daß im Frauenurin angereicherte Schwangerschaftshormone tatsächlich Pflanzensamen zum Keimen bringen können und für alle modernen Schwangerschaftsteste verantwortlich sind.
Die ägyptische Pharmazie war von großem Einfluß auf die Gestaltung der Heilkunde bei den Griechen und Römern. Im klassischen Griechenland entstand das »Corpus Hippocraticum«, eine umfangreiche Schriftensammlung von heilkundlichen Lehren und Rezeptvorschriften aller Richtungen, die mit dem Namen des berühmtesten Arzt-Apothekers des Altertums, *Hippokrates* (460–377 v. Chr.), verknüpft ist. Freilich, nicht alles stammt von ihm, vieles ist seinen Schülern zuzuschreiben. Das »Corpus Hippocraticum« entstand in der Blütezeit Griechenlands; 480 v. Chr. war mit dem Sieg der Griechen bei Salamis die furchtbare Bedrohung durch die Perser weggefallen, so daß sich eine Periode friedlicher Entwicklung in Kunst und Wissenschaft unter *Perikles* (um 500–429 v. Chr.) anbahnen konnte.
In den hippokratischen Schriften konnten knapp 300 Arzneidrogen festgestellt werden, die für Salben, Tränke, Wundheilmittel, Brech- und Abführmittel Verwendung fanden, doch galten diese Mittel nur zur Unterstützung der Heilkräfte der Natur. Maßvolles Essen und Trinken, genaue Anweisungen über die Zubereitung der Speisen (Diätetik) und der Heilwille des Kranken standen durchaus im Vordergrund.
Unzweifelhaft der bedeutendste Vertreter der römischen Arzneimittellehre war der Grieche *Pedanios Dioskurides* (1. Jh. n. Chr.), Militärarzt unter Kaiser *Nero* (37–68) im römischen Heer, der seine Erfahrungen als Arzt-Apotheker in seinem Werk »De materia medica« niederlegte, das eine unentbehrliche Geschichtsquelle für die hellenistisch-römische Arzneimittellehre darstellt. Es handelt sich hierbei dem heutigen Sinne nach um eine Pharmakopöe, die durch Vollständigkeit, Kritik und Sorgfalt der Beschreibung unter allen übrigen einschlägigen Arbeiten hervorragt und lange Zeit unübertroffen blieb. *Dioskurides* bot durch genaue Schilderung der Arzneikörper aller drei Naturreiche, durch scharfe Fixierung der

Terminologie, durch verläßliche Angaben über Zubereitung, Aufbewahrung, Echtheitsprüfung, Anwendung, Dosierung und Wirkung eine Heilmittellehre, wie sie in der damaligen Zeit einmalig dasteht. Der Nachdruck ist begreiflicherweise auf die vegetabilischen Heilmittel gelegt, in einem besonderen Kapitel wird jede einzelne Pflanze beschrieben.

Der letzte große medizinische Autor der Antike war schließlich *Galen* aus Pergamon (129 bis um 200 n. Chr.), der als Leibarzt *Marc Aurels* (121 bis 180) in Rom lebte. Seine Bedeutung besteht darin, daß er das gesamte vorliegende Schriftgut der verschiedenen medizinischen Schulen zusammenfaßte und ein einheitliches Lehrsystem aufbaute. Er war vor allem Hippokratiker und hat mit seinem Werk das Erbe seines großen Vorgängers weitergegeben; seine Lehren haben 1½ Jahrtausende nachgewirkt. Von seinen pharmazeutisch wertvollen Schriften seien genannt: Von der Mischung und Wirkung einfacher Arzneistoffe; Über zusammengesetzte Arzneien nach den Körperteilen; Über Gegenmittel; Über Harnschau; Über die Wirkung der Nahrungsmittel.

Eine wichtige Station in der Überlieferung des medizinisch-pharmazeutischen Schrifttums der Antike an das Abendland bildete dann der arabische Kulturkreis. Nach dem Zusammenbruch der griechisch-römischen Kulturen eroberten die Araber den Mittelmeerraum, übernahmen in bewundernswert kurzer Zeit das überkommene Kulturgut und übersetzten die heilkundlichen Werke der Antike ins Arabische. Nach dem Niedergang des Islam im 13. bis 15. Jahrhundert gelangten die Schriften in die berühmten Übersetzerschulen von Toledo in Spanien und von Salerno in Süditalien, wurden latinisiert und so dem Abendland übermittelt. Vorher hatte schon der Benediktinermönch *Constantinus Africanus* († 1087) in Salerno nach arabischen Vorbildern die Schriften des *Hippokrates* und *Galen* übersetzt. Zur Berühmtheit der Medizinschule von Salerno hat darüber hinaus am meisten das dort um 1066 entstandene Lehrgedicht »Regimen sanitatis salernitanum« beigetragen, das eine ungeheure Verbreitung im Abendland fand. Es ist als eine Sammlung von Gesundheitsregeln für den täglichen Gebrauch im Haus und auf Reisen aufzufassen. Aus den Ratschlägen zur Diät und zur unkomplizierten Behandlung der Krankheiten spricht als Nachklang der Weltanschauung eines *Hippokrates* oder *Epikur* die Weisheit einer vernünftigen und naturverbundenen Lebenshaltung, wofür einige besonders poetische Beispiele stehen mögen (zitiert nach der Übersetzung von *Ralf Schott*):

»Mittel gegen Trunkenheit und Begierde:
Salbei und Raute lindern die drohenden Launen des Bacchus. Fügest du Rosen hinzu, wird Venus dich weniger plagen.

Vom Salbei:
Wie kann sterben ein Mensch, dem Salbei sprießet im Garten? Weil wider Todes Gewalt im Garten kein Kraut gewachsen ist. Salbei kräftigt die Nerven und nimmt den Händen das Zittern. Heftiges Fieber erliegt seiner segnenden Kraft.

Allgemeine Gesundheitsregeln:
Mangelt es dir an Ärzten, so gibt es vortreffliche Ärzte Drei: ein heiter Gemüt, die Ruhe und maßvolles Tafeln.«

Das Hauptwerk des bedeutendsten islamischen Autors der Heilkunde, des in Bagdad lebenden Arztes *Al Razi* (865–925), latinisiert *Rhazes*, mit dem Titel »Continens«, Behältnis (der Medizin), ist zum großen Quellenwerk des Abendlandes geworden. Sein Arzneischatz enthält neben arabischen Drogen fast sämtliche Mittel der griechischen »materia medica«. Die oft sehr komplizierte Darstellungsweise der Rezepte mit bis zu 100 Einzelbestandteilen zeigt, daß der Arzt *Rhazes* auch die Kenntnisse und Fähigkeiten eines Apothekers besessen haben muß. Zu den Wegbereitern der pharmazeutischen Fachliteratur gehört außerdem das Werk »De medicinis laxativis« des jüngeren *Mesue* (um 1000) – eines historisch nicht faßbaren arabischen Schriftstellers – sowie das gleichfalls von ihm stammende »Antidotarium medicamentorum compositorum«. Ferner ist zu nennen das »Antidotarium Nicolai« (frühes 13. Jahrhundert), das weit bis in das 14. Jahrhundert hinein in zahlreichen Handschriften in Deutschland erhalten ist. Ebenso einzustufen ist das »Liber de medicamentis simplicibus« des *Serapion* (um 1100) oder der »Canon medicinae« des *Ibn Sina*, latinisiert *Avicenna* († 1037), der die gesamte theoretische und praktische Heilkunde in strenger Klarheit und Ordnung behandelt und bis ins 17. Jahrhundert im Abendland maßgebend gewesen ist. Für die Entwicklung der pharmazeutischen Botanik wichtig war der aus der 2. Hälfte des 11. Jahrhunderts stammende »Macer floridus«, der in lateinischen Hexametern die Heilwirkung von 77 Pflanzen behandelt. Ein weiteres Standardwerk der mittelalterlichen Pharmazie mit ausführlichem Drogenverzeichnis ist das »Circa instans« des *Matthäus Platearius* (um 1140). Zu erwähnen wäre noch die etwas früher (um 1080) erschienene Arbeit des *Bartholomaeus* – eines unbekannten, vielleicht aus Deutschland stammenden Verfassers – mit dem Titel »Introductiones et experimenta in practicam Hippocratis, Galieni, Constantini, graecorum medicorum«, bekannt geworden unter dem Kurztitel »Practica«, das sich großer Beliebtheit erfreute. Und schließlich das erste in deutscher Sprache geschriebene »Arzneibuch« des *Ortolf von Baierland* aus Würzburg (15. Jahrhundert), das allerdings trotz seines auf die Pharmazie hinweisenden Titels inhaltlich mehr medizinischen Charakter hat und auch chirurgische Anweisungen enthält.

Für das Apothekenwesen des Spätmittelalters grundlegend war dann das »Compendium aromatariorum« des italienischen Arztes *Saladin von Ascolo*, das Mitte des 15. Jahrhunderts erschien und den Charakter eines wirklichen Arzneibuches besaß, da es alles enthielt, was mit der Tätigkeit des Apothekers und der Führung einer Apotheke zusammenhing.

12 Öffentliche Theriakbereitung unter ärztlicher Aufsicht. Holzschnitt aus Hieronymus Brunschwig »Das buch der waren kunst zu distillieren«, 1512.

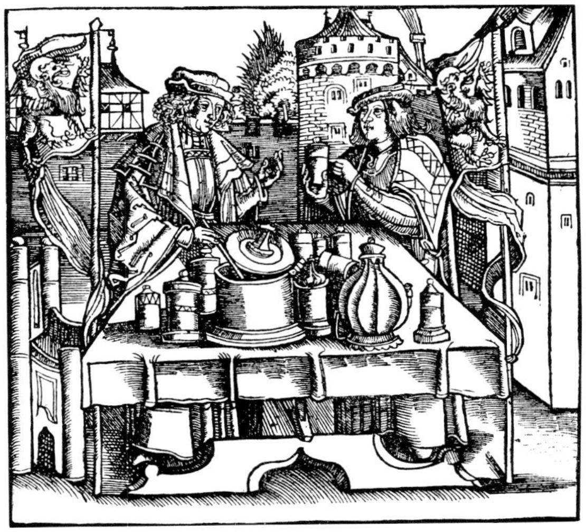

Daß schon in den mittelalterlichen Apotheken die Praxis mit der Wissenschaft Hand in Hand gegangen ist, beweisen einschlägige Vorschriften in alten deutschen Apothekerordnungen und -eiden, wo den Apothekern die Benützung der Werke des *Nicolai* und des *Mesue* vorgeschrieben wurde. So lautet der Anfang des ältesten Apothekereides der Stadt München von 1488: »Appotecker und ir knecht Sullen sweren, daß Ir ... alle Confectiones nach den bewärten Antidotarien nämlich Mesue und Nicolai machen und conficiren alle simplicia treulichen dartzu thun und sie mit vleiß vermischen und kochen...«

Und in Nürnberg wurde in einer ähnlichen Verordnung von 1529 vom Stadtrat angeordnet, »daß alle Laxativa, als Electuaria und Pillen durch einen jeden Apotheker anderst nicht nach dem Buch ›Luminare majus‹ dispensiert werden.«

Das »Luminare majus«, eine Rezeptsammlung aus griechischen und arabischen Schriften, ist von Johannes Jacobus *Manlius de Bosco* (1494) verfaßt. Als Apotheker in Pavia (Lombardei) lebend, baute er auf *Mesue* auf und hat jede Vorschrift mit einer langen belehrenden Erklärung versehen, so daß das Werk mehr einem Lehrbuch der Pharmazie als einem Arzneibuch ähnelt. Sehr geschätzt und weit verbreitet war auch das »Dispensarium ad aromatarios« des *Nicolaus Prepositi*, das 1512 in Lyon erschien.

Eine zweite Entwicklungsreihe der medizinischen Literatur entstand in den Klöstern. Man bezeichnet diese Zeit allgemein als die der »Mönchsmedizin«, die im Stammkloster der Benediktiner auf dem Monte Cassino südlich von Rom (529 n. Chr. gegründet) ihren Ursprung hatte. In Klosterzellen und Schreibstuben gingen die Mönche daran, mit ungeheurem Fleiß das überlieferte heilkundliche Schriftgut der antiken Autoren zu übersetzen, zu kompilieren und zu kommentieren. So entstand während des 8. bis 12. Jahrhunderts eine große Zahl von Rezeptsammlungen, Antidotarien und Rezeptarien, von diätetischen Schriften, Aderlaßvorschriften und Pesttraktaten. Die Antidotarien sind meist nach der Arzneimittelform angeordnet, wobei auch Vorschriften für die Zubereitung und die Indikationen angegeben wurden. Während man somit die Antidotarien als Vorläufer eines pharmazeutischen »Arzneibuch«-Schrifttums ansehen kann, steht bei den Rezeptarien die zu behandelnde Krankheit im Vordergrund; sie waren nach dem Schema »a capite ad calces«, vom Kopf bis zu den Füßen, zusammengefaßt. Ihnen allen liegen die überlieferten Werke des *Hippokrates*, *Galen*, *Dioskurides* und vieler anderer zugrunde.

Ein aus dem 13. Jahrhundert stammendes Antidotarium ist aus dem Benediktinerkloster Wessobrunn erhalten. Es ist überraschend, wie modern die Therapie in diesen Rezepten anmutet. Als Beispiel möge das »Antidotum pro tristicia« gelten, also ein Rezept gegen die Traurigkeit, heute würde man sagen: gegen seelische Depressionen. Und die hierfür angeführten Drogen werden teilweise auch heute noch für solche Erkrankungen verwendet, etwa der das Zentralnervensystem anregende Kampfer oder ähnlich wirkende, durch Wohlgeruch und angenehmen Geschmack ausgezeichnete ätherische Öldrogen:

»Antidotum pro tristicia. Rp (recipe = man nehme) rose drachme VI, ciperi, gariofili (Nelken), mastice, spice ana (= zu gleichen Teilen) drachme III, cinnamomi, zedoarie, ana drachme II, macis, cardamomi, nucis muscate ana drachme I, emblice, musa (Moschus), camphore ana drachme I...«

Wie sehr die alten Arzneikompositionen bis in die Neuzeit Verwendung fanden, mag am Beispiel des Theriaks erläutert werden, dessen Entstehung auf *Mithridates VI.* (132–63 v. Chr.), König von Pontus, zurückgeht, der – wohl aus Angst – mit Giften und Gegengiften experimentierte und diese an sich selbst und an Verbrechern ausprobierte. Ein von ihm zusammengestelltes Universalgegengift, das »Antidotum Mithridaticum«, auch Theriak genannt, enthielt bis zu 60 und mehr Bestandteile an orientalischen Drogen, Gewürzen und Balsamen. Besonders wichtig waren pulverisierte Schlangen, die gegen Schlangengift helfen sollten, und schließlich stark wirkende Mittel wie Opium, Bilsenkraut und Meerzwiebeln. Später hat sich ein Leibarzt *Neros*, *Andromachos* (um 40 n. Chr.), um eine Verbesserung der Vorschrift bemüht, so daß das Heilmittel häufig mit seinem Namen verknüpft ist. Im Laufe der Jahrhunderte entwickelte sich der Theriak immer mehr zu einem Allheilmittel, das in jedem besseren Haushalt vorrätig gehalten wurde. Sehr groß war natürlich die Versuchung, die kostbare Medizin zu verfälschen, so daß die Behörden entsprechende Maßnahmen trafen, wie etwa die Nürnberger Apothekerordnung von 1529, die eine öffentliche Herstellung des Theriaks unter ärztlicher Aufsicht vorsah. Seine spätere Berühmtheit wird dadurch deutlich, daß er mit 64 Bestandteilen in dem ersten amtlichen deutschen Arzneibuch, dem »Dispensatorium Norimbergense« von 1546, Aufnahme fand. Und selbst im »Ergänzungsbuch zum Deutschen Arzneibuch 6. Ausgabe« von 1941 ist ein Theriakrezept mit nur noch 12 Bestandteilen enthalten, darunter Opium und Schlangenwurzel.

Zum klösterlichen pharmazeutischen Schrifttum gehören auch Lehrgedichte, die sich mit der medizinischen Botanik befaßten. Solche in Verse gebrachte Wissenschaft sollte es den Schülern leichter machen, den Inhalt zu erlernen. Berühmt ge-

13 Titelblatt der ersten amtlichen Nürnberger Pharmakopöe des Valerius Cordus, Nürnberg 1546.

14 Handgeschriebene Arzneitaxe des Münchener Stadtapothekers Jörg Tömlinger (1. Viertel 15. Jh.), die mit »Aurea alexandrina«, einem opiumhaltigen Allheilmittel, beginnt; 1 Unze kostet 4 Pfennig.
Berlin, Staatsbibliothek, Cod. Ms. lat. fol. 88, fol. 333

worden ist der etwa um 825 entstandene »Hortulus« (das Gärtchen) des Abtes des Benediktinerklosters Reichenau, *Walahfried Strabo*, der Schielende (809–849). In 444 Hexametern werden 25 Nutz- und Heilkräuter aber auch das Bearbeiten des Bodens, das Pflanzen und Säen beschrieben. Ebenfalls in Hexametern abgefaßt ist das viel umfangreichere Lehrgedicht »Macer floridus. De virtutibus herbarum« aus dem 11. Jahrhundert, das 77 Heilpflanzen schildert und den meisten deutschen Arzneibüchern des Mittelalters zugrunde liegt. Als ganz besondere Leistung der klerikalen Heilkunde sind die Schriften der Äbtissin *Hildegard von Bingen* (1098–1179) einzuschätzen. Vor allem zwei Werke haben die fromme und gelehrte Frau berühmt gemacht, die »Physica«, eine Naturkunde, und die »Causae et curae«, eine Darstellung der Ursachen und Behandlung der wichtigsten Krankheiten. Es handelt sich um eine aus dem Volksgebrauch geschöpfte, mit eigenen Erfahrungen bereicherte und mit visionärem Mystizismus durchsetzte Arzneimittellehre, die auf einheimische Heilpflanzen zurückgreift.

Arzneibücher

Alle bis jetzt erwähnten Arzneibücher waren privater Natur und besaßen auch da, wo sie in Apotheken vorrätig gehalten werden sollten, keine Gesetzeskraft. Als unmittelbarer Vorläufer der amtlichen Pharmakopöen entstand in Florenz 1499 das von der Ärzte- und Apothekerzunft erstellte und für deren Mitglieder verbindlich erklärte »Nuovo Receptario«. Der Versuch, es gesetzlich für das florentinische Staatsgebiet einzuführen, hatte allerdings keinen Erfolg.

Ohne Zweifel ist seine Herausgabe auf die Schwierigkeiten zurückzuführen, die die Verschiedenheiten der Rezeptvorschriften in den vielfältigen Vorläufern in einer Stadt mit großem Fremdenverkehr und Handel mit sich brachten.

Die erste behördlicherseits anerkannte und eingeführte Pharmakopöe auf deutschem Boden ist

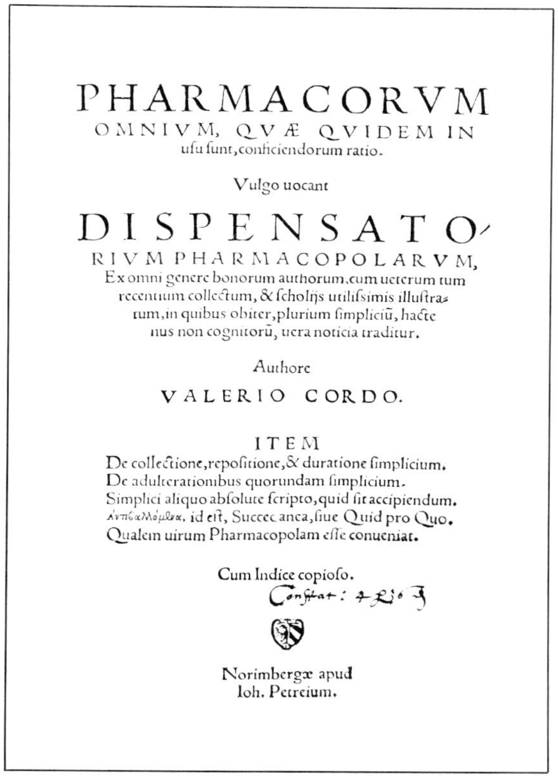
PHARMACORVM
OMNIVM, QVÆ QVIDEM IN
usu sunt, conficiendorum ratio.
Vulgo uocant
DISPENSATO-
RIVM PHARMACOPOLARVM,
Ex omni genere bonorum authorum, cum ueterum tum
recentium collectum, & scholijs utilissimis illustra-
tum, in quibus obiter, plurium simpliciū, hacte
nus non cognitorū, uera noticia traditur.
Authore
VALERIO CORDO.
ITEM
De collectione, repositione, & duratione simplicium.
De adulterationibus quorundam simplicium.
Simplici aliquo absolute scripto, quid sit accipiendum.
Ἀντιβαλλόμενα, id est, Succedanea, siue Quid pro Quo.
Qualem uirum Pharmacopolam esse conueniat.
Cum Indice copioso.
Norimbergæ apud
Ioh. Petreium.

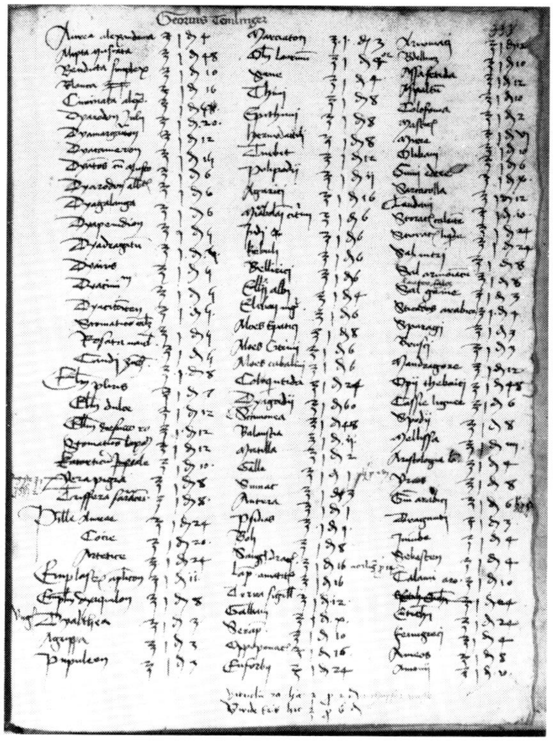

das im Auftrag des Rates der Stadt Nürnberg herausgegebene »Pharmacorum conficiendorum ratio, vulgo vocant Dispensatorium« des *Valerius Cordus*, die 1546 die Presse verließ.

Die Übersetzung des Wortes »Pharmakopöe« wäre mit Arzneibereitung (Pharmakon = Arzneimittel und poiein = schaffen, herstellen) gegeben; und Vorschriften zur Bereitung von Arzneimitteln gehören zum Wesentlichen eines Arzneibuches. Auch das früher viel verwendete lateinische Synonym »Dispensatorium« drückt etwa das gleiche aus. Es leitet sich von dispensare ab, was etwa »genau abwägen« aber auch »sorgsam einrichten, sorgsam austeilen« bedeutet, und sich in etwa mit dem griechischen Wort »Pharmakopöe« deckt. Damit drücken diese beiden Fachausdrücke das aus, was den Herausgebern der ältesten Arzneibücher am Herzen lag: Die Ablösung der Vielzahl der unüberschaubaren Herstellungsvorschriften durch einheitliche Richtlinien für die Arzneimittelbereitung, für die zu verarbeitenden Drogen, für deren einheitliche Zusammensetzung und Reinheit und für die zu verwendenden Gewichtsmengen.

Pharmakopöen und die ihnen früher häufig beigefügten Arzneitaxen sind somit Gebrauchsbücher mit amtlichem Charakter; ihre Vorschriften und Preise werden verbindlich festgesetzt. Die frühesten Taxen und Arzneibücher sind Handschriften, erst seit der Mitte des 16. Jahrhunderts erschienen sie im Druck. Zunächst wurden sie meist für den Bereich einzelner Städte, dann für Länder herausgegeben.

Die ganze Materia medica in der Nürnberger Pharmakopöe von 1546 wird in Kapiteln abgehandelt: Confectiones aromaticae, Confectiones opiata, Condita, Pillulae, Pulveres, Purgantia, Sirupi, Lohok, Rob, Trochisci, Emplastra, Unguenta, Extracta, Olea u. a.

Zum Schluß folgt ein Kapitel etwas bedenklicher Art: »Succedanea, sive quid pro quo«, eine Liste von Arzneistoffen, die – falls nicht vorhanden – durch andere ersetzt werden können. Diese noch

15 Rezept aus Christian Franz Paullinis »Neu-vermehrte heylsame Dreck-Apotheke, wie nemlich mit Koth und Urin fast alle Kranckheiten glücklich curiret worden«, Frankfurt und Leipzig 1748.

16 Titelkupfer der Augsburger Pharmakopöe von 1613 von Lucas Kilian; beiderseits des Triumphbogens König Salomon als großer Pflanzenkenner und Mithridates als Experimentator mit Gegengiften.

heute bedingt geübte Praxis (nach Rücksprache mit dem Arzt) hatte ihre Ursache darin, daß Arzneistoffe, die aus allen Teilen der Welt zusammengeholt werden mußten, nicht immer vorrätig sein konnten. Um aber keinen Mißbrauch zu treiben, hielt man es für notwendig, die Ersatzmittel gesetzlich zu bestimmen. Wie wir heute wissen, besitzen sie allerdings keineswegs immer die erwartete *ähnliche* Wirkung, und es mag manches Unheil damit angerichtet worden sein, wenn zum Beispiel für Judenkirschen giftiger Nachtschatten, für Koloquinten Rizinussamen, für Rizinusöl Rapsöl oder für bittere Mandeln Wermut angegeben wurden. Interessant ist das Schlußwort »Qualem virum Pharmacopolam esse conveniat«, worin vom Apotheker verlangt wird, daß er Latein versteht und Pflanzenkenntnisse haben müsse zur Beurteilung der Simplicia und ihrer Verfälschungen. Ferner müsse er über die Zubereitung der Arzneien und deren Aufbewahrung Bescheid wissen unter Vermeidung der Benutzung von giftabgebenden Metallgefäßen. Außerdem solle er möglichst verheiratet sein und einen soliden Lebenswandel führen.

Von Liebes-Tràncken. 417

Einem andern ward in einem Brey unwiſſend etwas vom gedòrrten Koth der Liebſten gegeben, und dadurch eine abſcheuliche Antipathie erwecket. Zu Halberſtadt erzählte mir Herr Michael Würtzler, Rector bey der Martins-Schule, wie er einen Schreiners-Geſellen gekennt habe, dem ein Mágdlein was beygebracht, und er nicht von ihr bleiben kònnen. Seine Mutter aber habe ihm ein paar neue Schuh gekaufft, und Joannes-kraut hinein geſtopfft, worin er nach Wernigeroda geſchwind, und faſt in einem Trieb lauffen můſſen, daß ihm der Schweiß mildiglich vom Kopff und Wangen herab getròpffelt. Wie er dorthin kam, und ſich ein wenig abgekůhlt hatte, ließ er ihm eine Kanne Breyhan geben, goß ſolche nach und nach in den rechten Schuh, und truncks ſtehend und geſchwind nacheinander auß. Worauff er der Huren ſpinnen-gram ward, ſo daß er nicht einmahl ihren Nahmen ohne Ungedult mehr anhòren mochte.

Hiſtorie.

Auß dem Schuh trincken.

Da die erste Ausgabe des Dispensatorium von *Cordus* noch ganz in der Tradition der galenisch-arabischen Schule steht, fehlen darin noch völlig die von *Paracelsus* eingeführten Quintessenzen oder Tinkturen, die Extrakte und destillierten Wässer sowie die Chemikalien. Dafür ist das Werk aber auch erfreulich frei von Aberglauben und enthält nur wenige jener unappetitlichen Arzneimittel, die im 17. Jahrhundert aufkamen. Immerhin hatte der Apotheker zur Gewinnung des viel gebrauchten Bocksblutes einen Ziegenbock zu halten, einen Monat lang mit Petersilie, Liebstöckel, Salbei zu füttern, ehe er ihn schlachtete, um von dem aufgefangenen Blut den Blutkuchen zu sammeln und zu trocknen. In späteren Auflagen wurden dann allerdings die Arzneistoffe aus dem Tierreich immer zahlreicher: Wolfsleber, Fuchslunge, Hühnermagen, Hasenhaare, Hundekot, Gallenstein vom Ochsen, geröstete Schwalben, schließlich Menschenfett von Armensündern (Axungia hominis) und menschliche Hirnschale (Cranium humanum) waren hoch geschätzte Mittel, die der Apotheker zu bereiten hatte.

Das Nürnberger Dispensatorium fand rasch weite Verbreitung in Europa. Nachdrucke erschienen in Paris 1548, in Venedig 1556, in Lyon ab 1552 in mehreren Auflagen, ebenso in Antwerpen ab 1561 und in Leiden ab 1551.

Nach seinem Muster wurden auch in anderen Städten Deutschlands eigene Arzneibücher eingeführt. So ließ der Rat der Stadt Augsburg im Jahre 1564 ein Arzneibuch unter dem Titel: »Enchiridion, sive ut vulgo vocant dispensatorium, compositorum medicamentorum pro Reipubl. Augstburgensis Pharmakopoeis« erscheinen (Enchiridion = Handbuch). Es war das Werk eines Autorenkollegiums aus Ärzten und einem Apotheker; die nachfolgenden Ausgaben nennen als alleinigen Verfasser den berühmten Augsburger Stadtphysikus *Adolf Occo III* (1524–1606).

Den ersten noch schmucklosen Ausgaben folgten im 17. Jahrhundert prächtige Drucke der Augsburger Kupferstecherfamilie *Kilian*.

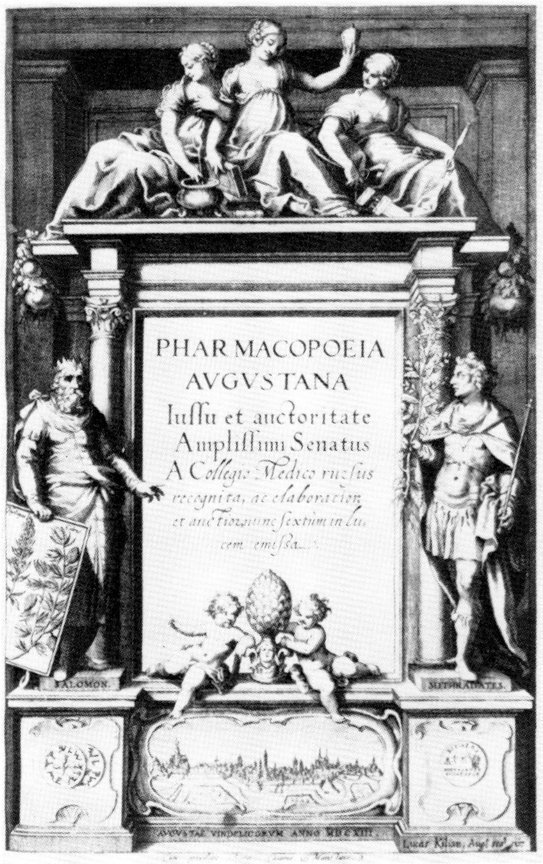

Pflanzliche Drogen und Antidote heilkundlicher Autoritäten bildeten noch immer zu jener Zeit die Grundpfeiler der Heilkunde. Immerhin sind aber auch einige aus neuem paracelsischem Gedankengut stammende chemische Salze (Sal Saturni, Sal vitrioli, Nitrum sulfure purgantum, Crocus martis u. a.) wenigstens genannt worden, jedoch ohne Herstellungsvorschriften, damit nicht Unbefugte diese gefährlichen Mittel herstellen und Unheil damit anrichten könnten.

In der Ausgabe von 1640 ist als wichtigste Neuerung eine »Mantissa hermetica« aufgenommen, in der erstmals genaue Herstellungsvorschriften für über 100 zum Teil chemische Arzneimittel gegeben sind, um den Ärzten den Fortschritt in der Heilkunst aufzuzeigen. Durch die Neuaufnahme von Elixieren, Essenzen, Tinkturen und chemischen Stoffen hat sich in dieser Augsburger Pharmakopöe 100 Jahre nach *Paracelsus* Tod die von ihm begründete Chemiatrie endgültig durchgesetzt. Die beiden Titelblattfiguren stellen *Hippokrates* und die hellenistische Gottheit *Hermes Trismegistos* (der »Dreimalmächtige«) dar, den in allen Geheimwissenschaften erfahrenen Meister, dem eine Unzahl von alchemistischen Schriften, die sog. hermetischen (= verschlossen, geheimnisvoll) Bücher, zugeschrieben werden.

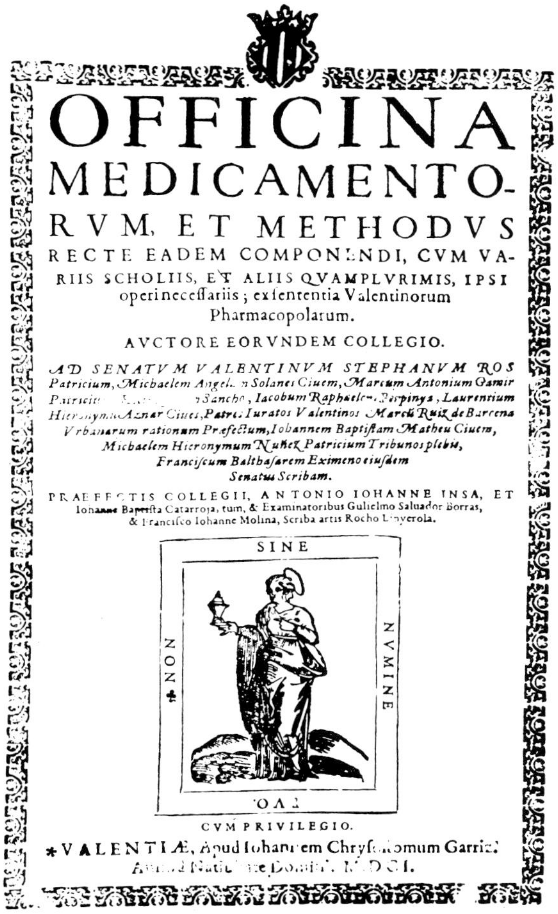
OFFICINA MEDICAMENTORVM, ET METHODVS RECTE EADEM COMPONENDI, CVM VARIIS SCHOLIIS, ET ALIIS QVAMPLVRIMIS, IPSI operi necessariis; ex sententia Valentinorum Pharmacopolarum.

AVCTORE EORVNDEM COLLEGIO.

AD SENATVM VALENTINVM STEPHANVM ROS Patricium, Michaelem Angel[illegible] Solanes Ciuem, Marcum Antonium Gamir Patricium, [illegible] Sancho, Iacobum Raphaelem [illegible]rpinya, Laurentium Hieronymum Aznar Ciues, Patres Iuratos Valentinos Marcu Ruiz de Barcena Vrbanarum rationum Præfectum, Iohannem Baptistam Matheu Ciuem, Michaelem Hieronymum Nuñez Patricium Tribunos plebis, Franciscum Balthasarem Ximeno eiusdem Senatus Scribam.

PRAEFECTIS COLLEGII, ANTONIO IOHANNE INSA, ET Iohanne Baptista Catarroja, tum, & Examinatoribus Gulielmo Saluador Borras, & Francisco Iohanne Molina, Scriba artis Rocho L[illegible]yerola.

SINE NON NVMINE

CVM PRIVILEGIO.

VALENTIÆ, Apud Iohannem Chrysostomum Garriz. [illegible] M. D. C. I.

17 Titelblatt der ersten Pharmakopöe von Valencia (Spanien) 1601.

18 Titelblatt einer alten Londoner Pharmakopöe, Leiden 1677.

Diese »Augustana« erlangte bald Weltruf und wurde von 1618–1722 für Österreich verbindlich gemacht. Noch in späteren Apothekenprivilegien sowie in Apothekerordnungen und Instruktionen wird immer wieder Bezug auf die »Augustana« als das maßgebende Arzneibuch genommen, nach welchem sich die Apotheker zu richten hatten.

1565 erschien dann in Köln das dritte gleichfalls bedeutungsvolle Arzneibuch auf deutschem Boden, das »Dispensarium usuale pro pharmacopoeis inclytae Reipublicae Coloniensis«. Das Werk ist keine Originalarbeit sondern stützt sich, wie damals üblich, oft wörtlich auf bedeutende Vorgänger wie etwa das »Dispensarium ad aromatarios« des *Nicolaus Prepositi* oder das Nürnberger Dispensatorium des *Valerius Cordus*. Entgegen seinen beiden berühmten Vorgängern geriet es aber bald in Vergessenheit.

In den noch erhaltenen Bücherverzeichnissen der Apotheken des 17. Jahrhunderts findet sich fast regelmäßig des Frankfurter Stadtarztes *Johann Schröder* (1600–1664) »Treff lich versehene Medizin-Chymische Apotheke oder: höchstkostbarer Arzneischatz«, erstmals 1641 in lateinischer Sprache erschienen. Titelkupfer und der umständliche Wortlaut des Titelblattes der deutschen Ausgabe von 1685 zeigen bereits barocke Diktion. In zahlreichen Neuausgaben wurde es zu einem unentbehrlichen Standardwerk. Es enthält eine eingehende Beschreibung des damaligen Arzneischatzes und zahlreiche Vorschriften für die verschiedenen Arzneiformen.

Auch in Venedig (1617), London (1618), Amsterdam, Antwerpen, Straßburg, Toulouse und vielen anderen europäischen Städten erschienen amtliche Pharmakopöen, die zum großen Teil auf den Nürnberger und Augsburger Arzneibüchern fußten und einen begrenzten Geltungsbereich hatten.

Ganz zum Schluß des 17. Jahrhunderts begann dann in der Geschichte der Arzneibuchliteratur eine neue Epoche. Jetzt erschienen in Deutschland Landespharmakopöen, und das erste derartige Arzneibuch ist das »Dispensatorium Brandenburgicum« vom Jahre 1698, dem 1741 die erste Württembergische, 1799 die erste Preußische und 1822 die erste Bayerische Pharmakopöe folgten. Allein schon aus dem Wandel der Titelbilder ist der Anbruch einer neuen Zeit mit einer nüchternen, sachlichen und rationellen Einstellung zum Arzneimittelwesen zu erkennen; die schönen Kupferstiche, die umständlichen barocken Texte der Titelblätter sind vorbei.

Die »Pharmakopoea Borussica« von 1799 läßt deutlich den Aufschwung erkennen, den die Chemie und Botanik im 18. Jahrhundert genommen hat, das Bestreben nach Vereinfachung und wissenschaftlichem Ernst ist nicht zu übersehen. Sie wurde von einer Kommission verfaßt, der die bedeutendsten Pharmazeuten der Zeit angehörten: So etwa *Martin Heinrich Klaproth* (1743 bis 1817), der Entdecker der Elemente Uran, Titan, Zirkon und Cer, Apotheker und später Professor der Chemie an der Universität Berlin, oder *Sigismund Friedrich Hermbstaedt* (1760–1833), ebenfalls Apotheker und Professor der Chemie in Berlin. Auch die »Pharmakopoea Bavarica« (1822) atmet den neuen Geist; den Anstoß zu ihrer Entstehung gab *Johann Andreas Buchner* (1783–1852), Apotheker und Professor für Pharmazie, Toxikologie und Arzneimittellehre und Leiter des Pharmazeutischen Instituts an der Universität Landshut-München. Mit ihm war der königliche Hof- und Leibapotheker *Franz Xaver Pettenkofer* (1783–1850) an der Abfassung des Arzneibuches beteiligt; sein Neffe *Max von Pettenkofer* (1818–1901), Nachfolger seines Onkels als Vorstand der Residenz-Apotheke zu München, erlangte als Hygieniker Weltberühmtheit.

Mit der Gründung des Deutschen Kaiserreiches 1871 kam auch das Ende der einzelnen Landespharmakopöen. Der ersten gesamtdeutschen »Pharmacopoea Germanica« von 1872 – noch in lateinischer Sprache herausgegeben – folgten weitere Auflagen. Die letzte, das Deutsche Arznei-

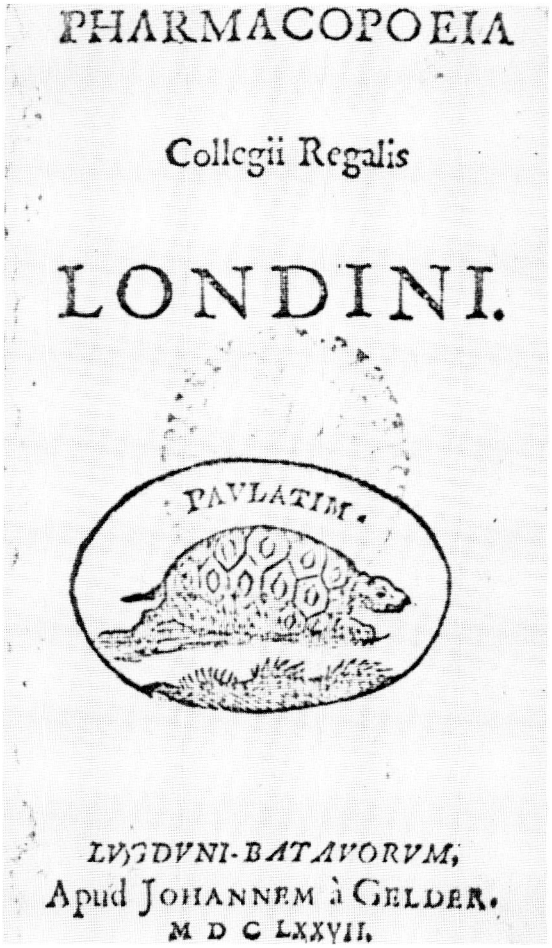
PHARMACOPOEIA

Collegii Regalis

LONDINI.

PAVLATIM.

LVGDVNI-BATAVORVM,

Apud JOHANNEM à GELDER.

M D C LXXVII.

buch 7. Ausgabe (DAB 7) von 1968, bildet seitdem die gesetzliche Grundlage für die Bewertung von Arzneimitteln in Apotheken und pharmazeutischer Industrie.
Auch im Ausland entwickelte sich das Pharmakopöewesen in wechselvollen Bahnen und war nicht selten von landespolitischen Ereignissen abhängig. Die ersten amtlichen Pharmakopöen erschienen in Österreich 1729, Spanien 1794, Frankreich 1818, USA 1831, England 1864, Schweiz 1865, Italien 1892.
Aber die Entwicklung geht weiter. Als erste Stufe der »Freizügigkeit auf dem Arzneimittelsektor« in den Staaten der Europäischen Gemeinschaft ist in der Bundesrepublik Deutschland am 1. Oktober 1974 das Europäische Arzneibuch Band I (Ph. Eur. Bd. I) in der amtlichen deutschen Fassung in Kraft getreten. Es ist eine Übersetzung der unter Aufsicht des Europarates veröffentlichten englischen und französischen Fassungen; Band II u. III werden folgen und das DAB 7 langsam durch das Europäische Arzneibuch ersetzen.

Kräuterbücher

Als eine besondere Gattung der pharmazeutischen Literatur sind die Kräuterbücher anzusehen, die in manchen Punkten den bisher beschriebenen Werken gleichen – auch tierische und mineralische Drogen und die pharmazeutische Praxis finden darin Erwähnung – im wesentlichen sich aber der künstlerischen Darstellung der Heilpflanzen widmen und deren Aussehen, Aufbewahrung und Zubereitung sowie Indikation und Dosierung beschrieben. Kräuterbücher waren somit für Arzt und Apotheker unentbehrliche »Arzneibücher«, sie fanden aber auch in Laienkreisen viel Verwendung; einen amtlichen Charakter im Sinne der Pharmakopöen haben sie jedoch nie besessen.
Die Kräuterbücher sind wegen ihres komplexen Inhalts eine Fundgrube des Wissens für Pharmazeuten, Mediziner, Botaniker und Historiker. Den Geist der Gotik, das Wesen der Renaissance und des Barock glauben wir beim Studium dieser Werke zu spüren. Von großer ästhetischer Schönheit sind oft die Pflanzenbilder, die zarten nur vom Umriß lebenden Holzschnitte oder die prachtvollen Kupferstiche der Spätzeit. Die Traditionsreihe der bebilderten Kräuterbücher beginnt ebenfalls im klassischen Altertum. Das erste historisch faßbare, allerdings nur aus Zitaten bekannt gewordene Kräuterbuch der Griechen stammt von dem *Aristoteles*-Schüler *Diokles von Karystos* (um 300 v. Chr.). Sein »Rhizotomikon« – wahrscheinlich ohne Abbildungen – wurde die bevorzugte Quelle aller späteren antiken medizinisch-botanischen Autoren. Die ersten Kräuterbuch-Illustrationen stammen dann von *Krateuas* (1. Jh. v. Chr.), dem Leibarzt des »königlichen Giftmischers« *Mithridates* (132–63 v. Chr.). Diese Abbildungen galten lange Zeit als Vorbilder für Pflanzendarstellungen; eine Reihe von ihnen sind in einer sehr guten Kopie noch erhalten, nämlich in dem *Dioskurides*-Prachtkodex, den die Bewohner einer Vorstadt von Byzanz für ihre Gönnerin, die kaiserliche Prinzessin *Juliana Anicia* um 512 n. Chr. haben herstellen lassen. Dieser Kodex, eines der kostbarsten Werke der Wiener Nationalbibliothek, enthält in seinem Hauptteil ein Herbarium mit 383 prächtig illuminierten Abbildungen von Heilkräutern mit staunenerregender Natürlichkeit. Die Beschreibungen zu den Arzneipflanzen in griechischer Sprache entstammen dem Werk »De materia medica« des *Pedanios Dioskurides* (1. Jh. n. Chr.) aus Anazarbos in Kleinasien, und aus Schriften des *Galen*.

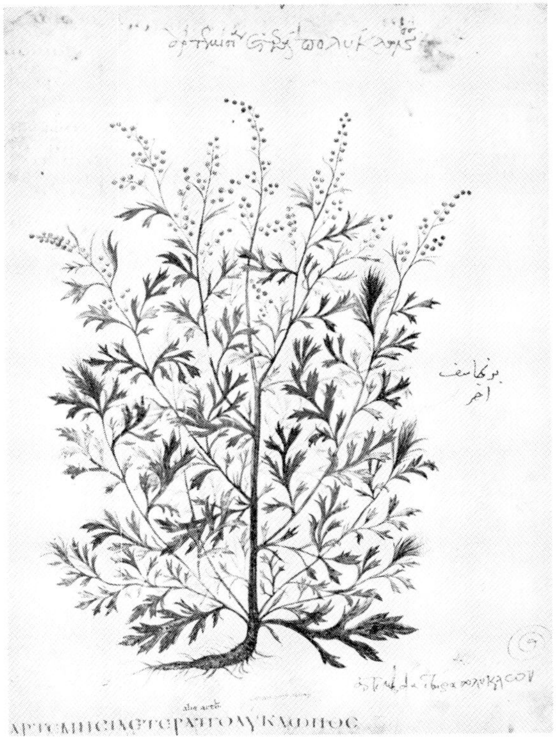

19 Beifuß (Artemisia vulgaris) gegen Frauenleiden; farbige Darstellung mit griechischem Text aus dem »Wiener Dioskurides Kodex«, um 512 n. Chr.
Wien, Österreichische Nationalbibliothek, Cod. Med. gr. 1

Nach der zweiten Hälfte des 15. Jahrhunderts und dem Auslaufen des Mittelalters half besonders die Erfindung der Buchdruckerkunst mit, die doktrinäre Scholastik zu überwinden und dem Humanismus eines *Erasmus von Rotterdam* oder *Ulrich von Hutten* den Weg zu bereiten. Um 1450 druckte *Gutenberg* in Mainz (um 1400–1468) seine ersten Werke, und sein Nachfolger, *Peter Schöffer*, war es, der 1484 in der alten Gutenbergischen Offizin den »Herbarius Maguntie impressus« herausgab, dessen lateinischer Text einen Überblick über die bekanntesten Heilmittel pflanzlicher und tierischer Natur gab. Ein Autor ist nicht angegeben, und *Schöffer*, der weder Arzt noch Botaniker war, ließ es sicher aus alten Schriften zusammenstellen. Die 150 Abbildungen sind steif in gotischer Manier wahrscheinlich von Spielkartenschnitzern in Holz geschnitten und zum Teil von großer Schönheit.
Das Interesse an diesem Werk wurde weit übertroffen durch eine neue Leistung *Peter Schöffers:* den in deutscher Sprache geschriebenen »Gart der Gesundheit«, der 1485 herauskam. Obwohl ebenfalls anonym, nennt man mit gewisser Sicherheit den »Meister *Johann von Cube*« aus Kaub am Rhein, der als Stadtarzt in Mainz und Frankfurt tätig war, als seinen Autor. Die Originalität und geistesgeschichtliche Bedeutung des »Gart der Gesundheit« liegt in den Abbildungen. Es ist der erste Druck mit eigens dafür entworfenen und vor der Natur gezeichneten Pflanzenfiguren, was allerdings nur für etwa 65 der insgesamt 379 Abbildungen zutrifft.
Sechs Jahre nach dem »Gart der Gesundheit« erschien in der Druckerstadt Mainz ein weiteres Kräuterbuch, der »Hortus sanitatis« des *Jakob Meydenbach* vom Jahre 1491 in lateinischer Sprache. Diese gewaltige Schöpfung wird von zahlreichen Geschichtsforschern als die interessanteste

20 Entlausung mit der Bürste von zarter Hand durchgeführt; Milieubild aus dem »Hortus sanitatis« von Jakob Meydenbach, Mainz 1491.

21 Leonhart Fuchs (1501–1566), Autor des berühmten »New Kreuterbuch«, Basel 1543.

bezeichnet, in ihr sind 530 Pflanzen neben 228 Kapiteln über Tiere und 144 über Mineralien abgehandelt. Berühmt geworden ist die erste Ausgabe vor allem auch durch sieben ganzseitige Titelbilder, die wahrscheinlich Arbeiten des sogenannten Hausbuchmeisters darstellen.

Diesen drei Mainzer Werken der ausgehenden Gotik mit ihren zahlreichen Nachdrucken folgten die berühmten Kräuterbücher der Renaissance. Das Weltbild hatte sich gewandelt, eine neue Zeit der geistigen und politischen Hochspannung zog herauf. Das Individuum wurde in den Vordergrund gestellt und die überlieferte klassische Kultur neu entdeckt. *Holbein*, *Dürer* und *Lucas Cranach* schufen ihre großartigen Meisterwerke und erkannten auch die Schönheit der Pflanzenwelt. Die nach 1530 erschienenen Kräuterbücher sind großartige Zeugnisse eines neuen naturwissenschaftlichen Denkens. Die Verfasser wandten sich gegen die naturabgewandte Scholastik und studierten die Natur durch eigene Beobachtung und Experimente.

Durch die völlige Erneuerung des Bildbestandes heben sich dann auch am augenfälligsten die neuen Kräuterbücher hervor. Dasjenige von *Otto Brunfels* (1489–1543) ist sogar von dieser Idee her konzipiert, was sich im Titel der ersten lateinischen Ausgabe von 1532 ausdrückt: »Herbarium vivae eicones« (Der Kräuter lebendige Abbildungen) oder (deutsche Ausgabe) »Contrafayt Kräuterbuch«. Nicht der Autor, sondern sein Zeichner, *Hans Weiditz* (um 1500 bis um 1536), ein Schüler *Albrecht Dürers*, gab mit seinen Bildern die Reihenfolge des Werkes an, das ursprünglich nach Pflanzenfamilien geordnet werden sollte. *Weiditz* idealisierte die Pflanze nicht, die ihm als Vorbild vorlag, sondern er zeichnete in naturalistischer Weise das, was er sah, sogar welke Blätter, Raupenfraß und Beschädigungen. Er verließ damit die vom Botaniker angestrebte schematisierte Naturtreue. Die Technik seiner Zeichnungen ist abermals typisch für den Umschwung von der Gotik zur Renaissance. *Otto Brunfels* ist der erste der sog. »Väter der Botanik«. Der zweite war der Tübinger Professor *Leonhart Fuchs* (1501 Wemding – 1566 Tübingen), der den größten Ruhm erntete. Er veröffentlichte sein »New Kreuterbuch«, das 1543 in Basel gedruckt wurde, im Folioformat. Es ist künstlerisch und graphisch wohl das Schönste, das die Väter der Botanik hinterlassen haben. Besonders wertvoll ist sein Kräuterbuch durch die schönen Pflanzenbilder, die er mit Hilfe dreier Künstler, *Albrecht Meyer*, *Heinrich Füllmaurer* und *Veit Speckles* schuf. Im Gegensatz zu *Hans Weiditz* war *Fuchs* bestrebt, Idealbilder der Pflanzen im streng botanischen Sinne darzustellen. Nur unversehrte und ausgewachsene Exemplare wurden verwendet und zur besseren Kenntlichkeit bald hier ein Blatt oder dort eine Blüte anders gestellt als an der lebenden Pflanze. Die Pflanzendarstellungen sind in klaren einfachen Linien ohne jede Schraffierung geschnitten, sie schweben gewissermaßen frei im Raum.

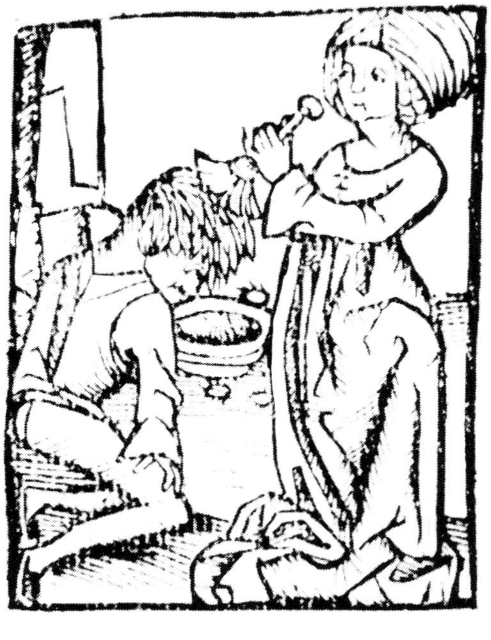

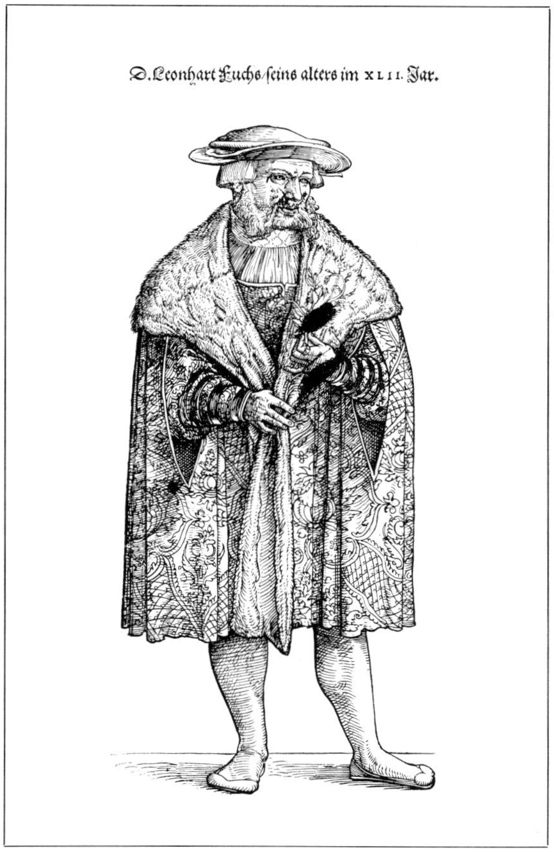

Der dritte »Vater der Bonatik« war *Hieronymus Bock* (1498 Heidelsheim/Odenwald – 1554 Hornbach), Theologe und zuletzt Leiter eines Botanischen Gartens. Während sich seine medizinischen Zeitgenossen noch mit *Dioskurides* herumplagten, lenkte er sein Augenmerk allein auf die heimische Flora, die er als Botaniker und Naturfreund erlebte und in den Wäldern seiner Heimat erwanderte. Die humorgewürzte, anschauliche, gelegentlich auch derbe Art seiner Schilderungen war liebenswert und volkstümlich im besten Sinne. Ebenso sind es die oft genreartig ausgeschmückten Figuren, die sein Zeichner, der Straßburger *David Kandel*, entworfen hatte. Das eigentlich Bahnbrechende an *Bock* ist jedoch, daß er sich aus der Vormundschaft der »Alten Meister« gelöst und seine Darstellung auf eigene Beobachtungen und Erfahrungen gegründet hat.

Als ein wahres Volksbuch ist das Kräuterbuch des Frankfurter Stadtarztes *Adam Lonitzer (Lonicerus)* (1528–1586) zu bezeichnen, das aus der Offizin seines Schwiegervaters, des berühmten Frankfurter Druckers *Christian Egenolph*, 1557 erstmals

22 *Feigenbaum mit Darstellung der drastischen Wirkung seiner Früchte; aus Hieronymus Bock »Kreutterbuch darin underscheidt Namen und Würckung der Kreutter...«, Straßburg 1577.*

23 *St. Kosmas und St. Damian als Schutzheilige von Arzt und Apotheker; St. Kosmas als Arzt mit Urinflasche und St. Damian als Apotheker mit Salbenbüchse. Tafelbild aus der Schule von Adriaen Isenbrandt (um 1551). Amsterdam, Geschiedkundig Medisch-Farmaceutisch Museum* ▷

erschien. Berühmt geworden ist die »Vorrede«, in der sich *Lonitzer* in Versform gegen die Tätigkeit der Pfuscher, Scharlatane und Jahrmarktschreier wendet:

»Es nimpt sich an der Artzeney
Jetzt jederman mit grossem gschrey /
Leyen / Priester und Dorffpfärrer /
Juden / Zanbrecher und Scherer.
Naaßweise Weiber / jung und alt /
Verdorbne Krämer gleicher gestalt /
Und ob wol ist am tag bekandt /
Ihr groß Betrug und Unverstand /
Und was sie treiben allerhandt /
Doch leidet mans umbher im Landt.«

Eine ungeheure Verbreitung (über 60 Auflagen) erlebte um die Mitte des 16. Jahrhunderts das Kräuterbuch des italienischen Arztes und Humanisten *Pierandrea Mattioli* aus Siena (1500–1577), das als ein Werk der Renaissance auf das klassische Altertum, besonders auf *Dioskurides*, zurückgeht. Nach tschechischen und französischen Übersetzungen wurde es 1503 erstmals auch in die deutsche Sprache übersetzt: »New Kreuterbuch des hochgerühmten Pierandrea Matthiolus, mit den allerschönsten und artlichsten Figuren aller Gewechs...« Den Pflanzenabbildungen hat man mangelnde Naturtreue vorgeworfen, was nicht zuletzt auf den Zeichner zurückzuführen ist, der den Holzstock nach rein künstlerischen Gesichtspunkten bis in alle Ecken mit einer mehr ornamental erfaßten Zeichnung ausfüllte.
In der zweiten Hälfte des 16. Jahrhunderts verlagerte sich die Kräuterbuchliteratur nach Flandern, wo es dem Antwerpener Verleger *Christoph Plantin* gelang, die drei bedeutendsten Botaniker seiner Zeit und seines Landes *Rembert Dodonaeus* (1517–1585), *Carolus Clusius* (1525–1609) und *Mathias Lobelius* (1538–1616) zur Abfassung von Kräuterbüchern zu gewinnen. Sie waren mit vortrefflichen Pflanzenholzschnitten geschmückt, die als die besten ihrer Zeit galten und bereits barocke Stilelemente zeigten.

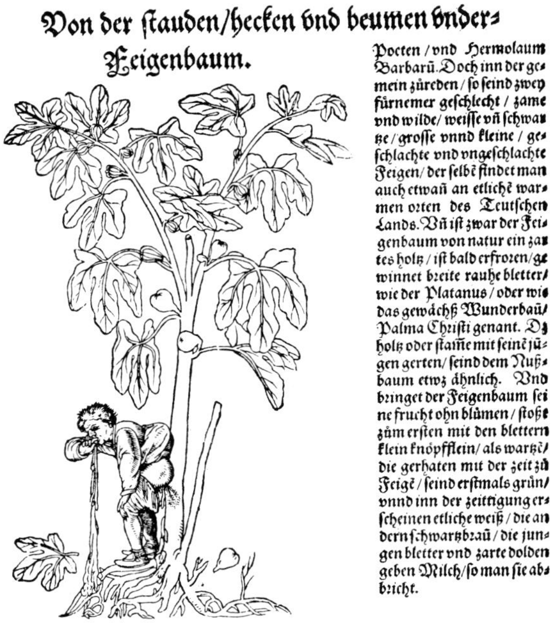
Von der stauden/hecken vnd beumen vnder-
Feigenbaum.
Poeten / vnd Hermolaum Barbarũ. Doch inn der gemein zůreden / so seind zwey fürnemer geschlecht / zame vnd wilde / weisse vñ schwartze / grosse vnnd kleine / geschlachte vnd vngeschlachte Feigen / der selbẽ findet man auch etwañ an etlichẽ warmen orten des Teutschen Lands. Vñ ist zwar der Feigenbaum von natur ein zartes holtz / ist bald erfroren / gewinnet breite rauhe bletter / wie der Platanus / oder wie das gewächß Wunderbaũ / Palma Christi genant. Dz holtz oder stam̃e mit seinẽ jũgen gerten / seind dem Nußbaum etwz ähnlich. Vnd bringet der Feigenbaum seine frucht ohn blůmen / stoßt zům ersten mit den blettern klein knöpfflein / als wartzẽ / die gerhaten mit der zeit zů Feigẽ / seind erstmals grün / vnnd inn der zeittigung erscheinen etliche weiß / die andern schwartzbraũ / die jungen bletter vnd zarte dolden geben Milch / so man sie abbricht.

Der letzte große Urheber eines Kräuterbuches im 16. Jahrhundert war *Jakobus Theodorus Tabernaemontanus* (1520–1590), latinisiert nach seinem Wohnort Bergzabern, ein Schüler von *Hieronymus Bock* und Leibarzt des Fürsten *Johann Casimir*. Er sammelte ein ganzes Leben lang in- und ausländische Pflanzen und deren Beschreibungen und schuf ein wahres Riesenwerk mit über 2300 Abbildungen, dessen erste Ausgabe 1588 in Frankfurt erschien. Es wurde oft nachgedruckt, zum letztenmal im Jahre 1731.
Das 17. Jahrhundert brachte auch dem Kräuterbuch einen Wandel. Der Zeit der Renaissance folgte das Barock; der Kupferstich, von *Rembrandt* zu höchster Blüte gebracht, bemächtigte sich der Darstellung der Pflanzenbilder. Die herbe, fast nur in Umrissen zeichnende, statuarisch zu nennende Art der Holzschnitte eines *Brunfels* oder *Fuchs* wurde abgelöst durch die lebendigen, mit starken Schatten und Schraffierungen versehenen Kupferstiche.
Gleich zu Beginn des 17. Jahrhunderts, nämlich 1613, erschien das berühmteste barocke Werk unter den Kräuterbüchern, der »Hortus Eystettensis«. Der Apotheker *Basilius Besler* (1561–1629) aus Nürnberg erhielt vom Bischof von Eichstätt den Auftrag, das gewaltige Werk zu schaffen. Als Vorlage diente ihm ein prachtvoller Terrassengarten, der das Eichstätter bischöfliche Schloß umgab, und mit dessen Anlage er im Auftrag von *Johann Konrad von Emmendingen* im Jahre 1597 begonnen hatte. In diesem Garten entstand *Beslers* gewaltiges Werk, das, der damaligen Prunkliebe entsprechend, das riesige Format von 55×47 cm besaß.
Die nahezu 1100 Pflanzenabbildungen wurden in erstaunlicher Naturtreue von 6 Kupferstechern gestochen, zu denen auch der berühmte Augsburger *Wolfgang Kilian* gehörte. Der Text, von dem Botaniker *Ludwig Jungermann* (1582–1653) verfaßt, zeigt hervorragende Initialen.
Das Interesse an den Kräuterbüchern schwand in der Folgezeit immer mehr. Was an Pflanzenbüchern gedruckt wurde, war meist rein botanischer Natur, hier sind allerdings noch großartige Leistungen zu verzeichnen.
Auch zweier Frauen sei hier gedacht, die zu den bedeutendsten Künstlern der Pflanzenillustration ihrer Zeit gehörten. Einmal der Tochter des berühmten Städtezeichners *Merian*, *Maria Sibylla Merian* (1647–1717), die in der holländischen Kolonie Surinam die exotischen Schmetterlinge mit den von ihnen besuchten Blüten und Pflanzen mit meisterlicher Treue zeichnete. Zum anderen war es die Engländerin *Elizabeth Blackwell* (1700 bis 1758), die in ihrem »Curious Herbal« von 1737 mit 500 von ihr gestochenen und kolorierten Blättern ein Meisterwerk der Botanikmalerei schuf.

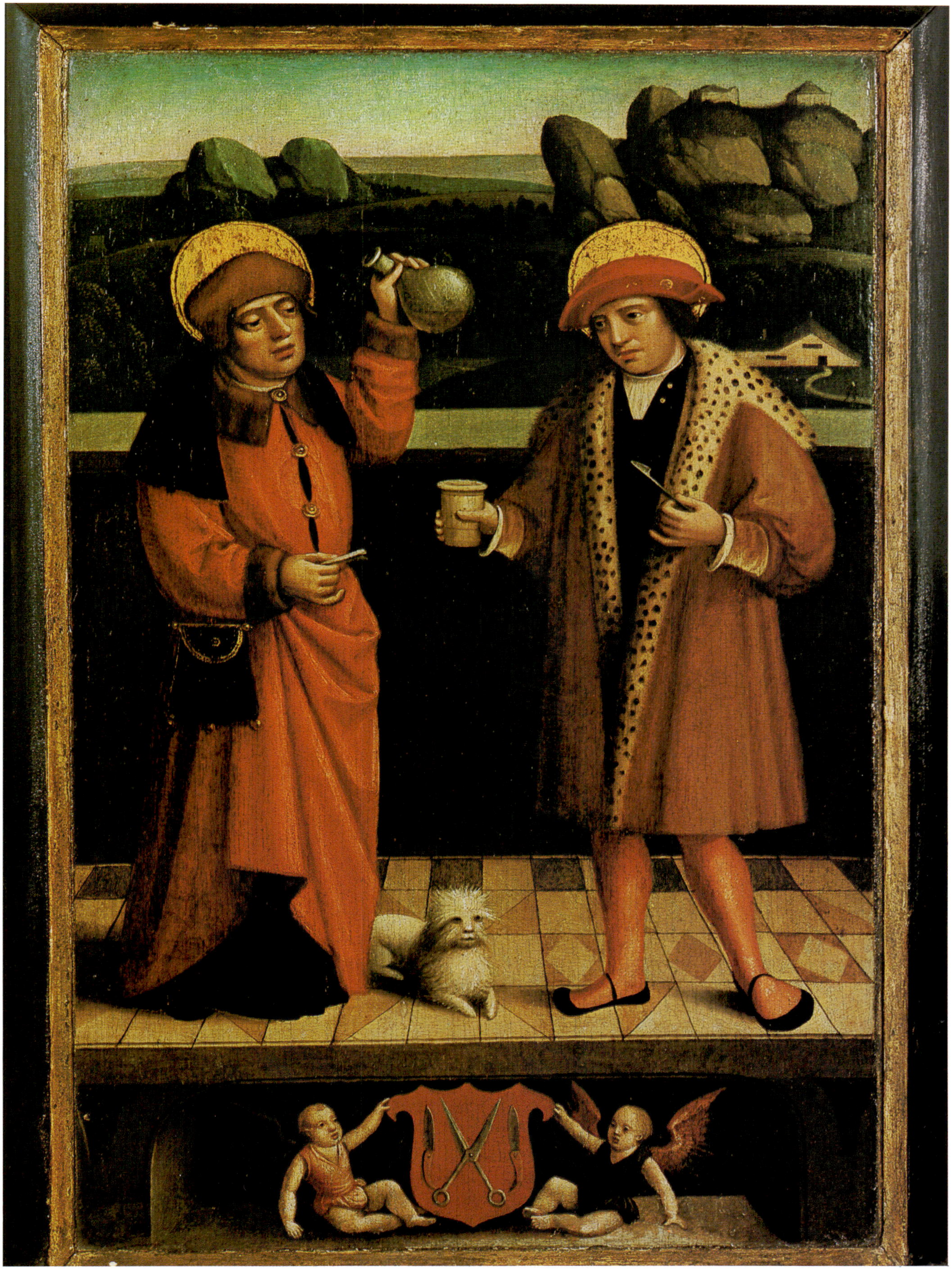

24 Granatapfel als Ordenssymbol der Barmherzigen Brüder. Der Granatapfel galt als Symbol des Lebens, der Liebe und der Fruchtbarkeit; der »Apfel des Paris« war ursprünglich wohl ein Granatapfel. Eingang zur Apotheke, Anfang 19. Jh. Wien, Kloster der Barmherzigen Brüder

25, 26 Äskulap, der Heilgott der Griechen, und seine Tochter Hygieia als Göttin der Gesundheit. Fassade, 2. Hälfte 19. Jh. Bratislava (Preßburg), Salvator-Apotheke

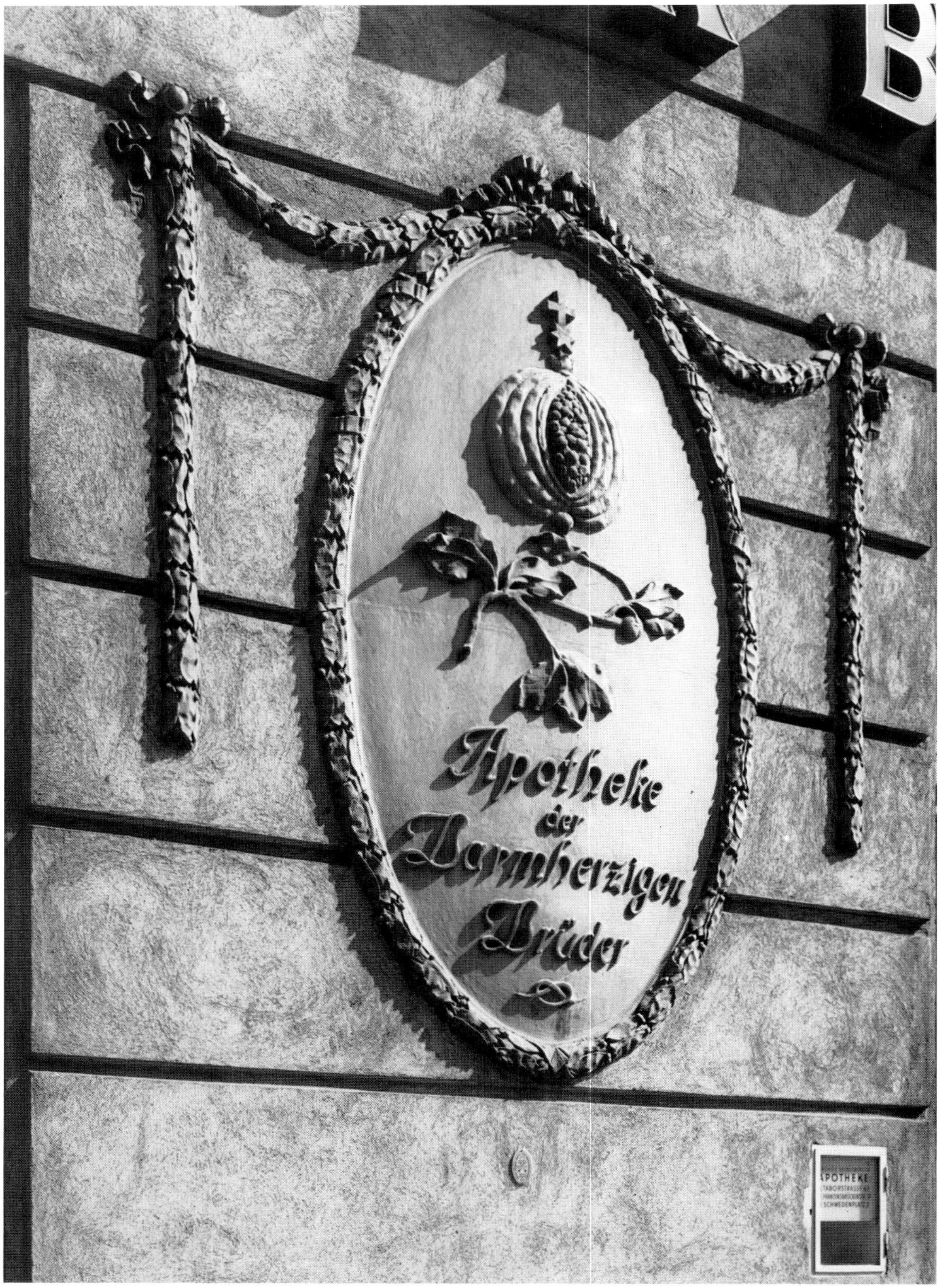

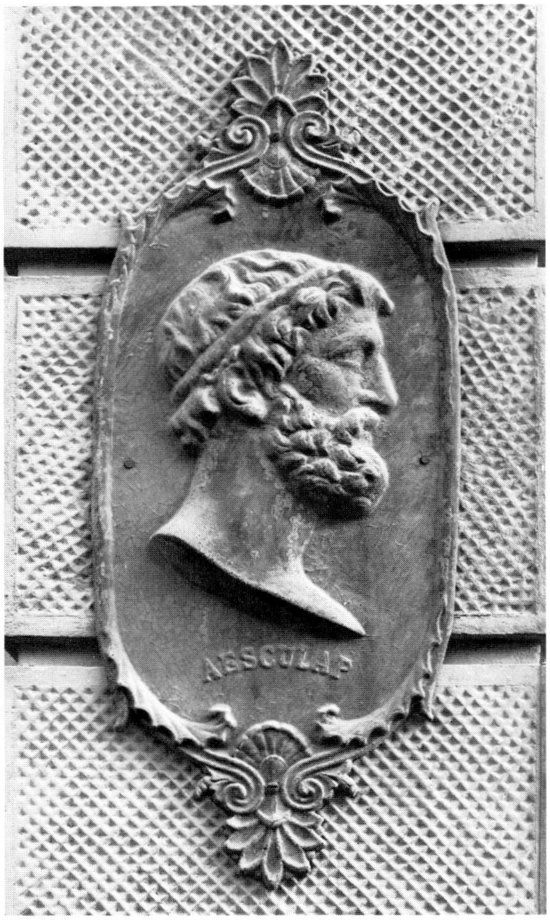

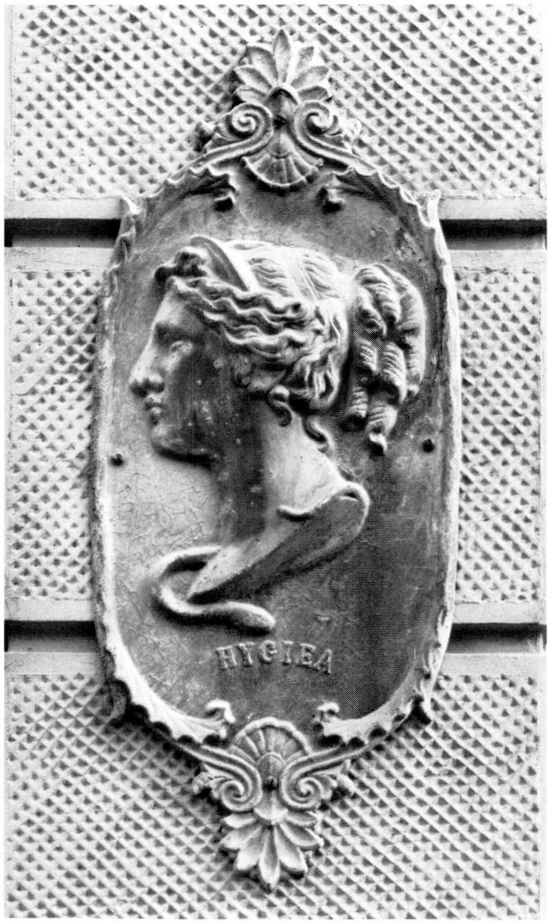

27, 28 Stuckdecke aus dem 17. Jh. Zwischen Gehängen und Girlanden mit Zitronen, Orangen, Feigen und Granatäpfeln Putti mit Attributen der Jahreszeiten: Blumen, Ähren, Früchten, Holzfeuer. Die Malereien in den Zwickeln wohl Mitte des 18. Jh. Rosa Mystica als Sinnbild Mariens; Myrrha Electa als Symbol der Reinheit: reinigt die Galle, besänftigt die Gemüter.
Györ, Ungarn, Széchenyi-Apotheke

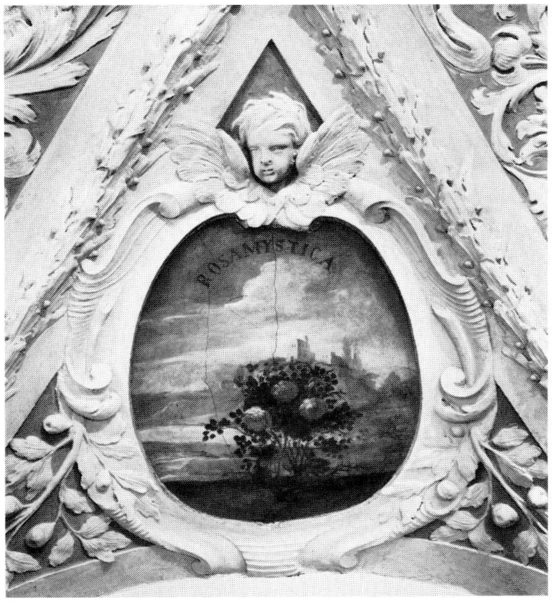

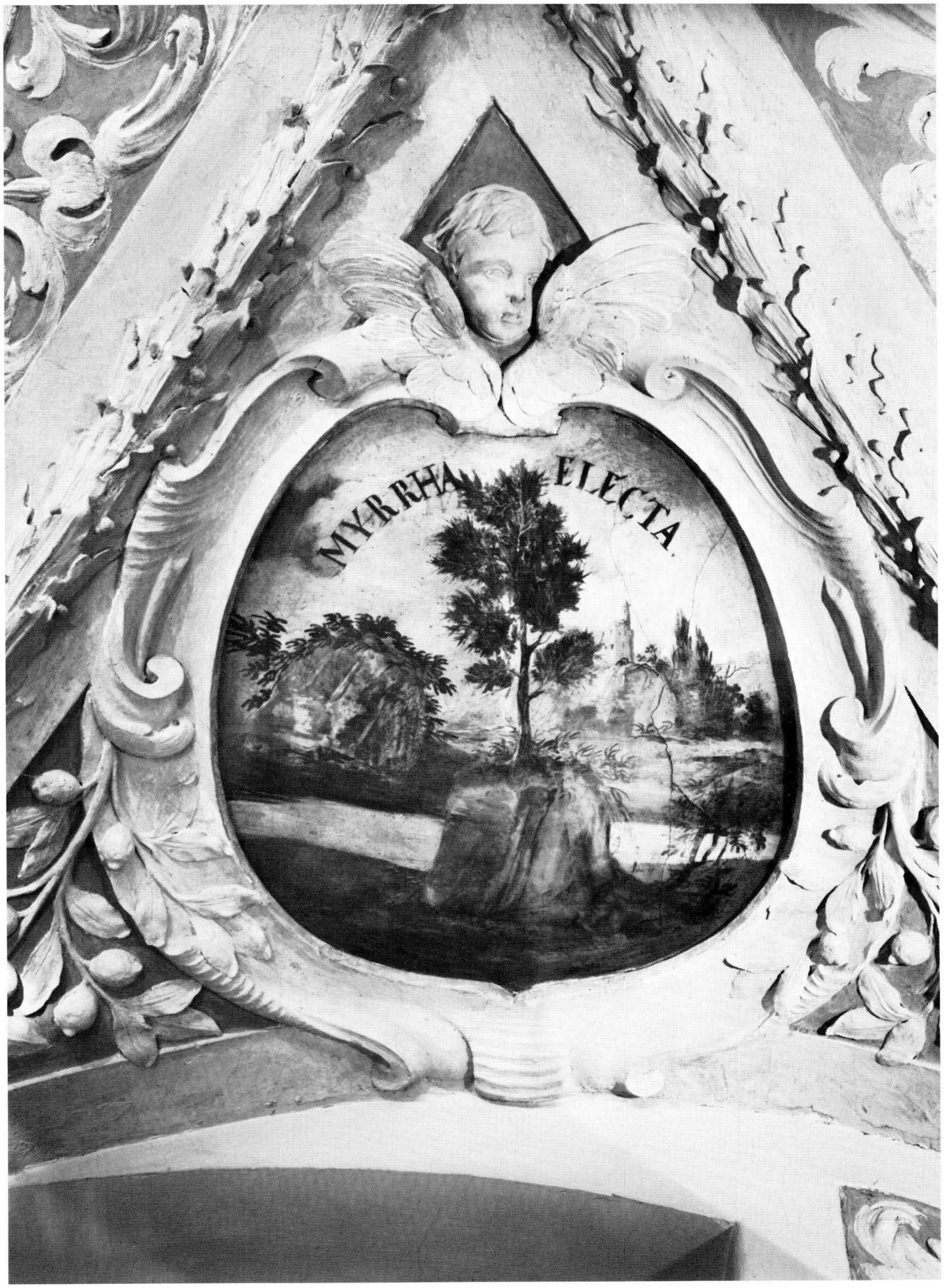

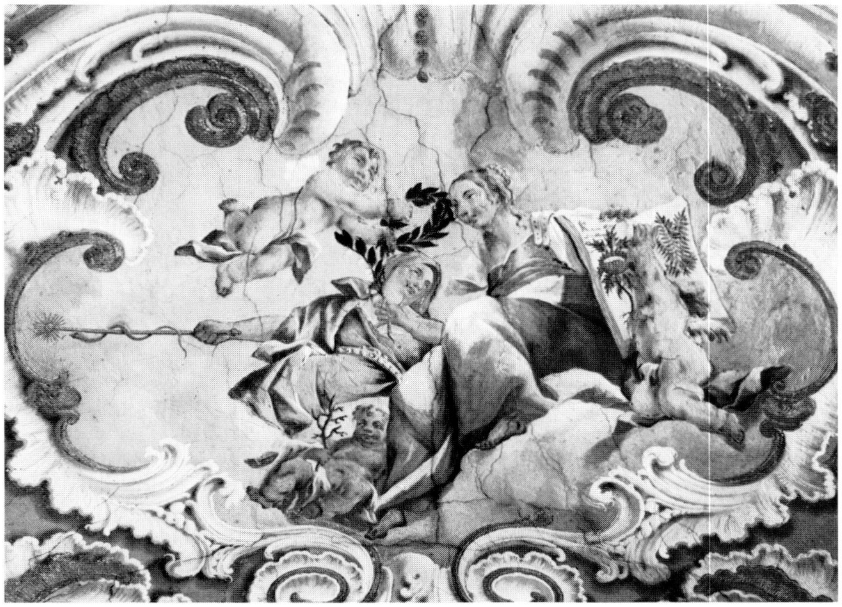

29 Deckenmalerei um 1730–1740. Personifikationen der Heilkunst mit Äskulapstab und Kräuterbuch.
Wien, Kloster der Barmherzigen Brüder, ehem. Offizin, heute Materialkammer

30 Hygieia, Göttin der Gesundheit, Öl in die Flamme des Lebens gießend; reicher Vorrat in der Kanne daneben. Äskulapschlange, Ölzweig. Der Stumpf des Granatapfelbaumes durch die Göttin zu neuem Leben erwacht. Granatapfelbaum. Klassizistische Holzschnitzerei, Eiche, 18. Jh.
Steinfurt/Westf., Elefanten-Apotheke, gegr. 1575

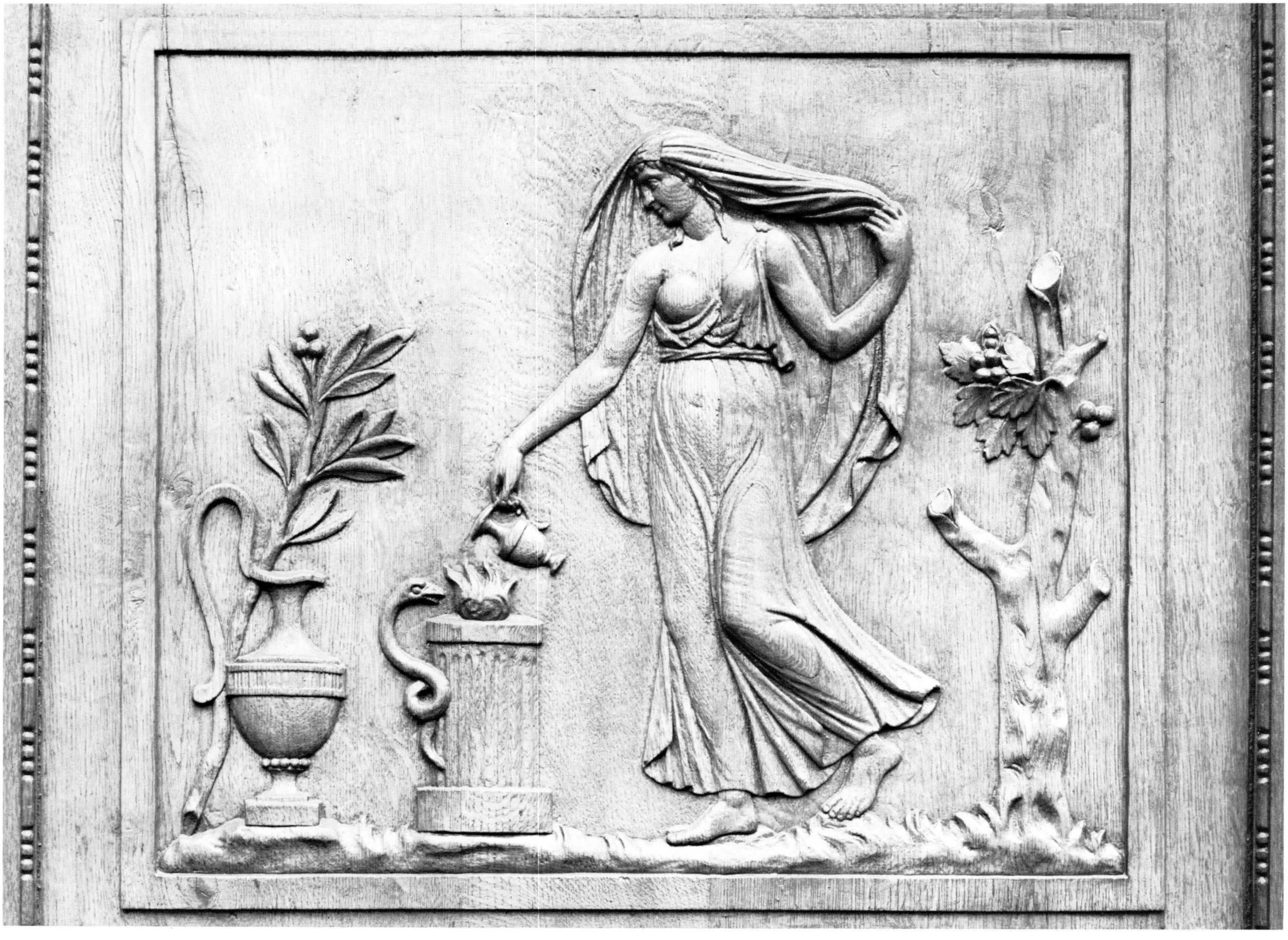

31 Die Drei Marien auf dem Wege zum Grab Christi, Tafelmalerei vom Anfang des 16. Jh. Die Salbgefäße aus etwa der gleichen Zeit. Der Albarello rechts im spanisch-maurischen Stil noch Ende 15. Jh.
Cluny (Saône-et-Loire), Hospital

32 Deckelgefäße mit Fuß, Empire, um 1800, nahezu unveränderte Form wie auf dem Tafelbild Abb. 31. Ong(uent) blanc Camphré, Kampfersalbe.
Chalons-sur-Saône, Hospital Saint-Laurent

33 Albarelli mit Löwendekor zur Aufbewahrung von Salben und trockenen Arzneien, 17. Jh., spanisch.
Lyon (Rhône), Musée des Hospices Civils, Hôtel-Dieu

34 Albarello (spanisch-maurischer Stil), 16. Jh.
Lyon (Rhône), Musée des Hospices Civils, Hôtel-Dieu

*35 **Sirupkanne (Mitte) und zwei Albarelli; links E(lectuarium) de baccis l(auri), Lorbeerlatwerge gegen Blähungen und hysterische Leidenschaften; rechts E(lectuarium) dicathol(icon), Universalmittel zum Reinigen der schlechten Säfte. Aus den Manufakturen Montpellier, Nîmes, Lyon. 16./17. Jh.***
Lyon (Rhône), Musée des Hospices Civils, Hôtel-Dieu

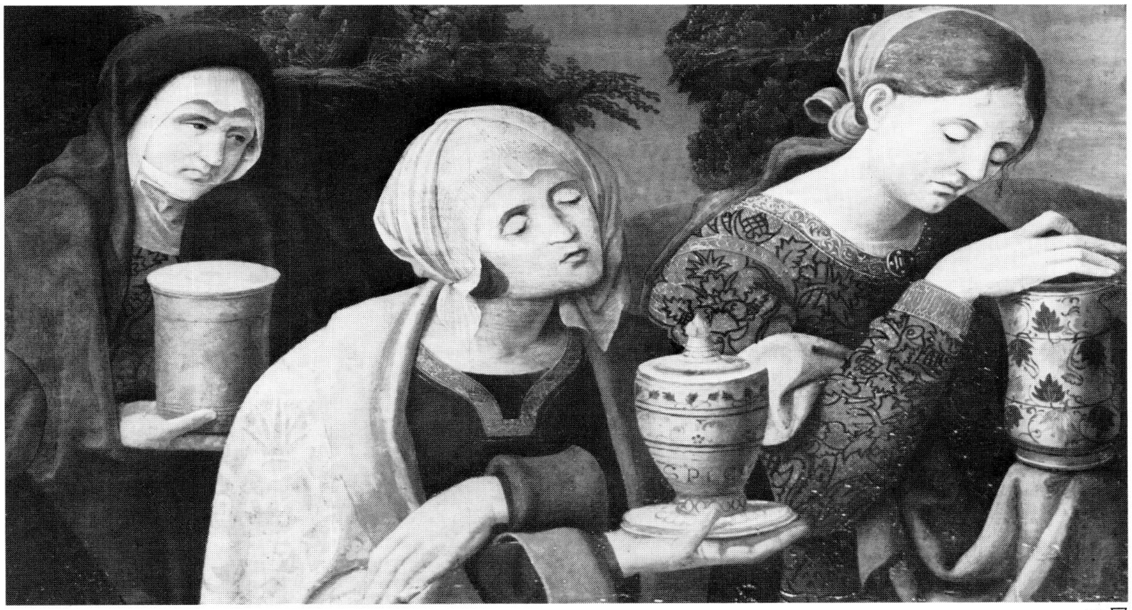

31

34 ▽

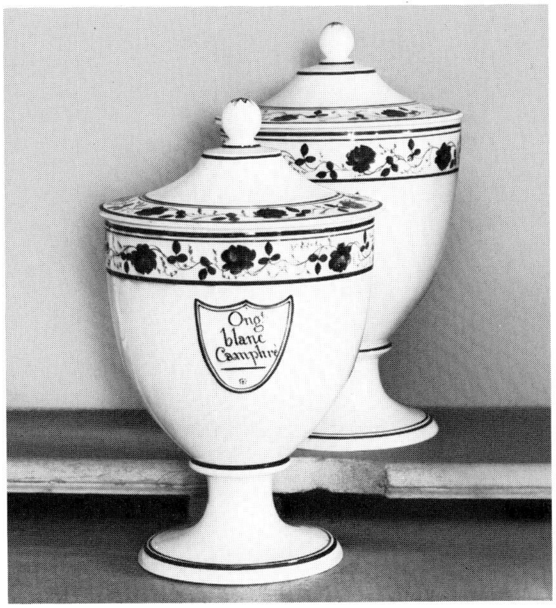

32

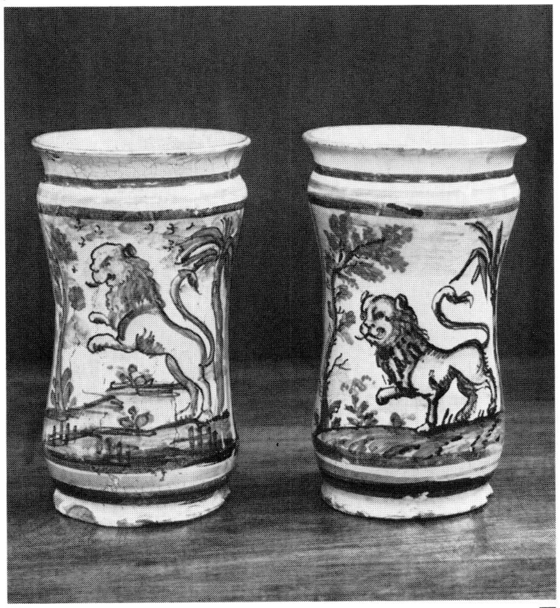

33

35 ▽

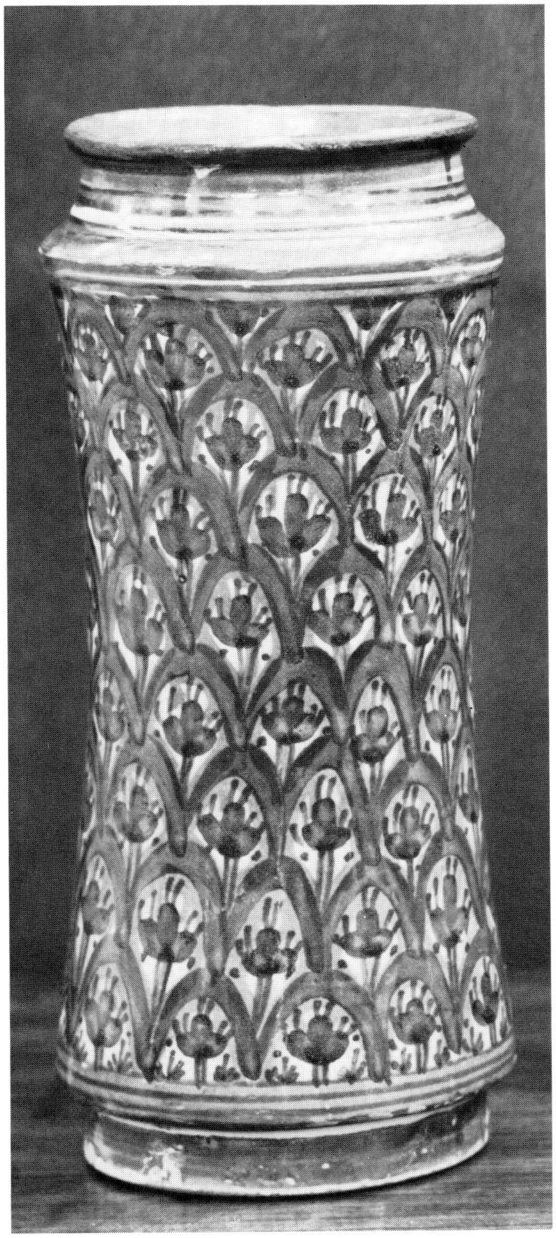

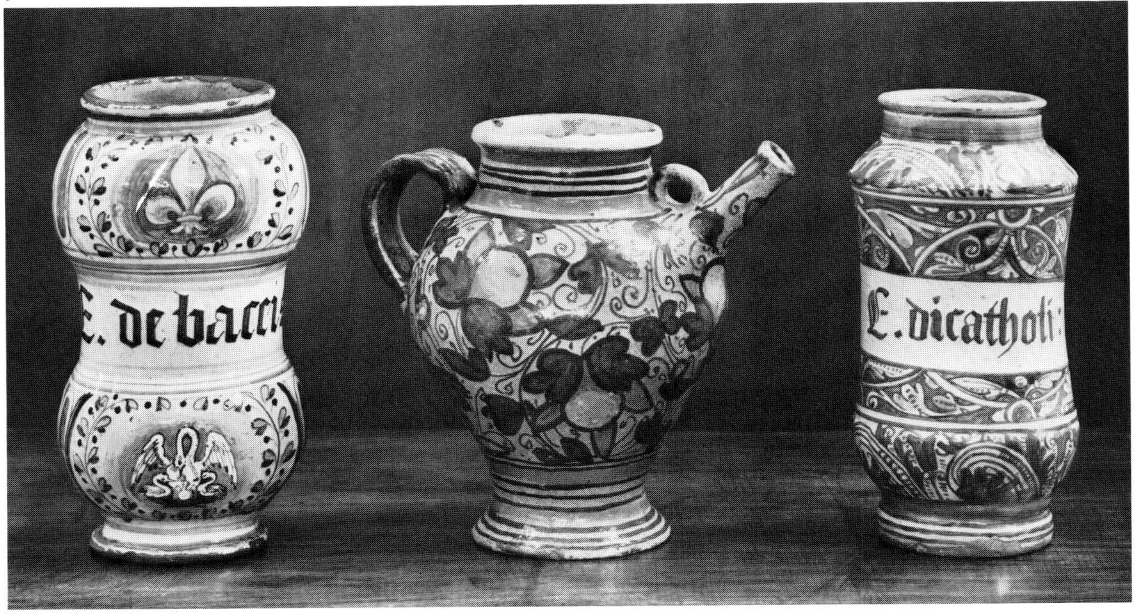

36 Vierkantglasgefäße mit Emailmalerei zur Aufbewahrung von Acid(um) Nitri(cum), Salpetersäure, und Lapis Divinus, göttlicher Augenstein aus Vitriol, Salpeter, Alaun und Kampfer gegen Augenkrankheiten. Ende 18. Jh.
Köln, Kölnisches Stadtmuseum

37 Doppelbauchiger Albarello und große zweihenklige Kanne mit Aufschrift A(qua) Di Cicorii, Zichorienwasser. Venedig, um 1600.
Cerveny Kamen (ung. Vöröskö, deutsch Biebersburg), CSSR, ehem. Burgapotheke, heute Museum Cerveny Kamen

38 Birnenförmiges Enghalsgefäß, sog. »Nönnchen«, mit Aqua Salviae, Salbeiwasser, bei Menstruationsstörungen, Leber- und Nierenleiden. Mitte 18. Jh.
Wien, Krankenhaus der Elisabethinen

39 Grün gestrichene Kastenblöcke aus der Kräuterkammer der Stadtapotheke in Mosbach, 17. Jh. Die Schubladen des Unterbaus enthielten giftige Kräuter (drei Kreuze), wie Hanf (Semen Cannabis), Schierling (Herba Conii maculatum) oder Fingerhut (Herba Digitalis purpurea).
Heidelberg, Deutsches Apotheken-Museum

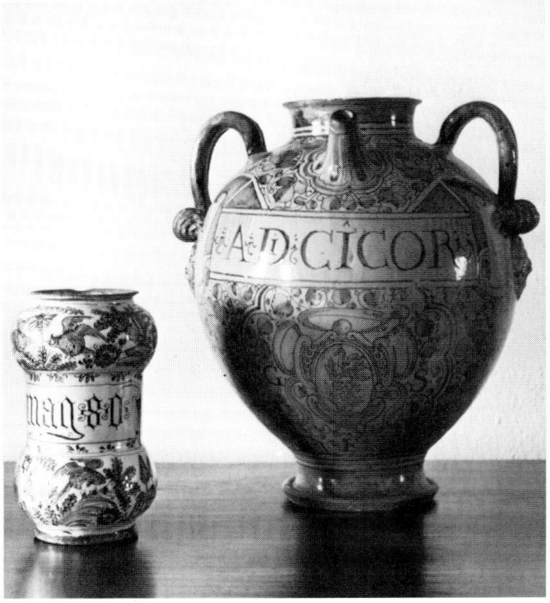

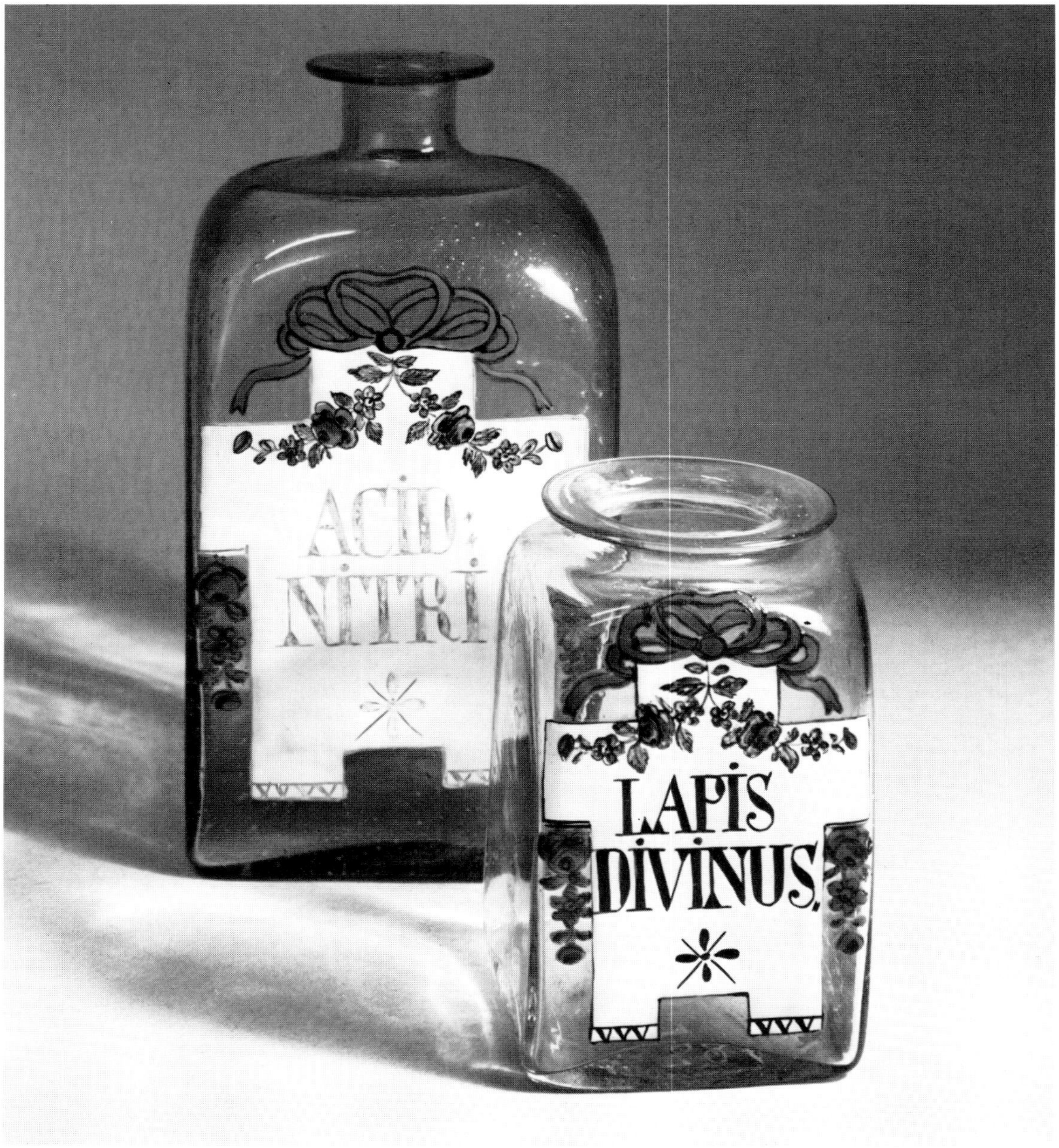

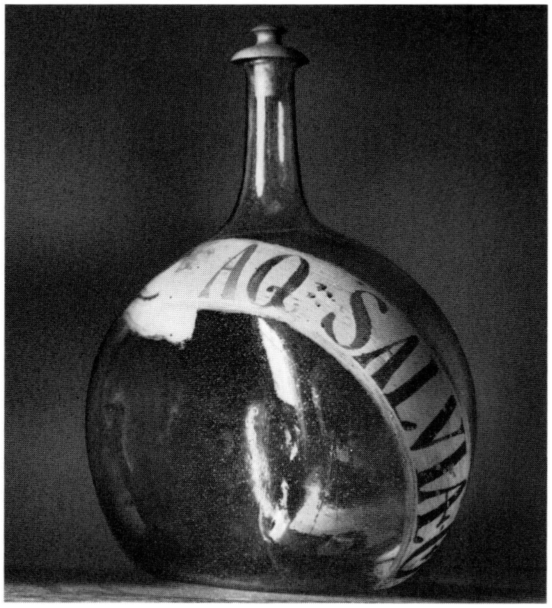

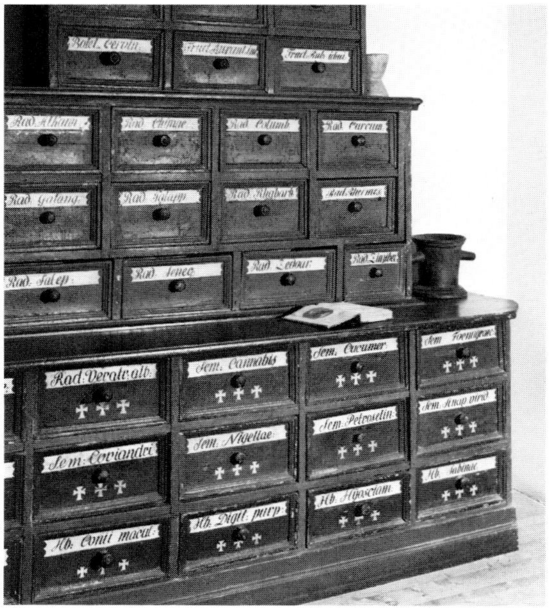

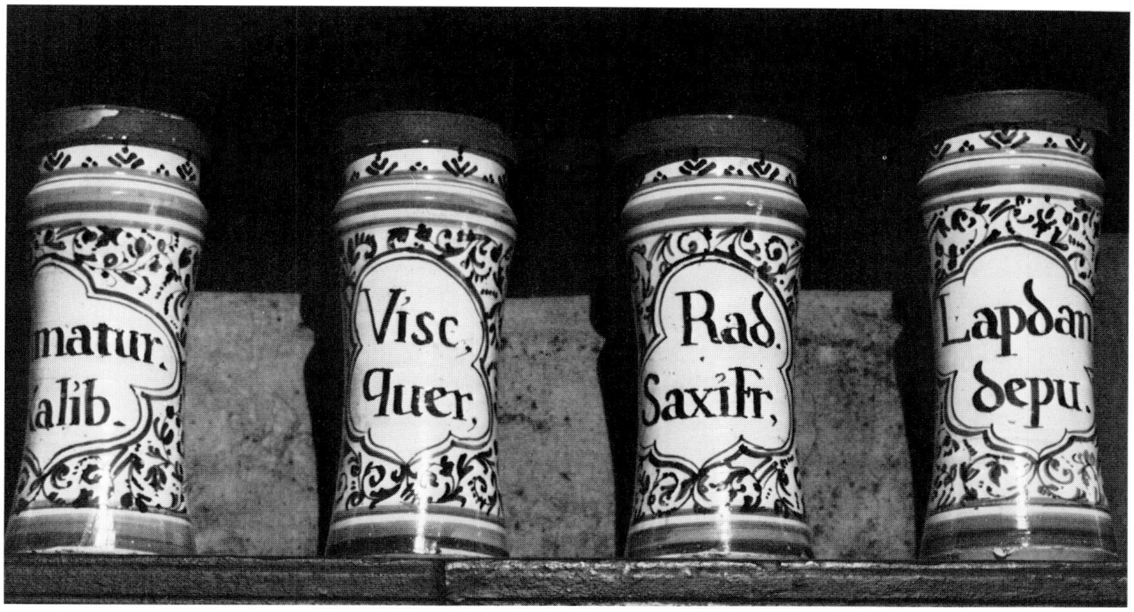

40 Albarelli, spanisch, Ende 17. Jh. Visc(um) quer(cum), Mistel, gegen Fallsucht und Schwindel, und Rad(ix) Saxifr-(aga) Steinbrech, gegen Nieren- und Blasensteine.
Gerona, Spanien, Apotheke des Provinzial-Hospitals

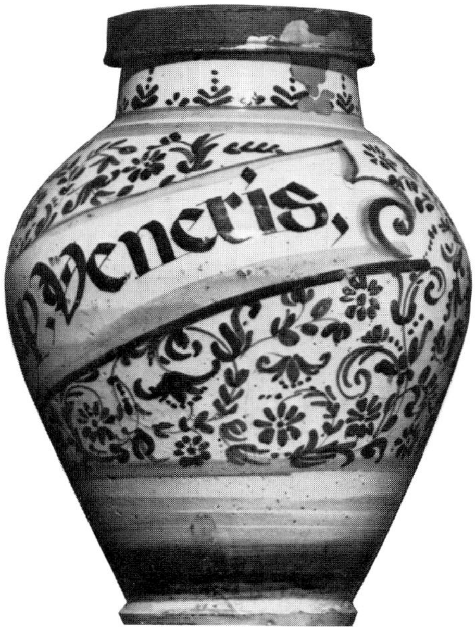

41 Bauchiger Apothekentopf, spanisch, 17. Jh., für Herba Cap(illi) Veneris, Frauenhaar, zum Blutreinigen und für schönes Haar.
Gerona, Spanien, Apotheke des Provinzial-Hospitals

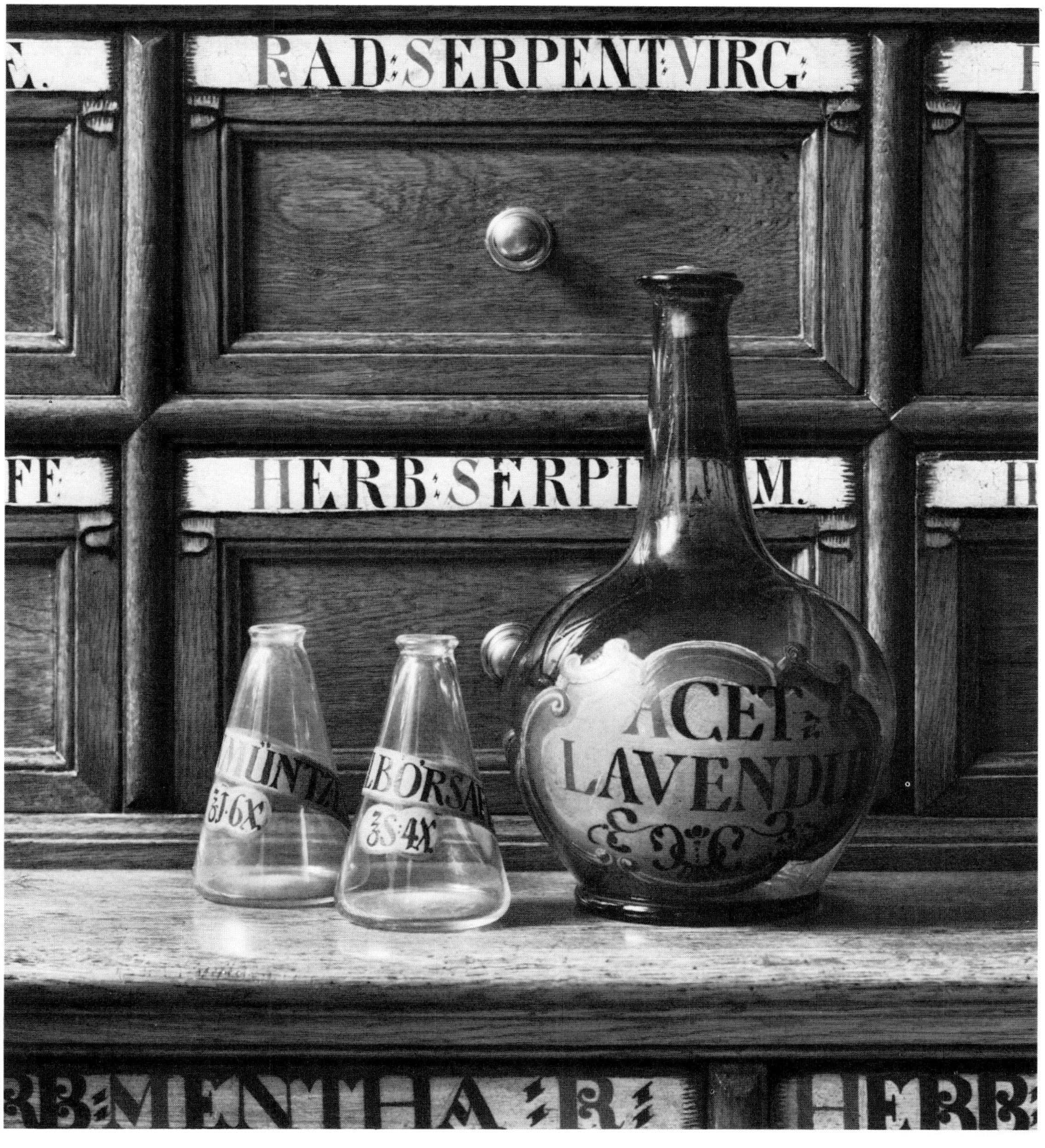

42 Birnenförmiges Enghalsgefäß (Nönnchen) mit Acet(um) Lavendu(lae), Lavendelessig; kegelförmige Flaschen für den Verkauf einfacher Hausmittel, »Pfeffermüntzessenz« bzw. »Maulbörsafft« mit Mengen- und Preisangaben: 1 Unze 6 Kreuzer bzw. ½ Unze 4 Kreuzer. Mitte 18. Jh.
Wien, Krankenhaus der Elisabethinen

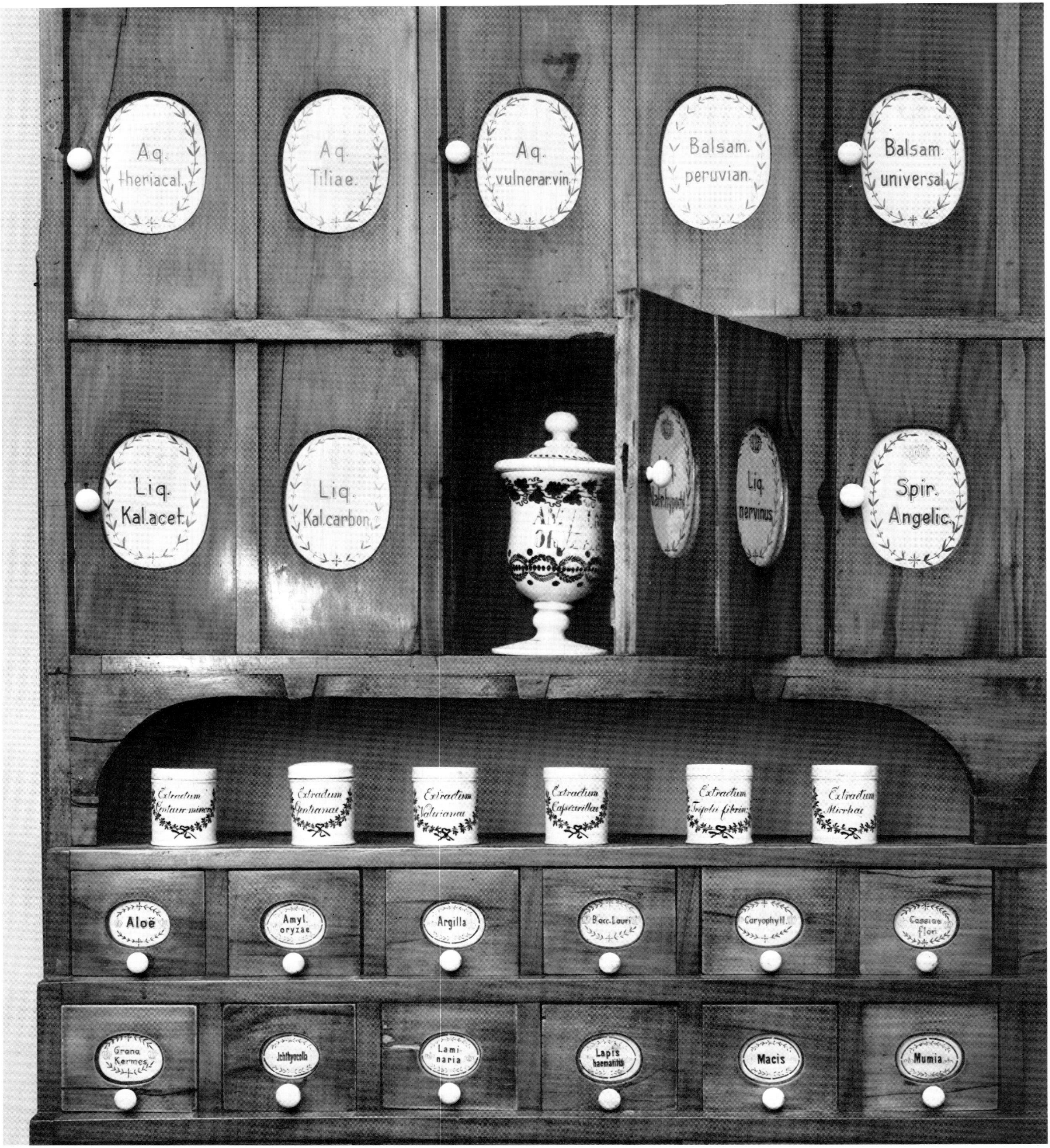
Aq. theriacal.
Aq. Tiliae.
Aq. vulnerar. vin.
Balsam. peruvian.
Balsam. universal.
Liq. Kal. acet.
Liq. Kal. carbon.
Liq. nervinus
Spir. Angelic.
Extractum Gentianae
Extractum Valerianae
Extractum Cascarillae
Aloë
Amyl. oryzae
Argilla
Bacc. Lauri
Caryophyll.
Cassiae flor.
Grana Kermes
Ichthyocolla
Lami-naria
Lapis haematitis
Macis
Mumia

43 Wandregal aus Kirschbaumholz aus der ehemaligen Apotheke »Zur Krone« in Ulm (1812) mit paarweiser Aufstellung der Gefäße hinter den Türen; rechts unten Schublade mit Mumia; Mumienteile wurden als Pflasterbestandteil und Wundarzneimittel noch bis ins 19. Jh. verwendet.
Heidelberg, Deutsches Apotheken-Museum
◁

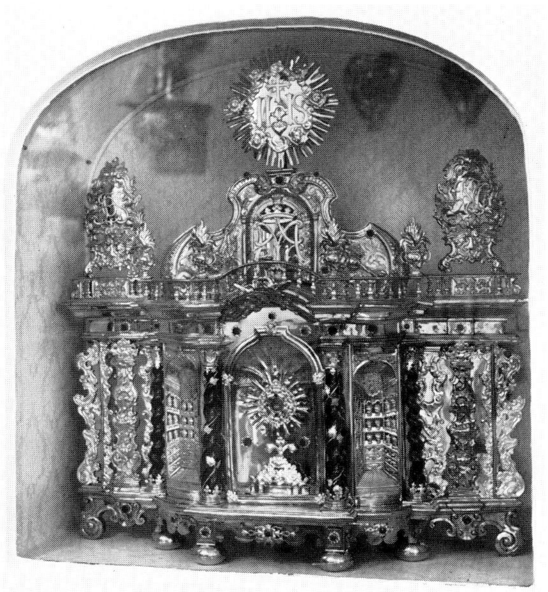

44, 45 Reliquienschrein von Hermann Häß, 1733, vergoldetes Kupferblech über Holz. Zwischen den Säulen zwei 26 cm hohe, in Silber getriebene Apothekeninterieurs; die winzigen Schubladen und Gefäße sind mit Spruchbändern versehen.
Kaufbeuren, Kirche St. Kosmas und Damian

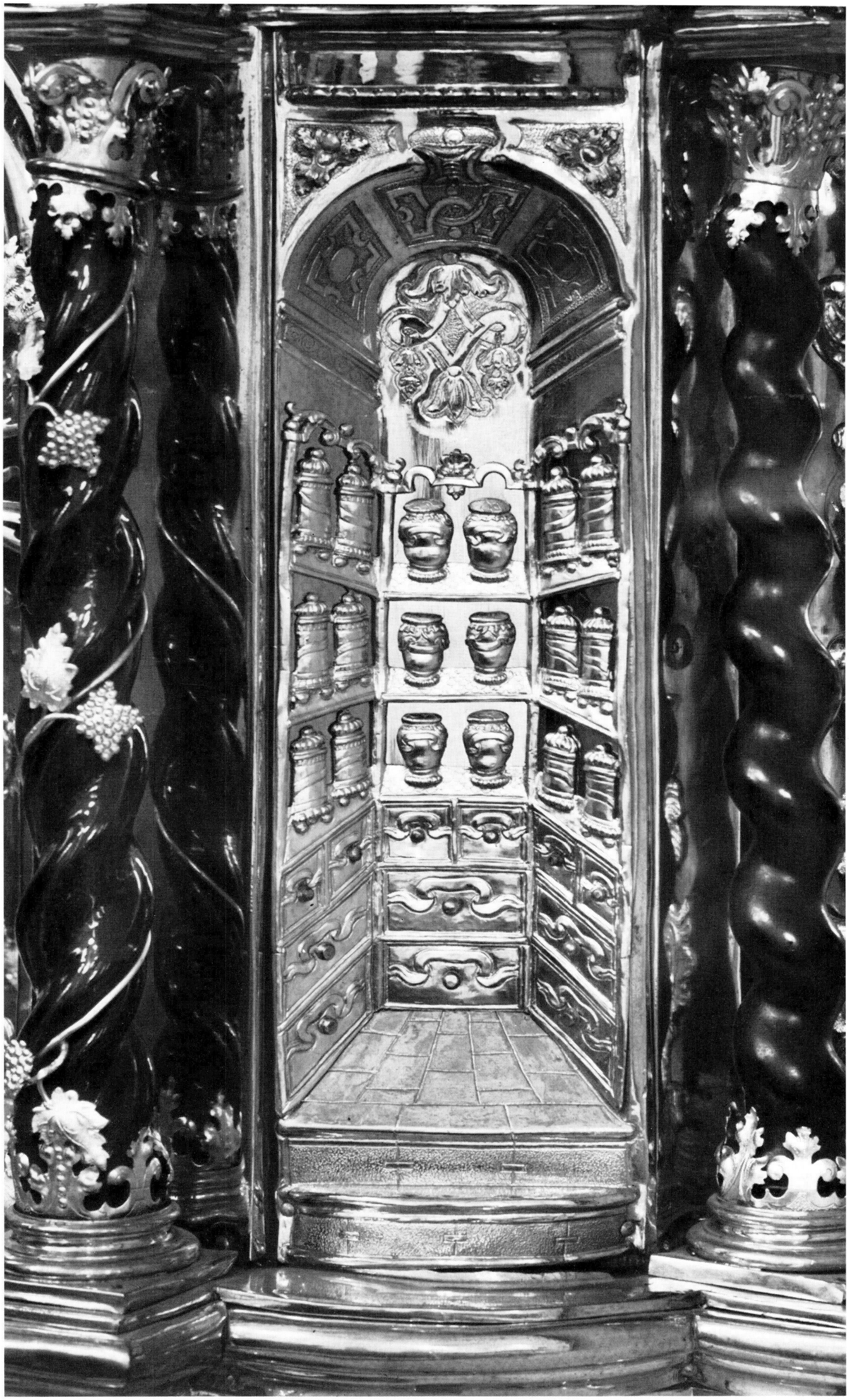

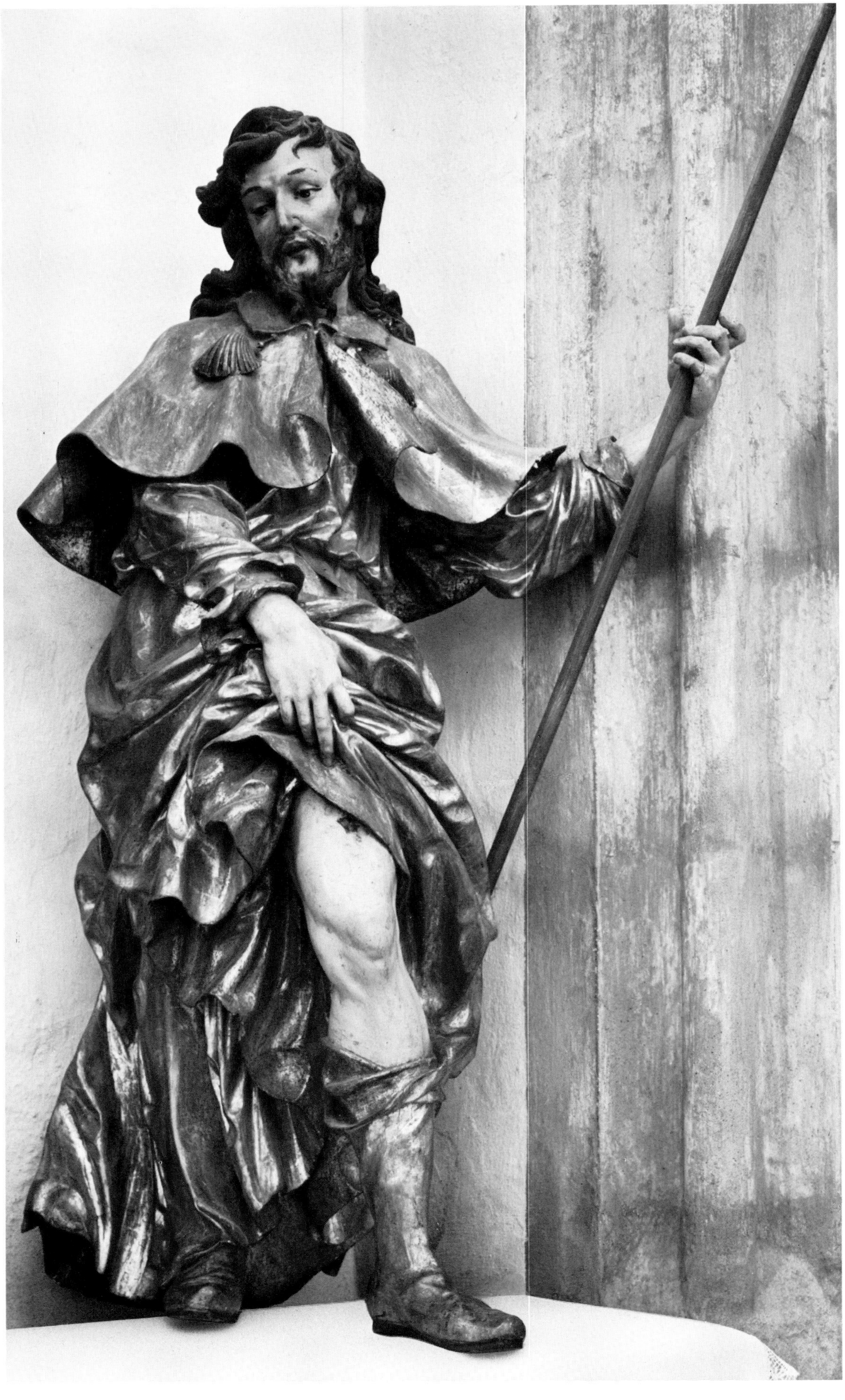

46 St. Rochus, der Pestpatron von Meinhard Guggenbichler. Um 1682.
Mondsee, Österreich, von einem ehem. Pestaltar

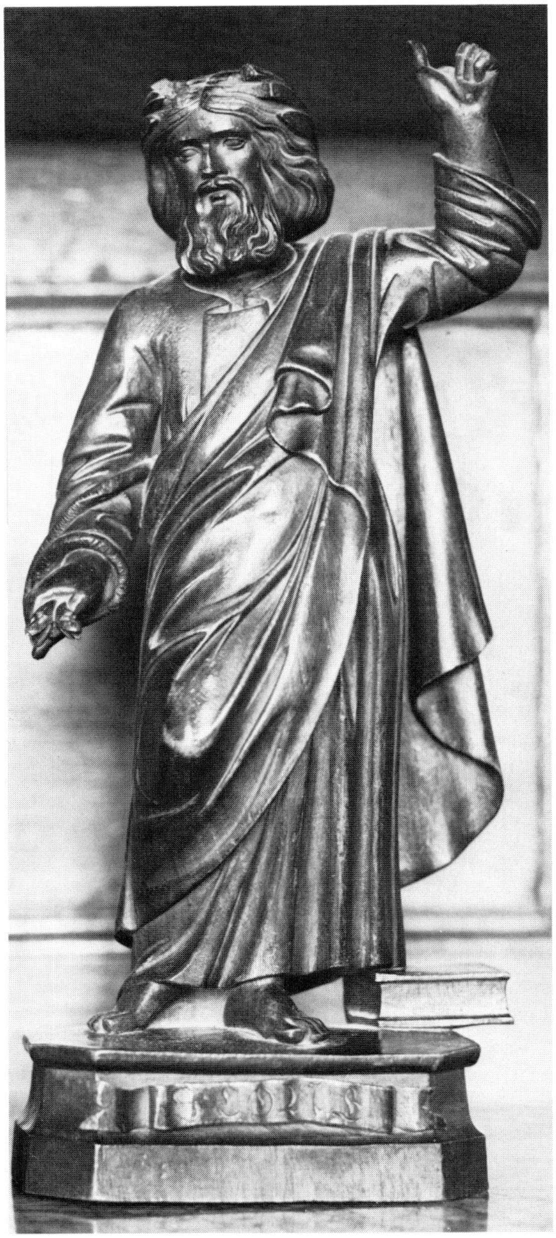

47 St. Kosmas, Patron der Ärzte, mit Äskulapnatter in der rechten Hand. Anfang 17. Jh.
Lons-le-Saunier (Franz. Jura), Hospital-Apotheke

48 Spätgotische Pietà, anonymer Meister aus Burgund.
Louhans (Saône-et-Loire), Pharmacie de l'Hôpital ▷

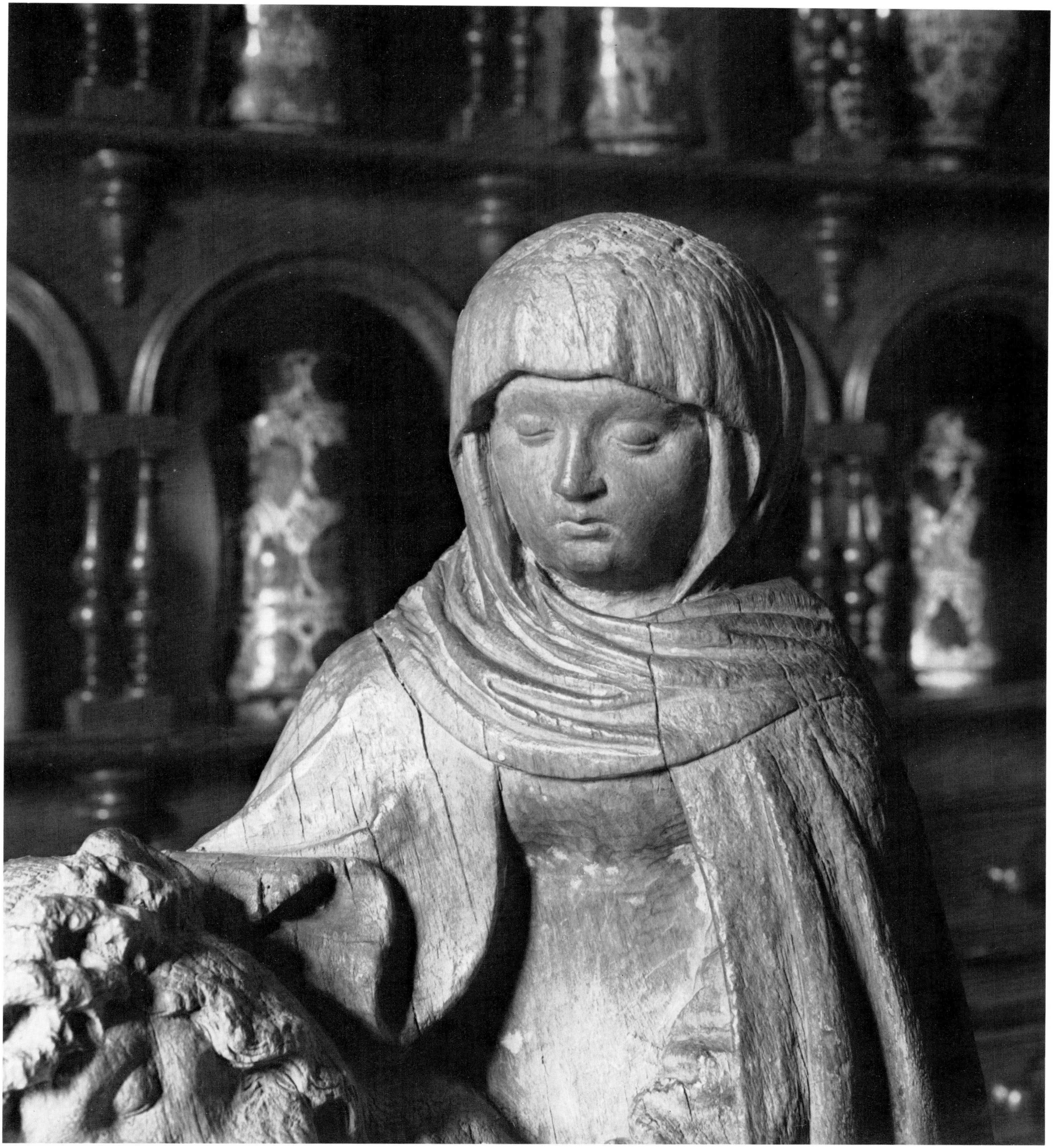

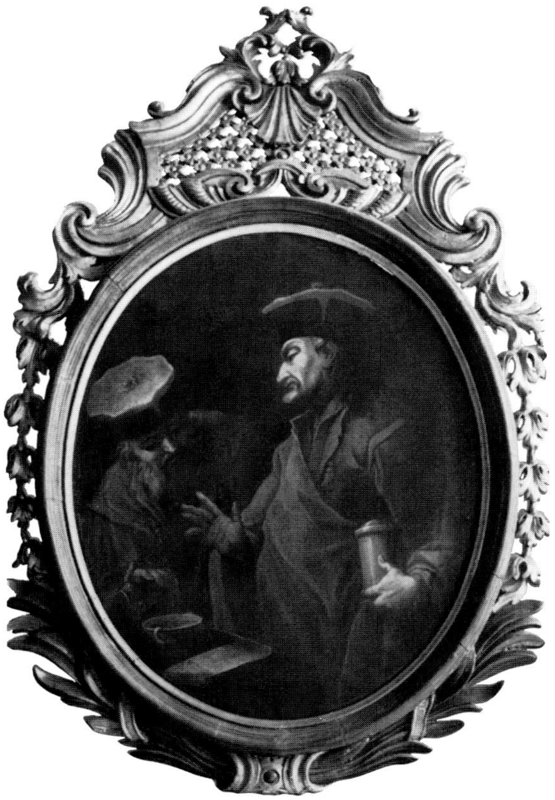

49 Tafelbild der Schutzheiligen St. Kosmas und St. Damian aus der ehem. Jesuiten-Apotheke von Köszeg. Mitte 18. Jh. Budapest, Museum für Kunstgewerbe

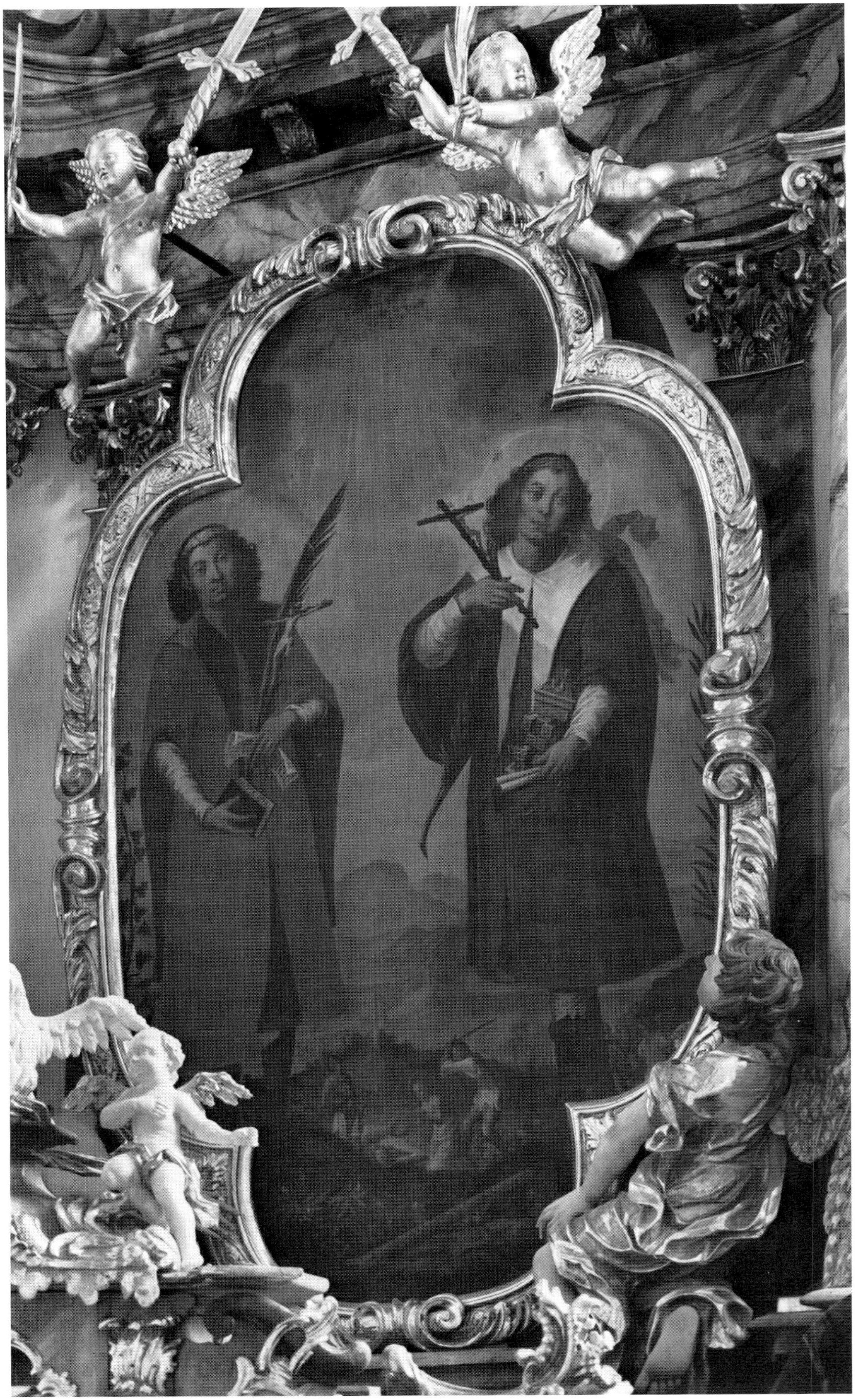

50 Hochaltarbild mit den Schutzpatronen von Arzt und Apotheker, St. Kosmas und St. Damian (Hans Ulrich Franck, 1630); St. Kosmas mit einem Werk des Hippokrates und St. Damian mit Arzneikästchen. Kaufbeuren, Kirche St. Kosmas und Damian

51 St. Damian, der Schutzpatron der Apotheker, mit Arzneigefäß. 1. Hälfte 18. Jh.
Wien, Krankenhaus der Elisabethinen

52 Die Heiligen St. Kosmas und St. Damian, Christus am Ölberg, um 1500. Rahmen und Holzstatuen 1. Hälfte 18. Jh.
Wien, Krankenhaus der Elisabethinen

53 Barocke Holzfigur des Schutzpatrons der Apotheker St. Damian mit Arzneibüchse und Arzneibuch. 1. Hälfte 18. Jh.
Köln, Einhorn-Apotheke

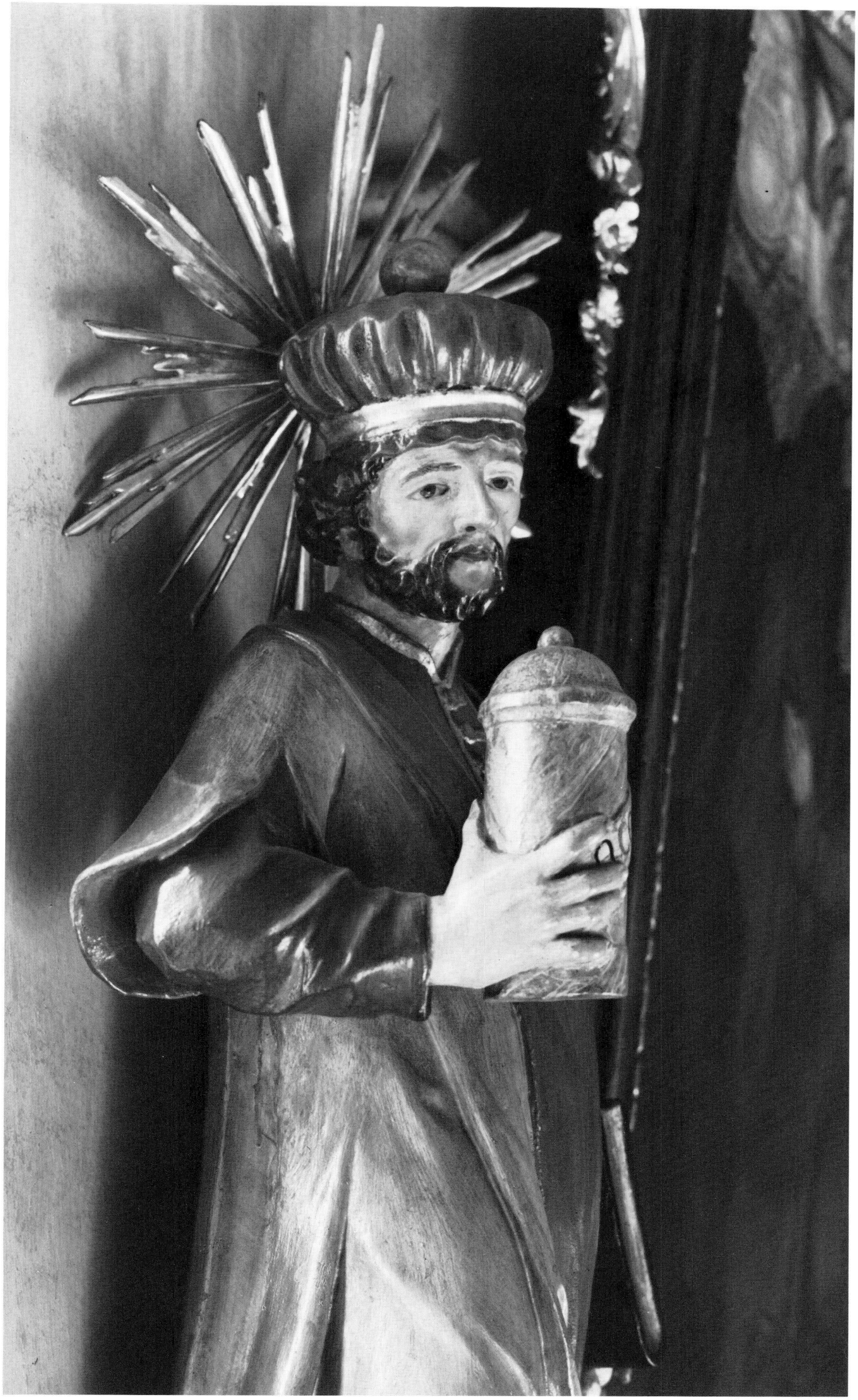

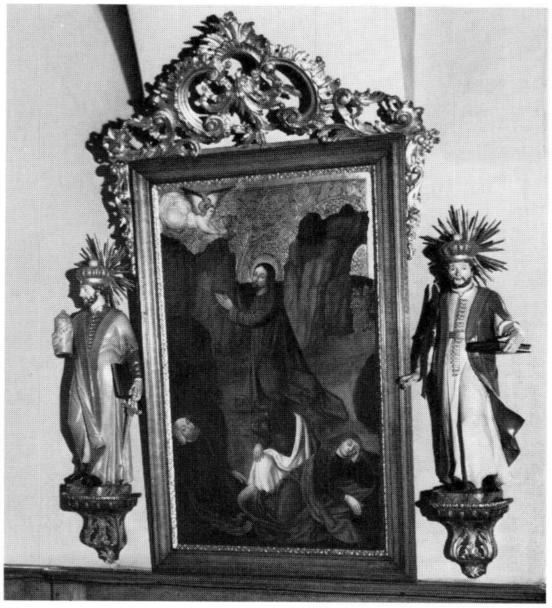

52

53 ▽

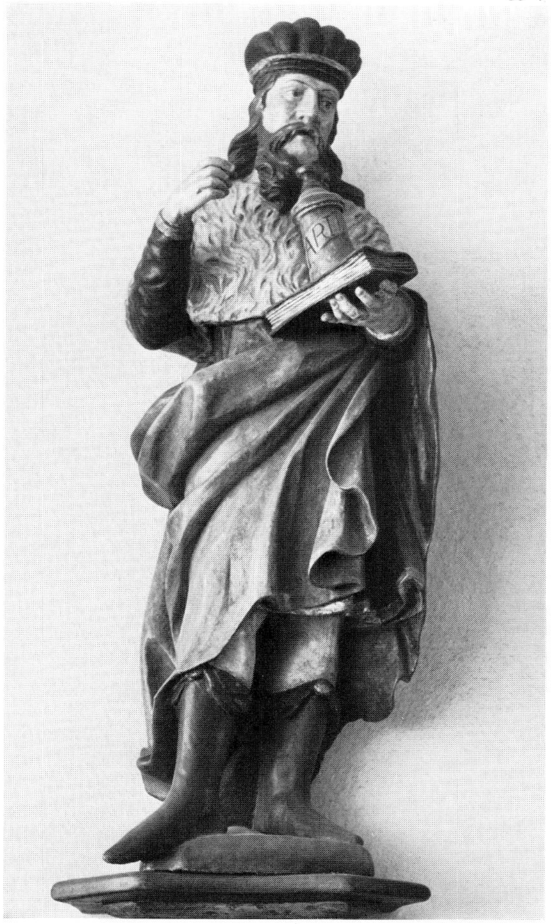

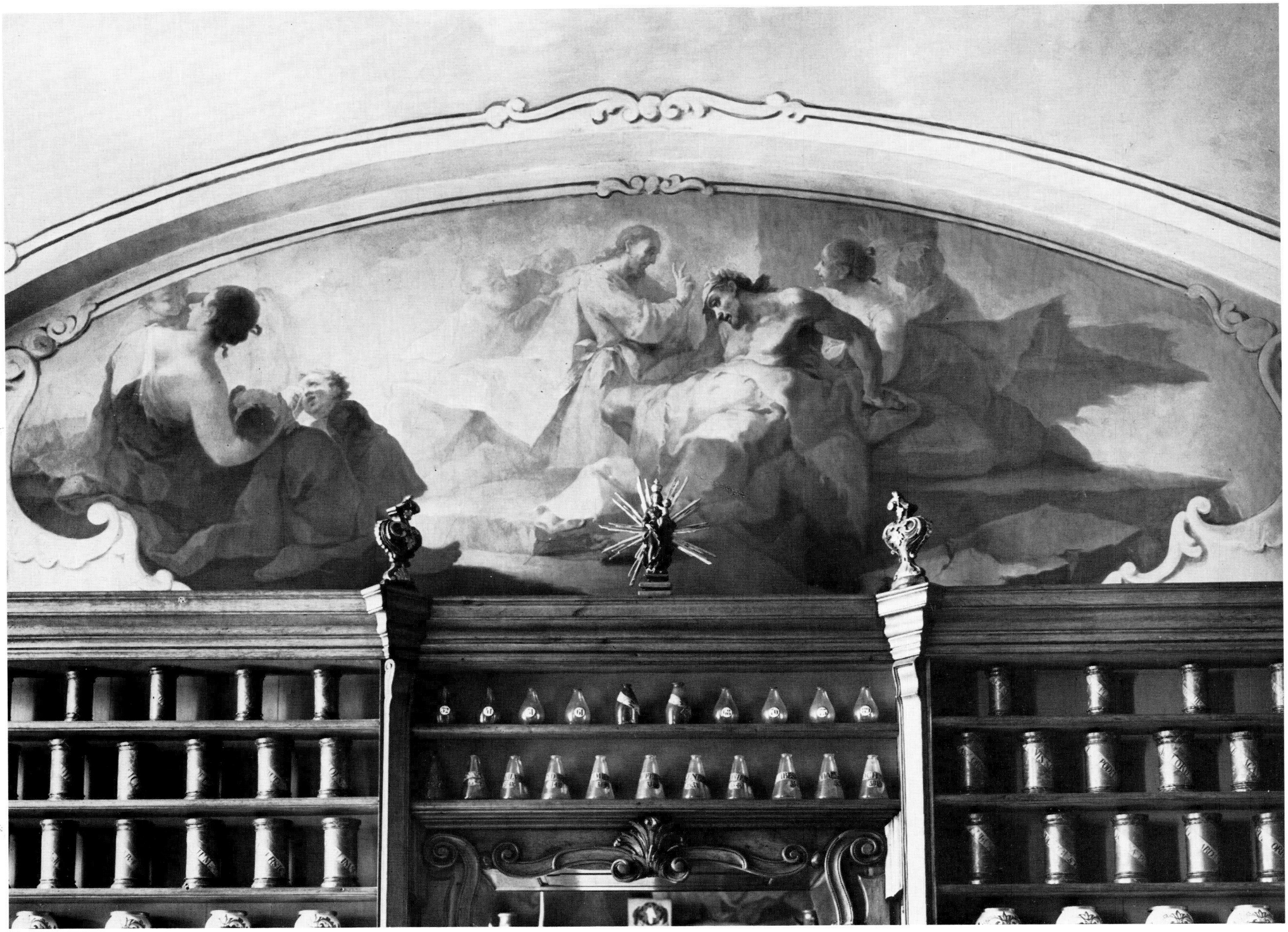

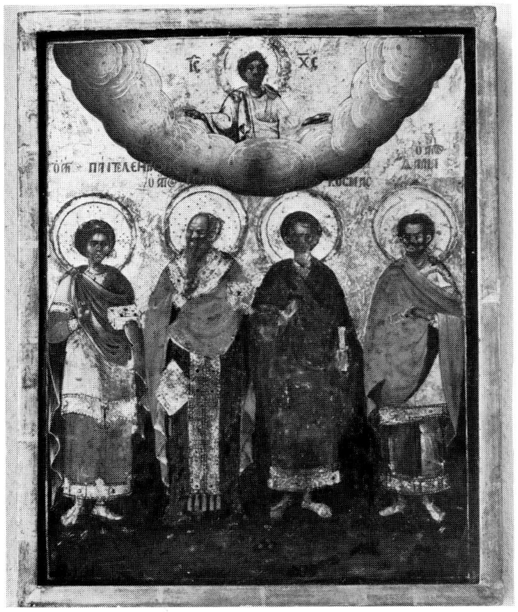

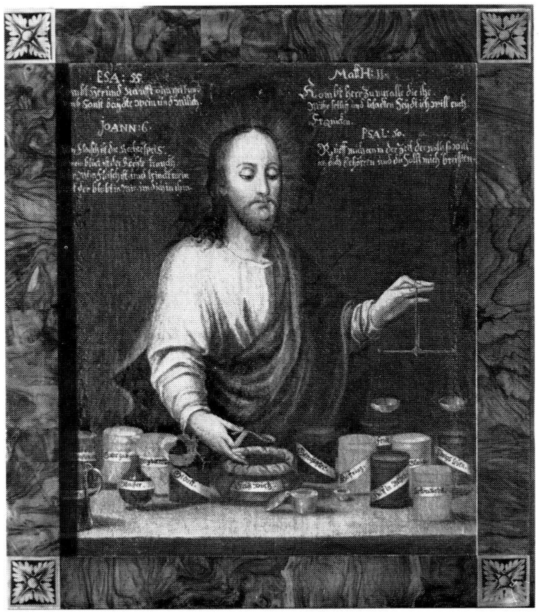

54 *Christus heilt einen Kranken. Fresko von 1748 (vgl. Abb. 302–304). Im mittleren Regal birnenförmige Arzneiflaschen mit Bettnummern der Spitalpatienten.*
Wien, Krankenhaus der Elisabethinen

55 *Griechische Ikone aus der Zeit um 1700. Dargestellt vier heilige Ärzte: links St. Pantaleimon und St. Hermelaos, rechts St. Kosmas und St. Damian, die Schutzpatrone der Ärzte und Apotheker, alle mit Arzneikästchen.*
Köln, Einhorn-Apotheke

56 *Christus als Apotheker hinter Rezepturtisch mit Handwaage und Löffel. Ende 17. Jh.*
Wien, Krankenhaus der Elisabethinen

57 *Christus als Apotheker mit reuigem Sünder, umgeben von den Mitteln der »Seelenapotheke«: Glaube, Liebe, Hoffnung, Beständigkeit u. a. Das Kruzifix in der rechten Waagschale wiegt schwerer als das sich an der anderen anklammernde drachenartige Untier als Verkörperung der Sünde. 1747*
Wien, Österreichisches Museum für Volkskunde, Sammlung religiöse Volkskunst im ehem. Wiener Ursulinen-Kloster ▷

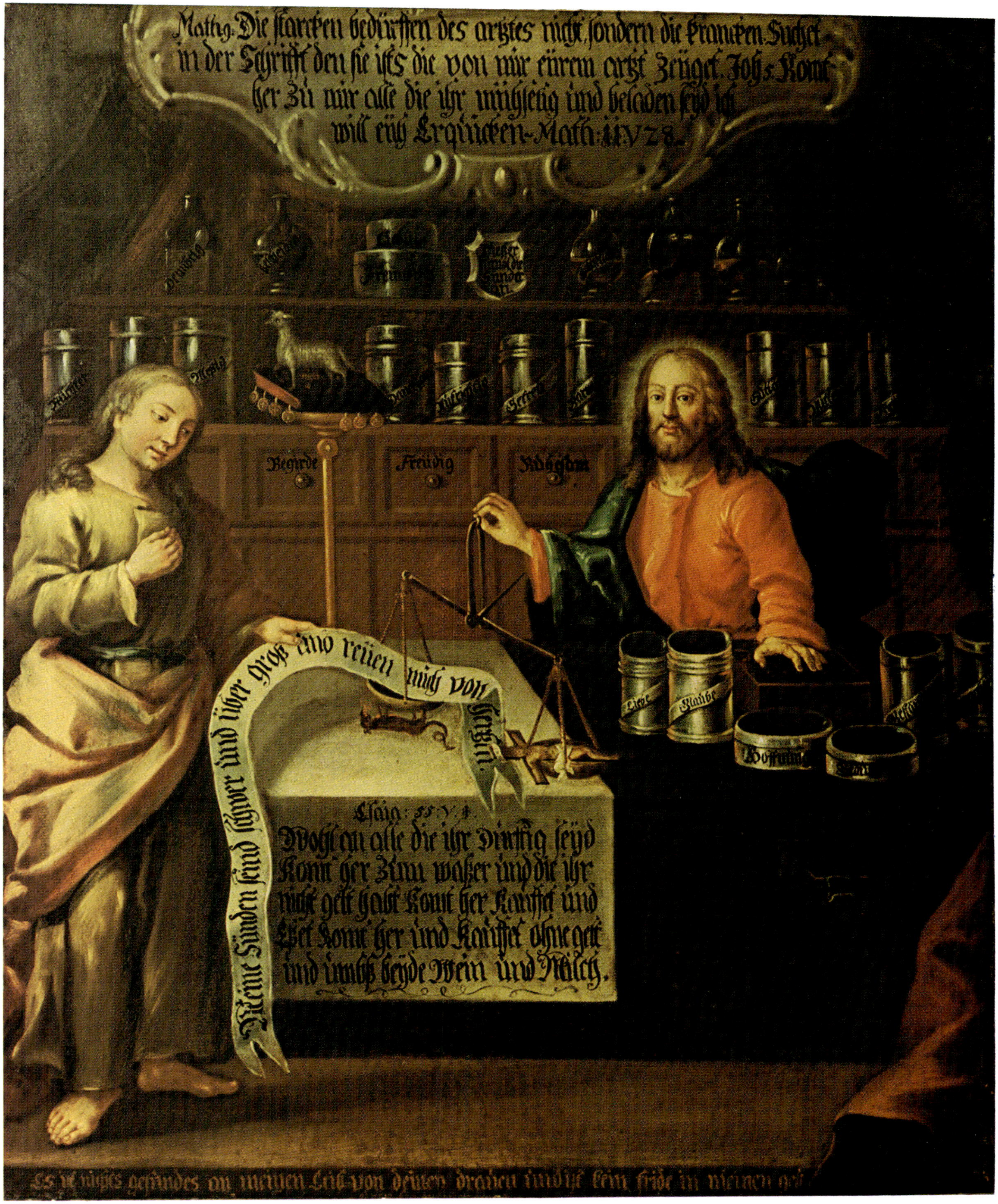
Math 9: Die starcken bedürffen des artztes nicht, sondern die krancken. Suchet in der Schrifft den sie ists die von mir euren artzt zeüget. Joh 5. Komt her zu mir alle die ihr mühselig und beladen seyd ich will eüch Erquicken. Math: 11 V 28.
Begirde
Freüdig
Meine Sünden seind schwer und über groß und reüen mich von Herzen.
Esaia: 55 V. 1
Wohl an alle die ihr Durstig seyd Komt her zum waßer und die ihr nicht gelt habt Komt her Kauffet und eßet Komt her und Kauffet ohne gelt und umbsonst beyde Wein und Milch.

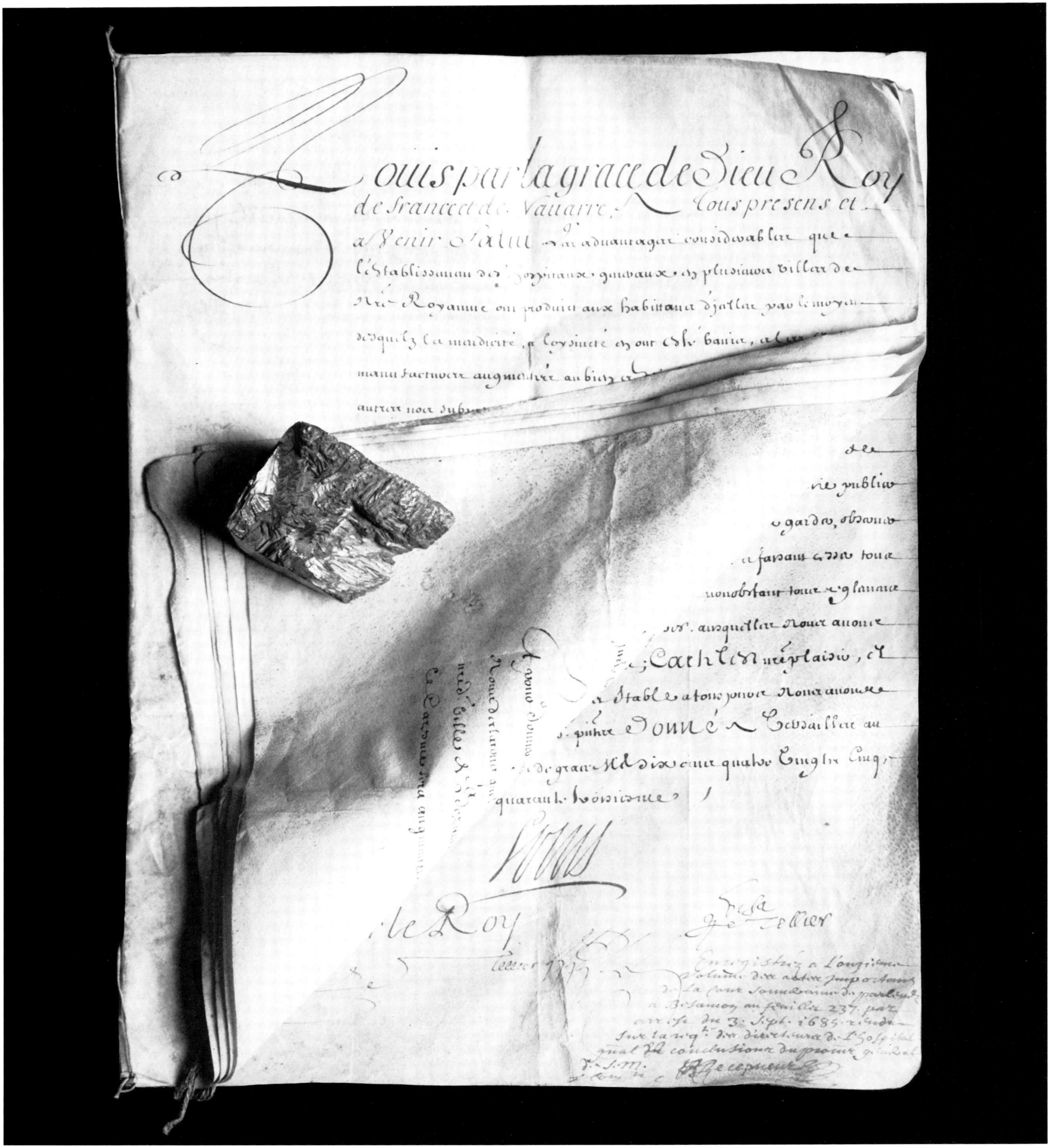
Louis par la grace de Dieu Roy
de France et de Navarre, A tous presens et
a venir Salut
le Roy

Der Apotheker und die Entwicklung seines Berufsstandes

◁ 58 Schenkungsurkunde des Hospitals Saint-Jacques, Besançon (Doubs), durch Ludwig XIV. »Louis par la grace de Dieu...« vom 3. September 1685.
Besançon (Doubs), Hospital Saint-Jacques

59 Schreibender Mönch mit Feder und Federmesser in seiner Klosterzelle; aus dem Eadwin-Psalter, Mitte 12. Jh.
Cambridge, Trinity College, Ms. R 17, I, fol. 283

Klosterangehörige als Apotheker

Die Pharmazie in den Klöstern und die Einflüsse der Benediktinerregel

»Mönchsmedizin« und »Klosterpharmazie«, zwei sich ergänzende Faktoren, spielten vom Mittelalter bis hin zur Neuzeit eine gewichtige Rolle in der Entwicklung des Heil- und Arzneimittelwesens. Eine schon in den alten Kulturkreisen festzustellende Verbindung zwischen Religion und Heilkunde setzte sich auch im Christentum, das es im Sinne seines Schöpfers als eine der wichtigsten Pflichten ansah, für die Kranken zu sorgen, fort. Es waren besonders die Mönchsorden, die sich dieser Aufgabe annahmen. Das Stammkloster des von *Benedikt von Nursia* (480–547) gestifteten Benediktinerordens zu Monte Cassino (529 südlich von Rom gegründet) wurde Quelle der Gelehrsamkeit für das ganze Abendland. Durch missionarische Tätigkeit kam es bald in allen Ländern Europas zu Neugründungen von Klöstern, deren Insassen sich keineswegs nur auf den Kirchen- und Klosterdienst beschränkten, sondern vielmehr begannen, sich auch mit den Wissenschaften zu beschäftigen.

Einen Einblick in den Stand der medizinischen Bildung der Mönche und die in Anwendung gekommene Rezeptliteratur vermitteln die »Institutiones divinarum et humanarum litterarum«, die der Staatsmann, Gelehrte und spätere Benediktinermönch *Cassiodorus* (um 490 bis um 580) um 560 verfaßte. Mit dem Kapitel »De medicis« beginnt auch die wissenschaftliche Beschäftigung mit der Pharmazie in den Klöstern, denn er regt an, daß die Mönche sich eingehende Kenntnisse über die Heilkräuter und die Zusammensetzung der Arzneimittel erwerben und daß sie das Pflanzenbuch des *Dioskurides* sowie die Werke des *Galen*, *Hippokrates* und anderer Autoren studieren sollten. Aus dem Lateinischen übersetzt heißt es:

»Lernet die Eigenschaften der Kräuter und die Mischungen der Arzneien kennen, aber setzet alle Eure Hoffnungen auf den Herren, der Leben ohne Ende gewährt. Wenn Euch die Sprache der Griechen nicht bekannt ist, so habt Ihr das Kräuterbuch des Dioskurides, welcher die Pflanzen des Feldes mit überraschender Richtigkeit beschrieben und abgebildet hat. Nachher leset den Hippokrates und Galen in lateinischer Übersetzung, d. h.: die Therapeutik des letzteren... Ferner studiert die Medizin des Aurelius Caelius, das Buch des Hippokrates über die Kräuter und Heilmethoden und verschiedene andere Schriften, welche ich in meiner Bibliothek aufgestellt und Euch hinterlassen habe.«

Für die Pharmazie besonders wichtig wurde das schon zitierte Werk des *Dioskurides:* »De materia medica« (siehe S. 14). Speziell seine Anweisungen zur Prüfung der Drogen auf Echtheit und Güte und zur Bereitung der zusammengesetzten Mittel, gewonnen aus reicher Erfahrung, konnten sich die Klosterapotheker zunutze machen.

Man kann sagen, daß sein Werk und die »Institutiones« des *Cassiodor* (wiederum mit Hinweisen auf die »Materia medica« des *Dioskurides)* den Beginn praktischer und wissenschaftlicher Pharmazie in den abendländischen Klöstern bildet.

Nach 534 entstand in Monte Cassino die Regula Sancti Benedicti – die erste praktische Anweisung für die Gestaltung eines religiösen Gemeinschaftswesens. *J. Berendes* und *F. Ferchl* sehen die Gründung der Klosterapotheken in unmittelbarem Zusammenhang mit dieser Regel, doch verhält sich diese gegenüber medizinischen, pharmazeutischen oder ganz allgemein wissenschaftlichen Fragen indifferent. Ein im späteren Sinn wissenschaftlicher Beruf stand eben in gar keiner Beziehung zum Zweck und der ganzen Einrichtung, die vor allem der Seelsorge gewidmet waren. War somit die wissenschaftliche Medizin und Pharmazie der Ordensregel fremd, so kann auch die praktische Pharmazie und mit ihr die Gründung von Klosterapotheken nicht – wie bei *Berendes* zu lesen – mit dem Kapitel 36 der Regel in Zusammenhang gebracht werden. Darin trat zwar der Orden mit der Heilkunde in Beziehung, aber ausschließlich mit Blick auf die Krankenpflege und zwar die Behandlung erkrankter Mitbrüder, denen Sonderzellen eingeräumt und ein besonders gewissenhafter Krankenbruder, der Infirmarius, beigegeben werden sollen; von einer Ausübung der Heilkunde oder der Herstellung von Arzneimitteln ist jedoch nicht die Rede. Hierzu kam es erst durch die erwähnten Anweisungen des *Cassiodorus*, in deren Verfolg die gelehrten Mönche von den antiken Autoren – *Aristoteles*, *Hippokrates*, *Dioskurides*, *Galen*, *Plinius* u. a. – Auszüge und Kommentare machten; die weniger gelehrten verfertigten Abschriften der wichtigeren Werke. Die hierbei erworbenen Kenntnisse drängten bald auch zur praktischen Verwertung und bewirkten, daß die Mönche immer mehr heilsame Kräuter und Medikamente, deren Wirksamkeit aus der Literatur des Altertums bekannt geworden war, bei den Kranken anwandten und sich somit immer mehr auch der Zubereitung von Arzneien widmeten. Die weitere Verbreitung erfolgte allmählich durch das Netz der Tochter-

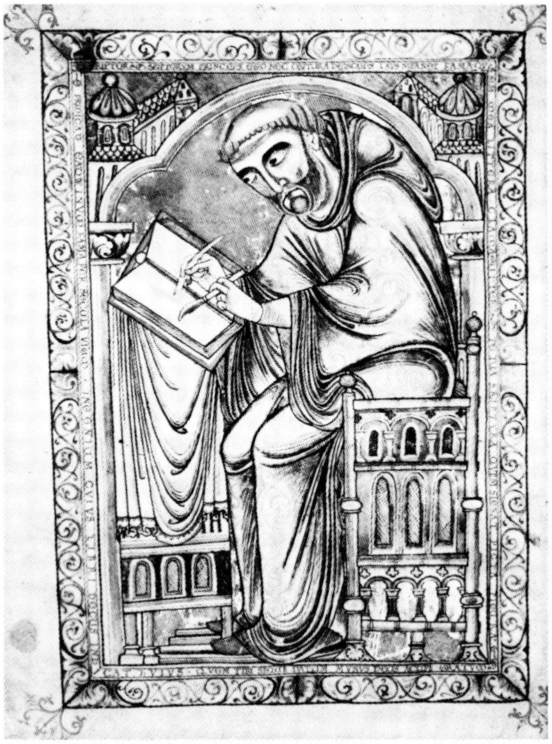

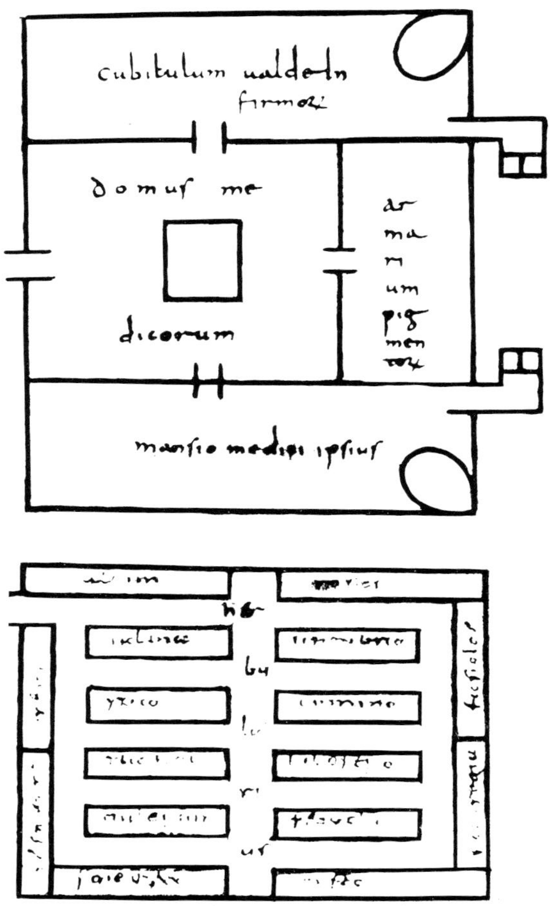

60 Ausschnitt aus dem karolingischen Klosterplan von St. Gallen (1. Hälfte 9. Jh.) mit Haus der Ärzte (domus medicorum), Vorratsraum für Arzneimittel (armarium pigmentorum) und Kräutergarten (herbularius) mit 16 Beeten.
St. Gallen, Stiftsbibliothek, Ms. Nr. 1092

klöster. Bahnbrechend waren hierbei die aus dem hohen Norden kommenden irischen und angelsächsischen Wandermönche, welche das Erbe des Altertums über die furchtbaren Verheerungen hinweg, die das Abendland im 6. bis 8. Jahrhundert erleiden mußte und denen auch Monte Cassino zum Opfer fiel (Untergang des Römischen Reichs, Völkerwanderung), geborgen hatten. Sie zogen von ihrer grünen Insel und von Schottland nach Burgund, Alemannien, Süddeutschland und bis nach Italien. In Oberitalien stiftete der Ire *Columban* (um 530–615) das bei Pavia gelegene Kloster Bobbio, in der Schweiz entstanden zu Beginn des 7. Jahrhunderts St. Gallen, in Süddeutschland die Klöster Reichenau im Bodensee, St. Kilian in Würzburg und St. Emmeran in Regensburg. Im Norden war es der Angelsachse *Bonifatius* (672/73–754), der seit 719 als Apostel in Friesland, Thüringen, Hessen und Bayern berühmte Klöster, unter ihnen Fulda, wohl das bedeutendste, gründete. Überall dort sind nun engere Beziehungen zur Pharmazie und Heilkunde zu beobachten. Zur eigentlichen Blüte gelangten diese Klöster aber erst, als sie in *Karl dem Großen* (768–814) ihren Beschützer und tatkräftigen Förderer fanden. Der Kaiser war bemüht, den Wissensstand der Geistlichkeit zu heben; dazu ließ er zahlreiche Dom- und Klosterschulen im ganzen Reiche errichten. Das Studium der Heilpflanzen und der tierischen und mineralischen Drogen, die handwerkliche Fertigkeit und das Wissen um die Bereitung der Arzneimittel und schließlich auch die Hilfeleistung am Krankenbett bildeten miteinander die Grundlage der pharmazeutischen Ausbildung in diesen Institutionen.

Die Infirmarien der Klöster und der Klosterplan von St. Gallen

Zur Erfüllung der krankenpflegerischen Aufgaben standen den Klöstern im Hoch- und Spätmittelalter vielfach bauliche Einrichtungen, nämlich die »Infirmarien«, zur Verfügung. Die Anlage solcher Infirmarien wurde erstmals im berühmten Klosterplan von St. Gallen von etwa 820 festgelegt. Nachdem es sich hierbei um den Musterplan eines fränkischen Benediktinerklosters handelt, der als verbindlich für weitere klösterliche Neugründungen anzusehen war, kann man schließen, daß die Einrichtungen von Infirmarien in ähnlicher Form auch für andere Klöster bis zum Ausgang des Mittelalters zugetroffen haben mögen.

Die für die Krankenpflege bestimmten Baulichkeiten werden anhand eines Ausschnittes aus dem Klosterplan deutlich. Sie bestehen aus dem im Viereck angeordneten Krankengebäude mit Kreuzgang, um das sich die Krankenkapelle, die Küche und das Badhaus, das Aderlaß- und Laxierhaus mit den diesen angebauten Latrinen, sowie das Haus der Ärzte und der Heilkräutergarten gruppieren. Den wichtigsten Teil bildete zweifellos das Haus der Ärzte (domus medicorum). Der Hauptraum war mit einer Feuerstelle und einem Abzug, der gleichzeitig auch als Lichtquelle diente, ausgestattet. Die Tür im Hintergrund führt in den für uns wohl bedeutungsvollsten Raum, den Vorratsraum für Arzneimittel »armarium pigmentorum«. Es handelt sich um einen Vorratsraum, der aber gleichzeitig auch der Zubereitung von einfachen Medikamenten zu dienen hatte. Daneben war noch ein Raum für Schwerkranke »cubiculum valde infirmorum« und ein Zimmer des Arztes »mansio medici ipsius« vorgesehen. Unmittelbar daneben befand sich der »herbularius« oder Kräutergarten mit der Anordnung von 16 Beeten, alle mit Heilpflanzen besetzt, die z. T. auch heute noch gebräuchlich sind (Lilium, Rosas, Salvia, Ruta, Gladiola, Feniculum usw.). Man findet sie nicht selten in Bauerngärten oder in der Nähe von ehemaligen Klöstern in den Dörfern. Sie sind Abkömmlinge von Samen aus den spätmittelalterlichen Klostergärten, die heute noch Früchte tragen.

Die Existenz solcher Infirmarien läßt sich besonders bei den ältesten Klöstern der Benediktiner, der Augustiner-Chorherren, der Prämonstratenser und der Zisterzienser anhand von Urkunden und anderen schriftlichen Hinweisen gut verfolgen. Diese Keimzellen der »Klosterapotheken« sind dabei nicht als selbständige Institutionen aufzufassen, sondern stellten einen integrierten Bestandteil der Klöster dar.

Die Gründung solcher Spitalanlagen war Sache der Initiative der Äbte, wobei als finanzielle Grundlage für ihre Errichtung und ihren Unterhalt ein besonderer Unterhaltsfond angelegt und schriftlich fixiert wurde. Welcher Art diese Fonds waren, zeigt eine vom Abt des Klosters Tegernsee in lateinischer Sprache verfaßte Pergamenturkunde vom 1. Juli 1270 (Staatsarchiv München, Urkunden Tegernsee Nr. 55), aus der (ins Deutsche übersetzt) einige Sätze zitiert seien:

»Im Namen der heiligen und ungeteilten Dreifaltigkeit, des Vaters, des Sohnes und des heiligen Geistes, Amen! Die Abfolge der Geschichte wird der schriftlichen Überlieferung anvertraut, damit sie nicht durch die lange Zeit aus der Erinnerung des Menschen zu unserem Nachteil entschwinde / – Wir, Heinrich, von Gottes Gnaden Abt in Tegernsee, wollen deshalb gemäß unserer Kraft die Regel und die Vorschriften unseres heiligen Vaters Benedikt beachten. Der Vater selbst nämlich ordnete in seinen Lehren an, daß die Pflege der Kranken allem vorzuziehen sei. Wir finden jedoch, daß es hierfür in unserem Kloster nicht nur an den erforderlichen Gebäuden, sondern auch an der Versorgung und Pflege in jeder Weise mangelt. Deshalb haben wir von uns erworbene Güter, und zwar eine Mühle in Parsperch und eine Hube in Potsheim, zur Genesung der Kranken und in gleicher Weise zur Wiederherstellung der Gebäude verwendet, die auf ewig diesem Zwecke dienen sollen; außerdem eine Mühle an dem Fluß Mangfall, die Mittermul heißt und von dem Erlauchten Herzog von Bayern, Ludwig, Pfalzgraf bei Rhein, unserem Konvent übergeben wurde. Wir haben es auch für angemessen gehalten zu vermerken, daß der Abt unseres Klosters, Heinrich, im Jahre des Herrn 1229 in frommer Übereinstimmung mit seinem Konvent zwei Höfe, einen in Ainharting, einen anderen in Derboluingen, der Infirmarie zuwandte. Dann hat ein Mitbruder mit Namen Alberus von Egling, während er der Infirmarie vorstand, ein Gut von Albert von Lanzingen und ein anderes Gut im Löfental von Immgarde von Riede erworben und diese Güter der Infirmarie zugeschrieben. Damit aber dieses alles von uns und unseren Nachkommen unangetastet bleibe, haben wir das hier Niedergeschriebene unter den Schutz unseres Siegels und unseres Konventes gestellt und als unverletzlich bekräftigt.«
Etwa für die gleiche Zeit ist auch die Gründung von Spitalanlagen in Metten, Niederaltaich, Ettal oder Prüfening bei Regensburg durch Auffindung solcher Schenkungsurkunden belegt. Bedeutungsvoll und kostbar aus späterer Zeit ist die Stiftungsurkunde *Ludwigs XIV.* (1638–1715) für das Hospital Saint-Jacques in Besançon vom 3. September 1685, die mit den stolzen Worten beginnt: »Louis par la grace de Dieu Roy de France...« und zur Errichtung einer der schönsten Spitalapotheken Frankreichs geführt hat.

Selbständige Apotheken der Orden in der Neuzeit

Die Reformation fügte dem Mönchstum vor allem in Süddeutschland schweren Schaden zu. Hinzu kam wirtschaftliche Not, hervorgerufen durch Kriege, Krankheiten, Pest und Brandschatzungen, so daß den kleineren Klöstern die Existenzbasis verlorenging. Das hatte zur Folge, daß auch die Voraussetzungen für ein geordnetes Kranken- und Heilwesen vielfach nicht mehr gegeben waren, so daß die Infirmarien sich auflösten. Von dieser Entwicklung im wesentlichen unberührt blieben die Spital- und Klosterapotheken in den vorwiegend katholischen Ländern, vor allem in Frankreich, Spanien und Italien, wo sie die Jahrhunderte überdauert haben und noch heute zum Teil der Versorgung der Kranken dienen. Gegen Ende des 16. Jahrhunderts kam es dann nach Beendigung des Dreißigjährigen Krieges in Mitteleuropa zu einem neuen Aufblühen des mönchischen Lebens, was sich vor allem in reger Bautätigkeit ausdrückte.
Ein besonderes Kennzeichen dieser Bauperiode ist das Abgehen von dem mittelalterlichen Klosterschema. Die kraftvollen Schöpfungen des Barock und Rokoko führten zu einem ganz neuen Raumbild. In den Klosterneubauten finden sich nunmehr meist keine eigenen Krankenabteilungen; die erkrankten Brüder wurden häufig in ihren eigenen Zellen gepflegt. Als einzige Einrichtung der ehemaligen Spitalanlagen wurde lediglich der Raum für die Arzneibereitung, die Apotheke, jetzt aber als selbständige Institution, mit übernommen. Allseits bekannt durch seine herrliche Rokokokirche, seine reichen Kunstschätze, nicht zuletzt auch durch sein schmackhaftes Bier ist das berühmte Benediktinerkloster Andechs oberhalb des Ammersees. Es besitzt in seinem gut erhaltenen und einstmals mit fast fürstlicher Pracht ausgestatteten ehemaligen Apothekenhaus von 1736 ein bedeutendes Beispiel aus der Vergangenheit der Klosterpharmazie.
Anläßlich der Säkularisation wurde das außerordentlich reichhaltige Inventar im Jahr 1811 um 1300 Gulden von der Stadt München erworben, in 26 Wagen verpackt und dem damaligen Oberapotheker an den städtischen Krankenhäusern *Johann Andreas Buchner* (1783–1852) übergeben, der wenige Jahre später zum Ordinarius für Pharmazie, Toxikologie und Arzneimittellehre an der Universität München ernannt wurde, und der die wissenschaftliche Pharmazie in München in den Jahren von 1830 bis 1850 zu einem glänzenden Höhepunkt führte.
Ausgezeichnete Beispiele klösterlicher Pharmazie sind in Frauenklöstern zu finden. Ein besonderes Kleinod stellt die ehemalige Apotheke des Tertiarierinnenklosters Reutberg bei Bad Tölz dar, die 1688 errichtet wurde. Der bekannte Pharmaziehistoriker *Fritz Ferchl* hat ihr bereits 1929 einen kurzen Bericht gewidmet, aus dem hier einige Sätze zitiert werden sollen:
»Wie der Besucher des Beginenhofes in Brügge sich plötzlich ins Mittelalter versetzt fühlt, so geht es dem Besucher dieses Klosteridylls. Man steht in einer Apotheke des 17. Jahrhunderts, völlig umweht vom Zauber pharmazeutischer Vergangenheit. Die ... bemalten Schubladen, die mit Gold reich verzierten Regale, die alten verstaubten Standgefäße aus Zinn, Holz, Fayence und Glas, teils mit Gold, teils bunt bemalt, die meisten noch gefüllt mit Latwergen, Wässern und Essenzen, Balsamen, Elixieren und Ölen in dem alten kreuzgewölbten Raum bilden ein stimmungsvolles Ganzes. Auch in den Latwergenmodeln aus Holz und Zinn, der handgeschmiedeten Rezepturwaage mit ihren Gewichtssätzen, den

Trichtern und Stutzen, Schröpfgläsern und Messingpfannen spricht das 17. Jh. zu uns.«
Weitere Apotheken aus Frauenklöstern sind in der ehemaligen Donaumonarchie in kostbaren Beispielen erhalten. So die Anstaltsapotheke der Elisabethinerinnen in Wien (um 1750 gegründet) mit ihrem schweren barocken Mobiliar und den Wand- und Deckengemälden mit religiösen, aber auch pharmazeutischen Motiven in der Offizin und der rein weltlichen Darstellung der vier Erdteile im Deckengewölbe der Materialkammer, oder die ehemalige Hausapotheke des Wiener Ursulinenklosters mit ihrer einfachen Täfelung und dem besonders schönen Ölbild »Christus als Apotheker«. Hierher gehört auch die Einrichtung der ehemaligen Apotheke aus dem Ursulinenkloster in Klagenfurt, die jetzt im Deutschen Apotheken-Museum in Heidelberg zu bewundern ist. Und in Ungarn ließen sich die Elisabethinerinnen im 18. Jahrhundert in Pozsony (später Preßburg, heute Bratislava, CSSR) zur Pflege der weiblichen Kranken nieder. Die dort 1757 eingerichtete barocke Spitalapotheke trägt als besonderen Schmuck auf dem Rezepturtisch eine Statue der heiligen Elisabeth, die von einem schmiedeeisernen, mit Rosen verzierten Rankenbogen als Aufsatz umkränzt ist.

Bedeutung der Klöster für die Versorgung der Bevölkerung mit Arzneien

Die sich aus den im ausgehenden Mittelalter bestehenden Infirmarien heraus entwickelnden Klosterapotheken waren ursprünglich nur für die Versorgung der erkrankten Mitbrüder und Klosterangehörigen gedacht. Zum Aufgabengebiet des Infirmarius gehörte der Anbau der Medizinalkräuter als dem wichtigsten Arzneischatz der damaligen Zeit, womit zweifellos auch die Anfertigung von Drogen und Arzneien verknüpft war. Der Infirmarius besaß somit die »Funktion des Apothekers«. Sicher ist es auch eine selbstverständliche Pflicht der Nächstenliebe gewesen, daß er seine Arzneien den an die Klosterpforte klopfenden Armen und Kranken gegen Gotteslohn zur Verfügung stellte. Bei Klöstern, die fernab der Städte auf dem Lande lagen, waren es wohl die erkrankten Bauern aus den benachbarten Dörfern und Höfen, die in den Genuß der Klostermedizin kamen.
Daraus entwickelte sich im Lauf der Zeit bei manchen Klosterapotheken, die keine eigentliche Konzession besaßen, die Abgabe und der Verkauf von Medikamenten an die umwohnende Bevölkerung.
Die wissenschaftlichen Kenntnisse der Apothekermönche, die sie zu solchem Handeln befähigten, hatten ursprünglich, wie schon ausgeführt, wohl hauptsächlich auf dem Selbststudium der reichlich vorhandenen heilkundlichen Literatur in den Klosterbibliotheken beruht. Erst im 17. und 18. Jahrhundert erhielten sie dann eine den bürgerlichen Apothekern durchaus gleichwertige Ausbildung, die aus einer mehrjährigen Lehrzeit in öffentlichen bürgerlichen Apotheken bestand. Und als aufgrund einer medizinalpolizeilichen Verordnung in Bayern, vom Jahre 1785, die staatliche Approbationsprüfung für Apotheker beim »Collegium medicum« zu München gefordert wurde, hatten sich auch die Klosterapotheker dieser Auflage zu unterziehen. Zahlreiche Prüfungsprotokolle belegen diese Entwicklung, so etwa das Approbationszeugnis des Andechser Paters *Felix Funk* vom Jahre 1786 (aus dem Lateinischen übersetzt):
»Das Collegium Electorale Medicum bezeugt mit diesem Brief öffentlich, daß der hochwürdige und äußerst gelehrte Pater Felix Funk ... die pharmazeutische Kunst seit 1747 bei Herrn Thomas Udalricus Stapf in Freising ordnungsgemäß erlernt und diese dann in verschiedenen Orten, so in Innsbruck, Wien, Graz u. a. mit außerordentlicher Anerkennung ... ausgeübt hat. Nachdem er endlich als Religioser in den Orden eingetreten war, stand er schließlich seit 1758 der Apotheke des obengenannten Klosters vor und unterzog sich heute vor dem Collegium medicum dem pharmazeutischen Examen. Dabei beantwortete er die ihm vorgelegten Fragen über die pharmazeutische Kunst so exakt und kenntnisreich, daß ohne jedes Zögern dieser so ausgezeichnete und hervorragende Apotheker, der dem öffentlichen Wohl besonderen Nutzen bringen wird, voll approbiert worden ist.« (Bayer. Staatsarchiv München, Regierungsakten Fasc. 975, Nr. 1 fol 191)
Solche Prüfungs-Protokolle liegen auch für Klosterapothekerinnen vor und beweisen, daß selbst Frauen – für die damalige Zeit im bürgerlichen Bereich völlig undenkbar – eine durchaus ebenbürtige Ausbildung genossen haben. Die Stellung dieser Apothekernonnen war aber außerordentlich schwierig, da der bürgerliche Apothekerstand die Ausübung des Berufes durch Frauen völlig ablehnte, wie aus der Stellungnahme des zeitgenössischen Münchner Apothekers *Alois Sterler* hervorgeht:
»Es ist unanständig und herabwürdigend für die Pharmazie, von Weibern ausgeführt zu werden. Kochlöffel, Spinnrocken und Nadel sind die Attribute einer Hausfrau, nicht aber Spatel, Schmelztiegel und Retorte.«
Durch den im 17. und 18. Jahrhundert von den Klosterapotheken durchgeführten Medikamentenverkauf, »Arzneyverschleiß«, gerieten sie vielfach mit den bürgerlichen Apothekern in Konflikt, so daß sich letztere gegen diese Konkurrenz mit einer Welle von Beschwerden heftig wehrten. Hiervon zeugen Bezichtigungen der bürgerlichen Apotheker Münchens, die sich bereits 1697 an den Kurfürsten gegen den klösterlichen Arzneiverkauf wandten, wobei sie ausführten, daß »... Jesuiten, Franziskaner und andere Stümpler die Medikamenten fortan umbs Gelt, oder andere equivalentien in die Stadt ganz ungescheucht verkaufen thuen«. Sie führten weiter an, daß sie in völligen Ruin gehen müßten, falls nicht Abhilfe geschaffen würde. Die Klagen schleppten sich jahrzehntelang dahin, bis schließlich Kurfürst *Maximilian III. Joseph* (1727–1777) seinen Leibarzt *Johann Anton*

von Wolter (1707–1787) im Jahre 1765 mit einer Überprüfung der Verhältnisse beauftragte. Bei seinen in Stadt und Land durchgeführten Visitationen stellte er fest, daß es nicht nur um die bürgerlichen Apotheken, sondern auch um die Klosterapotheken recht schlecht bestellt war (Staatsarchiv München, SL. Fasc. 2787, Nr. 1186, fol 114ff.):

»Da doch auch bey den klösterlichen Apothekken theils nichts sicheres von denen gutt preparirten Medicamenten zu verschleissen ist, indem bey denen mehristen nur unwissende Laien, in den Frauen-Clöster aber betriebte einfälltige Schwestern vorhanden synd, welche vorhero in einer officin etwa ein paar Jahr zur lehr der Apotheker Kunst den Mörser stossen und Medikamenten zu vermischen geholfen, in dieser sehr wichtigen Hauptsache aber nichts weiteres gelehrnet haben, so daß in Städte und Ortschafften, sonderbar an denen guarnisonsorten, wo berechtigte bürgerliche Apothekken sich befünden, denen Klöstern ihre offizin abzuschaffen erfordert wird, weilen dieses ohnehin per canones eine den geistlichen Rechtssazungen zugegenlaufende und nebenbey auch für einen Wucher und landesschädlichen Missbrauch anzusehen ist.«

Erst 20 Jahre später (1785) kam es zu einer behördlichen Regelung, wonach denjenigen Klosterapotheken, die sich in München und größeren Orten mit bestehenden bürgerlichen Apotheken befanden, der Arzneiverschleiß bei Strafe verboten wurde. Den Klosterapotheken auf dem Lande wurde der öffentliche Medikamentenverkauf nur dann erlaubt, wenn entweder bürgerliche Apotheken nicht vorhanden oder mindestens zwei Wegstunden abgelegen waren. Für die Erlaubnis hatten sie eine jährliche Steuer bis zu 100 Gulden zu entrichten.

Ganz ähnliche Querelen sind auch aus anderen Städten bekannt geworden, so etwa aus Wien, wo die Abgabe von Arzneien aus Klosterapotheken ebenfalls Anlaß zu Klagen der bürgerlichen Apotheker und zu einem Einschreiten der Behörden gab. Das Schicksal der Jesuiten-Apotheken erfüllte sich mit der Aufhebung des Ordens im Jahre 1773. Ihre Einrichtungen wurden von bürgerlichen Apothekern übernommen und dabei nicht selten unsachgemäß behandelt oder gar vernichtet; einige wenige aber haben sich bis heute in ihrer alten Pracht erhalten.

Nur für kurze Zeit blieben die Klosterapotheken anderer Orden noch bestehen, die Säkularisation vom Jahre 1803 setzte auch ihnen zwangsläufig ein Ende. Um aus ihnen noch einen Gewinn zu ziehen, kam es zur Inventarisierung, Schätzung und öffentlichen Ausschreibung oder Versteigerung. Die pharmazeutischen Einrichtungen gingen in bürgerliche Hände über, in anderen Fällen, wo sich kein Käufer fand, wurden die Apotheken aufgelöst und vernichtet, womit eine jahrhundertelange Verbindung zwischen Religion und Heilkunde, wie sie in der klösterlichen Pharmazie praktiziert wurde, ein Ende fand.

Anders verlief die Entwicklung in den von Reformation und Säkularisation nicht so hart betroffenen Ländern. Vor allem in einer der ältesten Kulturprovinzen Europas, im ehemals reichen, prachtliebenden und frommen Burgund finden sich zahlreiche Spitalapotheken, die zum Teil noch heute der Versorgung der Kranken dienen, allerdings in Verbindung mit Spitälern und Altersheimen als Nachfolge der Klöster. In Beaune, Besançon, Lons-le-Saunier, Louhans, Maçon, Tournus sind die Apothekeneinrichtungen des Barock, Rokoko und Empire noch in ihren originalen Räumen erhalten mit ihren kostbaren mit Gold verzierten Vertäfelungen und den in Arkadenreihen gestalteten Repositorien mit kleinen Rundbögen für jedes der kostbaren Gefäße.

Ähnliches gilt für Spanien mit der Anstaltsapotheke im »Hospital de la Santa Cruz« in Barcelona mit dem schmiedeeisernen Renaissance-Gitter vor dem Apothekenfenster, oder der Apotheke des Hospitals »Tavera« in Toledo mit ihrem »Auge des Apothekers« genannten und mit Gittertüren verschließbaren Apothekenschrank, oder der mit kostbaren Talavera-Fayencen bestückten ehemaligen Apotheke des Benediktinerklosters von »Santa Maria la Real de Najera« (jetzt im Museum in Masnou bei Barcelona). Und in Italien ist es die Klosterapotheke »Santa Maria Novella« zu Florenz mit ihrer farbenfroh und lebhaft dekorierten Gewölbedecke oder die Klosterapotheke in Camaldoli bei Florenz mit ihren barock geschnitzten Arzneischranktüren.

Aber auch in den Ländern der ehemaligen Donaumonarchie haben sich prächtige Beispiele klösterlicher Pharmazie erhalten, so in Wien die Materialkammer der Apotheke der Barmherzigen Brüder mit ihren reich mit Rocaille-Gittern bekrönten Regalen und der gleichfalls mit allegorischen Motiven zur Heilkunst bemalten Gewölbedecke.

In Ungarn konnte die klösterliche Pharmazie erst nach der Vertreibung der Türken aufblühen. Die Barmherzigen Brüder, vor allem aber die Jesuiten, machten gegen Ende des 17. Jahrhunderts mit Spitalgründungen von sich reden und richteten in der Folgezeit gut ausgestattete Apotheken ein, wobei sich italienische und österreichische Stilmerkmale des Barock wiederfinden, da die ungarischen Ordensbrüder ihre Richtlinien von Rom über die Wiener Ordensprovinz erhielten. Als Beispiele sind die schwungvolle Barockapotheke in Köszeg anzuführen, deren Einrichtung sich heute im Museum für Kunstgewerbe in Budapest befindet, oder die Apotheke in Györ, die durch ihre reich verzierte und bemalte Stuckdecke ebenso bekannt geworden ist wie durch die beiden zierlichen von Mohren getragenen Rokoko-Arzneischränke.

Alle diese klösterlichen Apotheken unterscheiden sich nicht wesentlich. Mit ihren bunt bemalten Schubladen, mit ihren verschließbaren Schränken für Gifte und kostbare Arzneimittel, mit ihren schwungvollen Ornamentalschnitzereien und Regalaufsätzen, mit ihren vergoldeten Vertäfelungen und Stuckdecken, mit ihren kostbaren Fayencen, Zinngeräten, Mörsern und Waagen sind sie als kleine Wunderwerke erhalten geblieben.

Der weltliche Stand der Apotheker

Ärzte des Altertums als Apotheker

Im klassischen Altertum gab es eine saubere Trennung des Arzt- und Apothekerberufes nicht. Der Arzt besaß meist soviel Erfahrung über die Heilwirkung von Kräutern und Drogen und soviel handwerkliche Fähigkeiten, daß er selbst Heilmittel herstellen konnte. Diese ersten Arzt-Apotheker behandelten nicht nur ihre Kranken, sondern sie rezeptierten auch mit ihren Drogenvorräten, wobei ihnen die pharmazeutischen Tätigkeiten des Abkochens von Tränken, des Bereitens von Salben, des Extrahierens, des Filtrierens und Pulverisierens geläufig waren. Es gab Mörser und Reibschalen, Mühlen zum Zerkleinern sowie Pressen für Öldrogen, und zweifellos wurden für die Haltung von Vorräten und für die Aufbewahrung der Geräte eigene Räume eingerichtet, aus denen sich langsam selbständigere Institutionen entwickelten. Da die Ärzte hierbei schon bald nicht mehr ohne Hilfe auskommen konnten, lag es auf der Hand, daß sie sich der Mitarbeit von Schülern oder Sklaven bedienen mußten.

Die Kräutersammler oder Herbarii, die Wurzelschneider oder Rhizotomoi, die Drogen- und Gewürzhändler oder Pigmentarii und Aromatarii dürften die Vorläufer der Apotheker gewesen sein. Hinzu kamen die Salbenbereiter, die Unguentuarii der Römer, die ihre Produkte für kosmetische, aber auch arzneiliche Zwecke herstellten. Natürlich war damals wie noch heute auch Aberglaube und Zauberei im Spiel, und so gab es üble Quacksalber, »Pharmakopolae« genannt, die Zaubermittel, Abortiva oder gar Gifte herstellten und verkauften.

Der Schritt vom Magischen und Religiösen zu einer auf Beobachtung beruhenden Gesamtschau in den Naturwissenschaften und damit auch der Heilkunde ist von den griechischen Naturphilosophen vollzogen worden. Sie alle waren zugleich Ärzte; für sie gilt das später von *Galen* geprägte Wort, daß der beste Arzt auch Philosoph sei. *Thales von Milet* (um 625–545 v. Chr.) suchte den Ursprung allen Lebens im Wasser, während *Anaximenes* (6. Jh. v. Chr.) die Luft, das Pneuma, für die eigentliche Ursubstanz hielt. *Anaximander* (um 611 bis um 546 v. Chr.) glaubte dagegen, daß die Welt aus einer nicht sinnlich wahrnehmbaren Urmaterie entstanden sei.

Im Mittelpunkt der Lehre des *Pythagoras* (um 580–497 v. Chr.) stand die Zahl, die zum Wesen der Dinge und zum ordnenden Prinzip wird. Der Ordnung und Harmonie der Welt durch die Zahl entspricht die Harmonie des Menschenlebens, die durch eine gesunde und einfache Lebensführung unter Vermeidung von Krankheiten herbeigeführt werden kann. Für die Therapie verwendeten *Pythagoras* und seine Anhänger Heilpflanzen, Salben und Umschläge. *Empedokles* (um 490–435 v. Chr.) führte die Vielheit der erkennbaren Stoffe nicht auf eine einzige Grundsubstanz zurück, sondern auf die vier Elemente Feuer, Wasser, Luft und Erde, und *Demokritos von Abdera* (um 460 bis um 380 v. Chr.) stellte die Lehre von den Atomen auf, woraus alle Stoffe bestehen. *Empedokles* und *Demokrit* haben die ärztliche Praxis ausgeübt, wobei ersterer Seuchen mit Feuer und Räucherungen bekämpfte, letzterer Leichen sezierte und Entzündungen als Ansammlung von Schleim erklärte; beide erforschten die Ursachen der Krankheiten am Krankenbett und sahen in ihnen kein übernatürliches Wirken von Göttern und Dämonen.

Den Höhepunkt erreichte die griechische Heilkunde mit *Hippokrates* (460–377 v. Chr.), dem berühmtesten Arzt-Apotheker des Altertums. Mit seinem Namen verknüpft ist das *»Corpus Hippocraticum«*, jene umfangreiche Schriftensammlung von heilkundlichen Lehren und Rezeptvorschriften, die etwa im 5. Jahrhundert v. Chr. entstanden ist und über die schon berichtet wurde. Die theoretische Grundlage für die Erforschung der Ursachen der Krankheiten sieht *Hippokrates* in der Lehre von den Körpersäften, der Humorallehre, die er aus den vier Elementen des *Empedokles* zu einer Viersäftelehre entwickelte. Die Elemente Feuer, Wasser, Luft und Erde wirken im Körper als die vier Kardinalsäfte: gelbe Galle (cholera), Schleim (phlegma), Blut (haima) und schwarze Galle (cholera). Sie sind mit den Kardinalqualitäten der Elemente Wärme, Feuchtigkeit, Kälte und Trockenheit ausgestattet. Gesundheit besteht in einer richtigen Mischung der Säfte (Eukrasie), während Krankheit aus einer Entmischung (Dyskrasie) oder fehlerhaften Zusammensetzung resultiert. Der gesamte Krankheitsvorgang ist nun davon abhängig, wie die Naturheilkraft des Menschen damit fertig wird. »Nicht der Arzt heilt die Krankheit, sondern die Natur«, war oberster Richtsatz bei *Hippokrates*. Von großer Bedeutung ist hierbei die physische und psychische Konstitution, die wiederum von der Mischung der vier Kardinalsäfte abhängt. So sprechen die Hippokratiker vom Gallereichen (schwarz), dem Melancholiker, vom Schleimreichen, dem Phlegmatiker, vom Blutreichen, dem Sanguiniker oder vom Gallereichen (gelb), dem Choleriker. *Hippokrates* betonte den ausschließlich praktischen Zweck allen ärztlichen Handelns und konnte somit die Heilkunst weitgehend von der philosophischen Spekulation unabhängig machen. Es war sein Verdienst, eine »rationale Krankheitstheorie und Therapie« (Wolfgang Schneider) zu begründen, die von der Antike über das Mittelalter bis in die Neuzeit hinein dominierte.

Den größten Einfluß auf die Naturwissenschaften und die Heilkunde sollten nach *Hippokrates* die beiden in Athen lebenden Philosophen *Platon* (427–347 v. Chr.) und vor allem sein Schüler *Aristoteles* (384–322 v. Chr.) nehmen. Mit ihnen erreicht die philosophische Durchdenkung medizinischer Probleme einen neuen Höhepunkt. Die Heilkunde bei *Platon* wird durch seine Seelenlehre und seine Ethik beeinflußt. Eine ethische und eine gesunde Lebensführung gehören zusammen. Von den Arzneimitteln hielt er nicht allzuviel, vielmehr sollte die Natur bei der Überwindung

der Krankheiten durch Einhaltung der Diät unterstützt werden.
In *Aristoteles* begegnen wir dem umfassendsten Geist des klassischen Altertums. Er lehrte, daß die Erfahrung die Grundlage jeder Naturwissenschaft sei. In seinem gewaltigen Schrifttum gibt es fast kein Gebiet, das er nicht angesprochen hat. Von der Anatomie, der Vererbungslehre, der Pharmakologie, der Krankheitsprophylaxe, der Hygiene berichtet er ebenso wie über die Entwicklungsgeschichte der Lebewesen. Seine Untersuchungen über die Sinnesorgane, über Schlafen und Wachen, die auf die antike Heilkunde so stark eingewirkt haben, zeigen immer wieder den scharfen Beobachter. Seine Kosmologie basiert auf den vier empedokleischen Elementen Feuer, Wasser, Luft und Erde, denen er als fünftes reineres Element den unvergänglichen und alles durchdringenden Äther hinzufügt.
Der bedeutendste Vertreter der römischen Arzneimittellehre war der bereits mehrfach erwähnte Grieche *Pedanios Dioskurides* (1. Jh. n. Chr.), der als Zeitgenosse von *Plinius* (um 24–79 n. Chr.) gelebt hat. Als Arzt-Apotheker begleitete er die römischen Heere auf ihren Feldzügen, wobei er sein botanisches Wissen erweitern und neue Heilpflanzen kennenlernen konnte. Alle seine Erfahrungen und Kenntnisse sind in seinem ebenfalls schon zitierten Werk »De materia medica« niedergelegt.
Galen (129 n. Chr. in Pergamon geboren und um 200 in Rom gestorben) wird neben *Hippokrates* als der hervorragendste Arzt des Altertums betrachtet, er gab der Heilkunde Impulse, die bis in die Neuzeit nachwirkten. Als der große Reformator auf den Gebieten der Medizin und Pharmazie ist sein Name noch heute mit der pharmazeutischen Teilwissenschaft der Galenik, der Lehre von den Arzneizubereitungen, verknüpft. Die rationalen Schöpfungen der antiken Heilkunde, etwa der Elementenlehre, der Humoralpathologie und der Konstitutionstherapie, die er noch einmal mit eigenem Geist erfüllte, wiederholten sich im Laufe der heilkundlichen Entwicklung immer wieder in den verschiedensten Variationen. Von seinen 131 medizinischen Schriften sind nicht weniger als 83 überliefert worden, es gibt kein Gebiet der Heilkunde, das er nicht behandelt hätte. Als Arzneimittel bezeichnete er solche Stoffe, die im Körper eine Veränderung bewirken würden, während die Nahrungsmittel die Körpersubstanz vermehrten. Hauptaufgabe der Pharmazie sei es, die Arzneimittel entsprechend den einzelnen Krankheiten nach ihren vier Elementarqualitäten in erwärmende, kühlende, anfeuchtende und trocknende einzuteilen, wobei nach dem Prinzip der Gegensätzlichkeit Krankheiten, die als heiß zu bezeichnen sind, mit kühlenden und feuchte mit trocknenden Mitteln bekämpft werden müßten. Daß die römischen Ärzte die Medikamente meist selbst bereiteten und an die Kranken weitergaben, gilt auch für *Galen*, der viele Reisen unternahm, um sich seine Arzneidrogen selbst zu beschaffen. Mit ihm erfuhr die Epoche der griechisch-römischen Heilkunde ihren Abschluß. Was über Jahrhunderte hinweg folgte, waren Kompilationen, Übersetzungen oder Auszüge aus den Werken des *Hippokrates*, *Dioskurides*, *Galen* und vieler anderer.

Arabischer Kulturkreis (Trennung von Pharmazie und Medizin im 8. Jahrhundert)

Der Einfall der Hunnen in Europa (375 n. Chr.), die zerstörenden Auswirkungen der Völkerwanderung, der Untergang Roms (455 n. Chr.) und schließlich das Christentum, das anfangs alles vernichtete, was von den »Heiden« überliefert worden war, hatten eine tiefgreifende Zäsur, einen Stillstand in der jahrhundertelangen Entwicklung der Kultur und der Wissenschaften im Mittelmeerraum zur Folge.
Erst mit den etwa ab 630 n. Chr. beginnenden Eroberungszügen der Araber – anfangs noch unter der Führung *Mohammeds* (gest. 632 n. Chr.) –, die Syrien, Ägypten, Persien, Nordafrika, schließlich im Westen Spanien und im Osten Indien besetzten, erwuchs eine neue Kulturmacht, die das in Vergessenheit geratene Kulturgut der Alten Welt begierig übernahm und verarbeitete. Hierbei wurde vor allem den Naturwissenschaften und der Heilkunde besonderes Interesse entgegengebracht. In bewundernswert kurzer Zeit entstanden Universitäten und Bibliotheken.
Die arabische Medizin war anfangs durch eine reichhaltige Übersetzertätigkeit gekennzeichnet. Als besonderer Förderer dieser Bestrebungen ist der Kalif *Harun Al Raschid* (786–809), Zeitgenosse *Karls des Großen*, bekannt geworden. Vor allem der Nestorianer *Hunain ibn Ishaq* (809–873), im Abendland *Johannitius* genannt, hat mit vielen Schülern das gewaltige Werk des *Galen* ins Arabische übertragen und damit die Grundlage für die arabische Heilkunde geschaffen. Mit dem Perser *Al Razi* (865–925), latinisiert *Rhazes*, der in Bagdad als Arzt und Vorstand eines Krankenhauses lebte, begann die Blütezeit der arabischen Heilkunde. Er vertrat die Grundsätze des *Hippokrates*, indem er auf Hygiene und Diätetik großen Wert legte; in der Arzneimittellehre folgte er den Lehrsätzen *Galens*. Er war nicht nur Arzt, sondern, wie damals üblich, auch Pharmazeut und Chemiker und bediente sich eines reichhaltigen Arzneischatzes. Die oft komplizierte Zusammensetzung und Darstellungsweise der »Composita« zeigt, daß die Tätigkeit der damaligen Arzt-Apotheker schon besondere Kenntnisse und Fähigkeiten verlangte. Beliebt waren Pillen, weiter verwendete er eingedickte Pflanzenauszüge, Roob genannt, ferner Julep oder Sirup, der mit Hilfe von Honig, Manna oder Zucker hergestellt wurde. Als Chemiker beschäftigte er sich mit den Salzen und Metallen und beschrieb eigene Experimente. Nach *Rhazes* entstanden die Metalle durch einen vieltausendjährigen Kochprozeß, den ein guter Alchimist in einigen Tagen vollenden könne.
Nicht zuletzt förderten die Araber die Pharmazie durch ihre großen Erfolge auf dem Gebiet der Chemie, die sich unter ihnen immer mehr zu

einer nüchternen, auf dem Experiment beruhenden Wissenschaft entwickelte. Hier ist vor allem *Dschabir ibn Hajjan* zu nennen, den man im Abendland mit dem Namen *Pseudo-Geber* belegte, und über dessen historische Existenz bis heute nicht entschieden werden konnte. Immerhin sind unter seinem Namen Schriften von großer Bedeutung für die Entwicklung der Chemie bekannt geworden; vor allem seine »Summa perfectionis Magisterii« hat man unendlich oft abgeschrieben, übersetzt und immer wieder als maßgebend zitiert. In diesem Werk erweist er sich als ein Anhänger und Verfechter der Quecksilber-Schwefel-Theorie, wonach alle Metalle aus diesen beiden »Grundstoffen« zusammengesetzt sind. Er leitete hieraus ab, daß die Schmelzbarkeit der Metalle auf ihrem Quecksilbergehalt und ihre Brennbarkeit auf dem Schwefelgehalt beruht. Mit dieser Theorie, die bis *Paracelsus* Gültigkeit besaß, war die empedokleisch-aristotelische Vierelementenlehre keineswegs abgelöst; beide bestanden durchaus nebeneinander weiter. Schon im Altertum war bei *Aristoteles* zu den vier Elementen der Äther als fünftes hinzugekommen, dem leben- und seelenerzeugende Kräfte innewohnen sollten. Bei den Alchimisten wurde dieses fünfte Element zur »quinta essentia«. Auch jeder Arzneistoff sollte eine Quintessenz enthalten, in der sein Wesen in feinster und wirkungsvollster Weise verkörpert sei. Vielfach wurde der Ausdruck auch als gleichbedeutend mit dem »Stein der Weisen« gesetzt, dessen mystische Kräfte nicht nur unedle Metalle in Gold verwandeln, sondern auch Krankheiten heilen oder das Leben verlängern sollten. Das medizinische System *Galens* mit den Prinzipien der Kardinalsäfte und Qualitäten ist von *Avicenna* bis ins letzte »ausgefeilt und ausspintisiert« worden (Karl Sudhoff). Die Umwandlung der unedlen Metalle in Gold lehnt er kritisch ab, sie könnten nicht durch chemische Experimente verändert werden. Als Philosoph kommt ihm für die Entwicklung des Abendlandes insofern große Bedeutung zu, als er das ungeheure Gedankengebäude des *Aristoteles* in sich aufgenommen und weitergegeben hat.

Die arabische Heilkunde hat keine umwälzenden Neuerungen geschaffen, die Sektion von Leichen und die Abbildung des menschlichen Körpers waren aus religiösen Gründen verboten. Ein besonderes Verdienst der arabischen Arzt-Apotheker war es jedoch, nicht nur das botanische Wissen vermehrt, sondern die für die Pharmazie so wichtige Drogenkunde und Arzneibereitung gefördert zu haben.

Auf organisatorischem Gebiet zeichnete sich eine wichtige Entwicklung in der Ausgestaltung des Krankenhauswesens und im Entstehen eines selbständigen Apothekerberufes ab. »Die Araber schufen den Apotheker« könnte man fast sagen, der sich durch seine Kenntnisse bald über den Drogenhändler früherer Zeiten erhob. In Bagdad (981), Damaskus (um 1160) und Kairo (1283) entstanden die bedeutendsten Krankenhäuser, bei denen auch eigenständige Apotheken nachgewiesen wurden. Die erste öffentliche Apotheke soll bereits unter dem Kalifen *Almansur* (715–775) in Bagdad angelegt worden sein. Durch die Einführung immer komplizierterer Rezeptvorschriften mit bis zu 60 und mehr Bestandteilen, einem mit Polypharmazie bezeichneten Auswuchs, entwickelte sich bei den Arabern das Gewerbe immer mehr zu einem besonderen Berufsstand, der dem Arzneimittelverkehr diente.

Karl der Große: Das fränkische System, Armenpflege und Pharmazie

Die Zeit des Frühen Mittelalters, die sich etwa vom Untergang Roms im Jahr 455 bis hin zum Wiedererwachen der Beschäftigung mit wissenschaftlichen Problemen etwa um das Jahr 1000 erstreckte, wird im allgemeinen als eine unfruchtbare Periode in der Geschichte der europäischen Zivilisation, als das »finstere« Mittelalter beschrieben. Für die Wissenschaften mag das gelten, jedoch brachte diese Zeit dem Abendland wichtige technische Neuerungen, die auch dort den Menschen zu einer Lebensweise befähigten, die jener der antiken Welt nicht unterlegen war. Der schwere Räderpflug, der die Grundlage für die Dreifelderwirtschaft bildete und den Bodenertrag gegenüber dem südlichen Zweifeldersystem um ein Drittel erhöhte, der Anbau von Roggen, Hafer und Hopfen, die Verwendung des Wasserrades beim Mahlen des Korns, trugen dazu bei, den Menschen die schwere Arbeit zu erleichtern. Überschuß an Nahrungsmitteln ließ Handel und Gewerbe aufblühen, erhöhte den Wohlstand und bildete die Voraussetzung für die großartigen kulturellen Leistungen, die sich etwa ab dem 10. Jahrhundert zeigten. Es sei nur erinnert an den bewundernswerten Bau der romanischen und gotischen Kathedralen und an die Gründung der ersten Universitäten.

Durch die kriegerischen Auseinandersetzungen der keltischen und germanischen Völker mit den Römern waren auch gewisse Kenntnisse der Heilkunde vom Mittelmeer in den Norden (Germanien) und Westen (Gallien) gelangt, wie überhaupt der Schwerpunkt der Kultur nach dem Verfall des Römischen Reiches sich über die Alpen hinweg in das fränkisch-germanische Reich der Karolinger verlagerte.

Im »Capitulare de villis et curtis imperialibus« *Karls des Großen*, einer Wirtschaftsverordnung über die Verwaltung seiner Hofgüter und Domänen, empfiehlt er den Anbau von 88 Heil- und Kulturpflanzen, darunter Anis, Fenchel, Fingerhut, Kamille, Kümmel, Liebstöckel, Lein, Pfefferminze, Salbei, Senf, Rosmarin, Thymian und andere. Sie stammen zum großen Teil aus mittelmeerischen Kulturen und sind sicher bereits viel früher von Benediktinermönchen über die Alpen gebracht worden. Es sind fast die gleichen Pflanzen, die schon *Theophrast von Ephesos* (um 372 bis um 288 v. Chr.) und die römischen Garten- und Landbauer kultivierten. Daß der Bestand auf unsere Tage kam, ist wie bereits erwähnt, ein Verdienst der Benediktiner.

61 Initialbuchstabe S aus einem Antidotarium Johann Mesues des Jüngeren, oben Arzt am Pult, unten Apotheker am Mörser. 15. Jh.
Luzern, Zentralbibliothek, K.B. Msc. 20°4°

62, 63 Stammbuch des Basler Apothekers Eglinger (1608–1675) mit Eintragung seines Kollegen Mozer aus Lyon. Der Apotheker hält das schwere Pistill am federnden Bogen, während die Glücksgöttin ihr Füllhorn in den Mörser ausleert. Dat. 1630.
Basel, Schweizerisches Pharmazie-Historisches Museum

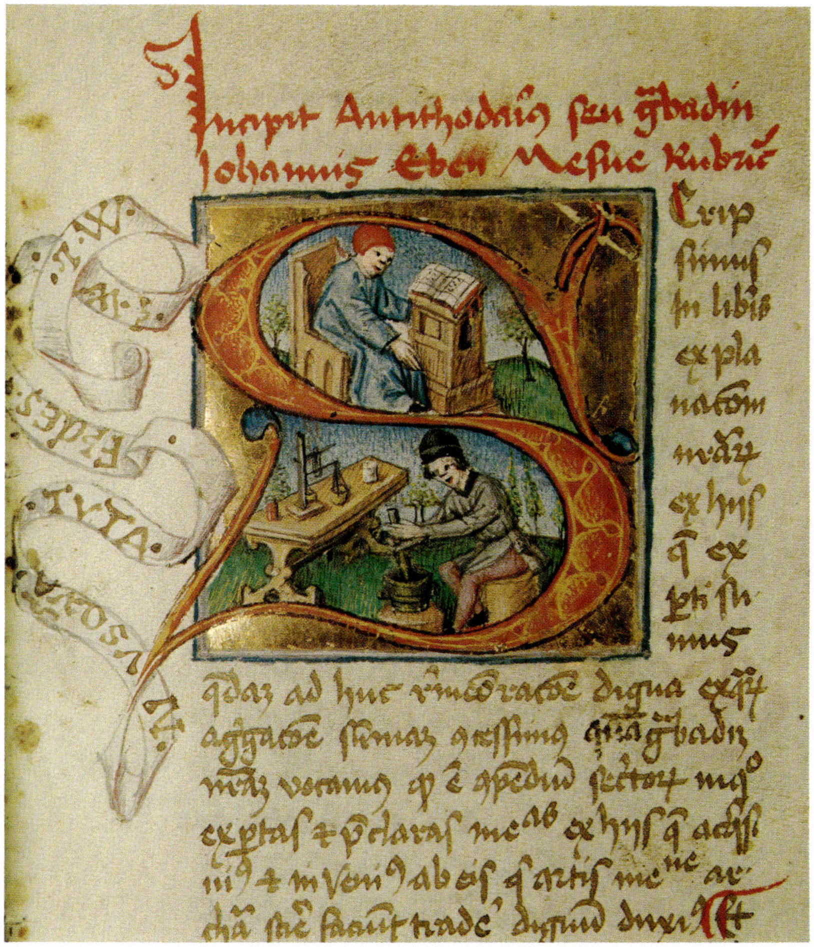

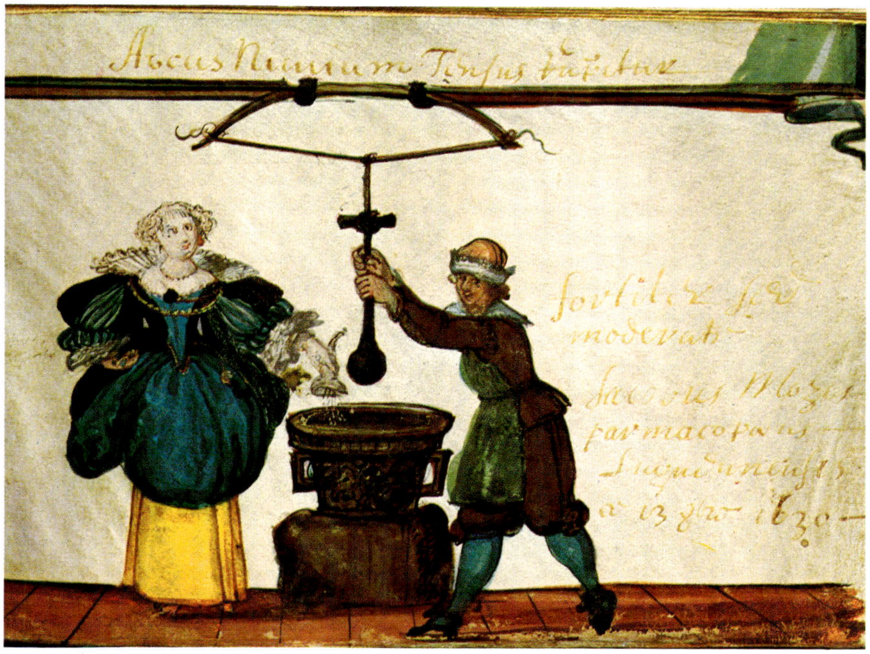

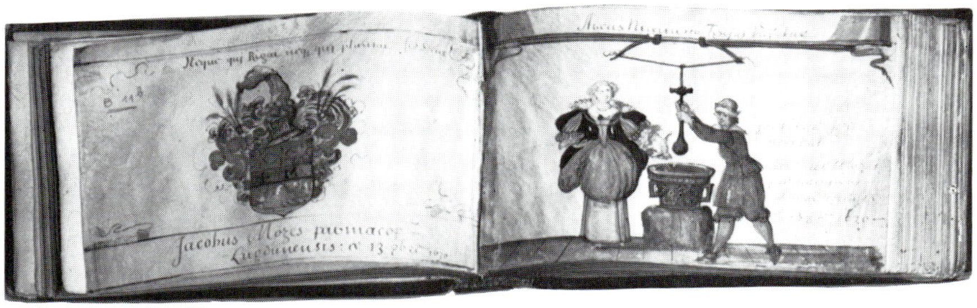

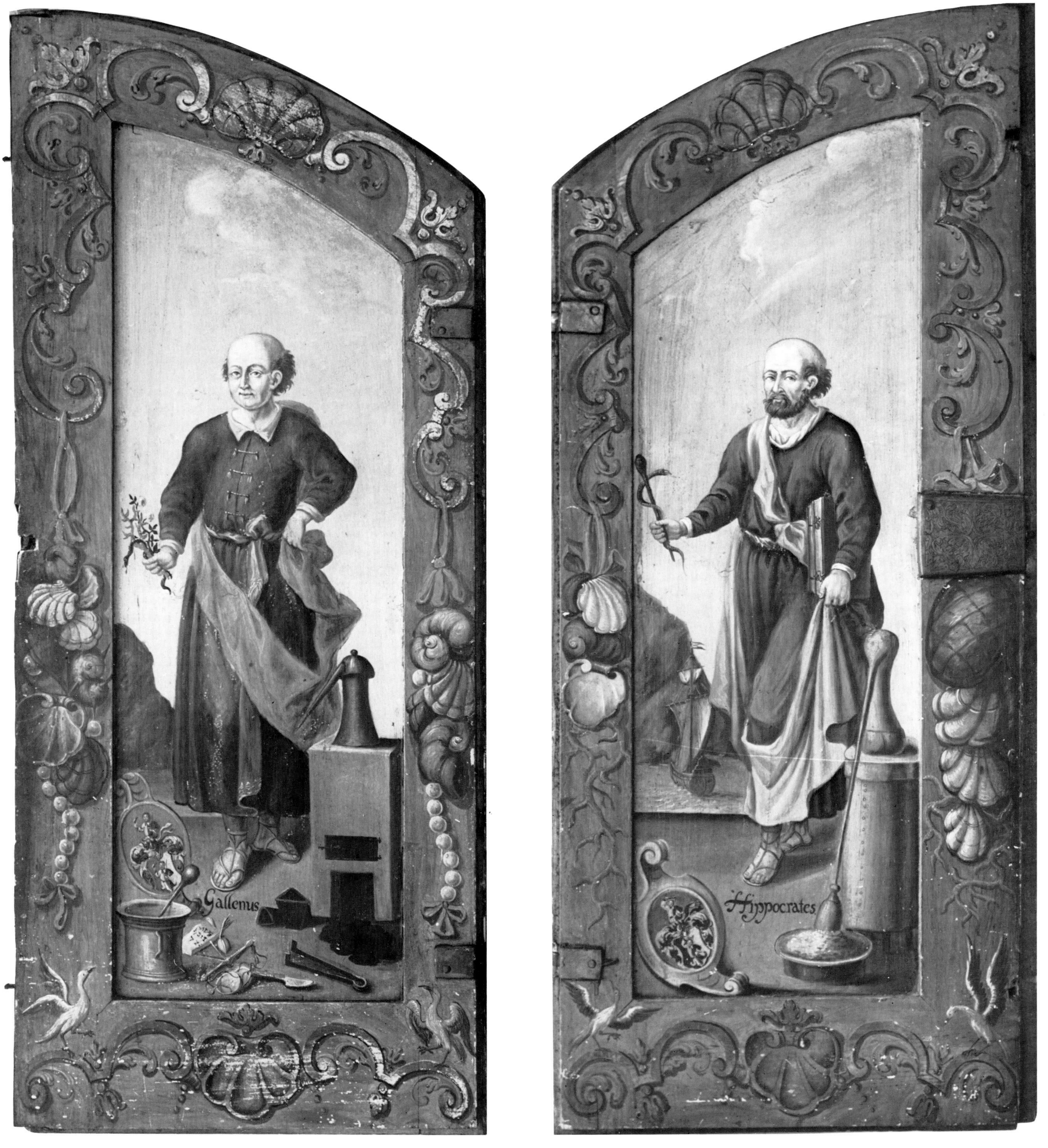
Gallenus
Hippocrates

◁ *64, 65 Die bedeutendsten Arzt-Apotheker des Altertums, Galen und Hippokrates, umgeben von Attributen der Apotheke. Malereien auf den Innenseiten der Türen des Apothekenschrankes (vgl. Abb. 257).*
Kaufbeuren, Heimatmuseum

Um die Beziehungen *Karls des Großen* zur Heilkunde rankt sich eine Sage, wonach ihm, als er sein Heer durch die Pest bedroht sah, ein Engel erschien und ihm offenbarte, daß ein von ihm abgeschossener Pfeil auf eine Pflanze fallen würde, die der Krankheit Einhalt gebieten könne. Der Pfeil fiel auf eine Distel, die seither den Namen Carlina acaulis (Silberdistel oder Eberwurz) trägt. Diese Sage ist wunderschön illustriert in einem oberitalienischen Kräuterbuch.

Erwähnt wurde schon, daß der Frankenkaiser in seinem von christlicher Moral bestimmten Reich auch die Kranken- und Armenpflege fest verankern ließ, was zur Aufnahme des ärztlichen Unterrichts in den Lehrplan seiner Schulen und zur Gründung von Krankenhäusern führte, die nicht nur Kranken zu dienen, sondern auch Pilger, Reisende und Arme zu beherbergen hatten.

Eine im 11. Jahrhundert zu beobachtende starke Vermehrung des Aussatzes – die Kreuzzüge trugen zur Verbreitung dieser Krankheit bei – führte zur Errichtung von Leprosorien, in denen diese unheilbar Kranken isoliert gepflegt werden konnten.

Großen Einfluß auf die Heilkunde des Mittelalters hatte die Scholastik, die gekennzeichnet ist durch die sich vollziehende Trennung der Naturwissenschaften von der Theologie. Hauptvertreter war der Dominikaner *Albert von Bollstädt* (um 1193–1280), genannt *Albertus Magnus*, dessen kritischer Geist sich mit dem Wahrheitsgehalt der Alchemie beschäftigte und der mit seinen botanischen Schriften eine erste beschreibende »Flora Europas« schuf. In ähnlicher Weise setzte sich der Franziskaner *Roger Bacon* (1214–1294) in England für eine experimentelle Überprüfung der überlieferten Vorstellungen auf den Gebieten der Chemie und des Arzneiwesens ein, während der Spanier *Arnaldus de Villanova* (um 1240–1311), wohl die bedeutendste Arztpersönlichkeit seines Säkulums, sich als Alchemist betätigte, ein Handbuch der Medizin, »Breviarium«, schrieb und einen Kommentar zum »Regimen sanitatis salernitanum« verfaßt haben soll.

Mittelalter: Apotheker als handwerkende Krämer oder Lagerverwalter von Arznei- und Gewürzdrogen, Bereiter von Zuckerwerk

Im Laufe des Mittelalters, vor allem etwa ab der Jahrtausendwende, hatte sich im Abendland der Aufgabenbereich des Arzneimittelherstellers stark erweitert. Durch die Tätigkeit der Alchemisten wurden immer neue arzneilich wirksame chemische Verbindungen entdeckt, der sich ausbreitende Handel mit dem Orient über Genua und Venedig brachte neue orientalische Drogen nach Mitteleuropa, so daß ganz allgemein der Arzneischatz sich wesentlich vergrößerte. Die gesamte pharmazeutisch-chemische Technik (Destillation, Sublimation, Kristallisation, Extraktion), die umständlichen Verfahren zur Herstellung der zusammengesetzten Arzneimittel als Pulver, Pillen, Abkochungen, Latwergen, Salben, Pflaster, Öle, destillierte Wässer und die Lagerhaltung, Bearbeitung und Zerkleinerung der pflanzlichen, tierischen und mineralischen Drogen erforderten Zeit, Mühe und entsprechende Räumlichkeiten. Da andererseits sich auch die eigentliche Heilbehandlung des Arztes immer mehr ausweitete, reichte die Arbeitskraft eines Mannes, des Arzt-Apothekers vergangener Zeiten, nicht mehr aus, um beide Tätigkeiten auszuüben. Es beginnt die Zeit der Spezialisierung; zum selbständigen Beruf des Arztes, des Arzneiverordners, kam der des Apothekers, des Arzneibereiters, hinzu.

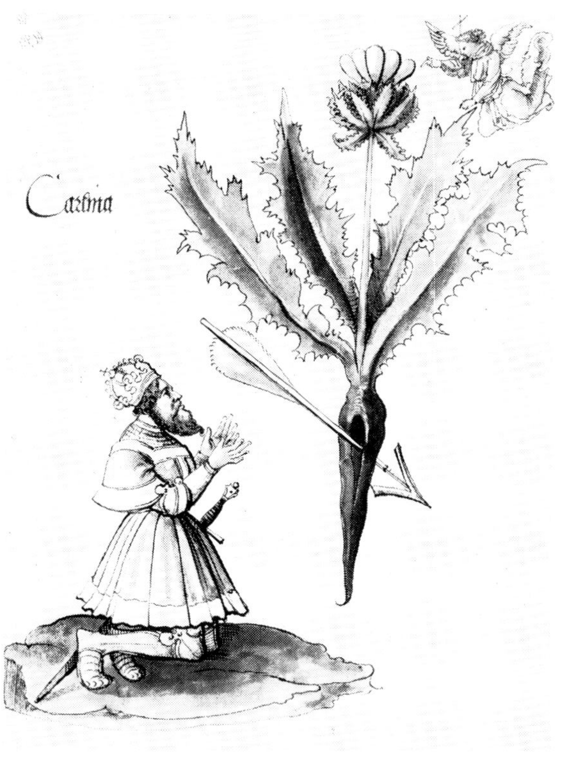

66 Legende um Karl d. Gr. aus einem Kräuterbuch des 16./17. Jh. Nach Offenbarung eines Engels fällt ein von ihm abgeschossener Pfeil auf eine Distel, die der Pest in seinem Heer Einhalt gebieten soll, daher ihr Name »Carlina acaulis«.
München, Bayerische Staatsbibliothek, Cod. icon. 26

Eine andere Entwicklungslinie zum Apothekerstand führte aus der seit alters her bekannten mehr kaufmännisch-handwerklichen Tätigkeit der Drogensammler und Drogenhändler, die neben dem Ankauf, Zubereiten, Vorrätighalten und Verkauf von Gewürzen mit arzneilich wirksamen Drogen, Kräutern, Wurzeln, Rinden, Samen handelten. So bildete sich auch auf diesem Wege der Stand der Apotheker, der »Aromatarii«, der »Confectionarii« oder der »Stationarii« (Lagerverwalter) aus. Die Bezeichnung »Confectionarii« deutet keineswegs nur auf einen Konfekthersteller, also Zuckerbäcker, hin, sondern, wörtlich übersetzt, auf einen »Zubereiter« (von Arzneien), der seine häufig schlecht schmeckenden Heilmittel mit Honig oder Zucker in süße Latwergen, Morsellen oder Sirupe verwandelte. Solche »Confectiones« sind in den mittelalterlichen Antidotarien zahlreich aufgeführt. So schreibt etwa *Quiricus de Augustis* in seinem viel benutzten Arzneibuch »Lumen apothecariorum« (Licht der Apotheker): »Eine Confectio nämlich ist nichts anderes als eine Zusammenstellung verschiedener [Arznei-]Bestandteile.«

Zucker und daraus hergestellte Zubereitungen waren damals Kostbarkeiten und gehörten nicht selten zu den Verkaufsprivilegien der Apotheken. Wie sehr solche »Confectiones« geschätzt wurden, geht daraus hervor, daß die Apotheker einen Teil ihrer Steuerschuld in Form von Zuckerwerk an die Stadtkammer abzuführen hatten, wie es im 15. Jahrhundert für die Apotheker Münchens überliefert ist. Vor allem hochstehende Gäste der

Stadt, Fürstlichkeiten, Gesandte, reiche Handelsherren wurden mit solchen lieblich schmeckenden Leckereien verwöhnt.
Die romanischen Völker bevorzugten den ebenfalls aus dem Griechischen stammenden Begriff »Pharmakon« (= Arzneimittel) und leiteten daraus den Arzneimittelhersteller, den »pharmakopoeus« ab, ein Wort, das noch heute in der »Pharmakopöe« als amtlichem Arzneibuch erhalten ist. Der Arzneiverkäufer heißt dann »pharmakopola«, ein Wort mit dem, wie schon erwähnt, die Scharlatane belegt wurden, die von Ort zu Ort zogen, um ihre Mittelchen der gutgläubigen Bevölkerung aufzuschwätzen. Solche arzneikundlichen Laien – sie rekrutierten sich vornehmlich aus Hirten, Schäfern, Scharfrichtern, Jägern, Schmieden und alten Weibern – und gibt es auch heute noch.
Daß sich vor allem im Mittelmeerraum, in Italien und Südfrankreich, zuerst der Apothekerstand ausbildete, ist leicht erklärlich, da der gesamte Drogenhandel mit dem Orient über Venedig, Genua und Marseille lief. Man nannte die Apotheker dort auch »speciarii« oder »speciale«, woraus sich bis heute das Wort Spezereien erhielt.

Beginn des eigentlichen Apothekenwesens im 13. Jahrhundert, die Medizinalordnung Friedrichs II. von Hohenstaufen (Edikt von Melfi), Trennung von Arzt und Apotheker, Apothekerordnungen und -eide

Hatte sich somit, wie vorher geschildert, im 13. Jahrhundert eine gewisse Spezialisierung und Verlagerung des Arzt-Apothekerberufes auf zwei Personen ergeben, so lag es auf der Hand, daß diese sich langsam entwickelnden Verhältnisse auf dem Gebiet des Gesundheitswesens auch entsprechende gesetzliche Bestimmungen nach sich ziehen mußten, die eine deutliche Abgrenzung der beiden Berufe forderten. In diesem Sinne schuf der Hohenstaufenkaiser *Friedrich II.* (1196 bis 1250) für sein »Königreich beider Sizilien« ein umfangreiches Gesetzeswerk, das als Edikt von Melfi (1231) berühmt geworden ist und bis 1240 Ergänzungen und Nachträge erfahren hat. In diesen »Constitutiones« (Verordnungen) ist auch das Medizinalwesen geregelt. Vom Arzt heißt es, daß er keine gemeinsame Sache mit dem Apotheker machen und auch keine eigene Apotheke besitzen dürfe. Die die Apotheker (Confectionarii) betreffenden Sätze beginnen wie folgt: »Confectionarii vero facient confectionem expensis suis cum testimonio medicorum iuxta formam constitutionis...«, zu deutsch:
»Die Apotheker aber sollen die Arznei auf ihre Kosten unter Aufsicht der Ärzte gemäß der Anordnung der Konstitution herstellen, und zudem sollen sie nicht zur Führung von Apotheken zugelassen werden, wenn sie nicht einen Eid abgelegt haben, daß sie alle ihre Arzneien gemäß vorgenannter Anordnung ohne Trug herstellen werden. In folgender Weise aber soll der Verdienst des Apothekers an seinen Arzneien geregelt sein: Von Zubereitungen und einfachen Medikamenten, die bisher in den Apotheken vom Zeitpunkt des Einkaufs an gerechnet nicht über ein Jahr lang aufbewahrt zu werden pflegten, kann und darf er für jede Unze drei Tarene als Bezahlung nehmen. Von den anderen Arzneimitteln aber, die infolge der Beschaffenheit der Arzneien oder aus anderem Grunde über ein Jahr in der Apotheke aufbewahrt werden, soll er für jede Unze eine Bezahlung von sechs Tarenen fordern dürfen. Auch sollen derartige Apotheken nicht überall sein, sondern in bestimmten Städten des Reiches, so wie weiter unten angegeben wird.« (Übersetzung von *Wolfgang-Hagen Hein* und *Kurt Sappert.)*
Bemerkenswert ist die Vielfalt der Bestimmungen für pharmazeutische Belange, die sich aus diesen Medizinaltiteln herauslesen lassen, und die zu einem so frühen Zeitpunkt für ein größeres Staatswesen erlassen wurden.
Es kann nicht verwundern, daß zur gleichen Zeit ähnliche Medizinalordnungen und Apothekereide – Eid kann hier gleich Ordnung gesetzt werden – auch an anderen Orten des Mittelmeerraumes entstanden sind; der Wirkungsbereich war allerdings enger und betraf meist Städte, die durch ihre Handelsbeziehungen mit dem Orient eine besondere Bedeutung besaßen. In Südfrankreich war es Montpellier – durch seine Medizinschule berühmt geworden –, das durch den wohl ältesten bekannt gewordenen Apothekereid (um 1180) – Eid der »especiadors« – eine Ordnung des Apothekenwesens anstrebte. Sowohl das Bestehen einer Apothekerzunft, – in Frankreich schlossen sich die Apotheker wie andere Gewerbe zu Zünften zusammen –, als auch die Anwendung eines Arzneibuches und einer Arzneitaxe und die Unterscheidung der Arzneimittel in solche, die vom Apotheker verkauft und in solche, die frei gehandelt werden konnten, sind in diesem Eid erwähnt. Auch in den Statuten der Stadt Arles von 1245 sind Apothekertitel »De speciatoribus« enthalten, wonach Arzt und Apotheker keine gemeinsame Sache machen durften, und Rezepte nur nach ärztlicher Vorschrift unter Verwendung eines Antidotariums anzufertigen waren. Von großer Bedeutung für die weitere Entwicklung sollte sich das »Capitolare de spetialibus« erweisen, das sich die Stadt Venedig im Jahre 1258 gab und das noch ausführlicher als die »Constitutiones« Friedrichs II. das Apothekenwesen regelte.

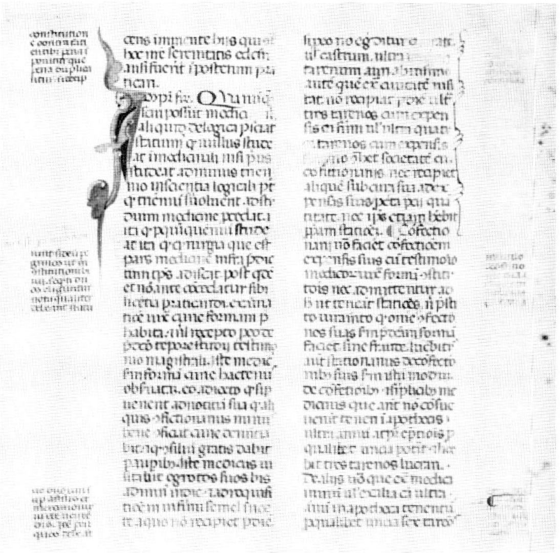

67 Handschrift (1. Hälfte 14. Jh.) der »Constitutiones« Friedrichs II, mit Apothekertitel, sog. Edikt von Melfi von 1231 mit Ergänzungen 1231–1240.
Rom, Vatikanische Bibliothek, Cod. Regina lat. 1948

68 Apothekereid aus dem Münchener Eidbuch von 1488: »Appothecker und ir knecht Sullen sweren...« München, Stadtarchiv, Zim. 52, fol. 22v

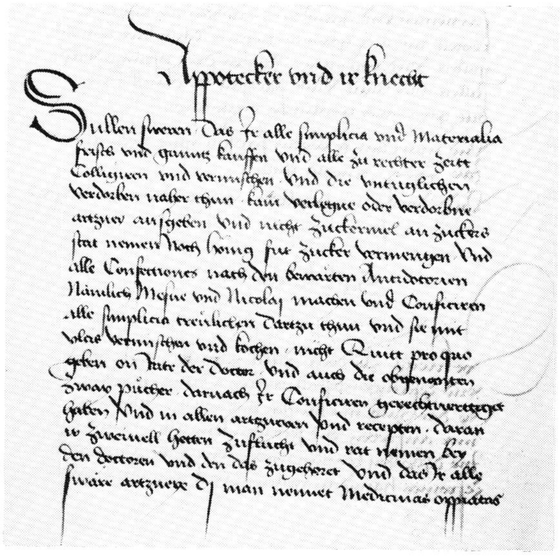
Apotecker vnd ir knecht
Sullen sweren das sie alle simplicia vnd Materialia
frischs vnd gantz kauffen vnd alle zu rechter zeit
colligieren vnd vernutzen Vnd die vntuglichen
verdorben nahe tun kain verlegne oder verdorbne
artzney ausgeben vnd nicht zuckermel an zuckers
stat nemen noch honig fur zucker vermengen vnd
alle Confectiones nach den bewerten Antidotorien
Nämlich Mesue vnd Nicolay machen vnd Confieren
alle simplicia treulichen dartzu tun vnd sie nit
vbel vernutzen vnd kochen nicht Quid pro quo
geben on rate der doctor Vnd auch die obgenanten
zway püecher darnach sie Confieren gerechtuertiger
halten Vnd in allen artzneien vnd recepten daran
in zweiuell hetten zuflucht vnd rat nemen bey
den doctoren vnd den das zugehöret vnd das sie alle
swäre artzneye di man nennet Medicinas oppiatas

69 Bildnis des Coburger Apothekers, Verlegers und Druckereibesitzers Cyriacus Schnauss (1512–1572) im pelzverbrämten Mantel auf einem Mörser knieend. Radierung von Matthias Zündt, 1565.

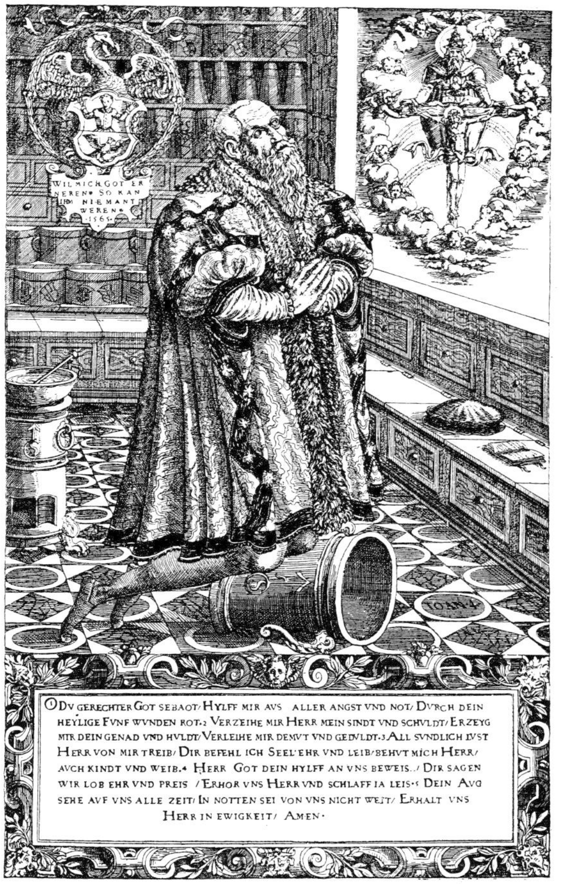
WIL MICH GOT ER NEREN• SO KAN MIR NIEMANT WEREN•
1565
IOAN 4
① DV GERECHTER GOT SEBAOT/ HYLFF MIR AVS ALLER ANGST VND NOT/ DVRCH DEIN HEYLIGE FVNF WVNDEN ROT•2 VERZEIHE MIR HERR MEIN SINDT VND SCHVLDT/ ERZEYG MIR DEIN GENAD VND HVLDT/ VERLEIHE MIR DEMVT VND GEDVLDT•3 ALL SVNDLICH LVST HERR VON MIR TREIB/ DIR BEFEHL ICH SEEL'EHR VND LEIB/ BEHVT MICH HERR/ AVCH KINDT VND WEIB•4 HERR GOT DEIN HYLFF AN VNS BEWEIS../ DIR SAGEN WIR LOB EHR VND PREIS /ERHOR VNS HERR VND SCHLAFF IA LEIS•5 DEIN AVG SEHE AVF VNS ALLE ZEIT/ IN NOTTEN SEI VON VNS NICHT WEIT/ ERHALT VNS HERR IN EWIGKEIT/ AMEN•

Inwieweit diese ersten Ordnungen und Eide Einfluß auf die spätere Gesetzgebung im deutschsprachigen Raum genommen haben – die Verselbständigung des Apothekenwesens in Mitteleuropa ist um einige Jahrzehnte später anzusetzen – ist Gegenstand zahlreicher pharmaziehistorischer Überlegungen gewesen. War es vor allem Venedig, das durch seinen Handel mit dem Norden nicht allein Waren, sondern auch apothekenrechtliche Verhältnisse nach Süddeutschland brachte? Oder waren es die von höherer kaiserlicher Warte für Süditalien erlassenen »Constitutiones«, deren Kenntnis leicht durch Ärzte, die an der Medizinschule von Salerno studiert hatten, in den Norden gelangten? Noch fehlen quellenkundliche Beweise zur Klärung dieser Fragen; sicher haben beide Faktoren zusammengewirkt. Die älteste auf deutschsprachigem Boden erlassene Ordnung ist jedenfalls der um 1300 zu datierende Baseler Apothekereid, dem sich zeitlich die Medizinalordnung für das Fürstentum Breslau (um 1335–1350) anschließt, die charakteristische Elemente der Medizinalordnung *Friedrichs II.* enthält, sowie der kurzgefaßte Nürnberger Apothekereid um 1350, der zugleich eines der ersten schriftlichen Zeugnisse für die Eingliederung der Tätigkeit des Apothekers in das deutsche Rechtswesen darstellt:

»Es soll ein jeder Apotheker schwören, daß er Armen und Reichen, ohne sie zu gefährden, mit Fleiß und ganzer Treue in jedem Falle das anfertigen will, was man ihm mündlich befohlen oder aufgeschrieben hat. Wenn er nicht alles davon [alle Ingredienzien für die Rezepte] zur Verfügung hat, so soll er das dem mitteilen, der ihm das Rezept mündlich oder schriftlich aufgetragen hat. Für seine Arbeit möge er ein solches Entgelt nehmen, daß er nach seinem Gewissen zeitgemäßen und bescheidenen Gewinn zu seiner Kost, Nahrung und Arbeit hat.«

In diesen ältesten Regelungen des Apothekenwesens tauchen immer wieder die gleichen Grundprinzipien auf, die auch heute noch Geltung besitzen: persönliche Trennung von Arzt und Apotheker; behördliche Aufsicht mit Visitationszwang; Verpflichtung nach einem Arzneibuch zu arbeiten; Herstellung der Rezepte nach ärztlicher Vorschrift in gleicher Qualität ohne Ansehen der Person nach vorgeschriebenen Preisen; Verbot des »quid pro quo«, wonach bei Fehlen eines Arzneistoffes ein Austausch nur mit Zustimmung des Arztes erfolgen darf.

Schon im 13. Jahrhundert werden in Akten und Urkunden in deutschen Städten »apothecarii« – meist als Zeugen bei Rechtsgeschäften – erwähnt. Ob es sich jedoch hierbei immer um Apotheker im heutigen Sinne gehandelt hat, ist fraglich, da man damit ganz allgemein einen Händler mit Waren aller Art oder auch Lagerverwalter bezeichnete, der seine Waren in Regalen niederlegte. Aus solchen Benennungen voreilige Schlüsse auf den »ältesten Apotheker« oder die »älteste Apotheke« in Deutschland zu ziehen, wie man es etwa für Köln (1225), Wetzlar (1233) oder Trier (1241) getan hat, hält einer quellenkundlichen Kritik nicht stand. Für Augsburg ist erstmals für 1283 unter den Zeugen für eine Hausverpfändung »... her Liutfried der Appentecker...« zu finden. In gleicher Eigenschaft ziert sein Name noch weitere zehn Urkunden, was ihn als einen angesehenen und vertrauenswürdigen Bürger ausweist, der sicher nicht als Händler mit einem Kramladen anzusehen war. Auf einer Urkunde vom Jahre 1302 befindet sich unter den anhängenden Siegeln auch das des »Liutfried Aboteaca« mit Mörser und Pistill. Mit einiger Sicherheit kann man ihn daher als den ersten Vertreter des Apothekerberufes in Augsburg ansprechen, der den Mörser als Apothekensymbol schlechthin in seinem Siegel verwendete. Auch die urkundlich bezeugten Nachfolger des *Liutfried* als Apotheker gehören als Stadtpfleger oder Ratsmitglieder zu den Honoratioren der Stadt. Von diesen ist *Claus Hofmair* († 1427) durch sein in der St.-Moritz-Kirche aufgestelltes Marmorepitaph berühmt geworden, das ihn in der vornehmen Tracht der Patrizier zeigt.

Zu Beginn des 15. Jahrhunderts kam es in Augsburg zur Niederlassung weiterer Apotheker, die alle eine vierteljährliche Besoldung durch den Rat der Stadt erhielten, wie aus den Rechnungsbüchern hervorgeht. Solche Zahlungen, die auch in München, Nürnberg, Regensburg und vielen anderen Städten üblich waren, hatten offensichtlich den Zweck, die zugelassenen Apotheker als

»Angestellte« an die Gemeinde zu binden. Standen die Apotheker somit anfangs im Sold der Städte, so beruhte ab dem 15. Jahrhundert die Berechtigung zum Betrieb einer Apotheke auf einem von der Stadt oder dem Landesherren erteilten Privilegium, das vererbbar und veräußerlich sein konnte oder als persönliches Privileg an den Besitzer der Apotheke gebunden war.

In den folgenden Jahrhunderten gesellten sich zu den kirchlichen Kloster- und Spitalapotheken und zu den bürgerlichen Rats- und Stadtapotheken die von weltlichen Fürsten an ihren Residenzen errichteten Hof-Apotheken, die der Jurisdiktion des Hofes unterstanden. Sie versorgten nicht nur die Fürstenfamilie mit Arzneimitteln, sondern waren auch für deren zahlreiche Bedienstete sowie für die Angehörigen der Staatsverwaltung und des Militärs mit den dazugehörigen Spitälern zuständig. Für München ist der erste Hinweis auf die Gründung einer Hofapotheke für das Jahr 1564 unter Herzog *Albrecht V.* (1528–1579) gegeben. Von diesem Zeitpunkt an läßt sich die Entwicklung dieser Einrichtung kontinuierlich verfolgen, die im 18. Jahrhundert einen geradezu fürstlichen Ausbau erfuhr und im sogenannten Apothekentrakt der Residenz untergebracht war. Aus dieser traditionsreichen Apotheke sind bedeutende Persönlichkeiten hervorgegangen. Hierbei soll vor allem eines Münchner Bürgers gedacht werden, der auf seinem späteren Lebensweg nicht mehr der Pharmazie verbunden war. Lediglich seine romantisch verträumten Gemälde »Der verliebte Provisor« und »Storchenapotheke« erinnern noch an seinen erlernten Beruf. Es handelt sich um *Carl Spitzweg* (1806–1885), der 1825 als Apothekerlehrling in die königliche Hof- und Leibapotheke eintrat und 1832 seine pharmazeutische Abschlußprüfung mit der Note »ausgezeichnet« bestand. Trotz dieser glänzenden Voraussetzungen gab er seinen erlernten Beruf bald danach auf, um sich der Malerei zu widmen.

Der bedeutendste Hof- und Leibapotheker in München war aber zweifellos *Max von Pettenkofer* (1818–1901), der diese Position, mit der eine Dienstwohnung in der Residenz verbunden war, von 1850 bis an sein Lebensende innehatte, obwohl er sich ab 1853 als Universitätsprofessor und ab 1878 als Vorstand des Hygienischen Instituts der Universität anderen Wissensgebieten zugewandt und Weltruhm erlangt hatte. Seine Laufbahn begann er als Lehrling in der Residenzapotheke; 1843 legte er seine Approbationsprüfung als Apotheker ab. Der alte Apothekentrakt im Ostbau der Residenz wurde im Zweiten Weltkrieg bis auf die Grundmauern zerstört. Im Jahre 1958 erfuhr er jedoch eine glanzvolle Auferstehung durch die Wiedererrichtung des Alten Residenztheaters, dessen kostbare von *François von Cuvilliés* (1695–1768) geschaffene Rokokoeinrichtung nahtlos in die die gleichen Ausmaße besitzenden Ruinen des Apothekentraktes eingefügt werden konnte.

Eine weit zurückreichende Tradition läßt sich ebenfalls für die Hofapotheke in Coburg feststellen, die im Jahre 1543 von Herzog *Johann Ernst* von Sachsen-Coburg privilegiert wurde und sich seit 1682 in einem hochragenden spätgotischen Eckgebäude am Markt befindet, welches als eines der schönsten Apothekengebäude Deutschlands bezeichnet wird. Vor allem der gotische Erker, die am Eck auf einer Mondsichel stehende Muttergottes und die über dem Hoftor angebrachte Christophorusgestalt legen Zeugnis ab von der mittelalterlichen Bürger- und Apothekenkultur einer kleinen Residenzstadt.

Die Hofapotheke der Fürstbischöfe von Bamberg, im Jahre 1453 privilegiert, befindet sich noch heute im gleichen aus mächtigen Quadern errichteten Gebäude. Von der kostbaren Inneneinrichtung, die im Laufe der Jahrhunderte manchem Wechsel unterlag, ist an Ort und Stelle die wunderschöne Rokoko-Materialkammer aus dem Jahre 1772 erhalten, auf die noch an anderer Stelle hingewiesen wird.

Ein wenig kaiserlichen Glanz strahlt bis in unsere Zeit die Alte Hofapotheke in Wien aus, die von Kaiser *Ferdinand I.* (1503–1564) 1564 erstmals privilegiert und später von Kaiserin *Maria Theresia* (1717–1780) in der Stallburg, einem Nebengebäude der Hofburg, untergebracht wurde. Dort ist sie noch heute zu finden.

Ein bescheideneres Beispiel bietet die ehemalige Weinberger Schloßapotheke (Oberösterreich) vom Ende des 17. Jahrhunderts, die jetzt mit ihrer Einrichtung im Schloßmuseum in Linz verwahrt ist. Auch die adeligen ungarischen Grundherren hielten sich eigene Apotheken, von denen die der Familie Pálffy auf der Burg Vöröskö (Cerveny Kamen) in der Slowakei mit ihrem bemalten Mobiliar museal erhalten ist.

Entwicklung des Apothekenwesens in der Neuzeit

Die Geschichte der Naturwissenschaften der Neuzeit ist gegenüber den Verhältnissen im Mittelalter charakterisiert durch das Streben, auf dem Wege der nüchternen Naturbeobachtung und des Experiments an Stelle der handwerklichen »Kunst« eine festgefügte Wissenschaft zu errichten. Die im 15. Jahrhundert beginnende Neubelebung der Antike, das Bemühen um Geistesfreiheit, die epochalen geographischen und astronomischen Entdeckungen und die Erfindung der Buchdruckerkunst waren Vorboten einer neuen Zeit, der Renaissance, die der scholastisch-mystischen Weltanschauung des Mittelalters die lebensfrohe Auffassung der Antike mit der Betonung der Persönlichkeit als Einzelindividuum (Humanismus) gegenüberstellte.

Auch auf dem Gebiet der Heilkunde machte sich die neue Zeit bemerkbar; man begann mit der Säuberung der oft falsch überlieferten Texte des *Aristoteles*, *Theophrast*, *Dioskurides* und *Galen* und bereicherte das überlieferte Wissen durch selbständige Erforschung der heimischen Naturprodukte. Ärzte und Apotheker sahen es als Hauptaufgabe an, Gesundheit und Krankheit zu studieren und neue Heilmittel zu suchen. Diese Bestrebungen gipfelten in dem Werk des schwei-

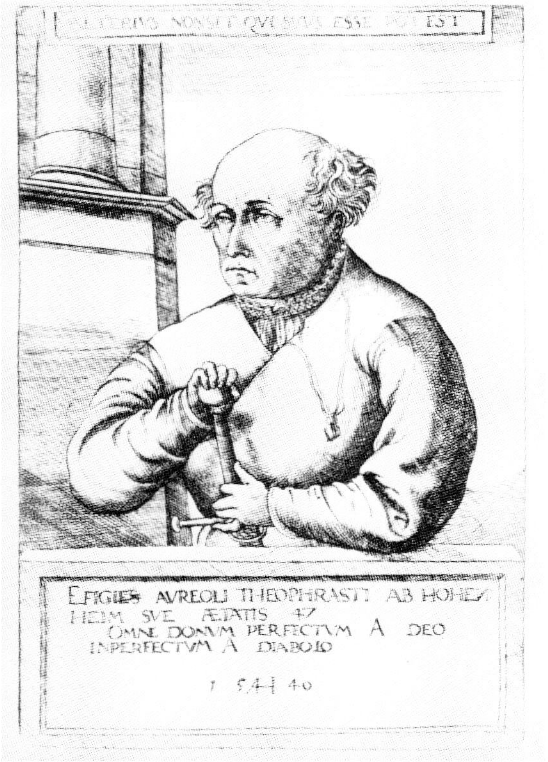

70 Theophrastus Bombastus von Hohenheim, genannt Paracelsus (1493–1541), Schweizer Arzt-Apotheker und Begründer der Chemiatrie. Kupferstich vom Meister A. H., 1540.

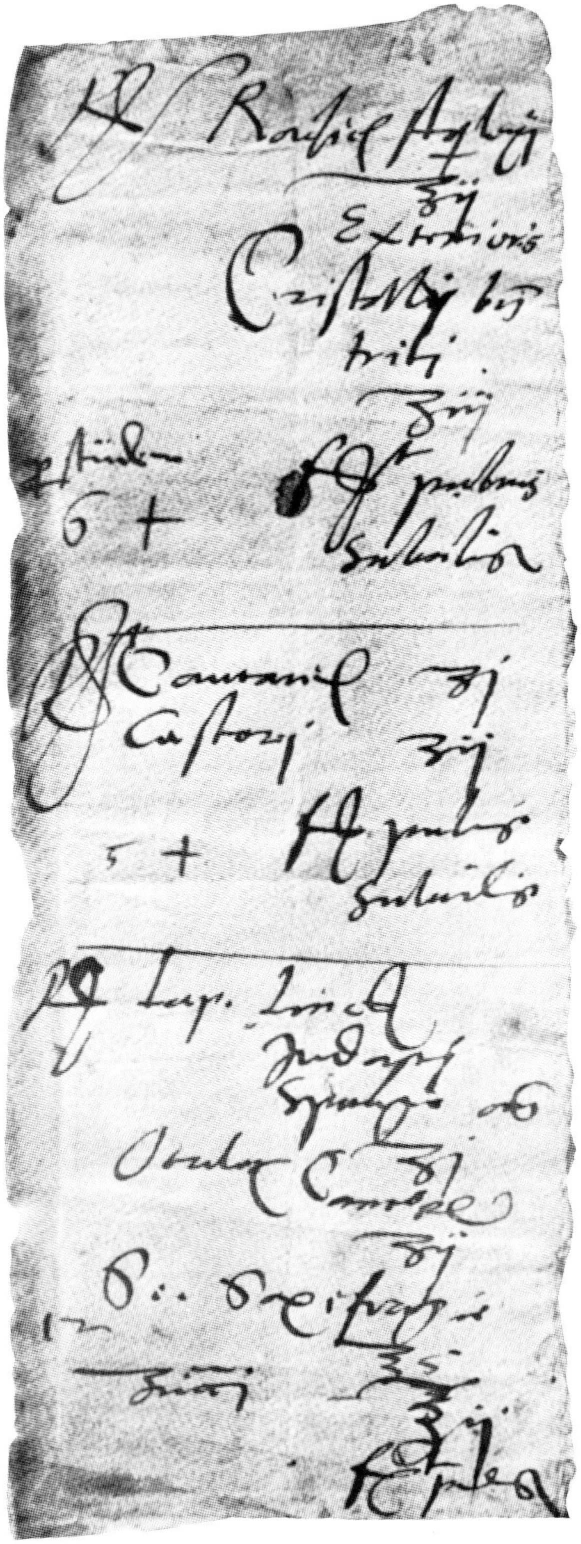

71 Drei Paracelsus-Rezepte gegen »tartarische« Krankheiten; das erste enthält Radix Aquilegiae (Akelei) und Weinsteinkristalle.
Wien, Österreichische Nationalbibliothek

zerischen Arzt-Apothekers *Paracelsus*, geboren 1493 zu Einsiedeln und gestorben 1541 in Salzburg, der durch Vereinigung von Chemie und Medizin die neue Wissenschaft der Chemiatrie (griech. Iatros = Arzt) begründete und die chemischen Arzneistoffe als gleichwertig neben die pflanzlichen einreihte. Vieles aus den therapeutischen Vorstellungen des *Paracelsus* und seiner Nachfolger, der Paracelsisten, behielt bis zum Ende des 18. Jahrhunderts Gültigkeit. Sie können als die Begründer der pharmazeutischen Chemie gelten.

Als immaterielle Urmaterie übernahm *Paracelsus* von den Alchimisten den Schwefel als das Prinzip des Brennbaren (die Seele im Menschen) und das Quecksilber als das durch Feuer sich Verflüchtigende (der Geist), denen er das Salz als das Unverbrennbare und Beständige (der Leib) hinzufügte. Nach ihm ist auch der menschliche Körper aus diesen drei Prinzipien zusammengesetzt und somit ein chemisches System. Das gestörte Gleichgewicht der Grundstoffe (Krankheit) kann somit nur durch chemische Arzneien, die ebenfalls aus den drei Grundprinzipien zusammengesetzt sind, wiederhergestellt werden. In der Natur finden sich kaum fertige Heilmittel, diese sind vielmehr durch chemische Prozesse aus den Naturstoffen als »Quintessenzen« herauszuholen, die dann als »Arcana« (Arcanum = geheimnisvoller Stoff) die Krankheiten bekämpfen. Zu diesem Zweck stellte *Paracelsus* durch chemische Operationen alkoholische Auszüge aus den Drogenrohstoffen her und führte sie als Tinkturen, Essenzen und Extrakte in den Arzneischatz ein. Er forderte, möglichst reine Grundstoffe mit gleichbleibender Zusammensetzung und richtiger Dosierung zu verwenden. Sein berühmter Lehrsatz gilt auch heute noch: »Alle Dinge sind Gift und nichts ist ohne Gift; allein die Dosis macht, daß ein Ding kein Gift ist.« Ein weiteres in die Zukunft weisendes Element war seine Anschauung, daß es für jede Krankheit entsprechend ihren spezifischen Symptomen ein einziges individuell angepaßtes Heilmittel geben müsse, womit er sich gegen die damals vorherrschende Polypharmazie der Araber mit ihren bis zu 60 Drogen enthaltenen Rezepten wendete. Diese Neuorientierung trug dazu bei, die Krankheiten genauer auf ihre Symptome zu untersuchen und zwischen nützlichen und schädlichen Medikamenten zu unterscheiden. Die Vorstellungen von *Paracelsus*, die zweifellos mit zeitbedingten Irrlehren und magisch-astronomischen Einflüssen belastet waren, gewannen im 16. und 17. Jahrhundert große Bedeutung, die sich auch in den Arzneibüchern durch Aufnahme von immer mehr chemischen Arzneistoffen auswirkte, die damit auch Eingang in die Apothekenlaboratorien fanden.

Die vorhergehend geschilderten Entwicklungslinien des Apothekenwesens im ausgehenden Mittelalter setzten sich in den folgenden Jahrhunderten fort. Die Apotheker wandten sich

immer mehr ihrer Hauptbestimmung, der Anfertigung und Abgabe der Arzneimittel, zu, worin sie durch das Erscheinen der amtlichen Arzneibücher und durch die Regelung des Arzneimittelverkehrs zwischen Arzt, Apotheker und Patient durch ständig neu gefaßte Apothekerordnungen der Städte und Länder unterstützt wurden. Da diesen immer die gleiche Tendenz zugrunde lag, ähnelten sie sich nicht nur dem Inhalt, sondern häufig auch dem Wortlaut nach. Aus all diesen Medizinalordnungen geht immer wieder hervor, daß die Apotheker unter der Aufsicht der Stadtärzte standen, in deren Beisein sie die Rezepte und Composita (Theriak) anzufertigen hatten; darüber hinaus besaßen die Ärzte das Visitationsrecht zur Kontrolle der Apotheken. Für München ist der Visitationszwang erstmals im Apothekereid von 1488 festgelegt:

»Item all materien und species mag man bey Ine besichtigen so offt man will oder es not tut durch doctores und annder als sich gepürt; soll allwegen zwischen Martini und Weyhenachten geschehen, wann zur selben Zeit die Appotecker mit allen dingen sullen gerichtet und versehen sein.«

Für diese Visitationen wurden Kommissionen gebildet, denen neben den Stadtärzten auch Ratsverordnete angehörten; sie hatten ihre Aufgabe meist im jährlichen Turnus und unangemeldet durchzuführen. Die Visitationen brachten dem Apotheker auch eine erhebliche finanzielle Belastung, da er während der oft mehrere Tage dauernden gestrengen Inspektion die Mitglieder der Kommission mit Speise und Trank zu versorgen hatte, was nicht selten in üppige Gastereien ausartete. Auch heute noch ist die Visitation der Apotheken durch Gesetz geregelt und wird vom zuständigen Amtsarzt und von hierfür bestimmten Pharmazieräten vorgenommen.

Neben der Verwendung von amtlich vorgeschriebenen Arzneibüchern, die eine einheitliche Herstellung der Rezepte mit gleicher Qualität ermöglichen sollten, gab es auch behördliche Vorschriften für die Preisgestaltung, sogenannte Arzneitaxen, die meist gemeinsam mit den Apothekerordnungen erlassen wurden. Eine solche Regelung der Apothekenabgabepreise bestand seit alters her im Interesse des Patienten, um ihn vor überhöhten Forderungen zu schützen. Die ältesten Arzneitaxen liegen als Handschriften vor, sie sind wertvolle Fundgruben zur Kenntnis des Arzneischatzes vergangener Zeiten und waren anfangs mit schönen Titelkupfern versehen. Später verloren sie jedoch als einfache Hilfsbücher für den täglichen Gebrauch in der Apotheke jede Ausschmückung. Im Jahre 1825 erschien in München kurz nach dem Erscheinen der ersten »Pharmacopoea Bavarica« auch die erste für ganz Bayern gültige »Taxa Pharmaceutica Bavarica«. Sie fußt auf einer dreiteiligen Anordnung: Arbeitspreise für die Anfertigung der Rezepte, Preise für die einzelnen Arzneistoffe und Preise für die Gefäße, wie sie der »Deutschen Arzneitaxe« noch heute zugrunde liegt.

Der Apotheker kann auch heute seine Verkaufspreise nicht frei kalkulieren, sondern ist bei der Anfertigung der Rezepte an die vorgeschriebenen Preise gebunden.

Über die Ausbildung der Apotheker in jener Frühzeit ist wenig bekannt geworden. Aus den Verordnungen läßt sich immerhin herauslesen, daß die Apotheker sich ihre Gehilfen, auch Knechte oder Gesellen genannt, selbst heranzogen. Als Vorbildung genügten ausreichende Lateinkenntnisse; für die Zulassung zur Gesellenprüfung wurde eine Lehrlingszeit von fünf bis sechs Jahren gefordert. Die sorgfältige Kenntnis der Drogen pflanzlicher, mineralischer und auch tierischer Herkunft nach Aussehen und Verwendung hat hierbei sicher im Mittelpunkt gestanden. Entsprechende Demonstrierkabinette für den Unterricht sind im Pharmazie-Historischen Museum in Basel und in dem berühmten Simplizienschrank des Delfter Collegium Pharmaceuticum von 1730 in Amsterdam erhalten.

Die Prüfung selbst fand vor einer Ärztekommission im Beisein der Ratsherren statt; mit dem Bestehen war meist für den Apotheker die Aufnahme als Bürger der Stadt verbunden, damit er seinen Beruf ausüben konnte. Da ihm außerdem eine höhere akademische Ausbildung fehlte – nur ganz gelegentlich sind in den Matrikellisten der Universitäten studierende Pharmazeuten zu finden –, lag seine soziale Stellung in der bürgerlichen Gemeinschaft vielerorts kaum über der von Handwerkern. Andererseits gab es aber auch, vor allem in größeren Städten, hochangesehene und begüterte Apothekerfamilien, deren Mitglieder im Stadtrat saßen oder die bei besonderen Verdiensten gar in den Adelsstand erhoben wurden, wie es für München mit dem Apothekergeschlecht der *Pirchinger* überliefert ist, deren Apotheke über sechs Generationen im Familienbesitz verblieb. In Coburg z. B. brachte es der Apotheker *Cyriacus Schnauss* (1512–1572), Begründer der jetzigen Hofapotheke, als wohlhabender Bürger und Verleger mit eigener Druckerei zu hohem Ansehen.

Im Verlauf des 18. Jahrhunderts nahm dann die pharmazeutische Ausbildung langsam festere Formen an, wobei vor allem Preußen vom Apotheker einen höheren Bildungsgrad forderte. Im Jahre 1725 erließ König *Friedrich Wilhelm I.* von Preußen (1688–1740) ein Medizinal-Edikt, das unter anderem bestimmte, daß die angehenden Apotheker sich nur dann der Approbationsprüfung unterziehen durften, wenn sie zuvor beim »Collegium medicum« zu Berlin einen praktischen und theoretischen Unterricht in Pharmazie, Chemie und Botanik absolviert hatten. Diese Vorbedingung einer wissenschaftlichen Ausbildung wurde allerdings nur von den Apothekern I. Klasse verlangt, die damit die Erlaubnis zur Niederlassung in den größeren Städten des preußischen Königreiches erhielten. Die Apotheker II. Klasse ohne besondere Ausbildung waren nur zur Ausübung des Berufes in kleineren Städten berechtigt. Mit dieser preußischen Regelung war der Apothekerberuf noch nicht zu einem akademischen Beruf gestempelt. Hier war es Bayern,

das als erstes deutsches Land das Universitätsstudium für Apotheker obligatorisch machte. Das von König *Maximilian I. Joseph* (1756–1825) im Jahre 1808 erlassene »Organisches Edikt über das Medizinalwesen« verlangte nach einer mehrjährigen Lehrzeit ein viersemestriges Studium an einem pharmazeutischen Institut; in einer gleichzeitig erlassenen Prüfungsordnung wurden die praktischen und theoretischen Lehrfächer und Prüfungsanforderungen festgelegt. Damit waren ganz neue Voraussetzungen für die Ausbildung der Apotheker geschaffen; nur zögernd folgten andere Länder dem Beispiel Bayerns. Die Gründung des Deutschen Kaiserreiches brachte dann unter Aufhebung der Länderbestimmungen eine Neuordnung und Vereinheitlichung des Ausbildungswesens.

Die Entwicklung der Ausbildung der Apotheker ist auch in den anderen europäischen Ländern in ähnlichen Bahnen verlaufen, obwohl durchaus nationale Unterschiede festzustellen sind. Typisch für die romanischen Länder Italien, Spanien und vor allem Frankreich war der schon frühzeitig erfolgte Zusammenschluß der Apotheker in Zünften oder Gilden, anfänglich gemeinsam mit den Gewürzhändlern oder »épiciers«. Solche Vereinigungen, die durchaus hohes Ansehen und Reichtum besaßen, sind in Paris, Mailand, Florenz und Venedig bereits zu Beginn des 14. Jahrhunderts gegründet worden; in Spanien (Valencia, Barcelona) entstanden die Apotheker-Kollegien, in London die »Guild of Pepperers« und in Holland die Apotheker-Bruderschaften. Die Zünfte hatten auf die Entwicklung des Standes und auf die Ausbildung entscheidenden Einfluß. In Frankreich mußten die angehenden Apotheker nach mehrjähriger Lehr- und Gesellenzeit die Meisterprüfung ablegen und ein Meisterstück, meist pharmazeutische Präparate, anfertigen, ehe sie als »mâitres apothicaires« eine Apotheke selbständig leiten durften. Die Trennung der Gewürzhändler von den Apothekern vollzog sich im Laufe der Jahrhunderte erst nach vielfältigen Kompetenzstreitigkeiten, wobei schließlich den Apothekern der Gewürzhandel und den Gewürzhändlern die Herstellung von Arzneikompositionen untersagt wurde. Hierzu trug bei, daß mit dem Fortschreiten der wissenschaftlichen Begründung der Arzneikunde die Ausbildung der Apotheker immer mehr intensiviert werden mußte, was anfangs, ähnlich wie in Deutschland, an privaten oder staatlichen Pharmazieschulen (»écoles de pharmacie«) erfolgte, um schließlich an die Universitäten verlagert zu werden; ein obligatorisches Hochschulstudium besteht seit 1854. Auch in Frankreich gab es, ähnlich wie in Preußen, seit 1803 Apotheker I. und II. Klasse, bis 1909 die Vereinheitlichung durchgeführt wurde.

Eine abweichende Entwicklung ist für Großbritannien zu verzeichnen. Der Apothekerberuf, so wie er sich auf dem europäischen Festland manifestiert hatte, war vor dem 19. Jahrhundert nicht existent. Es gab keine gesetzliche Regelung der Ausbildung, vielmehr konnte sich jedermann unter der Berufsbezeichnung »chemist«, »pharmaceutical chemist« oder »apothecary and surgeon« niederlassen, wobei letzterer die Ausübung der Heilkunde mit der Pharmazie verband. Zu Beginn des 17. Jahrhunderts kam es zur Gründung der »Society of Apothecaries« als eines kommerziellen Unternehmens der Londoner Apothekergilde zur Herstellung und zum Vertrieb von Arzneimitteln. Erst die im Jahre 1841 in London gegründete Körperschaft der »Pharmaceutical Society of Great Britain« übernahm dann die Regelung der Ausbildung und die Abnahme der qualifizierenden Examen; das Pharmaziestudium ist an Universitäten oder an einem von der »Pharmaceutical Society« anerkannten College möglich.

In der zeitlichen Abfolge der bis heute erlassenen Ausbildungsordnungen läßt sich deutlich eine immer weiter gehende Zurückdrängung der praktischen Ausbildung in den öffentlichen Apotheken zu Lasten einer Intensivierung des wissenschaftlichen Universitätsunterrichts erkennen. Den vorläufigen Schlußpunkt in dieser Entwicklung setzte in der BRD 1971 die »Approbationsordnung für Apotheker«, die nach einem 7semestrigen Universitätsstudium nur noch eine einjährige praktische Tätigkeit fordert. Diese Verlagerung der Schwergewichte in der Ausbildung kennzeichnet die Entwicklung in der Pharmazie, die immer mehr dahin führt, daß der Apotheker sich zu einem Fachmann für Arzneimittel heranbildet. Er kann heute – im Gegensatz zu früher, wo er, bevor die pharmazeutische Großindustrie heranwuchs, das Monopol der Arzneimittelherstellung in Händen hatte – nicht mehr seine Hauptaufgabe in der Anfertigung und Prüfung der Arzneien sehen. Dafür ist ihm mehr und mehr die Aufgabe des Arzneimittelfachmannes oder des Arzneimittelverteilers mit gewissen Kontrollfunktionen zugefallen. Die Volksgesundheit hängt zu einem wesentlichen Teil vom guten Funktionieren der Arzneimittelabgabe ab. Das ist nicht nur eine kaufmännisch-organisatorische, sondern eine mit vielen anderen Problemen behaftete Aufgabe, die nur der Apotheker lösen kann.

Der Dreißigjährige Krieg (1618–1648) hatte für Deutschland im 17. Jahrhundert einen grenzenlosen Verfall von Handel und Verkehr, eine allgemeine Verarmung und den Niedergang der gesamten Wissenschaften erbracht. Die Fortentwicklung der Naturwissenschaften verlagerte sich in die vom Krieg verschonten Länder Europas, wo Astronomen, Physiker und Philosophen wie *Francis Bacon* (1561–1626), *Johannes Kepler* (1571 bis 1630), *Galileo Galilei* (1564–1642), *René Descartes* (1596–1650) und *Isaac Newton* (1642 bis 1727) sich weiter um das Erkennen der Natur und der in ihr herrschenden Gesetze bemühten. Die Chemiatrie des *Paracelsus*, die in *Johann Baptist van Helmont* (1577–1644) noch ihren bedeutendsten Verfechter gefunden hatte, verlor langsam ihre Grundlage. Die Erklärung der Lebens- und Krankheitsvorgänge mit Hilfe der alten Elementenlehre mußte immer mehr durch die großartigen anatomischen Forschungen eines

72 Martin Heinrich Klaproth (1743–1817), Apotheker und Professor an der Universität Berlin, Entdecker der Elemente Uran, Titan, Zirkon und Cer. Kupferstich von E. S. Senne, um 1791.

73 Friedrich Wilhelm Sertürner (1783–1841), Apotheker in Paderborn, Einbeck und Hameln, Entdecker des Morphins aus Opiumextrakt.

Andreas Vesalius (1514–1564) oder durch die epochale Entdeckung des Blutkreislaufes durch *William Harvey* (1578–1657) an Glaubwürdigkeit verlieren. In der Chemie stellte sich als neue Aufgabe die Erforschung der chemischen Verbindungen und der hierfür geltenden Gesetzmäßigkeiten. Man erkannte die Natur der Salze, Säuren und Basen und erfand immer neue Methoden zu ihrer Darstellung. Chemiker wie *Robert Boyle* (1627 bis 1691), *Johann Rudolf Glauber* (1604–1670), *Johann Joachim Becher* (1635–1682) oder *Johann Kunckel* (1630–1702) machten sich Gedanken über die Verbrennung und die dabei auftretenden Gase oder über die Oxydation der Metalle, fanden, daß die Luft bei der Atmung eine lebenswichtige Rolle spielt, stellten Gasgesetze auf und gelangten zu neuen Vorstellungen über den Elementbegriff. Aber noch fehlte eine brauchbare Theorie, die die chemischen Erscheinungen erklären konnte, und die Naturwissenschaft sollte noch einen langen Umweg machen durch die von *Georg Ernst Stahl* (1660–1734) aufgestellte Phlogistontheorie, die sich rasch über Europa verbreitete. Danach enthalten alle Stoffe, also auch die Metalle, einen Stoff »Phlogiston« (phlox = Flamme), der bei der Verbrennung in die Luft entweicht, wobei die Metallkalke zurückbleiben. Tatsächlich ist es gerade umgekehrt: die Metalle nehmen in der Hitze Sauerstoff aus der Luft auf unter Bildung von Metalloxiden. Seine Vorstellungen wendet *Stahl* durchaus auch auf die biologischen Vorgänge der Atmung und Gärung an. Trotz des grundsätzlichen Irrtums hat sich die Phlogistontheorie als sehr fruchtbar erwiesen, da sie zur Darstellung immer neuer chemischer Stoffe mit arzneilicher Wirksamkeit anregte.

Erst durch die gleichzeitige Entdeckung des Sauerstoffs durch den Engländer *Joseph Priestley* (1733–1804) und den schwedischen Apotheker *Carl Wilhelm Scheele* (1742–1786) sollte der letzte Schritt zum Beginn der modernen Chemie getan werden. Und erst der Franzose *Antoine Laurent Lavoisier* (1743–1794) erkannte die Bedeutung der

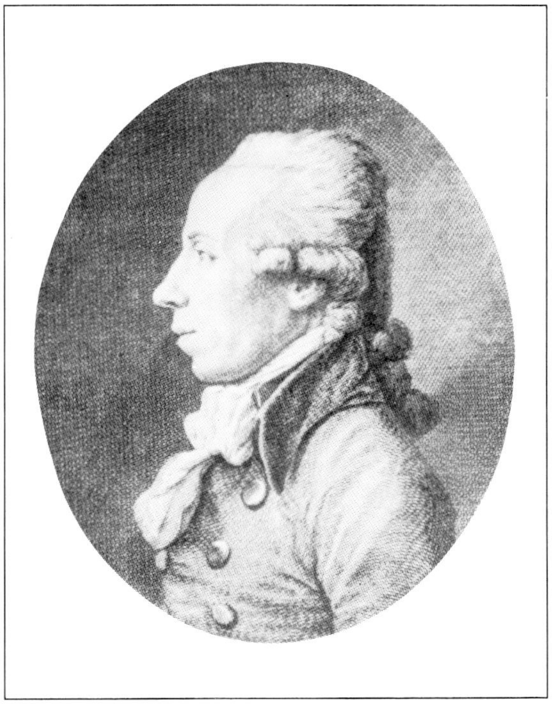

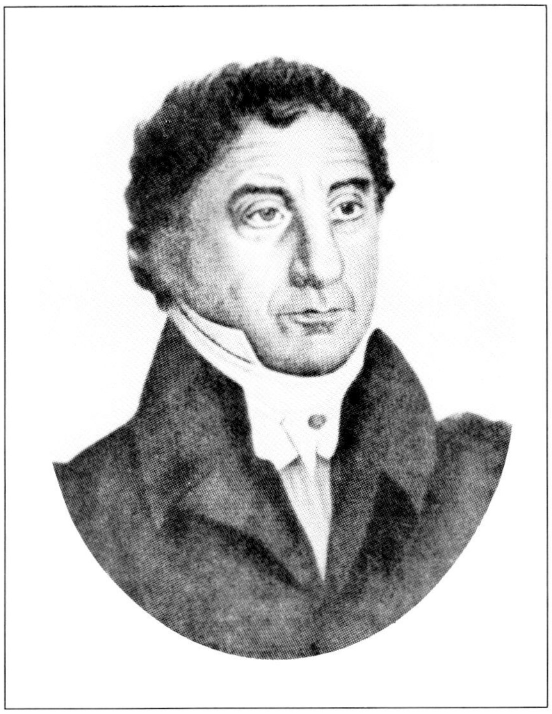

Scheeleschen und *Priestleyschen* Versuche, wonach die Verbrennung nichts weiter ist als die Verbindung der brennbaren Substanz mit dem Sauerstoff der Luft unter Gewichtszunahme. Mit diesen neuen Erkenntnissen zur Verbrennungstheorie überwindet er die Phlogistontheorie und kündet 1783 die Erneuerung der Chemie als abgeschlossen an. In Schweden war es der bedeutende Chemiker *Jöns Jakob Berzelius* (1779–1848), der das gesamte chemische Wissen seiner Zeit beherrschte, der die Atomgewichte der Elemente erstmals genau bestimmte und ihnen die noch heute gebräuchlichen Atomsymbole zuschrieb, der die elektrochemische Theorie der Verbindungsbildung begründete und mehrere bis dahin unbekannte Elemente entdeckte.

Um die Wende vom 18. zum 19. Jahrhundert fällt den deutschen Pharmazeuten das große Verdienst zu, bedeutende chemische Entdeckungen der Pharmazie dienstbar gemacht zu haben, womit sie zu höchstem Ansehen gelangten. Durch die Erweiterung und Umwandlung von Apothekenlaboratorien zu universitätseigenen pharmazeutisch-chemischen Instituten konnte in Lehre und Forschung die Gewinnung und Untersuchung neuer Heilstoffe vorangetrieben werden. An der bayerischen Landesuniversität zu Ingolstadt nahm 1760 der Stadtapotheker und spätere Professor *Georg Ludwig Claudius Rousseau* (1724–1794) den praktischen pharmazeutisch-chemischen Unterricht auf, in Königsberg errichtete 1775 der Hofapotheker und Professor *Karl Gottfried Hagen* (1749–1829) ein pharmazeutisch-chemisches Universitätslaboratorium, und in Erfurt folgte im Jahre 1795 durch den Apotheker und Professor *Johann Bartholomäus Trommsdorff* (1770–1837) die Gründung einer Unterrichtsstätte für Apotheker und Chemiker, die größte Anerkennung auch im Ausland fand. Weitere analoge Gründungen folgten an den Universitäten in Jena, Münster, Erlangen, Halle, Braunschweig u. a. Zu den berühmtesten Apothekern dieses Zeitraumes gehörten: *Andreas Sigismund Marggraf* (1709–1782),

74, 75 Primitive Arbeitsgeräte aus dem »Codex Dioskurides langobardicus«, 9. Jh. Abb. 74 zeigt das Auspressen von Pflanzendrogen aus einem Leinenbeutel durch Verwinden zwischen zwei Lederriemen. Abb. 75 zeigt einen Mörser und walzenförmige Apothekengefäße.
München, Bayerische Staatsbibliothek, Cod. lat. 337

Chemiker zu Berlin, dem die Auffindung des Zuckers in der Rübe gelang, und *Martin Heinrich Klaproth* (1743–1817), Apotheker aus Quedlinburg und später Professor der Chemie in Berlin. Letzterer vervollkommnete die quantitative Analyse und entdeckte die Elemente Uran, Titan, Zirkon und Cer. *Johann Wolfgang Döbereiner* (1780–1849), Professor der Chemie und Pharmazie in Jena, entdeckte die Kontaktwirkung des Platins (Döbereiners Feuerzeug), gehörte zu den Begründern des Periodensystems (Triadenregel) und war Berater *Goethes* in chemischen Fragen. Außerdem ist hier noch *Friedrich Wilhelm Sertürner* (1783–1841), Apotheker in Paderborn, Einbeck und Hameln, besonders zu nennen, dem bereits 1806 die Entdeckung und Gewinnung des Morphins aus dem Schlafmohn gelang.

Ähnlich wie der praktische chemische Unterricht an den deutschen Hochschulen in jenen Jahren seine Entstehung im wesentlichen Angehörigen der Pharmazie verdankt, ging auch die pharmazeutische Großindustrie aus Apothekenlaboratorien hervor. Aus der »Engel-Apotheke« in Darmstadt entwickelte sich unter *Heinrich Emanuel Merck* (1794–1855) seit 1827 die Firma *E. Merck*, Darmstadt; etwa zur gleichen Zeit nahm *Johann Daniel Riedel* in der »Schweizer-Apotheke« zu Berlin die Chinin-Produktion auf, woraus sich die Firma *J. D. Riedel – E. de Haen AG* entwickelte, und als weiteres Beispiel sei der Apotheker *Ernst Friedrich Christian Schering* (1824 bis 1889) genannt, aus dessen »Grüner Apotheke« in Berlin die gleichnamige Firma hervorging.

Die Entwicklung der pharmazeutischen Technik zu verfolgen ist vor allem auch optisch, d. h. vom Bild her, ein reizvolles Kapitel der Pharmaziegeschichte. Aus dem Altertum ist wegen des Mangels an überliefertem Bildmaterial wenig bekannt geworden. Unsere Kenntnisse über die benützten Geräte und Gefäße beruhen auf dem, was nach dem ausgehenden Mittelalter beschrieben oder abgebildet wurde. Die Verhältnisse vor diesem Zeitpunkt sind weitgehend in Dunkel gehüllt und ungeklärt.

Einen gewissen Eindruck aus alter Zeit vermögen die Abbildungen aus dem in der Handschriftenabteilung der Bayerischen Staatsbibliothek in München aufbewahrten »Codex Dioskurides langobardicus« vermitteln, der im 9. Jahrhundert im Kloster Monte Cassino entstanden ist. Er enthält neben dem lateinischen Text des griechischen Arztes *Pedanios Dioskurides* und neben etwa 900 Pflanzen- und Drogenabbildungen auch Darstellungen von Geräten und Gefäßen, die damals durchaus für die Arzneimittelherstellung Verwendung gefunden haben können. Von diesen für die Ikonographie pharmazeutischer Geräte und Arbeitsmethoden des Frühen Mittelalters hochbedeutsamen Abbildungen seien hier einige vorgestellt. Zu den ältesten in der Arzneibereitung verwendeten Geräten gehören die Mörser. Ihre Form ist durch eine starke Verjüngung nach unten charakterisiert, die zur besseren Standfestigkeit in einen breiten Fuß übergeht. Die Wandung weist dekorative Verzierungen mit einer Betonung der Vertikalen auf, wie sie für die späteren gotischen Mörser typisch sind. Auch Henkel, die wie kleine Ösen am oberen Rand sitzen, gab es schon.

Vielfältig sind die abgebildeten Gefäßformen zur Aufbewahrung der Arzneien, die meist eine keramikartige Bemalung aufweisen. Herausgegriffen seien ein dickbäuchiger Krug mit nach oben gezogenen Henkeln oder eine kolbenförmige Glasflasche mit röhrenförmigem Hals zur Aufbewahrung von ätherischen Ölen; zum sorgfältigen Verschluß dienten Wachsdeckel.

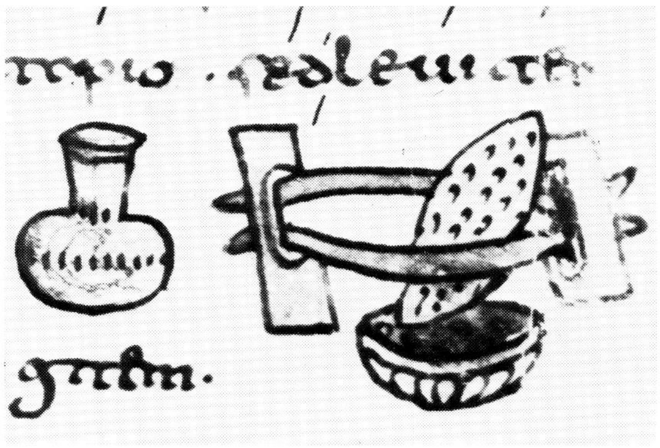

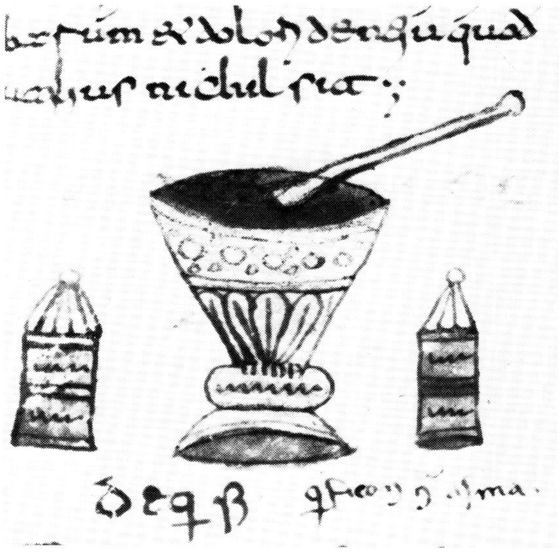

Einen interessanten Einblick in die primitive Arbeitstechnik vermitteln zwei weitere Darstellungen mit der dazugehörigen Beschreibung. Die eine, mit »de oleo picino«, also Teeröl, unterschriebene, zeigt die wohl einfachste Destillationspraxis: Um aus dem Holzteer die flüchtigen arzneiwirksamen Bestandteile zu erhalten, wurde ein Teerklumpen über dem Becken erhitzt und dann darüber eine Lage Schafwolle als Auffangmittel oder Vorlage gebreitet. Nach ihrer Sättigung mit dem flüchtigen Teeröl drückte man dieses in eine Glasflasche aus.

Das Auspressen von Pflanzen erfolgte ursprünglich wohl mit der Hand durch ein Leintuch. Eine technische Verbesserung zeigt unser Kodex inso-

fern, als das Preßgut zwischen zwei in Holzstücken befestigte Riemen eingespannt und durch kräftiges Verwinden ausgedrückt wurde. Der Preßsaft floß in das darunterstehende Becken und war in die danebenstehende Flasche abzufüllen.

Eine Reihe von Arznei- und Lehrbüchern vom Beginn des 16. bis zum 19. Jahrhundert stellen als Standardwerke in Form von Beschreibungen und Abbildungen das jeweils bekannte und verwendete pharmazeutische und chemische Apparatewesen vor. Am Beginn steht das erstmalig 1500 zu Straßburg erschienene Werk des Wundarztes *Hieronymus Brunschwig* (um 1450–1512) »Liber de arte distillandi«, das in der Folgezeit zu einem Klassiker der Destillierkunst mit ihren Öfen, Herden, Retorten und Vorlagen wurde. Ihm folgen die »Pirotechnia« des *Vanuccio Biringuccio* aus Siena (1480–1538), die eine chemische Technologie dieser Zeit übermittelt, ferner das Werk »De re metallica« des sächsischen Arztes *Georg Agricola* (1494–1550), welches wegen seiner Universalität besonders zu rühmen ist, und vor allem die »Alchemia« des *Andreas Libau*, latinisiert *Libavius* (1550–1616). Dieser ganz aus dem Geist der Renaissance schaffende Arzt und Chemiker legte erstmals 1595 sein großes Werk auf, das als eine Art Handbuch das chemisch-pharmazeutische Wissen seiner Zeit in technologischer, chemischer und heilkundlicher Sicht umfaßt. Während bei diesem Werk das Gerät des Alchemisten meist nicht von dem des Apothekers zu trennen ist, finden die eigentlichen Geräte des Apothekenlaboratoriums erst im 17. und 18. Jahrhundert eine bildmäßige Beschreibung. Hier ist vor allem der berühmte Chemiker *Johann Joachim Becher* (1635–1680) mit seinem Werk »Tripus hermeticus« zu nennen, das einen Bildkatalog von 64 im Apothekenlaboratorium gebräuchlichen Geräten enthält, und schließlich die chemischen Gerätetafeln des Italieners *Antonio de Sgobbis* in seinem Werk »Theatro farmaceutico« von 1682. *Becher* arbeitete kurze Zeit auch als Leibarzt des Kurfürsten *Ferdinand Maria* im Münchener Hoflaboratorium über die Mineralien. Vortreffliche Geräte der pharmazeutischen Praxis zeigt dann die »Vollständige und nutzreiche Apotheke« von *Johann Schröder* (1600–1664), Stadtarzt in Frankfurt, 1641 in Ulm in lateinischer, 1685 in Nürnberg erstmals in deutscher Sprache erschienen.

Arbeitsgeräte, Mörser, Pillenmaschinen

Wie man aus den alten Abbildungen sieht, hat sich das im Apothekenlaboratorium verwendete Arbeitsgerät vom Mittelalter bis in die heutige Zeit wenig geändert. Das gilt vor allem für die schon erwähnten Mörser, die wohl in der künstlerischen Ausstattung sich dem jeweiligen Stil der Zeit anpaßten, in ihrer zweckmäßig ausgebildeten Form aber auch von einem modernen Designer nicht anders oder besser hätten gestaltet werden können. Neben den zahlenmäßig weit vorherrschenden metallenen Gußmörsern aus Bronze (Kupfer-Zinn-Legierung), gelegentlich auch aus Eisen, gibt es in ältester Zeit steinerne Mörser aus Marmor, Serpentin, Achat oder Granit, die wegen ihrer großen Härte und glatten Oberfläche

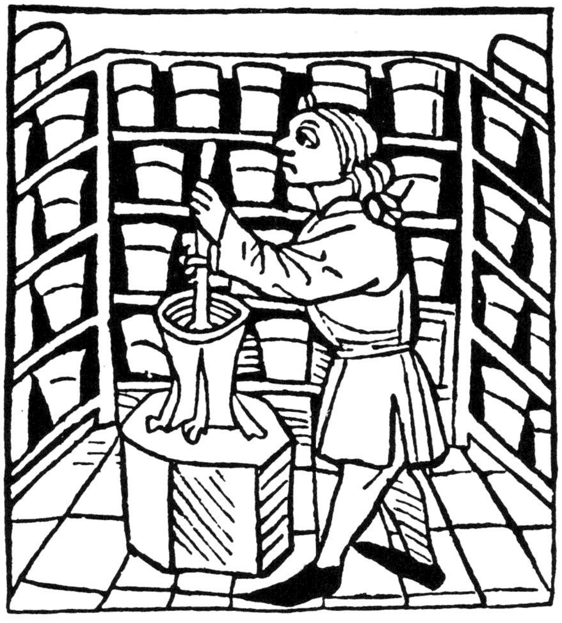

76 Apotheker am Mörser beim Zerkleinern von Arzneidrogen. Holzschnitt aus Anton Sorg »Ars memorativa«, 1470.

feinstes Pulverisieren der Arzneistoffe – und hierzu gehörten auch Edelsteine – zuließen. Selbst weicheres Material wie Elfenbein, Fayence oder gar Holz fand Verwendung. Die Mörser waren materialbedingt meist schmucklos, wogegen mit der fortschreitenden Gußtechnik bei den Bronzemörsern eine Entwicklungsreihe sichtbar wird, die vom Künstlerischen her zum Schönsten gehört, was an pharmazeutischen Geräten geschaffen wurde. Es ist daher nicht verwunderlich, daß diese vom Material her so widerstandsfähigen und unentbehrlichen Hilfsmittel des Apothekers über die Jahrhunderte hinweg den Apothekenraum schmücken und zum Wahrzeichen der Apotheke wurden.

Die Reihe beginnt mit der Gotik und ihrer Hinwendung zur Vertikalen. Und so zeigen die erhaltenen meist einhenkeligen Mörser dieser Kulturepoche eine schlanke nach oben strebende Form, die noch durch senkrechte Verstrebungen an der Wandung unterstrichen wird. Um die Standfestigkeit zu erhöhen, verdicken sich diese Vertikalen zum Mörserfuß hin zu Löwentatzen und waren in der Spätgotik nicht selten mit reliefartiger Ornamentik oder Menschenköpfen verziert. Solche Mörsertypen erhalten sich bis gegen Ende des 15. Jahrhunderts. Auch die im 16. Jahrhundert beginnende Renaissance mit ihrer Betonung der Horizontalen wirkt sich bei den Mörsern aus. Waagerechte Bänder und Girlanden schmücken den zur Tonnenform zusammengedrückten Körper, der meist auf einem breiten die Standfestigkeit erhöhenden Fuß ruht. Es gibt viele herrliche und kostbare Stücke dieser Art mit ihrer klaren Gliederung im Fuß, Rumpf und Rand, die oft mit Reliefdarstellungen versehen sind. Zu den vielfältigen Verzierungsmotiven gehören auch Spruchbänder, die den Namen des Gießers oder des Besitzers mit entsprechenden Jahreszahlen tragen, gehören Wappen, Rankenwerk und Kartuschen, aber auch Früchte, Getier, Engel und mythologische Darstellungen, die diese oft zentnerschweren Geräte zu wahren Kunst-

werken machen. Selbst die Henkel, jetzt beidseitig angebracht, sind künstlerisch geformt und stellen meist Delphine dar, sind aber auch als Menschenköpfe ausgebildet. Prächtige Beispiele sind erhalten in der Hospital-Apotheke in Besançon, im Museum für Kunsthandwerk in Frankfurt am Main oder im Deutschen Apotheken-Museum in Heidelberg.

Die Tätigkeit an den großen und schweren Mörsern verlangte vom Stößer, der Wurzeln, Rinden, Früchte, Gewürze oder Nüsse zu pulverisieren hatte, große Körperkräfte. Nicht selten erleichterte man sich die Arbeit durch eine an der Decke der Stoßkammer befestigte federnde Latte (Wippe), an der das schwere Pistill mit einem Seil verbunden war, wodurch sich das Hochstemmen erleichtern ließ. Zum Schutz gegen das Herausspringen des malträtierten Drogenmaterials bedeckte man den Mörser mit einem Holzdeckel mit Loch, durch welches das Pistill geführt wurde. Die Pistille endeten unten in einem dicken Metallklumpen, während der Griff meist eiförmig oder mit einem kurzen Querbalken (Krücke) ausgestaltet war. Die kleineren Mörser standen nicht auf dem Boden, sondern ruhten auf soliden Holzsockeln oder Postamenten, manchmal figürlich bezugnehmend auf das Apothekensymbol mit dem Mohrenknaben, das zurückgeht auf die Verehrung der Heiligen Drei Könige.

Mit dem beginnenden Barock, seiner Abwendung vom Metall als künstlerischem Material und mit der Betonung des Malerischen und Schwungvollen, setzt der Rückgang der Mörserherstellung ein, die ebenso wie das Gießen von Glocken oder Geschützrohren in den Händen der Rotschmiede und Glockengießer lag. Waagerechte Zierbänder sind jetzt zu Wülsten angeschwollen und der Mörserrand öffnet sich kelchförmig weit nach außen. Besonders spanische Mörser zeichnen sich dadurch aus, daß der Durchmesser der Öffnung fast immer größer ist als die Höhe. Ab dem 18. Jahrhundert wurde statt Bronze oft auch Messing (Kupfer-Zink) zur Herstellung verwendet.

Der Mörser ist heute noch, allerdings in handlicher Form und Größe, ein unentbehrliches Arbeitsgerät des Apothekers zur Zerkleinerung von Drogen oder auch zur Herstellung von Pillenmassen. Im Großbetrieb ist er abgelöst von den Kugelmühlen, in deren rotierenden Stahltrommeln die Pulverisierung durch Kugeln aus Metall oder Porzellan geschieht.

Entwickelte sich aus dem Mörser das Apothekensymbol schlechthin, so hat sich der Apotheker von der Pille her als der wohl wichtigsten Darreichungsform von Arzneistoffen den scherzhaften Beinamen »Pillendreher« geholt. Und in der Tat sind die Pillen ursprünglich in der Hand ausgerollt worden. Das »Inaurare«, d. h. Vergolden oder Versilbern der Pillen für die »Pharmacia elegans« erfolgte dann durch Schütteln und Rotieren in runden Holzbüchsen, in die Blattgold oder Silber eingelegt war. Solche schön verzierten Holzbüchsen befanden sich oft aufgehängt an den Rezepturtischaufsätzen, wie etwa in den Apotheken des Klosters Reutberg oder des Juliusspitals in Würzburg.

Der Vorläufer der heutigen Pillenmaschinen war der hölzerne Pillenkamm, in den in gleichen Abständen Metallspitzen oder Nägel eingeschlagen waren, die das Abteilen des Pillenstrangs erleichterten. Auch das »Pillensignet«, ein sägeförmig gezähnter Metallstreifen, erfüllte früher diese Aufgabe. Die heutige Pillenmaschine, welche das Zerschneiden des Pillenstrangs und Ausrollen der Pillen in einem Arbeitsgang und ohne Zuhilfenahme der Hände ermöglicht, ist erst im 18. Jahrhundert aufgekommen. *Johann Samuel Halle* (1727–1810), Professor der Geschichte zu Berlin, beschreibt sie in seinem technologischen Werk »Die Apothekerkunst« so, wie sie auch jetzt noch verwendet wird, als ein »... gedoppeltes Pilleninstrument von gegossenem Messing, voller Furchen, die man aufeinanderdrückt, um die Pillen abzuschneiden, welche man behauchet und in einer runden hölzernen Büchse, in der sich einige Silberblätter befinden, ... schüttelt.«

77 Vertikal-Presse aus Hieronymus Bock »Kreutterbuch...«, Straßburg 1577.

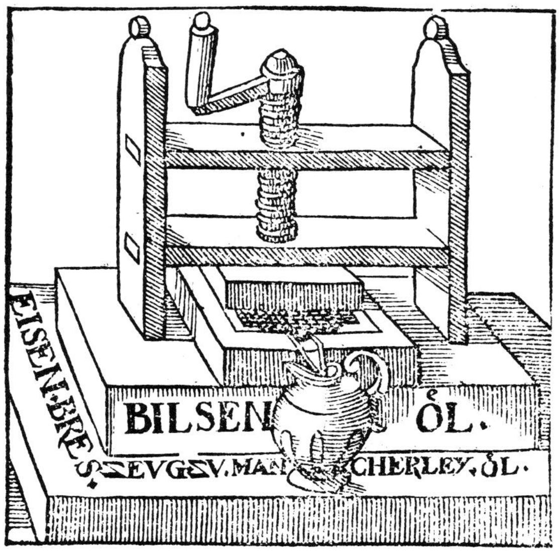

Pressen, Destilliergeräte, Öfen

Staunend stehen wir heute vor jenen ungefügen klobigen, aus dicken Balken konstruierten Drogenpressen, die die Heimat- und Landesmuseen schmücken, oder noch in manchen Apothekenlaboratorien als Relikte vergangener Zeiten erhalten sind, durch mächtige Winkeleisen fest im Boden verankert.

Die Preßtechnik begann schon im Altertum bei Ägyptern, Griechen und Römern und wurde durch Wringen, Treten unter Steinplatten oder mit der Spindel durchgeführt. Hierbei handelte es sich aber fast ausschließlich um das Pressen von Wein und Öl als den wichtigsten Nahrungs- und Genußmitteln. Abbildungen von Apothekenpressen aus alten Laboratorien sind kaum zu finden, man bediente sich ursprünglich wohl recht einfacher Vorrichtungen. Erst im 16. Jahrhundert kamen dann die hölzernen, gelegentlich auch eisernen Apothekenpressen auf, von denen *Hieronymus Bock* in seinem Kräuterbuch von 1577 eine Abbildung und Beschreibung gibt:

»In allen wolgerüsten Apotecken pfleget man auch mancherlei safft zu der Artznei nützlichen zu gebrauchen / deren werden etlich von etlichen ge-

78 Kunstvolles Destilliergerät zur Gewinnung von Weingeist (Aqua vitae); aus Hieronymus Brunschwig »Das buch der waren kunst zu distillieren«, 1512.

79 Miniaturen aus dem »Canon medicinae« des Arabers Avicenna (980–1037) (hebräische Übersetzung). – Avicenna im roten Mantel vor einer nach der Straße hin offenen Apotheke sitzend und Anweisungen für Rezepte gebend. Am Rand Badeszenen, Ansetzen von Schröpfköpfen, Aderlaß u. a. Bologna, Universitätsbibliothek, Cod. 2197, f. 492a, 38b ▷

wächsen gantz und gar mit allen angehörigen theilen außgepresset und auffgesamlet / ... mit einem hierzu dienenden Instrument eins Preßleins oder Tröttleins /«

Vor allem zwei Typen von Pressen wurden verwendet. Bei der bei *Hieronymus Bock* abgebildeten wird der Preßdruck durch eine vertikal stehende Spindel auf die beiden hölzernen Preßbacken vermittelt, zwischen denen sich das Preßgut in einem Leinenbeutel befand, während bei der anderen Form die Spindel horizontal auf die senkrecht angeordneten Backen einwirkt.

Ob die Kunst des Destillierens bereits im Altertum bei den Griechen und Römern bekannt war, ist zweifelhaft, es fehlen direkte Zeugnisse hierfür. Jedenfalls wird der ägyptischen Königin *Kleopatra* (69–30 v. Chr.), die sich auch mit alchemistischen Künsten beschäftigt haben soll, die Beschreibung eines Destillationsapparates zugeschrieben, so daß man sie als die Erfinderin dieses für die Chemie und Pharmazie so überaus wichtigen Prozesses bezeichnet hat. In großem Umfang ist diese Kunst dann von den Arabern ausgeübt worden – einige Destilliergeräte tragen

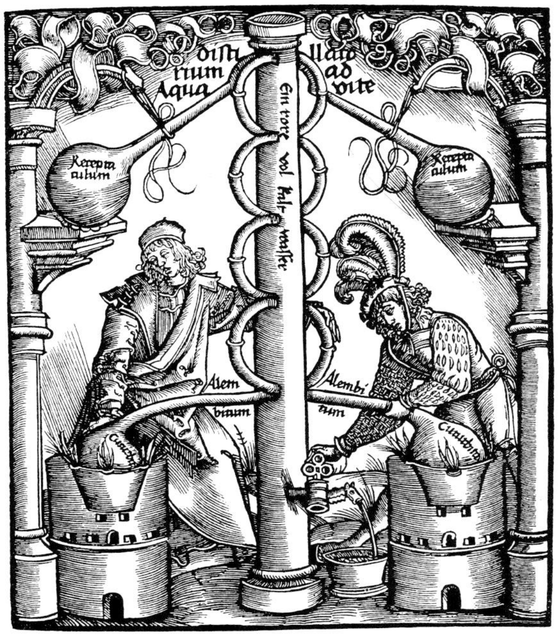

arabische Namen – und hat damit ab dem 13. Jahrhundert Eingang in das Abendland gefunden, wo vor allem der Weingeist und die destillierten Wässer rasch in den Arzneischatz und die Arzneibücher aufgenommen wurden. Sehr schnell verwandelte sich der Weingeist von einem Arzneimittel zu einem Genußmittel, und die Destillation von Wein nahm einen so großen Umfang an, daß schon bald Polizeiverordnungen (Nürnberg) gegen die Herstellung und den überreichlichen Genuß erlassen wurden. Diesem Mißbrauch waren die aus den verschiedensten Heilpflanzen gewonnenen destillierten Wässer nicht unterworfen, die wie etwa »aqua rosarum« als Heilmittel oder auch Geschmackskorrigens weite Verbreitung fanden.

Im 15. und 16. Jahrhundert war dann die Destillierkunst soweit entwickelt, daß sie wohl in jedem Apothekenlaboratorium ausgeführt werden konnte. Eine genaue Beschreibung der dabei benutzten Geräte und Öfen gibt das schon zitierte Buch »Liber de arte distillandi de Compositis. Das buch der waren kunst zu distillieren...«, von *Hieronymus Brunschwig*, das in vielen Auflagen meist als Vorspann oder Anhang Aufnahme in die Arzneibücher fand. *Brunschwig* beginnt:

»Die Kunst zu destillieren ist umb mancherley nutz und nohturfft / und zu Lieb dem Menschen / denselbigen bey seiner Gesundtheit zu erhalten / und die Krancken von ihrer kranckheit zu erquicken erdacht / und damit das unliebliche lieblich / das unbehältlich behältlich / das grobe von seiner Fäule und verderbung geläutert werden mög. Denn wenn man Kräuter / Wurtzelln und andere dergleichen Sachen stöst / und den Safft darauß truckt / so wird es unlieblich / darzu auch nicht behältlich / sintemal durch seine grobe und ungeläuterte Substantz baldt darnach ein Fäule und Verderbligkeit zufolgen pflegt. Zum anderen dienen die destillierte Wasser auch die Syrup / Latwerchen / Confect / damit zu vermischen / und dieselbige in liebliche Tränck zu verwandeln / ...«

In welchem Umfang die »gebrannten Wässer« in den Apotheken hergestellt wurden, geht aus dem Traktat *Brunschwigs* »Von viel und mancherley destillierten Wassern« hervor, das er seinem Destillierbuch angefügt hat. Hier sind nicht weniger als 300 solcher »aquae destillatae« beschrieben, wobei neben einer Vielzahl von Heil- und Gewürzpflanzen (Augentrost, Baldrian, Bilsenkraut, Enzian, Fenchel, Kamille, Knoblauch, Melisse, Rosen, Wermut u. a.) auch Ameiseneier, Frösche oder Regenwürmer als Destillationsgut dienten. Meist ist gleich im Kräutergarten ein Destilliergerät mit Ofen aufgestellt, um die frisch geernteten Pflanzen sogleich dem Prozeß unterwerfen zu können.

Das Destillieren (wörtlich: Herabträufeln) umfaßte damals mehrere Manipulationen, die mit der heute gebräuchlichen Vorstellung des Trennens von flüchtigen Stoffen von weniger flüchtigen oder festen Stoffen nichts gemein haben. So gab es die »Destillatio per filtrum«, die nichts weiter als eine Filtration bedeutete, indem man durch Einhängen eines Filzstreifens über den Rand eines höherstehenden Gefäßes mit Hilfe der Kapillarkraft die trübe Flüssigkeit durch Herabtropfen in ein darunter stehendes Gefäß klärte.

Auch das »Digerieren«, das heißt das Ausziehen des wirksamen Arzneistoffes aus einer Droge mit einer leicht siedenden Flüssigkeit, die nach Verdampfung und anschließender Abkühlung immer wieder auf das Auszugsgut zurücktropft, ist ein Destillationsvorgang im Sinne des Herabträufelns. Hierbei entwickelte man Gefäßformen, die diesen Vorgang begünstigten und den Kreislauf immer wieder neu beginnen ließen. Von einfachen Zirkuliergefäßen mit Seitenrohren bis hin zu Doppelgefäßen und Pelikanen in den verschiedensten Varianten geht hier die Reihe.

Die eigentliche Destillation verlangte einen größeren apparativen Aufwand. Das Destillationsgut wurde in einem Kolben oder einer Retorte (Storchschnabel) erhitzt und die aufsteigenden Dämpfe in einem aufgesetzten gläsernen oder

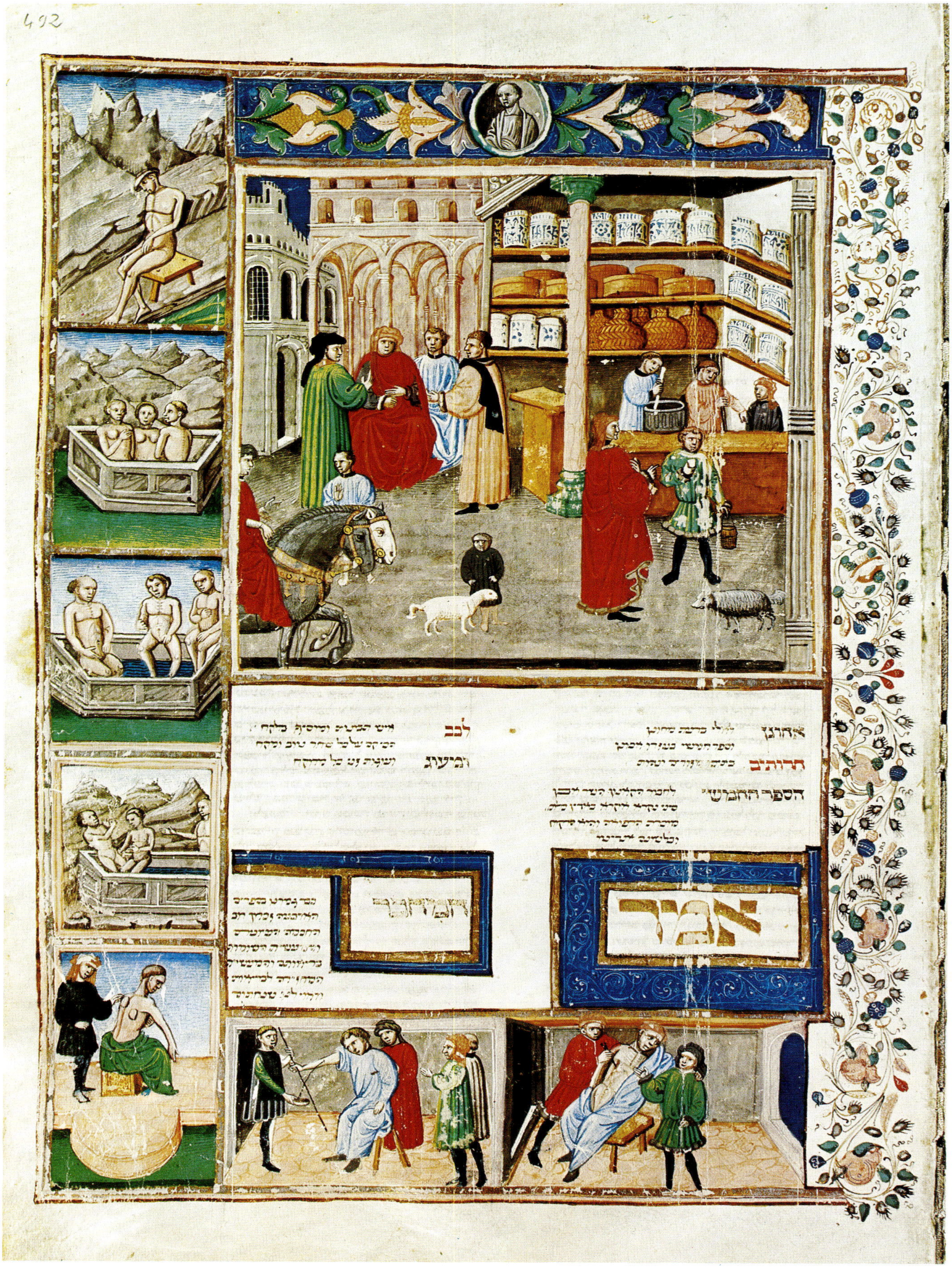
492
לבב
הספר החמישי
אמר

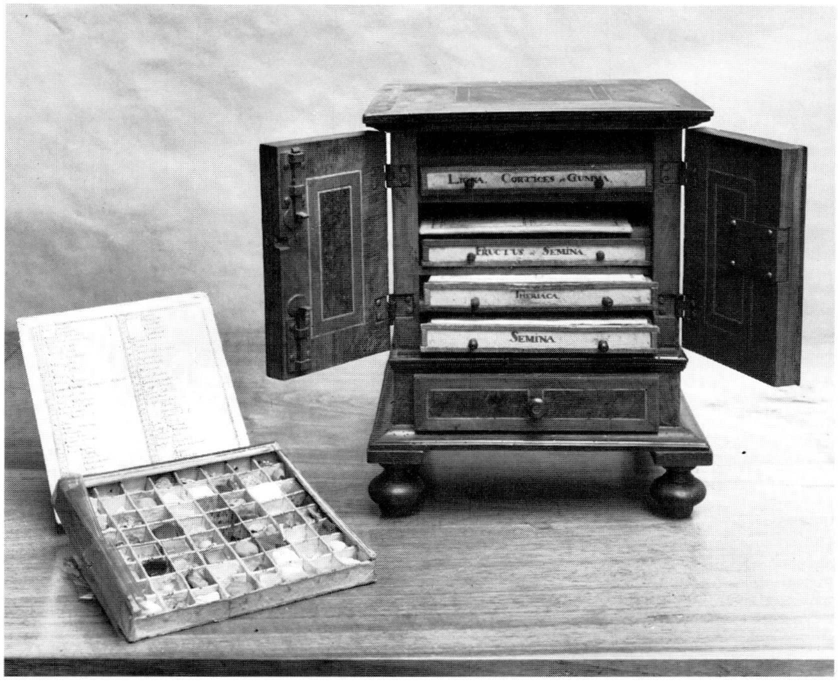
LIGNA. CORTICES et GUMMA
FRUCTUS et SEMINA
THERIACA
SEMINA

80 Demonstrierkabinett mit Musterproben der gebräuchlichsten Arzneidrogen nach Gruppen geordnet: Mineralia, Ligna (Hölzer), Cortices (Rinden), Gumma (Harze), Fructus (Früchte), Semina (Samen), Theriaca, die als Vergleichsmaterial beim Drogeneinkauf und zum Unterricht dienten. 2. Hälfte 17. Jh.
Basel, Schweizerisches Pharmazie-Historisches Museum

81 Apothekerdiplom, ausgestellt in Venedig am 13. Februar 1732, mit farbigem Schmuckblatt, 23 × 18,5 cm. Ledereinband mit Goldprägung.
Basel, Schweizerisches Pharmazie-Historisches Museum

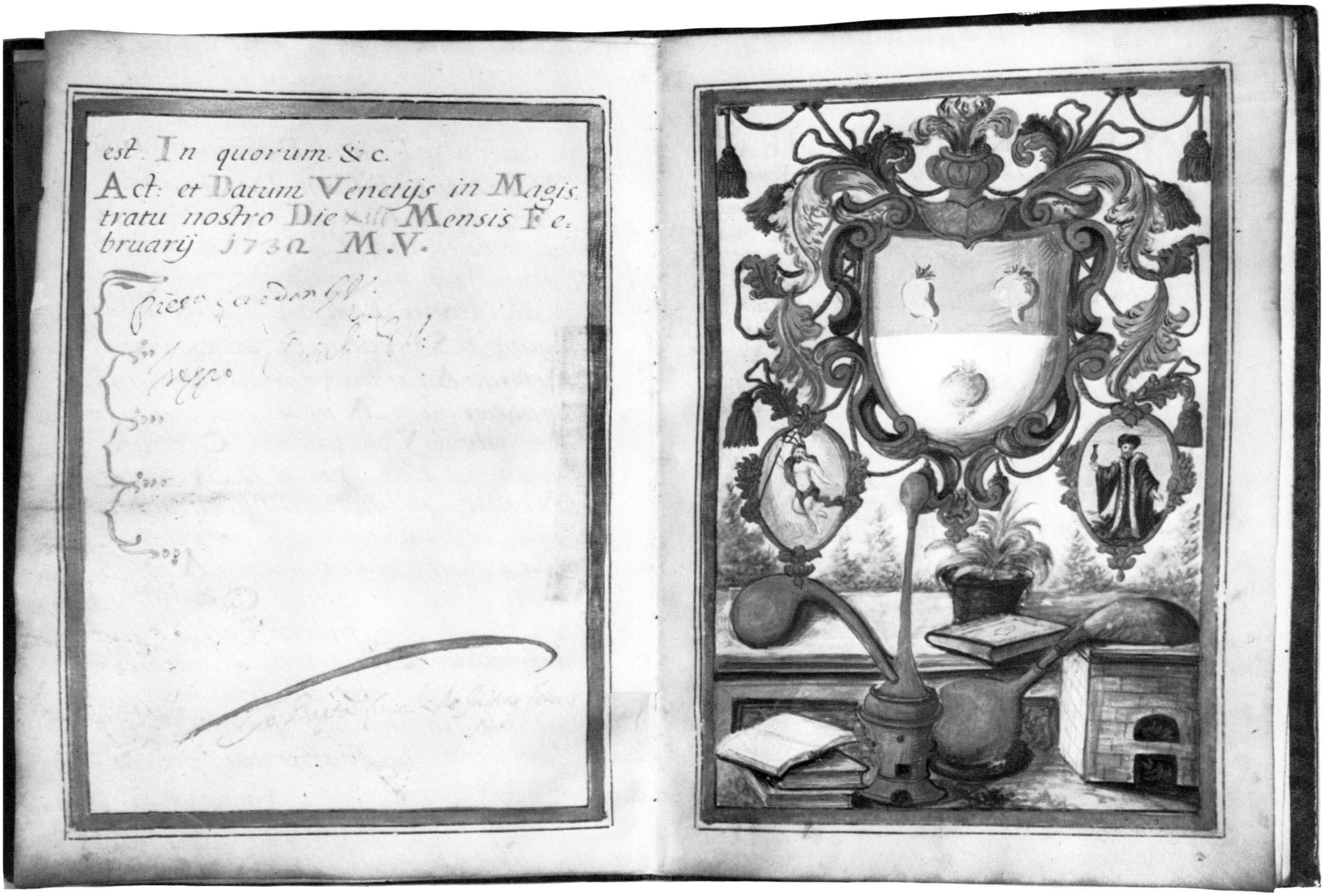
est. In quorum &c.
Act. et Datum Venetijs in Magis
tratu nostro Die xiii Mensis Fe:
bruarij 1732 M.V.

82 *Destillierherd mit schlangenförmigem Kühlrohr in einem mit kaltem Wasser gefüllten Kühlfaß; aus »Destillierbuch« des Gualtherius Ryff, Frankfurt 1567.*

83 *Destillierherd mit Retorten und aufgesetzten spitzen Rosenhüten als Kühlhelme zur Gewinnung von destillierten Wässern; aus Hieronymus Brunschwig »Das buch der waren kunst zu distillieren«, 1512.*

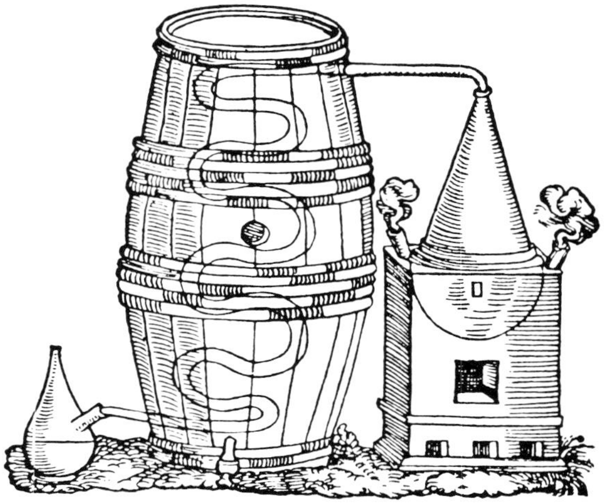

kupfernen Helm – Alembic (arabisch) genannt –, der mit einem seitlichen Abflußrohr (Schnabel) versehen war, abgekühlt, verflüssigt und in ein kleineres Auffanggefäß (Receptaculum) übergeleitet. Die Form dieser Kühlhelme oder Dephlegmatoren wurde ständig verbessert, um durch eine größere Oberfläche wie bei dem sog. »Rosenhut« mit hohem Helm eine bessere Kühlwirkung zu erzielen. Zum Aufkitten der Destillierhelme auf die Kolben verwendete man einen lehmartigen Brei, »lutum sapientiae«, aus einer Mischung von Lehm, Pferdedünger, Ziegelmehl, Wasser und Eiweiß, mit dem auch die erhitzten Retorten und Kolben als Schutz vor dem Zerspringen und zum besseren Warmhalten bestrichen wurden. Der Rückstand im Kolben heißt »caput mortuum«, das Totgebrannte. Anstelle des zerbrechlichen Glases kamen bald auch kupferne oder zinnerne Destillierblasen und Helme in Gebrauch. Man erkannte aber bald, daß die Destillate durch Metallspuren verunreinigt und für den menschlichen Gebrauch ungenießbar wurden. Alte Apothekerordnungen etwa von Nürnberg (1555) oder Augsburg (1564) enthalten daher das Gebot, zum Destillieren nur gläserne Gefäße zu verwenden.
Einblick in solche Destillationspraxis geben etwa die Laboratorien im Schweizerischen Pharmazie-Historischen Museum in Basel, in der Apotheke im Hôtel-Dieu von Beaune oder in der Hofapotheke zu Wien. Je mehr die Destillationskunst in den Apotheken und chemischen Laboratorien ausgeübt wurde, um so mehr machte sich das Bedürfnis nach gut wirkenden Kühlvorrichtungen bemerkbar, und die Destillieranweisungen von *Brunschwig* zeigen auch hier zahlreiche Variationen, die von einem mit kaltem Wasser gefüllten Faß ausgehen, durch das das Kühlrohr gradlinig oder schlangenförmig geführt ist. Umständlich war hierbei die ständige Erneuerung des sich langsam erhitzenden Kühlwassers durch Aufgießen von kaltem Wasser. Ein sehr elegant konstruiertes Gerät ist bei *Brunschwig* zur Destillation von Weingeist »distillatorium ad aqua vite« abgebildet. Aus zwei Destillierkolben (Cucurbita, Kürbis) wird der entweichende dampfförmige Weingeist über zwei Schlangenrohre abwechselnd durch ein mit kaltem Wasser gefülltes Rohr geleitet, um oben nach der Verflüssigung in zwei Vorlagen (Receptacula) zu gelangen.
Wie sehr die Destillation als eine der wichtigsten Vornahmen zur Herstellung von Arzneien über das rein technische hinaus die Geister bewegt hat, ist vor allem bei *Paracelsus* zu erfahren. Er betonte immer wieder, daß nicht die ganze Pflanze oder das natürlich vorkommende Mineral wirksam seien, vielmehr müsse man durch geeignete Methoden aus der groben Materie das eigentlich wirksame, die Quintessenz, herausholen. Das feinste Destillat des Weines, aqua vitae, nannte er Alkohol, dem arabischen Sprachschatz entnommen (al = Artikel; cohol = das Zarteste). Ähnlich wie im Makrokosmos durch Sonnenhitze Wasser in Dampf verwandelt wird und nach Abkühlung und Kondensation als Regen, Graupel oder Schnee wieder herabfällt, so stellte sich *Adamus Lonicerus* in seinem Kräuterbuch von 1679 auch im Mikrokosmos des Menschen den gleichen Prozeß vor:
»Gleicherweise ist es auch im Menschen / da von der Feuerstatt der Leber / die Pfann oder Capell des Magens erhitzigt / und die innerliche Dämpf durch natürliche oder äusserliche zufällige Hitz ins Haupt und Hirnschal / als ein Destillier-Helm aufsteigen / und durch Kälte desselbigen zusammen getrieben / zu Rotz und Schleim werden / in die Nase / als den Schnabel des Destillier-Helms und Hals / wiederumb herabfallen / durch schnupfen / husten und räuspern / außgefeget muß werden.«
Zur Erzeugung der für die Destillation erforderlichen Wärme fanden Öfen und Herde Verwendung. Während man ursprünglich sich durchaus der Sonnenwärme bediente oder das Destillationsgefäß in einen Ameisenhaufen oder heißen Brotteig verbrachte, kam es mit dem Aufblühen der Chemie und Pharmazie ab dem 12. Jahrhundert zur Konstruktion von einfachen aber auch geradezu abenteuerlich anzuschauenden Öfen. Der schon erwähnte legendäre Araber *Dschabir* verfaßte ein in lateinischer Sprache überliefertes Werk »De fornacibus congruendis«, in welchem solche Geräte beschrieben sind. Später sind Abbildungen und Beschreibungen in den schon genannten Werken des *Hieronymus Brunschwig* oder des *Adamus Lonicerus* zu finden. Meist waren die Brennherde aus Ziegelsteinen oder Kacheln aufgebaut mit einer Tür zur Aufnahme des Brennstoffs und einigen Luftlöchern; an der Rückseite befanden sich Abzugsröhren für den Rauch. Destillierkessel aus Metall wurden direkt in das offene Feuer gesetzt, gläserne Geräte dagegen in Asche oder Sand (per cinerum). Hitzeempfindliche Stoffe destillierte man aus dem

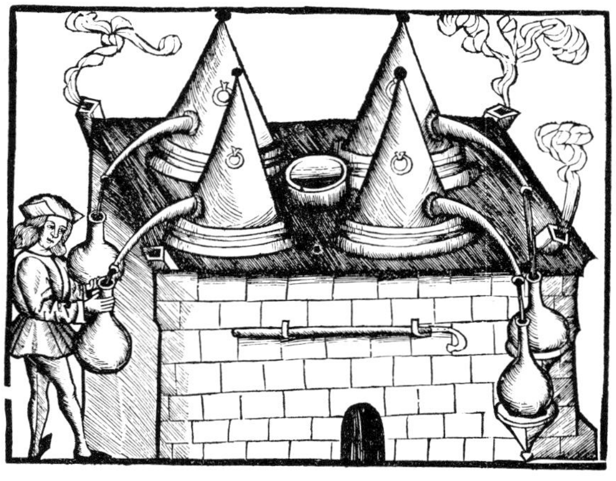

84 Apotheker mit Handwaage, Holzschnitt, um 1240.

Wasserbad (balneum Mariae), wozu der Destillierkolben in heißes Wasser eingehängt wurde. Um den ungeheuren Bedarf an destillierten Wässern zu decken, verwendete man Herde mit mehreren Öffnungen, um gleichzeitig nebeneinander destillieren zu können. Der Phantasie zur Konstruktion solcher Öfen für Massendestillationen, Kapellenherde, waren keine Grenzen gesetzt. Für langdauernde Destillationsprozesse erfand man ein als »fauler Heinz« oder »Athanor« (lang andauernd) bezeichnetes Heizgerät. Es bestand aus einem langen oben mit einem Deckel verschließbaren Rohr; das von oben her eingefüllte Heizmaterial rutschte dann ohne weiteres Zutun durch einen Laborgehilfen kontinuierlich in den Verbrennungsraum nach.
Auch Windherde zur Erzeugung höherer Wärmegrade bei chemischen Prozessen oder Schmelzvorgängen konstruierte man, bei denen durch zahlreiche Löcher unter dem Verbrennungsrost Zugluft eindringen konnte. Eine anschauliche Übersicht über Öfen aller Art aber auch über Filtrationseinrichtungen gibt eine Gerätetafel aus dem »Pharmazeutischen Theater« des *Antonio de Sgobbis* von 1682.

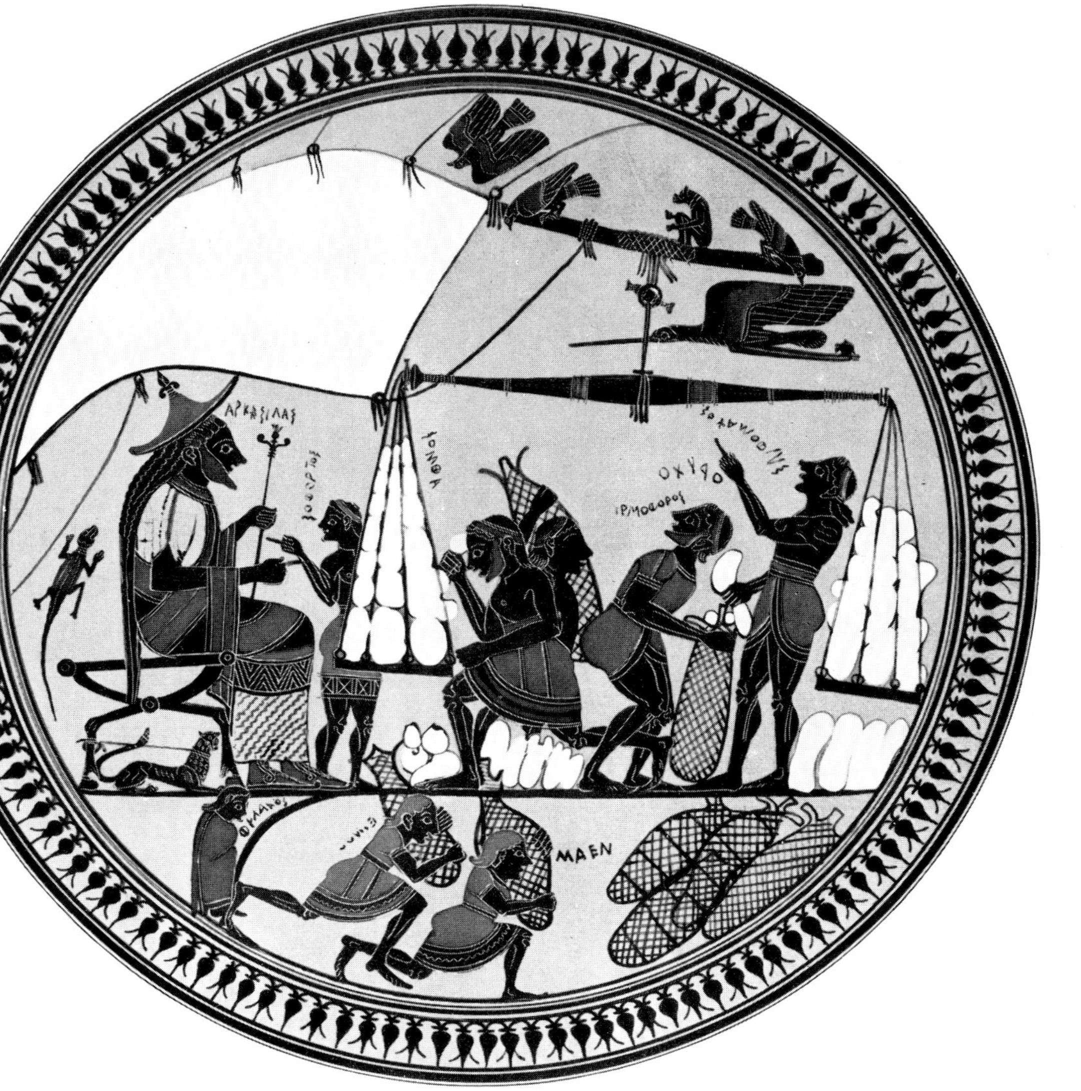

85 Arkesilaos-Schale; der König von Kyrene überwacht das Abwiegen und Verpacken der Gewürzdroge Silphium. – Paris, Bibliothèque Nationale

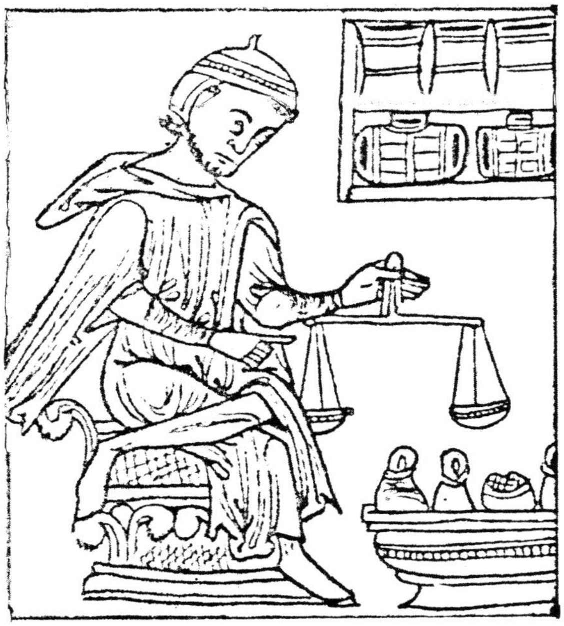

Die wohltätige aber auch verändernde und reinigende Macht des Feuers war den Chemikern und Apothekern vergangener Zeiten wohl bekannt, sie verstanden es, »das von *Prometheus* der Menschheit gespendete Geschenk auch für ihre Künste sehr vielfach auszunutzen« *(Hermann Peters)*.

Waagen und Gewichte

Ohne ein genaues Abmessen der oft stark wirkenden Arzneistoffe war eine gezielte Therapie nicht denkbar, und es ist verständlich, daß mit dem Empfindlicherwerden der Waagen auch die Gewichte mit immer größerer Genauigkeit herzustellen waren. Überall dort, wo Handel und Wandel, die Gewinnung von Gold und Silber oder der Austausch von kostbaren orientalischen Gewürzen und Heildrogen im Aufblühen waren, mußten zwangsläufig Waagen und Gewichte geradezu entdeckt werden; Gräberfunde aus alten Kulturen geben davon Zeugnis. Kein Wunder, daß auch der Betrug von Anfang an dabei war, und so berichtet schon der Talmud von Waagen mit hohlem Waagebalken, in welchem hin- und herfließendes Quecksilber mit einigem Geschick der Ware ein größeres Gewicht verleihen konnte.
Die Vielzahl der überlieferten Abbildungen von Waagen, die zurückgehen bis auf Ägypten, zeigen bis in die heutige Zeit immer das gleiche Prinzip mit dem in der Mitte aufgehängten Waagebalken, an dem an beiden Enden im Gleichgewicht die Waagschalen aus Kupfer oder Messing mit Schnüren angehängt sind. Die schon erwähnten

Schnellwaagen besitzen nur einen graduierten Balken, der mit einem verschiebbaren Laufgewicht versehen war. Berühmt geworden ist die schöne griechische *Arkesilaos*-Schale aus dem 6. Jahrhundert v. Chr., die den König von Kyrene (Libyen) unter einem Sonnensegel sitzend zeigt, wie er das Wägen und Verpacken von »Silphium«, einer Gewürzdroge, und kostbarstem Ausfuhrartikel seines Landes, beaufsichtigt.
Solche zweiarmigen Hängewaagen jeder Größe finden wir auch auf fast allen Abbildungen mittelalterlicher und neuzeitlicher Apotheken. Sie setzen eine gewisse Geschicklichkeit des Wägenden voraus, der mit der einen Hand die Hängevorrichtung hält, um mit der anderen Wägegut und Gewichte auf die Schalen zu bringen, bis der nach links und rechts ausschlagende Zeiger im Gleichgewicht zur Ruhe kommt. Solche Handwaagen wurden – die beiden Waagschalen ineinandergeschoben – meist an einem Nagel am Regal aufbewahrt. Später in der Barock- und Rokokozeit fanden sie an den schmiedeeisernen Rezepturtischaufsätzen, die oft als Aushängeschild der Apotheke einen hohen künstlerischen Wert besaßen, ihren Haltepunkt.
Standwaagen, auf einem Brett oder Waagekasten montiert, kommen erst später auf; sie vermitteln eine bessere Handhabung und damit auch genaueres Wägen. Hier finden sich dem Zeitgeschmack angepaßte künstlerisch hochwertige Ausführungen, wie etwa die mit dem kaiserlichen Doppeladler gekrönte Rokokowaage aus der Alten Hofapotheke zu Wien, die edel geformte Empire-Waage aus der Hospital-Apotheke zu Cluny (Saône-et-Loire) oder die im Deutschen Apotheken-Museum zu Heidelberg aufbewahrte französische Waage mit Träger aus bemaltem Porzellan (um 1830).
Um diese Standwaagen vor Staub und Luftzug zu schützen, wurden sie bald in gläserne Waagekästen eingebaut, woraus sich später die sehr empfindlichen Analysenwaagen entwickelten, die in jedem Apothekenlaboratorium vorhanden sein müssen. Eine sehr frühe Abbildung einer Waage im Glaskasten ist in dem Apparatekatalog des *Johann Joachim Becher* (1635–1682) in seinem Werk »Tripus hermeticus« zu finden.
Für Maße und Gewichte nahmen sich die alten Kulturvölker die Natur zum Vorbild. Man benutzte Teile des menschlichen Körpers, etwa den Fuß, die Elle oder den Daumen (Zoll) als Längenmaße und zur Festlegung von Hohlmaßen eine »Handvoll« (manipulus) oder soviel, »wie sich mit drei Fingern fassen läßt« (pugillus). Die Gewichtseinheit holte man sich im Orient nach dem Aufkommen des Ackerbaus bezeichnenderweise vom Getreidekorn (gran) als kleinster Dimension. Und um Unregelmäßigkeiten in der Korngröße auszugleichen, nahm man entsprechend dem damals verwendeten Duodezimalsystem 60 Körner gleich einer Drachme. Auf dieser 3000 Jahre vor Christus gewählten Getreideeinheit konnte sich ein von Griechen, Römern und Arabern übernommenes bis weit in die Neuzeit hineinreichendes Gewichtssystem aufbauen, das in Nürnberg im Jahre 1555 als Nürnberger Medizinalgewicht neu manifestiert wurde und sich in Deutschland bis ins 19. Jahrhundert behauptet hat. Angefangen wird mit dem Gran, das einem Gewicht von 0,06 g entspricht, 20 Körner entsprechen dann einem Skrupel und 60 Körner einer Drachme; die weiteren Unterteilungen sind folgender Tabelle zu entnehmen (nach *Hans Valentin*):

Pfund	Unze	Lot	Drachme	Skrupel	Obulus	Gran	g
1 =	12 =	24 =	96 =	288 =	576 =	5760 =	351
	1 =	2 =	8 =	24 =	48 =	480 =	30
		1 =	4 =	12 =	24 =	240 =	15
			1 =	3 =	6 =	60 =	3,7
				1 =	2 =	20 =	1,2
					1 =	10 =	0,6
						1 =	0,06

Nicht vergessen soll hier werden, daß auch andere Früchte als Gewichtseinheiten herangezogen wurden, etwa Pfefferkörner oder Traubenkerne und bei *Dioskurides* Bohnen, Hasel- oder Walnüsse. Zum Abmessen flüssiger Arzneien diente der Löffel (cochlear) oder der Arzneibecher (cyathus). Selbstverständlich gab es auch Zeichen für die Gewichte, um auf den Rezepten die zu verwendenden Mengen anzugeben. Im ersten amtlichen Arzneibuch für die Stadt Nürnberg von 1546 ist eine entsprechende Tabelle abgedruckt.
Erst die Französische Revolution brachte eine Abwendung von der Vielzahl und Verschiedenheit der bis dahin geltenden Maße und Gewichte durch Einführung des metrischen Systems, das von der französischen Nationalversammlung 1795 beschlossen, 40 Jahre später zum Gesetz erhoben und von den Ländern des europäischen Kontinents (Deutschland 1868) übernommen wurde. In England dagegen sind noch heute die alten Maßeinheiten als Apothekergewicht gültig: 1 grain (0,065 g); 1 scruple = 20 grains; 1 drachm = 3 scruples; 1 ounce = 8 drachms (31,104 g).

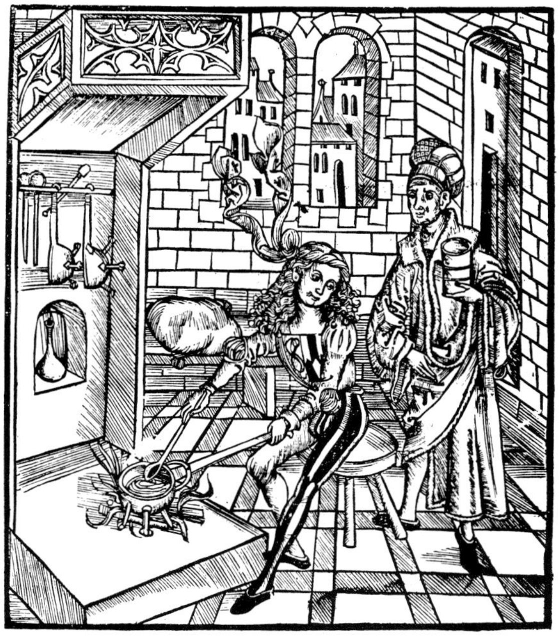

86 Laboratorium mit Apothekergesellen am Feuerherd unter der Aufsicht des Meisters; aus Hieronymus Brunschwig »Buch der Cirurgia«, Straßburg 1497.

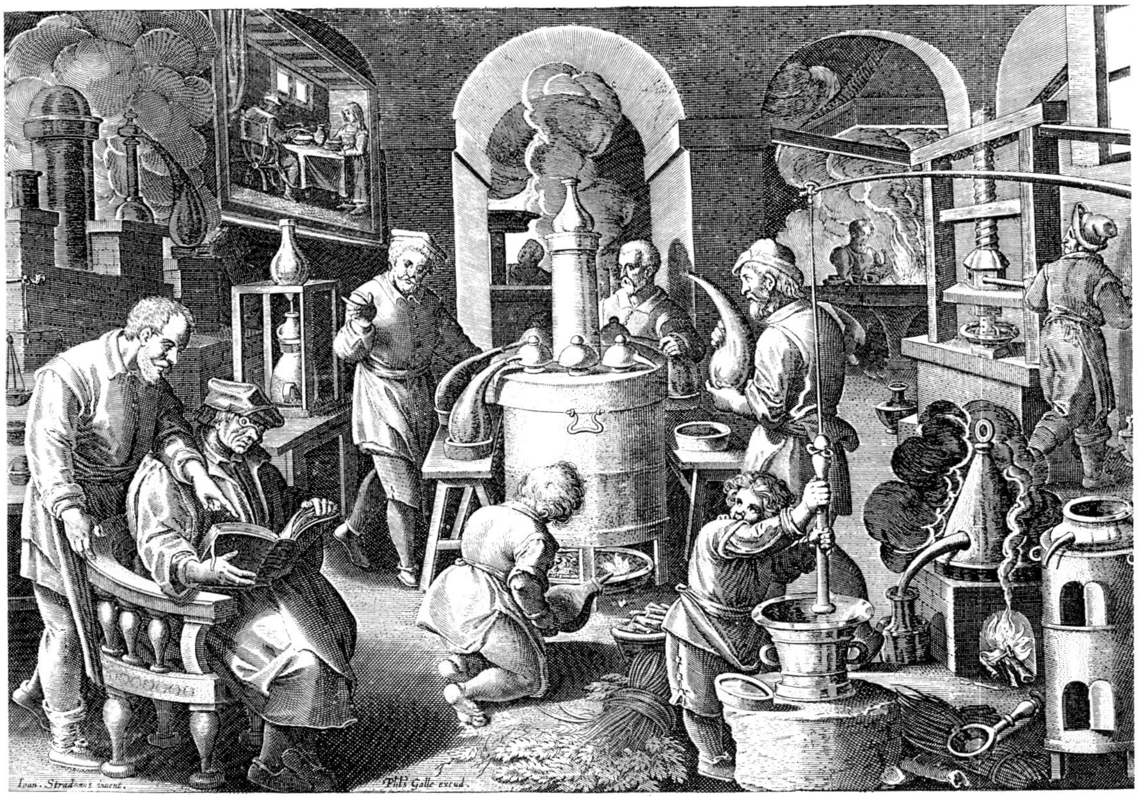

87 Laboratorium mit Darstellung der wichtigsten chemischen Geräte; in der Mitte ein Ofen mit Heizrohr »Athanor« (fauler Heinz). Kupferstich von Philipp Galle (1537–1612) nach einem Gemälde des Johannes Stradanus im Palazzo Vecchio, Florenz.

Laboratorien

Dem Apothekenlaboratorium des ausgehenden Mittelalters mit den dort aufgestellten und dem Laien geheimnisvoll erscheinenden Geräten haftet ein Ruch nach Zauberei, nach Alchemie und Goldmacherkunst an. Neben dem eigentlichen Verkaufsraum, der Offizin, gehörte zu den wichtigsten Räumen der Apotheke das Laboratorium, von dem schon frühe Abbildungen erhalten sind. Hier ist vor allem der dem »Buch der Cirurgia« des *Hieronymus Brunschwig* von 1497 entnommene Holzschnitt anzuführen, der, noch ganz in gotischer Manier geschnitten, einen Apothekergesellen im Laboratorium zeigt, wie er unter der Aufsicht des Meisters über offenem Feuer in einer dreifüßigen Pfanne eine Arznei bereitet. Die Einrichtung dieses Laboratoriums mit seinen wenigen an der Wand hängenden Gerätschaften ist aber keineswegs typisch für jene Zeit, vielmehr geben die Arzneibücher und medizinischen Werke in der Folgezeit ein sehr viel reicheres Bild über Einrichtung und Geräte, die neben der Herstellung von Tinkturen, Extrakten, Salben und Pflastern immer mehr – vor allem seit *Paracelsus* – auch zur Bereitung chemischer Präparate notwendig waren. Das Innere eines solchen Laboratoriums, mit den im Vorstehenden geschilderten Arbeitsgeräten, veranschaulicht die 1570 entstandene, künstlerisch wohl bedeutendste Darstellung des flandrischen Malers *Ian van der Straet*, genannt *Johannes Stradanus*, im Palazzo Vecchio zu Florenz, die hier in dem Kupferstich von *Philipp Galle* (1537–1612) wiedergegeben ist. Im Mittelpunkt befindet sich ein großes Wasserbad, ein »balneum Mariae«, das mit Hilfe eines »Athanors« (fauler Heinz) (siehe S. 64) beheizt wird. Die in das heiße Wasser eingetauchten Kolben sind mit »Alembiks« (Kühlhelmen) verschlossen, aus deren Schnäbeln das Destillat in die Vorlagen (Rezipienten) fließt. Daß es sich um ein Apothekenlaboratorium handelt, wird kenntlich an den im Vordergrund liegenden Heilpflanzen, die rechts davon in einem Mörser mit Wippe zur weiteren Verarbeitung zerstampft werden. Vor der rechts im Hintergrund gezeigten Spindelpresse befindet sich ein Kapellenofen mit »Rosenhut«, dem bevorzugten Gerät zur Herstellung von destillierten Wässern (Rosenwasser). Links wird in einem Holzgestell eine »Destillatio per filtrum«, eine Filtration durch Herabtröpfeln, durchgeführt, während im Hintergrund Flammen und Rauch auf weitere chemische Prozesse schließen lassen.

Über die Arbeitsgeräte im 16. und 17. Jahrhundert sind wir aus Lehrbüchern gut unterrichtet. Beliebt waren tabellarische Zusammenstellungen, und so enthält *Johann Joachim Bechers* Werk »Tripus hermeticus« ein »Schema instrumentorum laboratorio portali inservientium« mit Abbildungen von 64 Teilen, wohl die lückenloseste Zusammenstellung für diesen Zeitraum. Bemerkenswert für diese frühe Zeit ist die Anführung von drei Waagen, von denen eine bereits in einem Gehäuse untergebracht ist. Zur Vermischung von Pulvern verwendet man eine Hasenpfote, auch Arbeitskittel und Handtuch sind nicht vergessen. Ebenfalls 64 Apothekengeräte führt *Johann Schröder* in seiner »Vollständige und nutzreiche Apotheke« (von *G. D. Koschwitz* 1693 neu bearbeitet) an. Darin enthalten sind ausführliche Angaben über die Benützung der Geräte.

Auch das 18. Jahrhundert lieferte zahlreiche Beiträge zur Geschichte der pharmazeutischen Laboratorien und des pharmazeutischen Arbeitsgerätes. Das große und das kleine Laboratorium der Hofapotheke in Berlin sollen hierfür stehen, in ihnen konnten alle wichtigen pharmazeutischen Arbeitsvorgänge ausgeführt werden: Pulverisieren im Mörser, Schmelzen im Ofen, Auflösen, Ausziehen von Drogen mit Wasser oder Weingeist, Amalgamieren, Verdicken, Sublimieren, Destillieren, Mazerieren (Erweichen von Pflanzenteilen), Kristallisieren, Präzipitieren von Salzen aus Lösungen, Dekantieren (Abgießen vom Bodensatz) und Abpressen gehören dazu.

Um die Wende vom 18. zum 19. Jahrhundert veränderte sich das Bild des Apothekenlaboratoriums wesentlich durch die neuen Erkenntnisse auf den Gebieten der pharmazeutischen Chemie und des damit notwendig gewordenen apparativen Aufwandes.

Zu Hilfe kam hier die aufblühende Glasindustrie, die die von den pharmazeutischen Chemikern konstruierten neuen Geräte im großen herstellte. Zu den bedeutendsten Erfindungen in der Laboratoriumstechnik gehörte zweifellos der von *Justus von Liebig* (1803–1873) eingeführte Rückflußkühler für die Destillation, ohne den heute kein Laboratorium mehr denkbar ist.

Kräuter- und Materialkammern

Die ältesten Abbildungen von Apotheken aus dem 14. und 15. Jahrhundert lassen nicht erkennen, ob neben dem kramladenartigen zur Straße offenen Verkaufsraum noch weitere Räume vorhanden waren; auch alte Apothekerordnungen geben hierüber keine Auskunft. Erst nach Verlegung der Apotheken in feste Häuser und mit der Ausweitung des Bestandes an Arzneidrogen kam es zwangsläufig zur Einrichtung von Kräuter- und Materialkammern, die die Übervorräte häufig verwendeter Drogen aufzunehmen hatten, aber auch der Verarbeitung der vom Apotheker selbst oder durch Kräuterweiber eingesammelten heimischen Arzneipflanzen dienten. Diese wurden erst einmal zum Trocknen aufgehängt, anschließend zerschnitten oder gar zerstoßen. In den ältesten Apothekerordnungen aber auch in den Kräuterbüchern finden sich bereits genaue Vorschriften über die günstigste Jahres- und Tageszeit zum Einsammeln der Pflanzen und für ihre Verarbeitung und zweckmäßige Aufbewahrung. So heißt es in der um 1500 erlassenen Frankfurter Apothekerordnung, daß der Apotheker sie zur rechten Zeit sammeln und an einem sauberen Ort geschützt vor Verunreinigungen durch Tiere aufzubewahren habe:

»Item das er alle gekrude, wurtzeln und samen zu syner zyt als sich gepurt bestellen woll, und dieselbe an ire eygen und reynen stetten behalten, da sie nit verunreyniget werden uff das die katzen, ratten, muse und ander tyer, die yen schedelichen sint, nit darzu kommen mögen.«

Und *Otto Brunfels* gibt in seinem berühmten Kräuterbuch folgende Vorschriften für das Einsammeln:

»Unnd sonderlich sollen die kreutler und Apotheker ynen dißen puncten lassen befollen sein / wöllen sie anderst irem ampt fleissig vorston. Erstlich sollen sy gesamlet werden / wann der hymmel klar und schön wetter / nit im regen / nit im nebel, dann davon werden sye faul und schymlecht. Auch im anfang des monats. Man soll auch der zeyt des jars wol warnemen ... Desgleichen ires alters warnemen. Dann etlich in irer jugent gesamlet werden / etlich wann sye blüent / etlich wan sye sich besomen... Es were auch gut / das die, so kreuter brauchen wolten / etwas bericht hettent des hymmels ynflussz und gestirn / wisszent auch / welche kreuter / was planeten und zeychen sye underworffen / und under welcher constellation sye solten gesamlet werden...«

Die in den mittelalterlichen Materialkammern und den luftigen und trockenen Kräuterböden verwendeten Gefäße und Behälter bestanden meist aus Holz und waren einfacher Art, wobei man jedoch nicht vergaß, zarte Blüten und aromatische Kräuter in gut schließenden Büchsen aus Glas oder gar Silber unterzubringen. Nicht selten erhielten diese Räume dadurch eine besondere naturwissenschaftlich-zoologische Note, daß neben den pflanzlichen und mineralischen Drogen auch ausgestopfte Tiere, wie Schlangen, Krokodile oder Eidechsen aufbewahrt wurden, die zur Herstellung des Theriaks und vieler anderer Komposita Verwendung fanden und diesen Räumen ein recht abenteuerliches Aussehen gaben. Und so reimt *Johann Joachim Becher* in seinem »Parnassus medicinalis illustratus« über die Eidechse:

»Die Aidex lebendig in Öl man kochen thut,
Es macht ein weiß Gesicht, ist vor der Röte gut.«

Die pharmazeutische Tätigkeit des Trocknens, Zerkleinerns und Verarbeitens der Drogen in den Kräuterkammern ging in neuerer Zeit immer mehr in die Hände des Großhandels über, so daß diese Räume langsam verschwanden.

Geblieben sind die Materialkammern als Aufbewahrungsräume mit ihren hohen mit Schüben ausgestatteten Regalen. Sie erfuhren im 17. und 18. Jahrhundert gelegentlich eine hervorragende künstlerische Ausgestaltung im Zeitgeschmack, wie etwa die barocke Kräuter- und Materialkammer der Apotheke »Zum Goldenen Stern« in Nürnberg aus dem Jahre 1727, jetzt im Germanischen Nationalmuseum, wo auch der herrliche 4 m hohe und 4 m breite Prunkschrank der Materialkammer mit seinen gedrechselten Säuleneinfassungen, den verschnörkelten Kapitälen und dem von Engeln umrahmten Wappen zu sehen ist. Daneben ist uns im Bild als Musterbeispiel einer Materialkammer die der Hofapotheke zu Berlin überliefert worden. Sie zeigt Schubladenregale von beachtlicher Höhe, Tische und Geräte zur Bearbeitung der Drogen, während drei Kräuterweiber in Körben ihr gesammeltes Pflanzengut herbeitragen. *Johann Samuel Halle* (1727 bis 1817) hat einmal in seiner Abhandlung »Die Apothekerkunst« (1752) die Apotheke mit einer Materialkammer der Natur gleichgesetzt:

»Keinem Stande kann die Kenntnis einer Apotheke, dieser Materialkammer der ganzen Natur und der Kunst, so wenig als die Gesundheit gleichgültig seyn; und wer ist nicht oft genöthigt, bei diesem Zollhause der Aerzte, mit dem Zettel in der Hand seine Abgabe zu erlegen? Hier wird der König und der Bettler eingeschrieben; alle fordern in der Sprache der Römer, die sie nicht verstehen, und bezahlen dir Hoffnung.«

Die Materialkammer der Hofapotheke zu Bamberg aus dem Jahre 1773 ist bis heute in unveränderter Form erhalten. Der elegante Raum mit den zierlichen Schnitzereien läßt eher auf die Kleiderkammer einer verwöhnten Dame des Rokoko schließen, als auf eine Kräuterkammer, die heute wie ehedem ihrem Zweck dient.

In diesen Materialkammern wurden die zahlreichen Arzneistoffe aus den drei Naturreichen als »Simplicia« aufbewahrt. Aus dem Pflanzenreiche waren es Kräuter, Wurzeln, Hölzer, Rinden, Blüten, Früchte, Samen, Harze, Gummen, Schwämme, Balsame; aus dem Tierreich neben getrockneten ganzen Tieren auch deren Teile wie Hörner, Knochen, Klauen, Hirnschalen, Ablagerungen in Form von Konkrementen (Steine), Ambra und Moschus. Aber auch der Mensch wurde nicht vergessen, und so schreibt

88 Materialkammer der Hofapotheke zu Berlin mit Tisch und Geräten zur Bearbeitung der Arzneipflanzen. Lavierte Federzeichnung, um 1750.

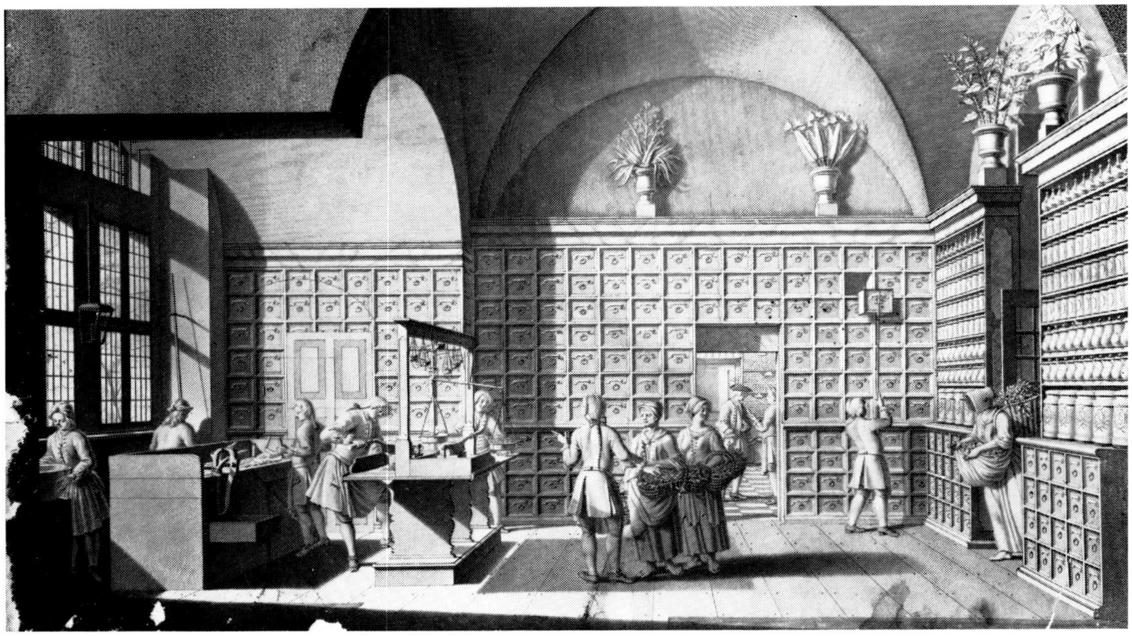

Johann Joachim Becher in seinem schon erwähnten »Parnassus medicinalis illustratus«:
»Der Mensch, das Ebenbild, welchs Gott ist angenehm,
hat vier und zwanzig Stück zur Artzeney bequem.«
Es sind Standgefäße erhalten mit der Aufschrift »Mumia« oder »Cranium hominum«, Hirnschale des Menschen, oder »Axungia hominum«, Menschenfett, im Volksmund »Armesünderfett« bezeichnet, das noch 1792 in der »Pharmacopöea Wirtembergica« aufgeführt ist. Es war wegen der Beschaffungsweise sehr kostbar und fand äußerlich als Einreibemittel und Wundsalbe Verwendung, während es innerlich gegen Schwindsucht helfen sollte.

Aus dem Mineralreich wurden »Metallica« wie Alaun, Arsenik, Borax, Mennige, Zinnober, Schwefel aufbewahrt, während zu den »Terra et lapides«, den Erden und Steinen, Bolus, Talk, Alabaster, Terra sigillata oder Perlmutt aber auch »Pretiosa« wie Saphire, Rubine, Korallen, Granatsteine oder Perlen gehörten, die vor dem Gebrauch fein zerrieben werden mußten.

Neben diesen »Simplicia« diente die Materialkammer auch zum Aufbewahren der »Composita«, d. h. der vom Apotheker aus den einfachen Stoffen durch einen Arbeitsprozeß erhaltenen zusammengesetzten Heilmittel. Hierzu gehörten Sirupe, Dekokte (Abkochungen), Rob (eingedickte Säfte), Lohoch (marmeladenartige Muse), Opiate und Theriak, Extrakte, Condita und Conservae (mit Zucker schmackhaft und haltbar gemachte Pflanzenauszüge), Pillen, Morsellen, Sief (Augenarznei), Trochisci (Hütchen oder Zeltchen), destillierte Wässer, Spiritus, Essige, fette und ätherische Öle, Salben und Pflaster.

Mit einigen Ausnahmen und Abwandlungen sind alle diese Stoffe auch heute noch in den Apotheken zu finden, wo sie in der Materialkammer ihren Platz in Schubladen, Büchsen oder Flaschen haben. Wertvolle Offizinen des 18. Jh., z. B. in Wien oder im Hospital Saint-Jacques in Besançon dienen heute als Materialkammern.

Handelswege und wirtschaftliche Bedeutung der Drogen

Es besteht kein Zweifel, daß bei Aufkommen des Welthandels im Altertum der Handel mit Gewürz- und Arzneidrogen sofort eine der wichtigsten Positionen einnahm. Die ersten Handelsbeziehungen zwischen dem Orient und dem Mittelmeer stellten die Phönizier im 12. Jahrhundert v. Chr. her; sie brachten Weihrauch und Myrrhe, Balsam, Pfeffer, Ingwer und Zimt zu den mediterranen Küstenländern, vor allem nach Griechenland. Und die Griechen waren es auch, die in den folgenden Jahrhunderten nach Erlangung der Seeherrschaft den Handel im Mittelmeer bestimmten und nach Italien, Sizilien, nach Spanien und Südfrankreich ausdehnten. Berühmt wurde Kyrene durch seinen Handel mit Silphium, einer heute unbekannten Droge, die mit Gold aufgewogen wurde.

Einen neuen Impuls bekam der Drogenhandel Großgriechenlands durch den Alexanderzug (334 bis 325 v. Chr.) mit der Eroberung des Perserreiches und dem Vordringen nach Indien. Hier fanden die Griechen Datteln, Feigen, Kardamomen, Granatäpfel, Mandeln, Baumwolle, Zimt, Krokus, Aloe und immer wieder an der arabischen und ostafrikanischen Küste beiderseits des Roten Meeres Weihrauch und Myrrhe, die, auf einer eigens hierfür bestimmten Handelsstraße transportiert, in riesigen Mengen als kostbare Räuchermittel in Städten und Tempeln gebraucht wurden. Zu dem rein kultischen Zweck des Rauchopfers, das auf den Altären zu Ehren der Götter erfolgte, kam zweifellos noch eine gewisse desinfizierende Wirkung hinzu, wie sie bei solchen Menschenansammlungen in den Tempeln der orientalischen Länder sicher erwünscht war. Berühmt geworden ist das ägyptische Kyphi-Rezept, das neben Weihrauch und Myrrhe auch Mastix, Styrax, Rosenholz und Zimtrinde enthielt. Solche Vorstellungen haben sich bis in die Neuzeit erhalten, wo man sich bei Pestepidemien durch Räucherungen mit Harzen, Hölzern und Rinden in den Häusern von Erkrankten und in den engen und verschmutzten Straßen einen Erfolg gegen die Ausbreitung der Krankheit versprach.

Mit dem Niedergang Griechenlands und nach

Unterwerfung der Karthager durch Rom (146 v. Chr.) gelangte der Drogenhandel in neue Hände. Er erfuhr durch die römischen Eroberungen eine Ausweitung nach den Ländern nördlich der Alpen, nach Skandinavien und der Ostsee. Die mit Spezereien, Gewürzen und Drogen beladenen Schiffe aus Afrika, Arabien, Indien und den Nordländern luden ihre Waren in Tarent, Ancona, Neapel oder Ostia aus, um die Hauptstadt mit diesen Schätzen zu versehen. Sehr gefördert wurde der Handel zu Lande durch die Anlage der römischen Kunststraßen, etwa der Via Appia. Nach der Teilung Roms übernahm dann Byzanz aufgrund seiner hervorragenden geographischen Lage neben Alexandrien den Handel zwischen Morgen- und Abendland, bis die Kreuzzüge Byzanz entthronten, und der Schwerpunkt des Handels sich wieder nach Italien verlagerte, wo neben Neapel und Florenz vor allem Venedig zur tonangebenden Handelsmacht aufrückte und es für Jahrhunderte blieb. Im 15. Jahrhundert umfaßte seine Flotte 3000 Fahrzeuge, und 1421 zählte der Doge *Mocenigo* in seiner berühmtgewordenen Rede vor dem Senat voll Stolz auf, daß allein Florenz und Mailand jährlich von Venedig 50000 Zentner Baumwolle, 3000 Lasten Pfeffer, 400 Bündel Zimt, 2000 Zentner Ingwer und 40000 Zentner Farbhölzer erhielten. Aus allen Landen eilten die Kaufleute herbei und gründeten in Venedig die sogenannten Fondachi (arab. Funduk = Magazin), große Gebäude mit Höfen, in denen Waren gestapelt und ein- und ausgepackt wurden. Und noch heute existiert in Venedig der »Fondaco dei tedeschi« (jetzt Hauptpost), in dem sich die Handelsherren aus Nord und Süd trafen, und aus dessen Packhof unzählige Ballen von orientalischen Gewürzen und Arzneidrogen über die Alpenstraßen nach Süddeutschland gelangten, um in Nürnberg, Ulm und Regensburg weiter verteilt zu werden. Auch Augsburg war ein Zentrum für den italienisch-deutschen Handel und hatte Verbindungen über die ganze damalige Welt. Die orientalischen Kostbarkeiten gelangten aber auch zu Schiff um Spanien herum zu den Nordseehäfen, wo die Hanse den Handel mit Nord- und Mitteldeutschland vermittelte. Zimt, Ingwer, Nelken, Pfeffer, Indigo, Weihrauch, Aloeholz, Myrrhe, Ammoniacum, Sandelholz, Kampfer waren die wichtigsten Importartikel, die sich alle in den Kräuterkammern der Apotheken wiederfanden. Venedig war auch lange Zeit Hauptumschlagsort für den Handel mit Safran, der im Mittelalter als Allheil- und Vorbeugungsmittel gegen die Pest und andere Seuchen, als Bestandteil des Theriaks, aber auch als Cardiacum, Roborans und Expectorans vielfältige – allerdings unwirksame – Anwendung fand.

Mit der Entdeckung Amerikas und des Seeweges nach Indien verlagerte sich der Welthandel nach Portugal, später nach Spanien und den Niederlanden. Der Neue Kontinent lieferte zahlreiche neue Drogen, die den Arzneischatz Europas erheblich erweiterten und die meist noch heute in den Apotheken und Arzneibüchern zu finden sind. Hierher gehören Ipecacuanha-, Senega- und Sarsaparillwurzel, China- und Condurangorinde, Lobelienkraut und Hamamelisblätter, Guajak-, Quassia- und Sassafrasholz, ferner Baumsekrete wie Tolu- oder Perubalsam; ebenso Aromen wie Vanille, Genußmittel wie Kakao, aber auch Genußgifte wie Kokablätter und Tabak.

Doch nicht nur heilkräftige Drogen kamen aus der Neuen Welt, sondern auch eine schreckliche Krankheit, die Syphilis, die sich rasch über die europäischen Länder ausbreitete. Und da kein Volk an dieser »Lustseuche« Schuld sein wollte, machte man immer ein anderes dafür verantwortlich. So ist sie als »Spanische«, als »Neapolitanische«, vor allem aber als »Französische Krankheit« (morbus gallicus) in die Historie eingegangen. Man kannte in der Quecksilbersalbe bereits ein Heilmittel, das man aber so zügellos anwendete, daß der Patient nicht selten an der Roßkur verstarb. Da gelangte zu Beginn des 16. Jahrhunderts von den Antillen das Guajakholz nach Europa; eine Teeabkochung davon sollte Wunder wirken. Flugschriften wurden der neuen Kur gewidmet, am bekanntesten wurde die von *Ulrich von Hutten* (1488–1523), der an jener schrecklichen Krankheit starb: »Ulrich von Hutten eines teutschen Ritters von der wunderbarlichen Arztney des holtz Guaiacum genannt / und wie man die Frantzosen oder Blatteren damit heilen sol.« In wenigen Jahren entwickelte sich ein riesiger Handel mit diesem Wunderholz, und die Kaufleute verdienten Unsummen damit. »Der Verbrauch stieg ins ungemessene, und die Laboratorien der Apotheken sahen aus wie Tischlerwerkstätten, dort wurde das Holz gespalten, gehobelt und geraspelt, und es lag zentnerweise auf den Kräuterböden...« *(Curt Hunnius)*.

Jedoch erkannte man bald die Wirkungslosigkeit des Guajakholzes; vor allem *Paracelsus* wandte sich mit mehreren Schriften dagegen, wodurch er sich allerdings die Feindschaft der reichen Importeure und Kaufleute, etwa der Fugger in Augsburg, einhandelte. Schließlich setzten sich aber doch die Quecksilberschmierkuren wieder durch und hatten bei vorsichtiger Anwendung »... den Erfolg, daß nicht mehr so viele Patienten samt ihrer Krankheit zugrunde gingen« *(Hunnius)*.

Erst 1910 gelang dem Arzt und Bakteriologen *Paul Ehrlich* (1854–1915) die Synthese des Salvarsans, einer organischen Arsenverbindung, die imstande war, den Erreger der Syphilis abzutöten. *Paul Ehrlich* wurde damit zum eigentlichen Begründer der Chemotherapie, deren großartige Erfolge in unserer Zeit (Sulfonamide) auf sein Werk zurückgehen.

Ganz anders war es mit der echten fieberheilenden Wirkung der Chinarinde, die durch die spanischen Eroberer in Peru entdeckt und gegen 1640 erstmals von den Jesuiten nach Europa gebracht wurde. Nach einer hübschen Legende soll die Rinde ihren Namen nach der Gattin des Vizekönigs von Peru, einer Gräfin von *Chinchon*, erhalten haben, die durch sie von der Malaria geheilt worden sei (Stammpflanze: Cinchona succirubra).

Dieses »polvo de la condesa« (Gräfinnenpulver) gelangte nach Frankreich, wo der damals noch jugendliche König *Ludwig XIV.* (1638–1715) geheilt werden konnte. Der Behandlungserfolg trug dazu bei, daß sich die Chinarinde als unübertroffenes Fiebermittel rasch über Europa ausbreitete. Der Raubbau an den wildwachsenden Chinabäumen in den peruanischen Anden und die ungeheuren Summen, die mit dem Handel der Rinde verdient wurden, waren Anlaß genug, um in anderen tropischen Gebieten den Chinabaum als Kulturpflanze anzubauen. Dies gelang den Holländern auf Java und den Engländern in Vorderindien, von wo bis heute der Hauptanteil des Weltbedarfs gedeckt wird. Die Rinde selbst wird als Fiebermittel allerdings schon lange nicht mehr verwendet, vielmehr gelang es den französischen Apothekern *Joseph Pelletier* (1788–1842) und *Joseph Caventou* (1795–1877), um 1827 das Alkaloid Chinin aus der Rinde zu isolieren und fabrikmäßig zu gewinnen. Damit war das beherrschende Mittel gegen die Malaria gefunden, wodurch den Europäern überhaupt erst der Aufenthalt in den Tropen ermöglicht wurde.

Durch die großen Kolonialkämpfe zwischen Portugal und Spanien und besonders zwischen Holland, Frankreich und England, wobei es um das Gewürz- und Drogenmonopol ebenso ging wie um die Beherrschung der Handelsstraßen zu Wasser und zu Lande, verlagerten sich im 17. und 18. Jahrhundert die Marktpositionen der großen seefahrenden Nationen. Es begann das Aufblühen der Handelskompanien, die von den betreffenden Staaten mit Monopolen aller Art ausgestattet wurden und die in oft brutaler Weise die Eingeborenen ausbeuteten und an deren pflanzlichen Produkten Raubbau trieben.

In Indien hatte sich die Mohnkultur im 16. Jahrhundert festgesetzt, gelangte von dort nach China, wo das Opiumrauchen etwa im 17. Jahrhundert gebräuchlich wurde. Mitte des 18. Jahrhunderts ging das indische Opiummonopol an die Englisch-Ostindische Handelskompanie über. Von hier aus breitete sich Fluch und Segen dieser Arzneidroge, die durch einfaches Anritzen der Mohnköpfe und Einsammeln des dabei austretenden und eingetrockneten Mohnsaftes, des Opiums, gewonnen wurde, über Europa und die ganze Welt aus. Hauptabnehmer des indischen Opiums war China, wohin es durch die englischen Kaufleute in riesigen Mengen geliefert wurde, die damit auch einen großen Einfluß auf den chinesischen Handel gewannen. Daß mit dem Opiumhandel auch Weltpolitik verknüpft war, beweisen die Opiumkriege; die verheerenden Folgen des Opiummißbrauches veranlaßten nämlich die chinesische Regierung Einfuhrverbote zu erlassen, und als dies nicht half, erzwangen sie 1839 die Herausgabe des im Besitz der englischen Kaufleute befindlichen Opiums (1227000 kg) und versenkten es im Meer. Es kam zu den beiden »Opiumkriegen« von 1843 und 1856, in denen China schließlich England unterlag und eine unbeschränkte Einfuhr des Opiums hinnehmen mußte. Das hat nicht nur den Chinesen geschadet, vielmehr ist das Laster des Opiumgenusses von ihnen aus in der ganzen Welt verbreitet worden, so daß in den letzten Jahrzehnten die Kulturstaaten große Anstrengungen machten, um die mißbräuchliche Erzeugung und den Handel mit Opium einzuschränken.

Aus Drogen und Heilpflanzen die wirksamen Stoffe zu isolieren und in kristalliner Form darzustellen geht zurück auf die Entdeckung des ersten Pflanzenalkaloids, des Morphins, aus dem Opium zu Beginn des 19. Jahrhunderts (1803–1806) durch den Apotheker *Friedrich Wilhelm Sertürner* (siehe S. 57). Der chemisch-pharmazeutischen Forschung gelang bald die Aufklärung der chemischen Struktur der Pflanzenstoffe. Damit nicht zufrieden, versuchte man durch Abbau oder Umbau die Grundmoleküle zu verändern, um die Hauptwirkung zu erhöhen und Nebenwirkungen auszuschalten. Auch im Falle des Morphins synthetisierte man Abkömmlinge, in der Hoffnung, damit die Suchtgefahr zu mindern. Es kam zu großartigen Ergebnissen mit der Entdeckung des Polamidons® und Dolantins®, deren schmerzstillende Wirkung dem Morphin überlegen war; doch der Wunsch, die suchterzeugende Nebenwirkung auszuschalten, ging bei beiden Medikamenten leider nicht in Erfüllung.

Zahlreiche weitere für die Heilkunde wichtige Alkaloide folgten in kurzen Abständen: Strychnin (1818), Coffein (1819), Nikotin (1828), Atropin (1831), Cocain (1860).

Die Arzneidroge und der Handel mit ihr geriet jetzt langsam in den Hintergrund. Die Zahl der in den amtlichen Pharmakopöen aufgeführten Heilpflanzen verringerte sich immer mehr: Das Deutsche Arzneibuch 6. Ausgabe von 1926 enthielt noch 122 Heilpflanzen, die 7. Ausgabe von 1968 nur noch 38.

Aber auch hier kommt es immer wieder zu Überraschungen und Neuentdeckungen. Die für die Pillen zur Schwangerschaftsverhütung in großen Mengen erforderlichen Sexualhormone (Steroide) können keinesfalls ausreichend aus tierischen Organen isoliert werden. Ihre chemische Totalsynthese ist kompliziert und für eine wirtschaftliche Anwendung derzeit noch wenig geeignet. Hier hilft nun ein im mexikanischen Dschungel wildwachsendes lilienartiges Rankengewächs, Barbasco genannt (lat. = Dioscorea mexicana), das in seinen großen Wurzeln Diosgenin bildet, ein Stoff, der bereits die wesentlichen chemischen Strukturmerkmale der Sexualhormone besitzt. Durch eine sogenannte Partialsynthese lassen sich diese aus der Rohstoffquelle in ausreichender Menge für die sog. »Anti-Baby-Pille« gewinnen. Die Pflanze in Plantagen zu züchten schlug fehl, die Wurzeln müssen den wildwachsenden Beständen durch Raubbau entnommen werden, und so geht die Suche nach anderen Pflanzen mit ähnlich günstig wirkenden Inhaltsstoffen weiter, um den ungeheuren Bedarf decken zu können. Die wirtschaftliche Bedeutung dieser derzeit wohl meist gebrauchten Pflanzendroge der Welt kann gar nicht hoch genug eingeschätzt werden.

89, 90 Apotheker und Arzt, zwei Hinterglasmalereien mit derb-heiteren Inschriften. Das farbige Bild von 1792 eines Apothekeninterieurs trägt die Inschrift:
»Mein Weib die ist verstopft, Laßt euch den jammer Klagen,
Und ich glaub ganz gewiß, ich habe Würm im Magen,
Auch hier mein kleiner bub, leidt hefftig an den Winden,
Ist den kein Mittel nicht, für unsre Noth zu finden.«

Die Prüfung der Harnschau durch den Arzt erbringt die Diagnose:
»Mein Kind ich seh aus dem Urin, Glaub mir so wahr ich Doctor bin,
Du hast ein wurm im leib das seh ich ganz gewiß, Und wan er kombt heraus, so hat er händ und füs, Dann dises juken dises stechen,
Geschwulst und öfteres erbrechen, Sich ehnder nicht wird wenden, Bis sich Neun Monath enden.«
Zürich, Medizinhistorisches Institut der Universität

91 Offizin mit Reihung gleichartiger Glas- und Tongefäße, sowie Holz- und Zinnbüchsen. Inschrift gleich dem vorstehenden Hinterglasbild. Vermutlich von Joh. Creszenz Mauritius Meyr von Großwangen, Kanton Luzern.
Zofingen, Schweiz, Privatbesitz Dr. Bert Siegfried

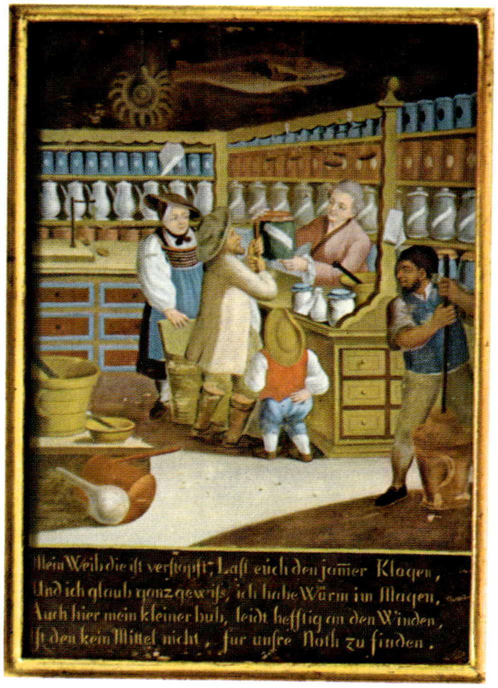

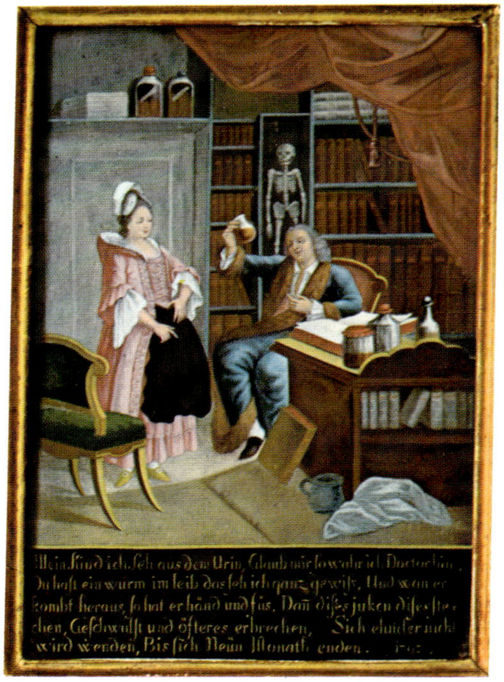

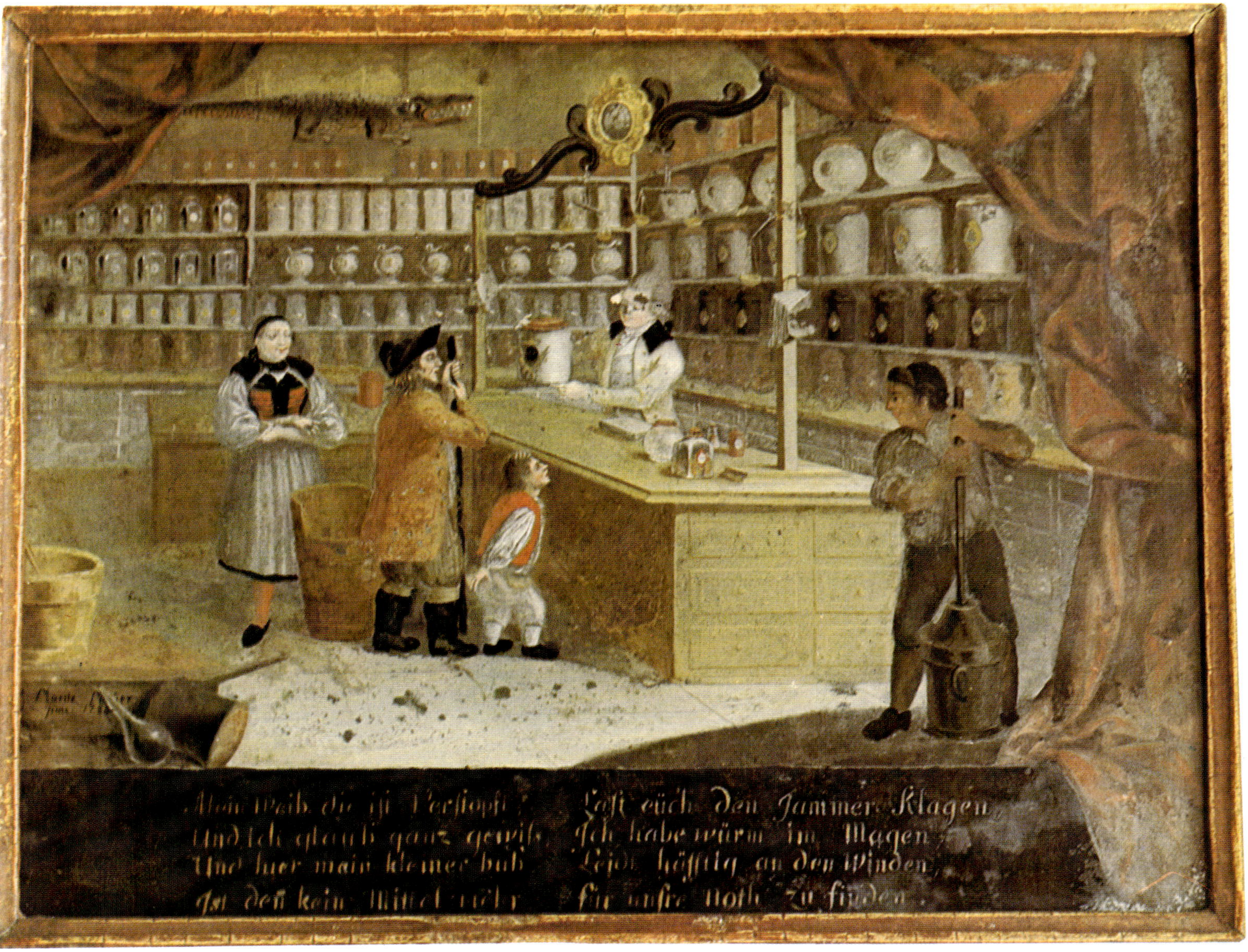

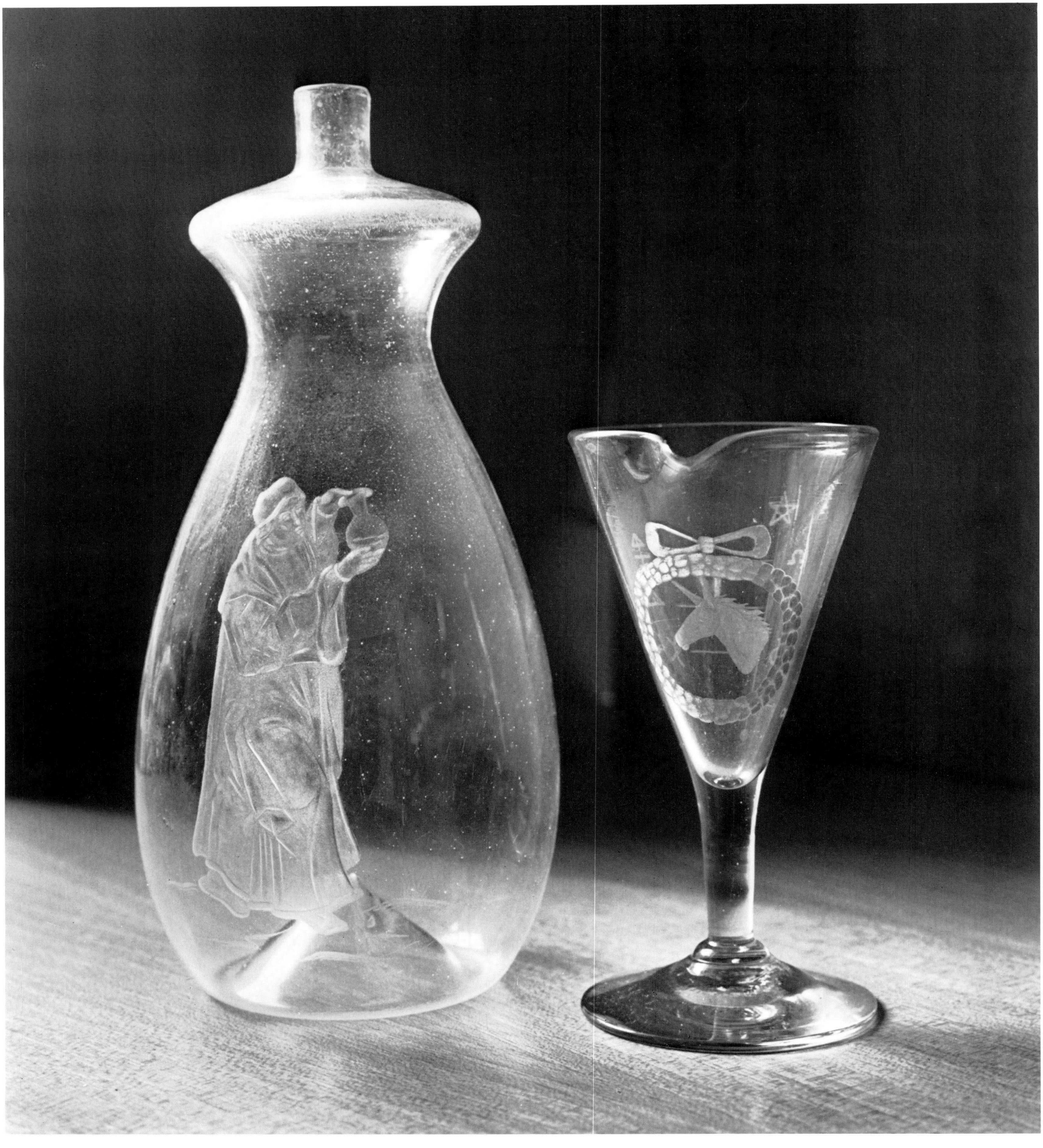

93 Große Theriakvase mit gedrehten Schlangenhenkeln, Wappen mit Krone, Bischofshut, Schlüsseln und Lilie, Rouen 1732.
Lyon (Rhône), Musée des Hospices Civils, Hôtel-Dieu

94 Kostbares Theriakgefäß bekrönt mit Sonnenblume und reichem plastischem Blütenschmuck, Lunéville. Ende 18. Jh.
Mâcon (Saône-et-Loire), Pharmacie de l'Hôtel-Dieu

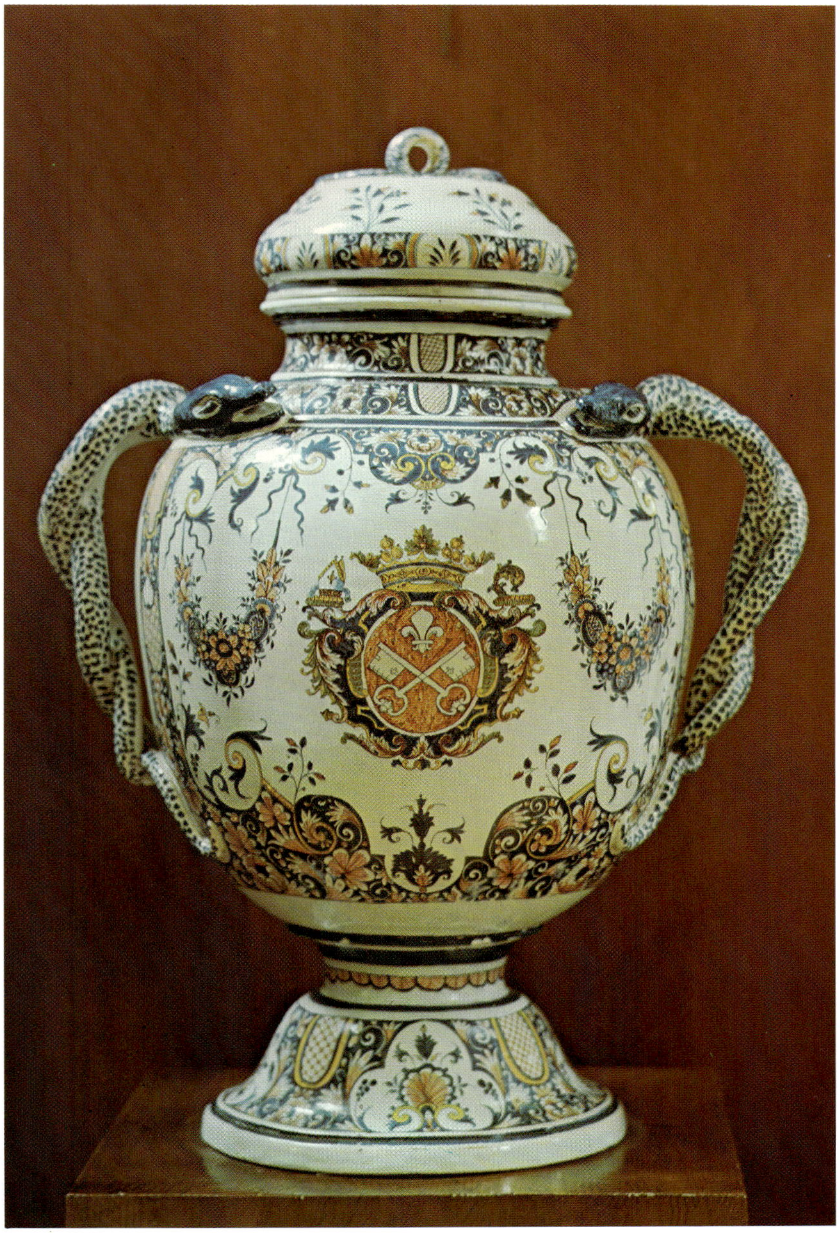

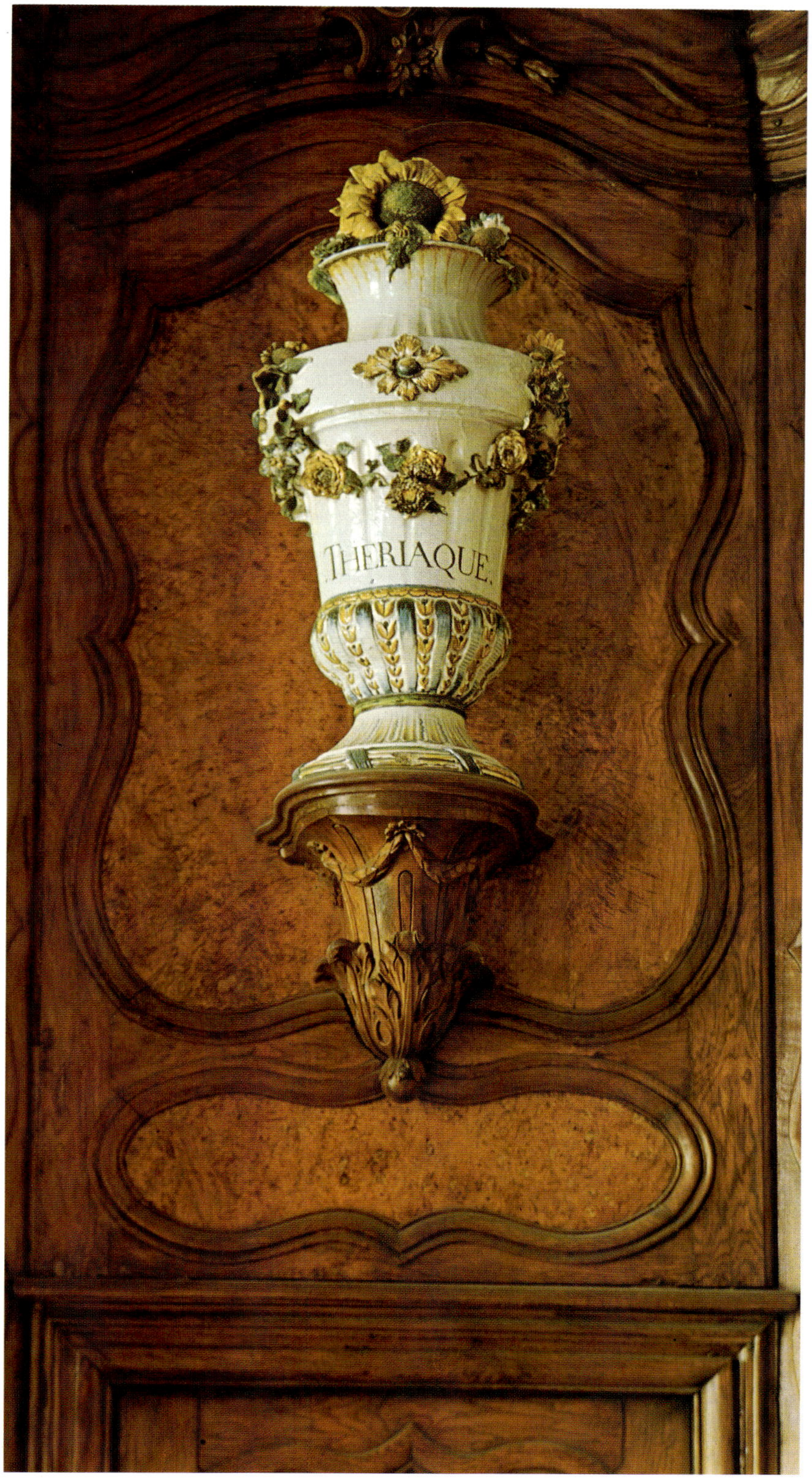

◁ 92 Matt geätzte Glasgefäße des 18. Jh., der Arzneibereitung dienend. Links Arzt bei der Harnschau, St. Kosmas darstellend (vgl. Abb. 8). Durch die obere Einschnürung der Wandung leichtes Ausgießen. Rechts Einhorn als Apotheken-Emblem. Um 1780. Auf der Rückseite alchemistische Zeichen. Das Einhorn in vergoldetem Blattkranz. Aus einer Ende des 18. Jh. gegründeten mainfränkischen Apotheke.
Köln, Einhorn-Apotheke

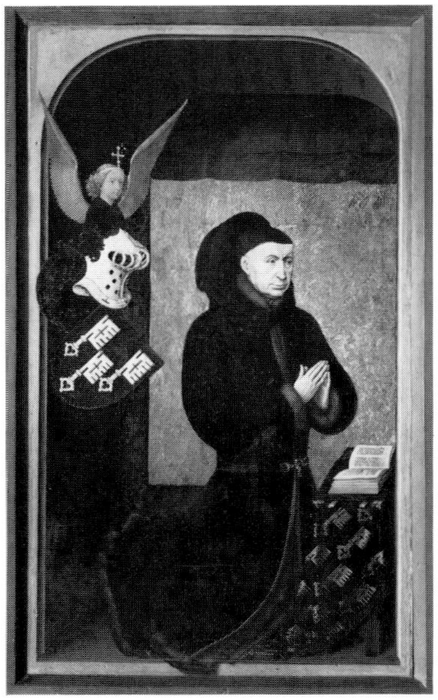

95

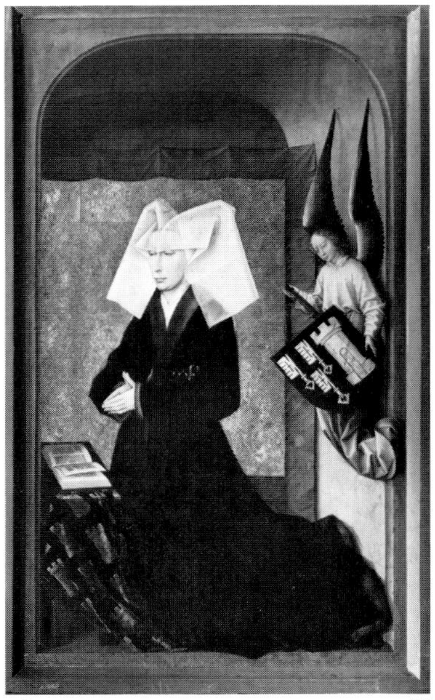

96

95, 96 Nicolas Rolin, der Kanzler Philipps des Guten, und seine Ehefrau Guignone de Salins, auf dem »Altar von Beaune« mit dem Jüngsten Gericht von Rogier van der Weyden, 1450/51, die Stifter des Hôtel-Dieu.
Beaune (Côte d'Or), Hôtel Dieu, Museum

97 Emailplatte (Jean Laudin, 1663–1729, Limoges) mit Darstellung einer reich ausgestatteten Klosterapotheke; den Mönchen wird die Tonsur geschoren.
Leningrad, Staatliche Eremitage

Zu Seite 75 unten:
101 Gotisches Rotmarmor-Epitaph des Apothekers Claus Hofmair zu Augsburg († 3. Januar 1427) in der vornehmen Tracht eines Patriziers.
Augsburg, St.-Moritz-Kirche

102 »Salbenverkäufer« im Innenraum des »Heiligen Grabes« im Münster von Konstanz, Ende 13. Jh., ein Vorgänger des Apothekerberufes seiner Zeit mit der Stellung zwischen Handwerker und Kaufmann. Er rührt seine Salbe, die ihm die drei Marien für die Salbung des Leichnams Christi abkaufen.

97 ▽

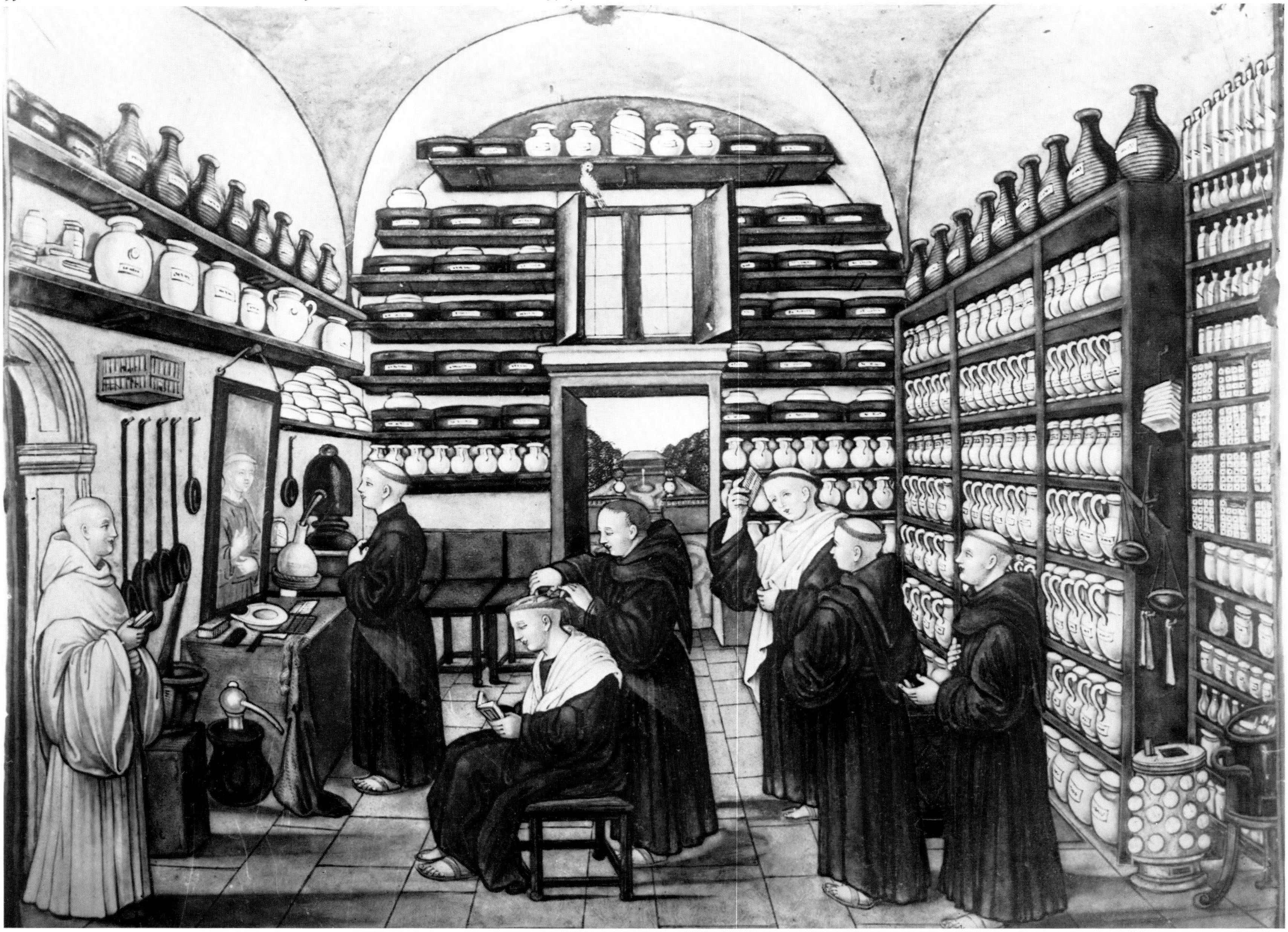

98 Epitaph des Cyriakus Schnauss (1512–1571), Apotheker, Buchdrucker, Verleger und Inhaber der Hofapotheke in Coburg.
Coburg, Hofapotheke, Lichthof

99 Mörser in Becherform mit Pistill aus Elfenbein, England. 16. Jh.
Basel, Schweizerisches Pharmazie-Historisches Museum

100 Das »Heilige Grab«, gotisch. Ende 13. Jh. Der Rundbau ist mit den zwölf Apostelfiguren gekrönt. Im Innenraum der berühmte Salbenverkäufer (vgl. Abb. 102).
Konstanz, Münster

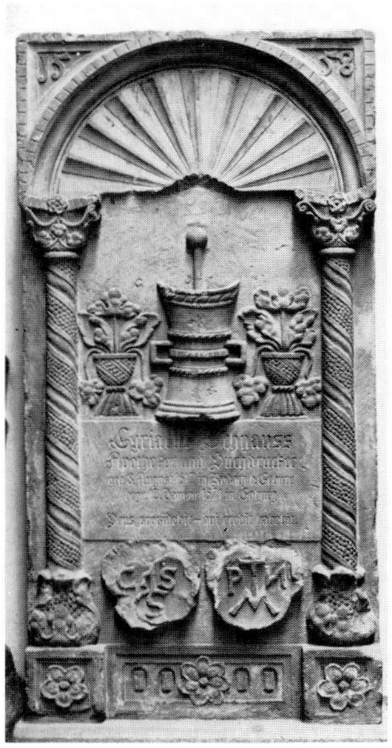
98

101 ▽

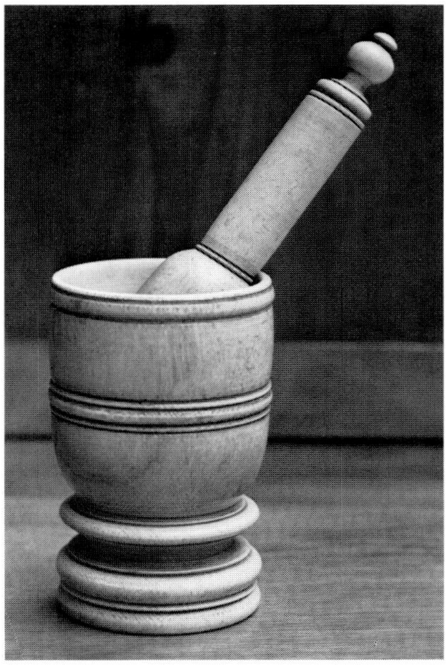
99

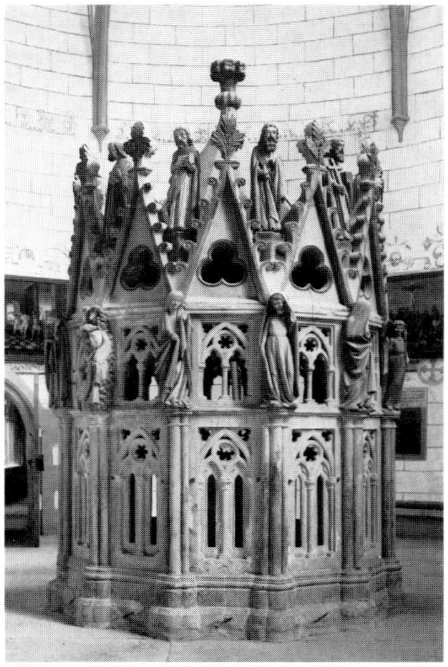
100

102 ▽

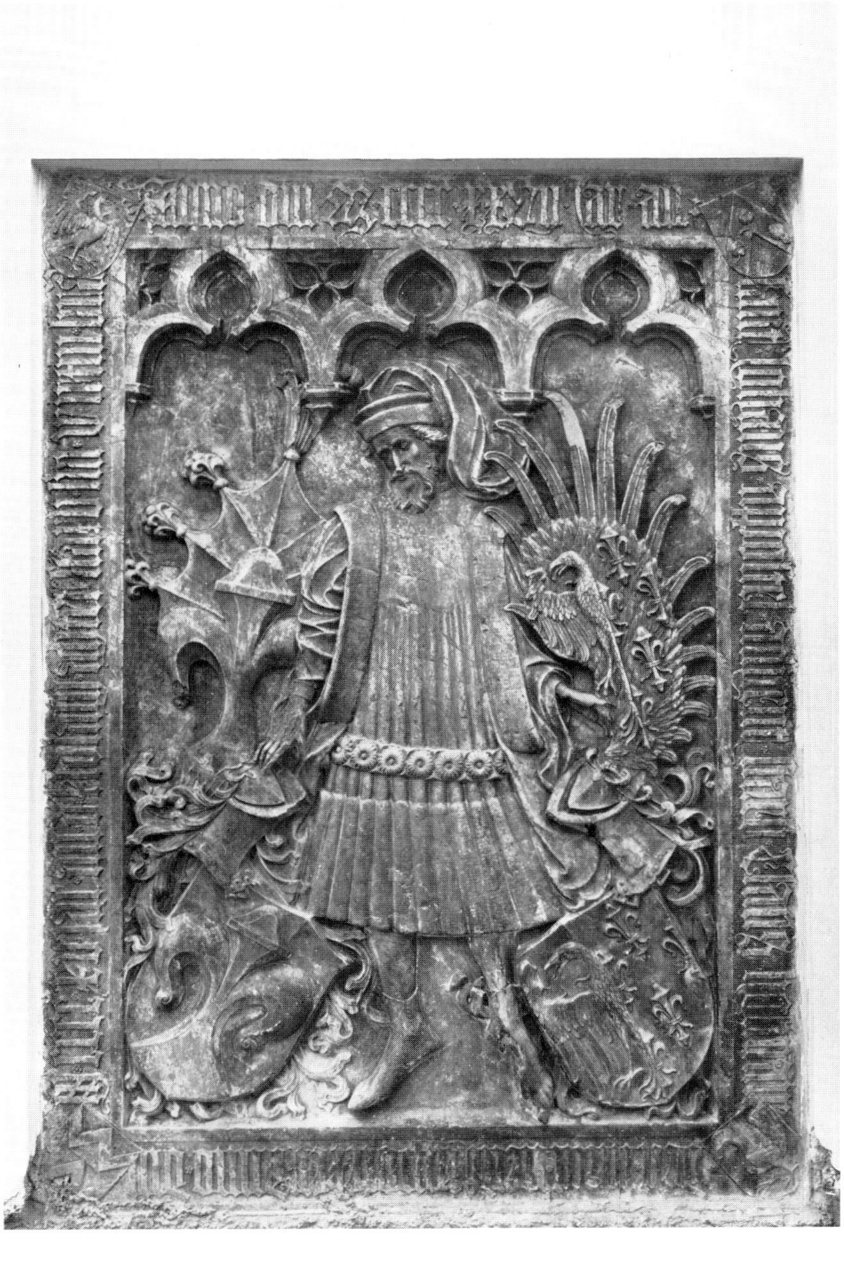

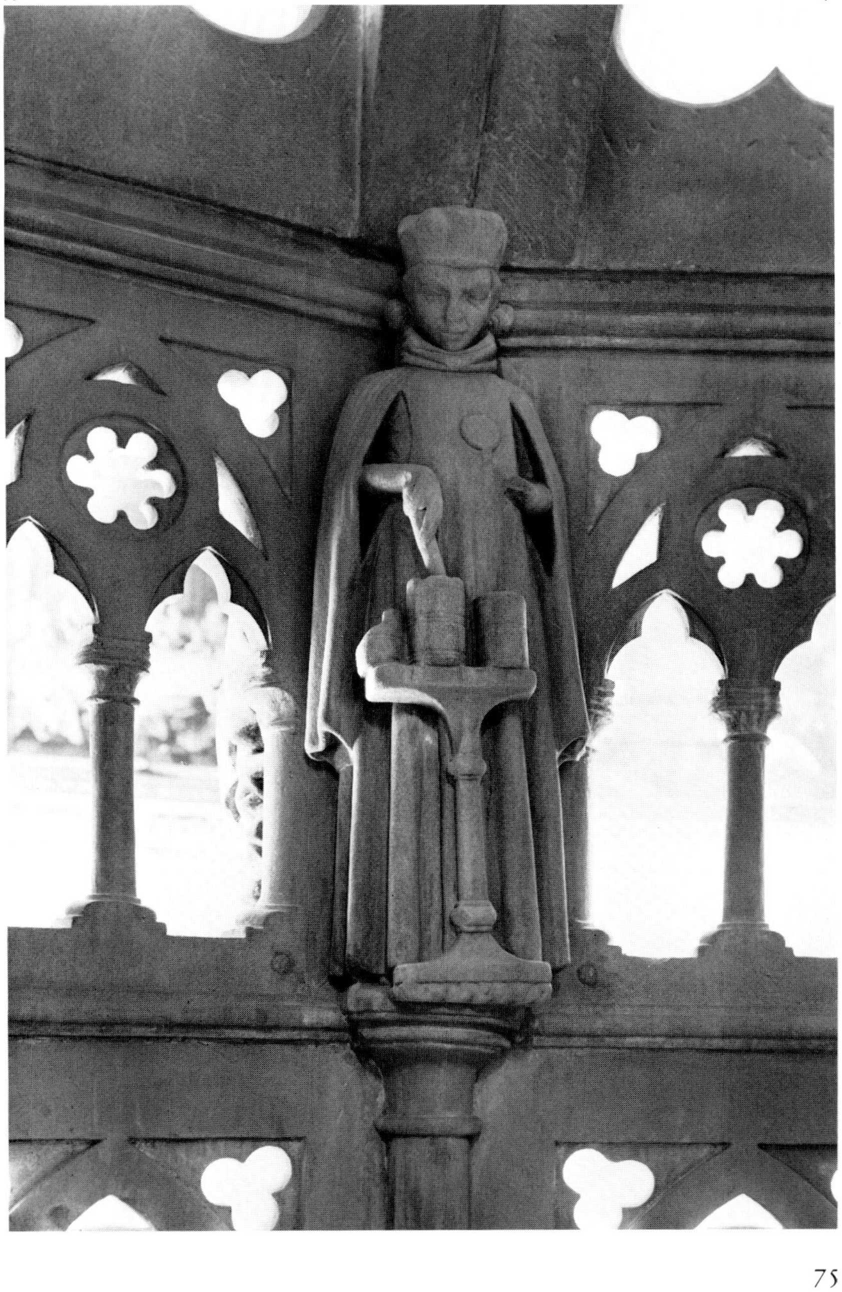

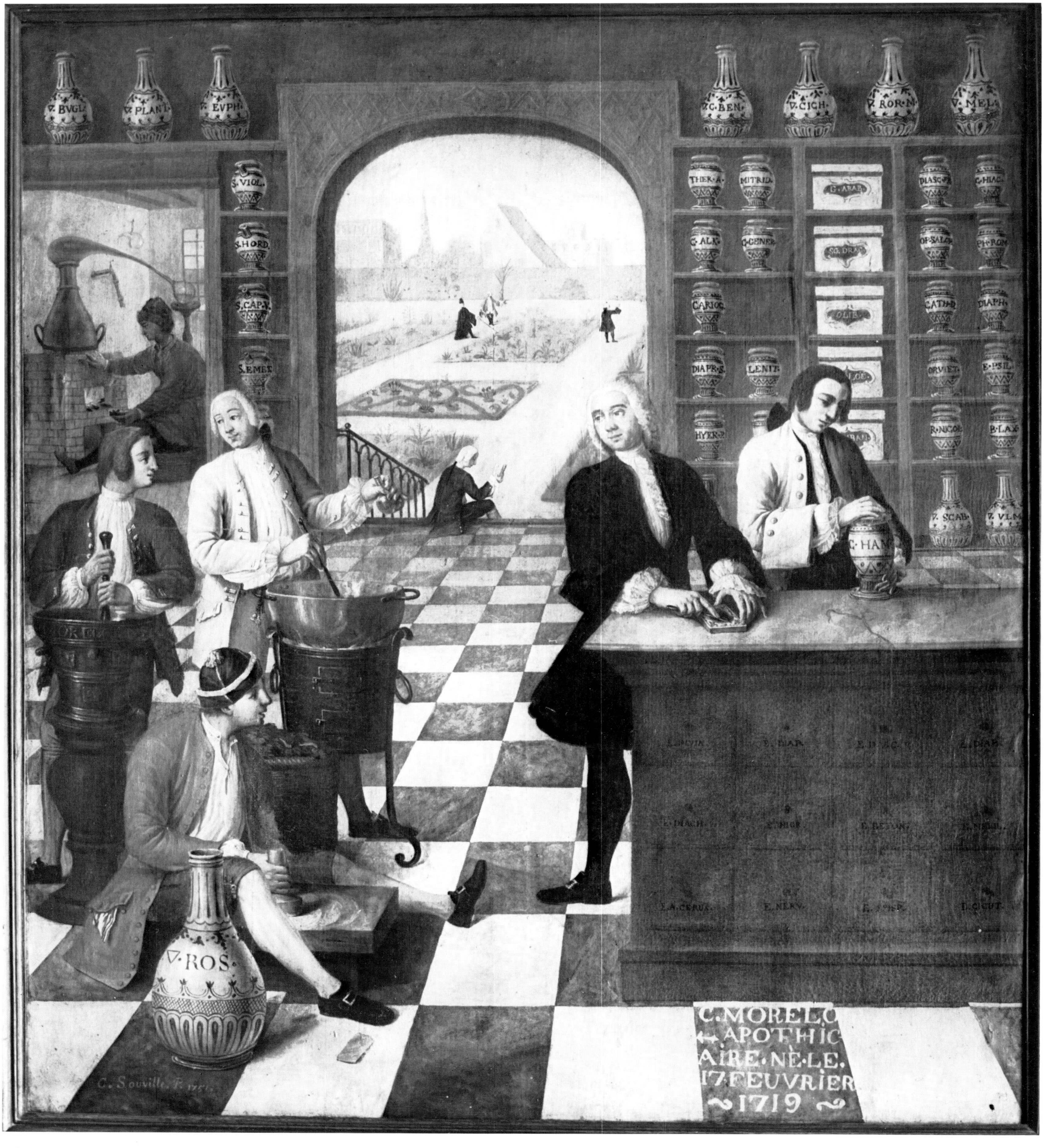
V. BUGL
V. PLANT
V. EUPH
V. CICH
V. ROR. M
V. MEL
V. SCAB
V·ROS
C. MOREL
APOTHIC
AIRE. NÉ. LE.
17 FEUVRIER
1719

◁ *103 Apothekenraum der Rokokozeit mit Arzt und Apotheker am Rezepturtisch und drei Gesellen bei der Arzneibereitung. Im Hintergrund Laboratorium und Blick in den Kräutergarten, Ölbild von C. Couville, 1751.*
Beaune (Côte d'Or), Apotheke des Hôtel Dieu

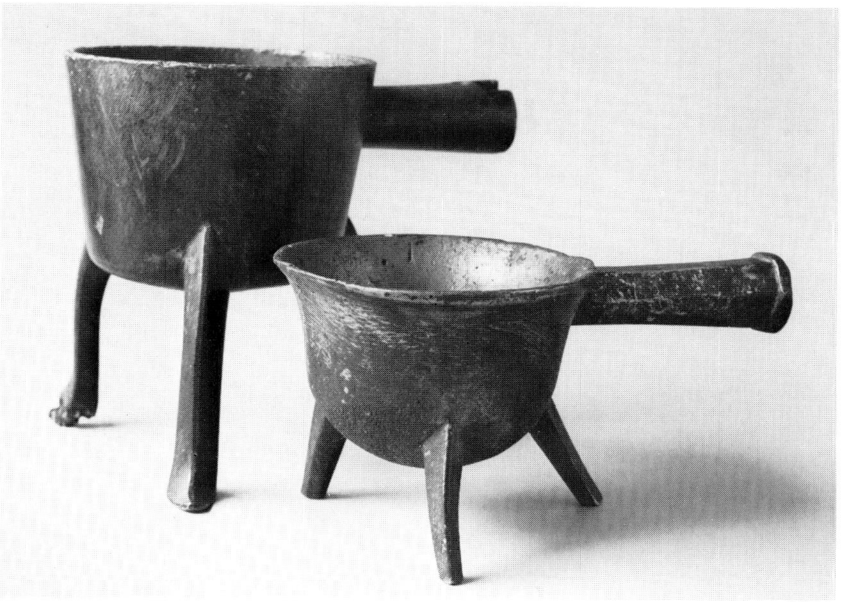

104 Schmelztiegel aus Bronze mit vierkantigen Füßen, typisch für die Zeit der Gotik. Auf Apotheken- und Labordarstellungen des 15./16. Jh. sind sie häufig dargestellt.
Köln, Einhorn-Apotheke

105 Zeugnis des Marburger Stadt-Physikus Borel über das Wohlverhalten des Apothekenprovisors Johann Carl Hiepe in der Apotheke der Witwe Schrotin. Dat. 1740.
Wetzlar, Haupt-Apotheke

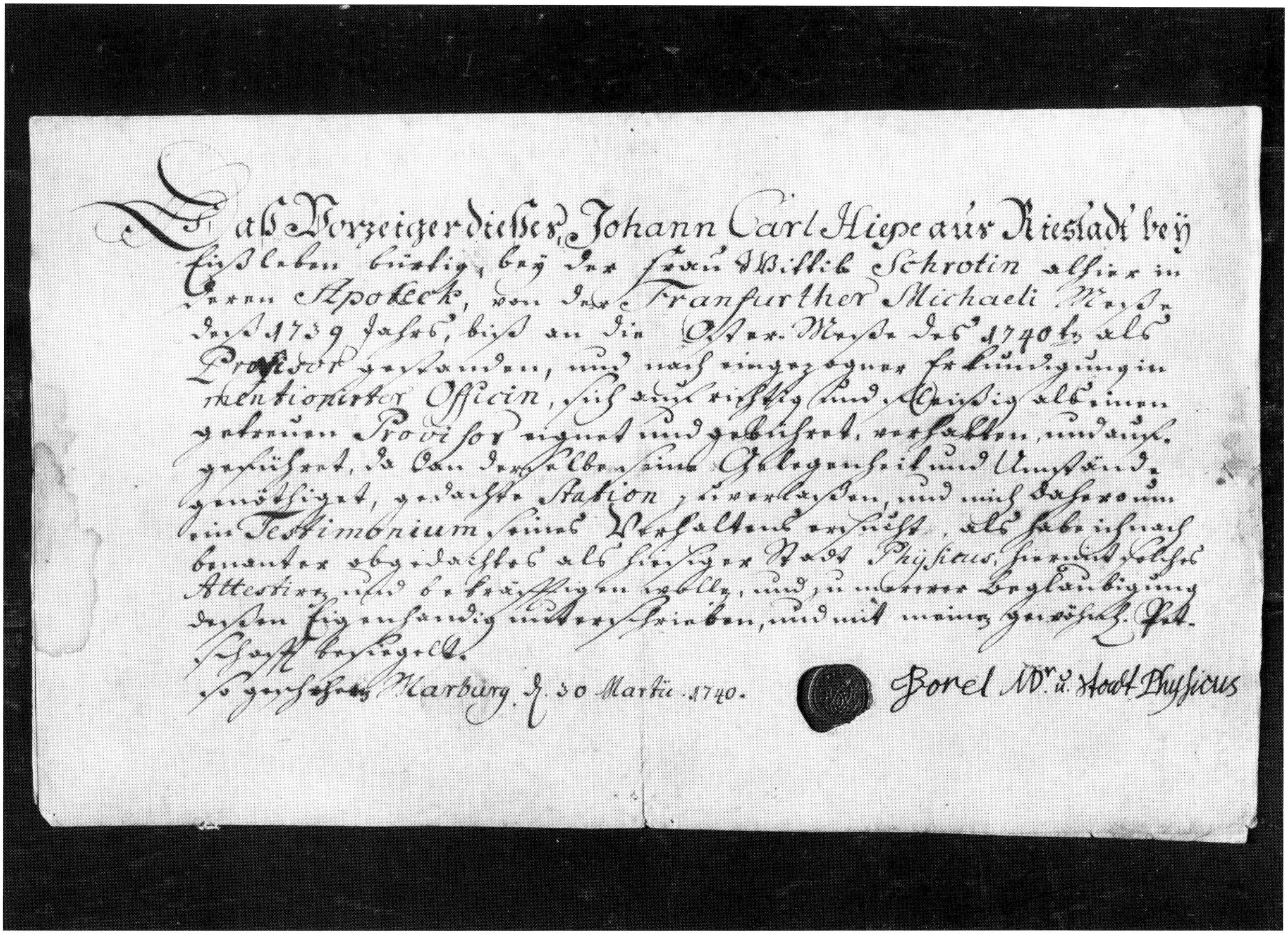

Daß Vorzeiger diesses, Johann Carl Hiepe aus Riestadt bey
Eißleben bürtig, bey der Frau Wittib Schrotin alhier in
deren Apoteck, von der Franfurther Michaeli Meße
deß 1739 Jahrs, biß an die Oster-Meße deß 1740ten als
Provisor gestanden, und nach eingezogner Erkündigung in
mentionirter Officin, sich auch richtig und fleißig als einen
getreuen Provisor eignet und gebühret, verhalten, und auf-
geführet, da dan derselbe seine Gelegenheit und Umstände
genöthiget, gedachte Station zu verlassen, und mich daherouм
ein Testimonium seines Verhaltens ersucht, als habe ihme nach
benanter obgedachtes als hiesiger Stadt Physicus, hiermit solches
Attestiren und bekräfftigen wollen, und zu mehrerer Beglaubigung
dessen Eigenhändig unterschrieben, und mit meinem gewöhnl. Pet-
schafft besiegelt.
So geschehen Marburg d. 30 Martii 1740. Borel Dr. u. Stadt Physicus

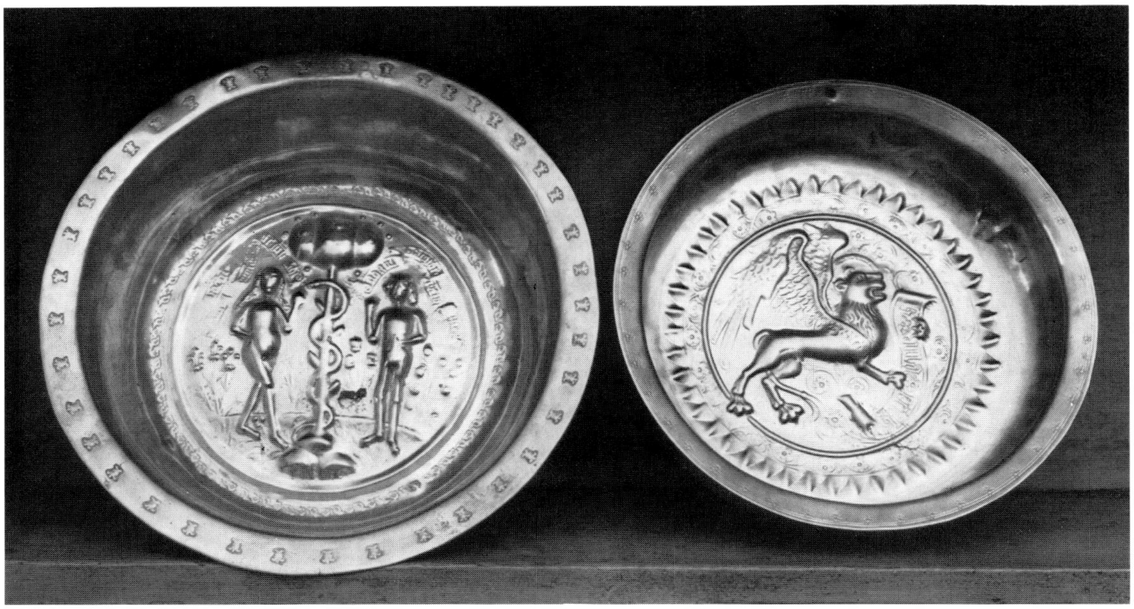

106 Aderlaßschalen aus Messing mit Adam und Eva (links) und geflügeltem Löwen als Symbol des Evangelisten Markus (rechts). Ende 15. Jh.
Reutberg bei Bad Tölz, Klosterapotheke

107 Kunstvoll verzierte Einnehmelöffel, darunter ein Zinnlöffel mit Deckelverschluß zur geruchlosen Einnahme von Lebertran (oben) und ein zusammenklappbarer Holzlöffel (links unten) mit hl. Georg.
Basel, Schweizerisches Pharmazie-Historisches Museum

108 Aderlaßschale mit hl. Georg im Kampf mit dem Drachen. Um 1500.
Reutberg bei Bad Tölz, Klosterapotheke

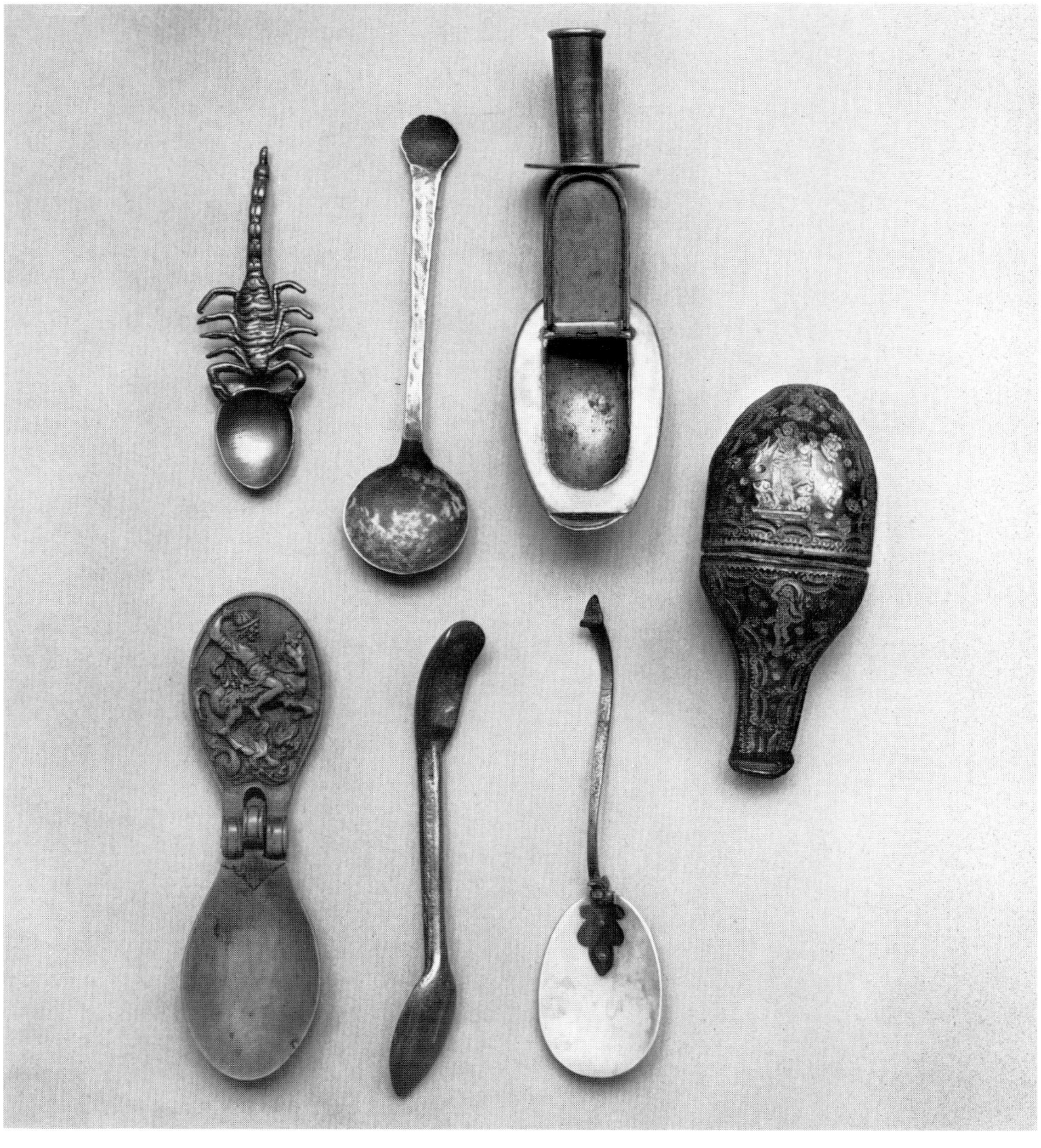

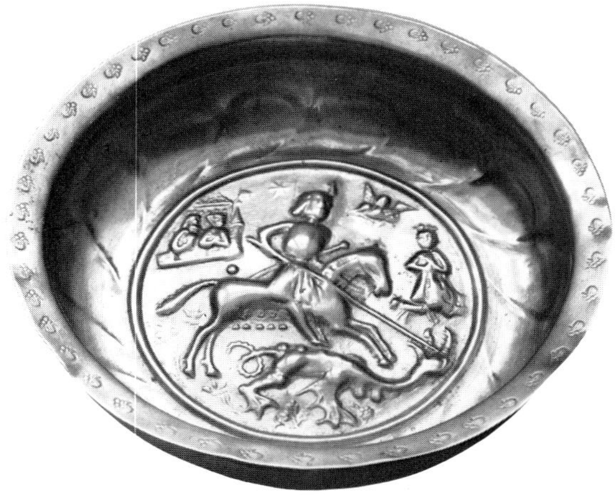

109 Mit Ranken und Blüten geätzte Leihflaschen für ärmere Patienten aus einer Schweizer Adler-Apotheke. 1767.
Heidelberg, Deutsches Apotheken-Museum ▷

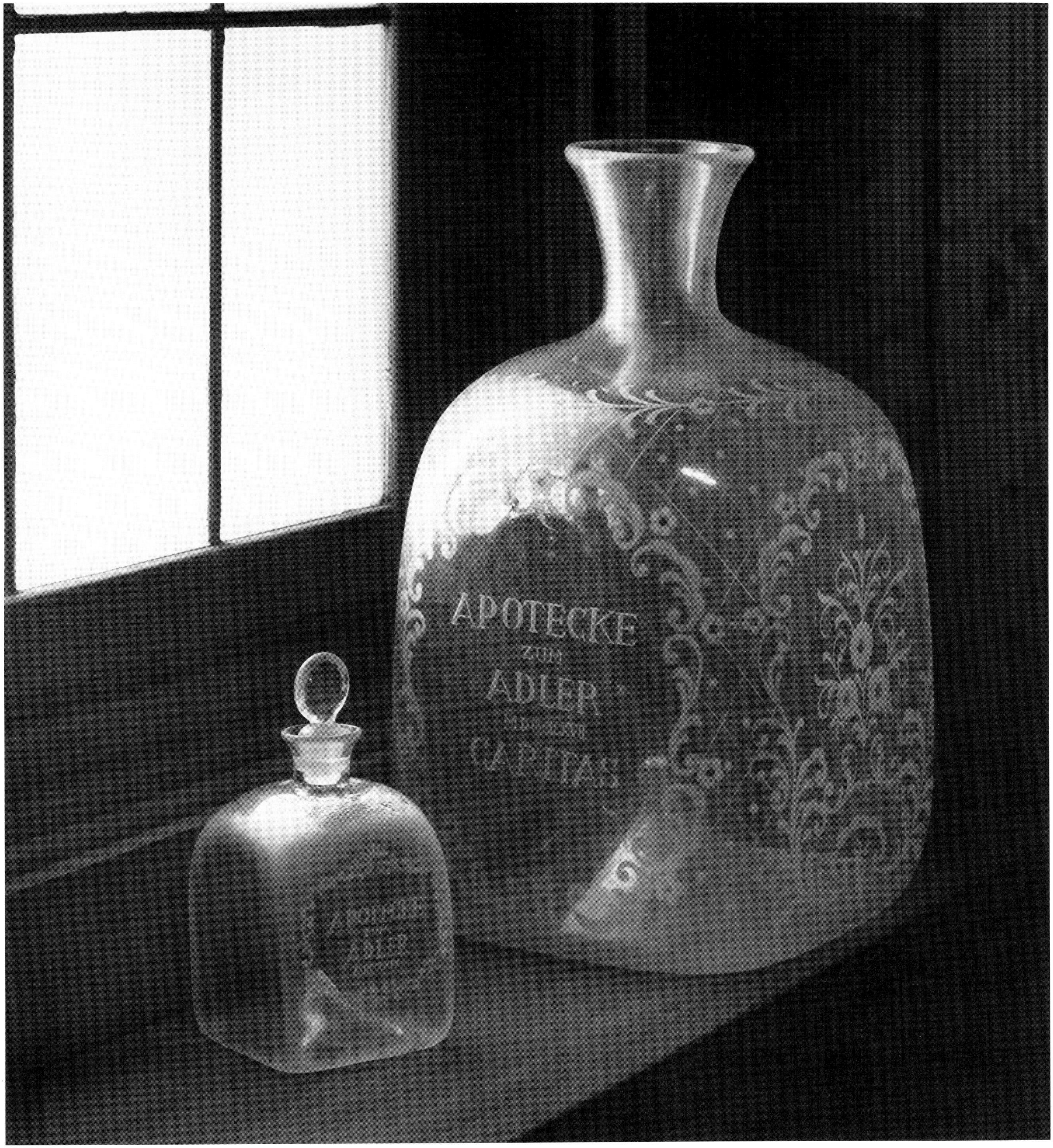
APOTECKE
ZUM
ADLER
MDCCLXVII
CARITAS
APOTECKE
ZUM
ADLER

110 Schmelztiegel und alte Glasgefäße aus einem Apotheken-laboratorium.
Braunschweig, Landesmuseum für Geschichte und Volkstum

111 Reibschale aus Kleinasien, griechischer Inselmarmor, mit Reiber in Form eines menschlichen Fußes. 1. Jh. n. Chr.
Basel, Schweizerisches Pharmazie-Historisches Museum

112 Schmelztiegel für chemische Arbeiten.
Cerveny Kamen (ung. Vöröskö, deutsch Biebersburg), CSSR, ehem. Burgapotheke

113, 114 Zwei mittelalterliche Steinmörser mit Masken an den Rippen. Abb. 113 deutsch, aus der Eifel, Sandstein; Abb. 114 roter Marmor, vielleicht aus Spanien. Beide 13. Jh., vielleicht auch früher.
Köln, Einhorn-Apotheke

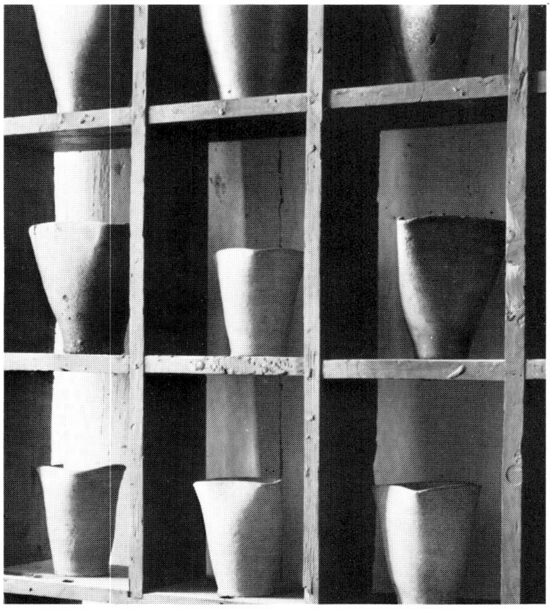

112

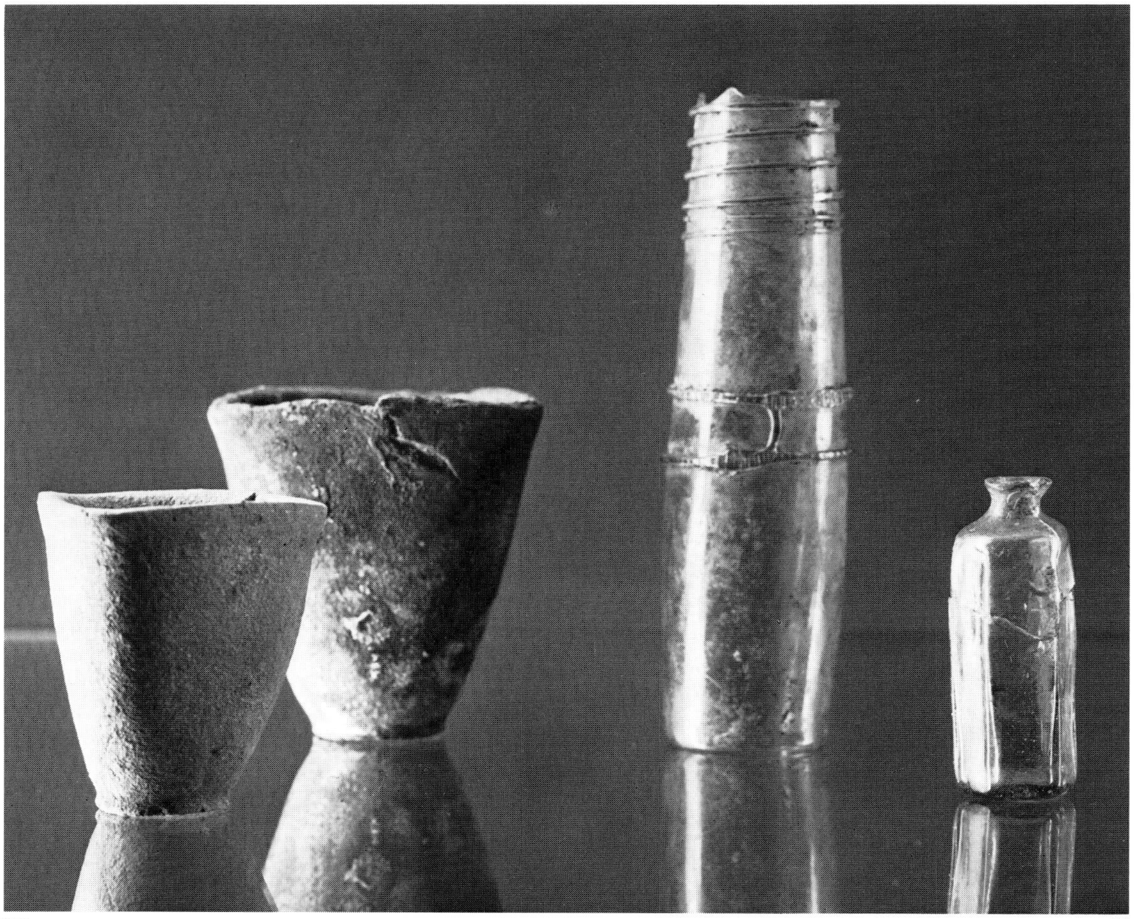

110 111 ▽

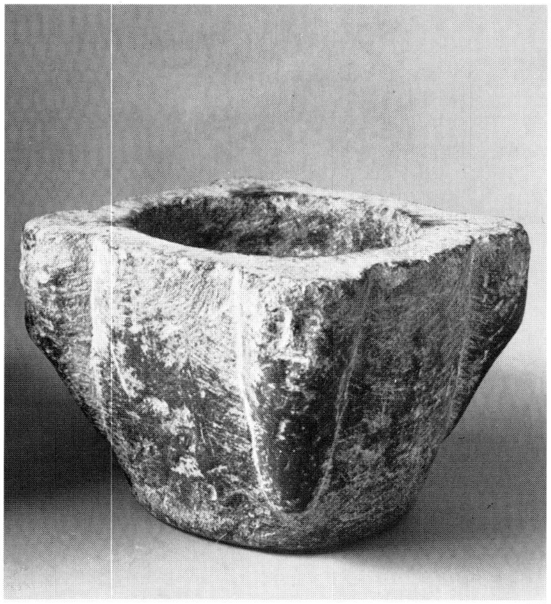

113 114 ▽

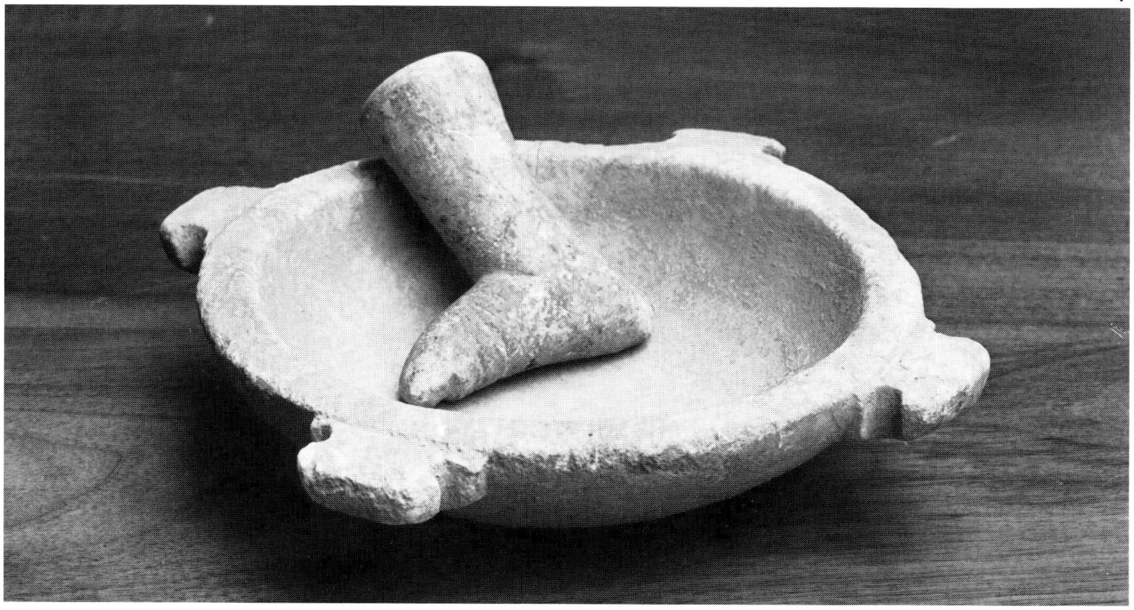

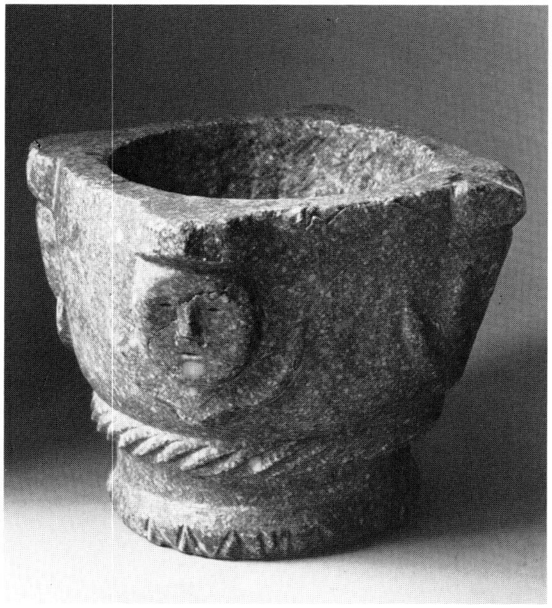

115 Einhenkliger gotischer Mörser mit Stützrippen und Pistill mit Adlerkopf. Bronze, deutsch. 15. Jh.
Köln, Einhorn-Apotheke

116 Niedriger spanisch-maurischer Mörser mit einem Ringhenkel und sieben kurzen Rippen, spätgotisch.
Köln, Einhorn-Apotheke

117 Bronzemörser mit der Inschrift »Appartenant-a-Lovis-Lamblet-Anno 1723« und Engelsfiguren als Henkel. Französische Arbeit. Der Mörser gehörte dem ersten hugenottischen Apotheker Lamblet in Berlin.
Heidelberg, Deutsches Apotheken-Museum

118 Bronzemörser von 1659 mit kämpfenden Einhörnern, Delphinhenkeln und der Inschrift des Besitzers: »Hanns Caspar Sparr Apotecker in Franckfurt zum Einhorn.«
Frankfurt am Main, Museum für Kunsthandwerk

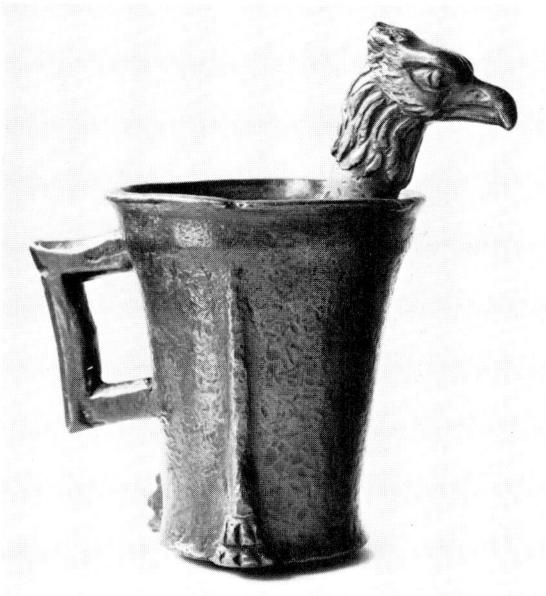

115 116 ▽

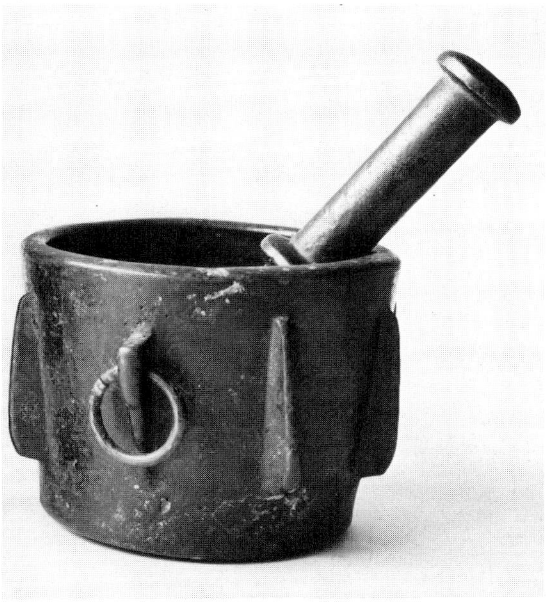

117 ▽ 118 ▷

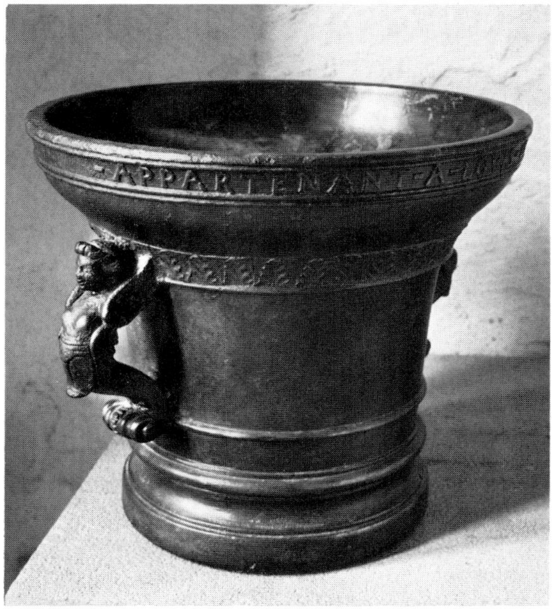

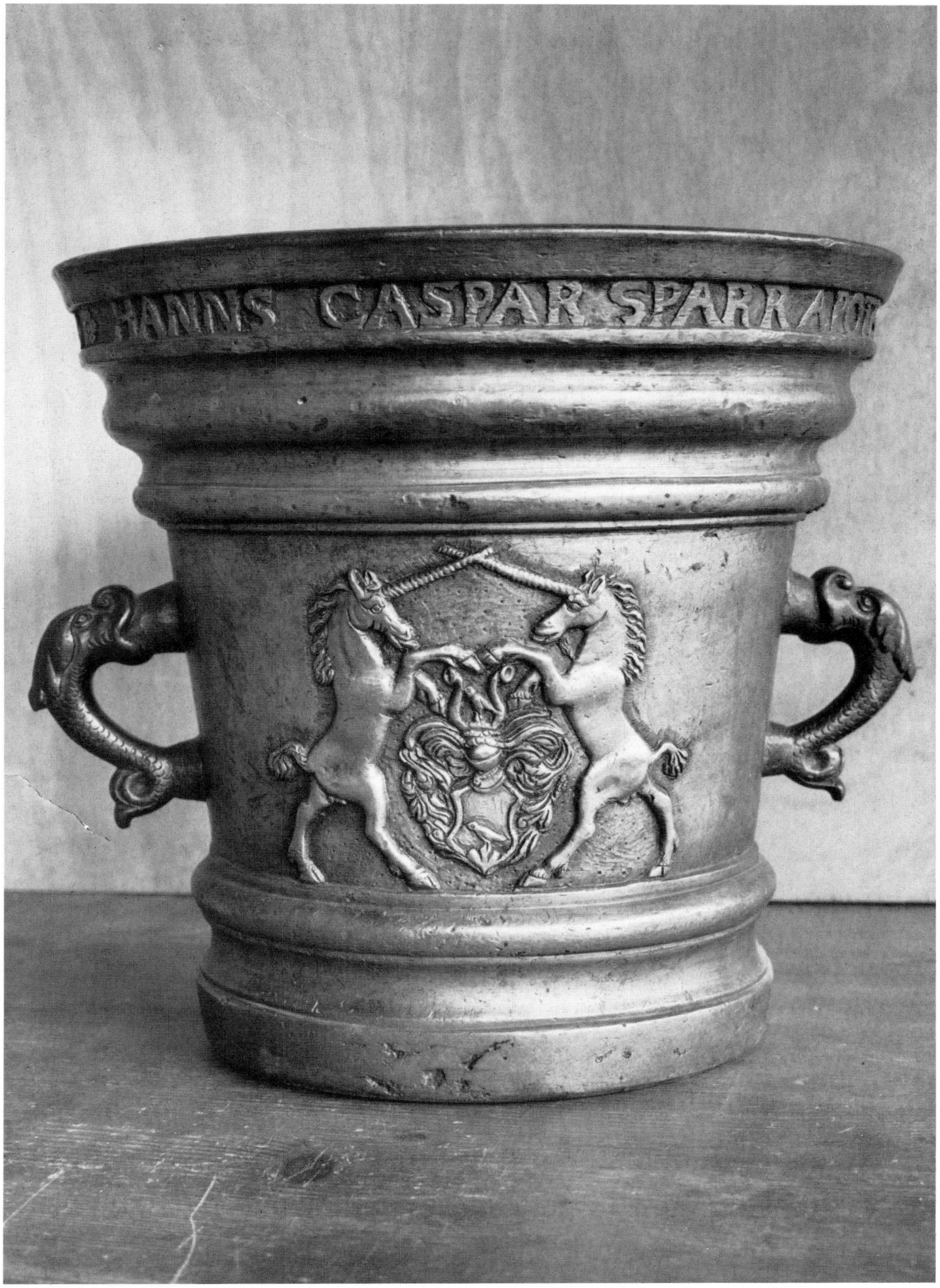

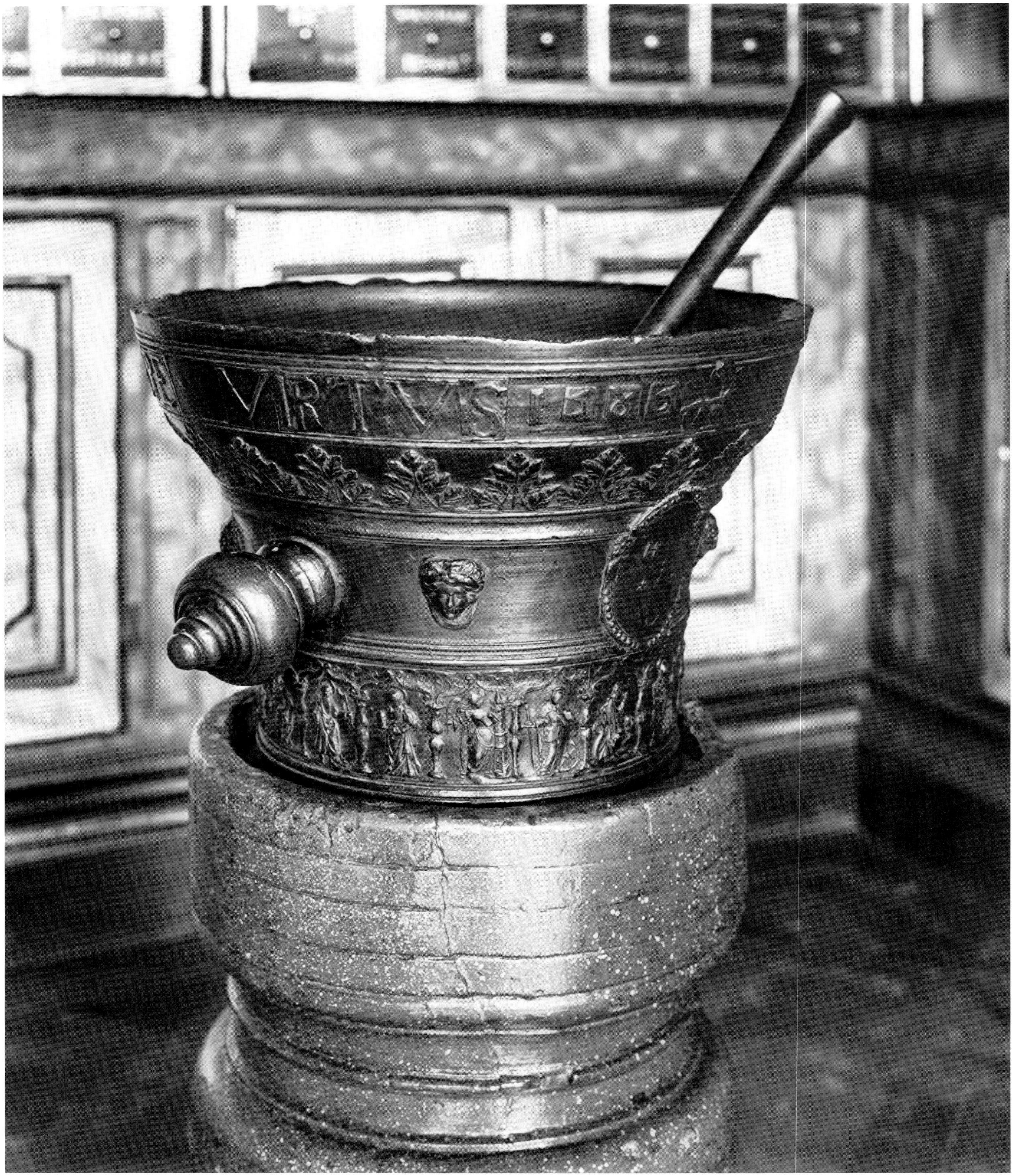

119

119 Bronzemörser der Renaissance auf steinernem Podest mit der Inschrift: »Vires cit vulnere virtus 1585«; in den Arkaden am Fuß sind Heilige und Märtyrer dargestellt.
Besançon (Doubs), Hospital Saint-Jacques

120 Zwei Mörser mit Pistill. Links mit Inschrift: CREAVIT. A. D. 1571 DEUS MEDICAMENTA. *Der kleine Messingmörser rechts:* ANNO 1590.
Kettwig, Hirsch-Apotheke

121 Zweihenkliger Renaissancemörser, dat. 1593, mit Darstellung der Dreifaltigkeit und des »Weinstocks der Erlösung«.
Frankfurt am Main, Historisches Museum

122 Henkelloser Mörser, Bronze, 16. Jh., französisch, wohl aus einer Klosterapotheke. An seiner Wandung weibliche Köpfe mit Schleiern im Wechsel mit Gruppe von drei stilisierten Lilien.
Köln, Einhorn-Apotheke

123 Henkelloser niederländischer Barockmörser, dat. 1739, mit Rankenwerk und Fabeltieren.
Braunschweig, Braunschweigisches Landesmuseum für Geschichte und Volkstum

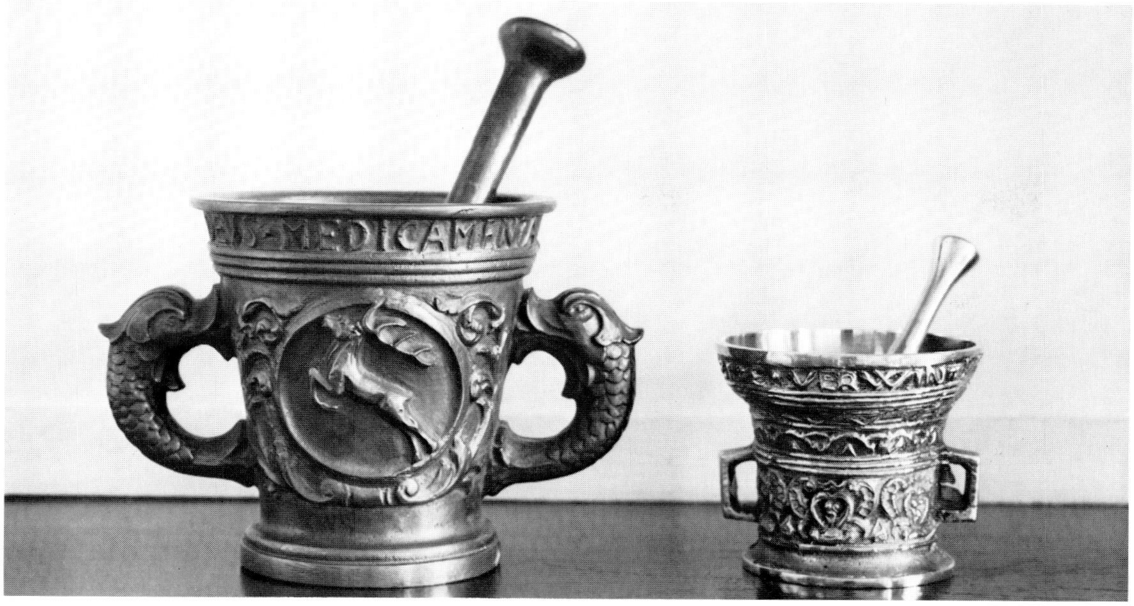

120

121 ▽

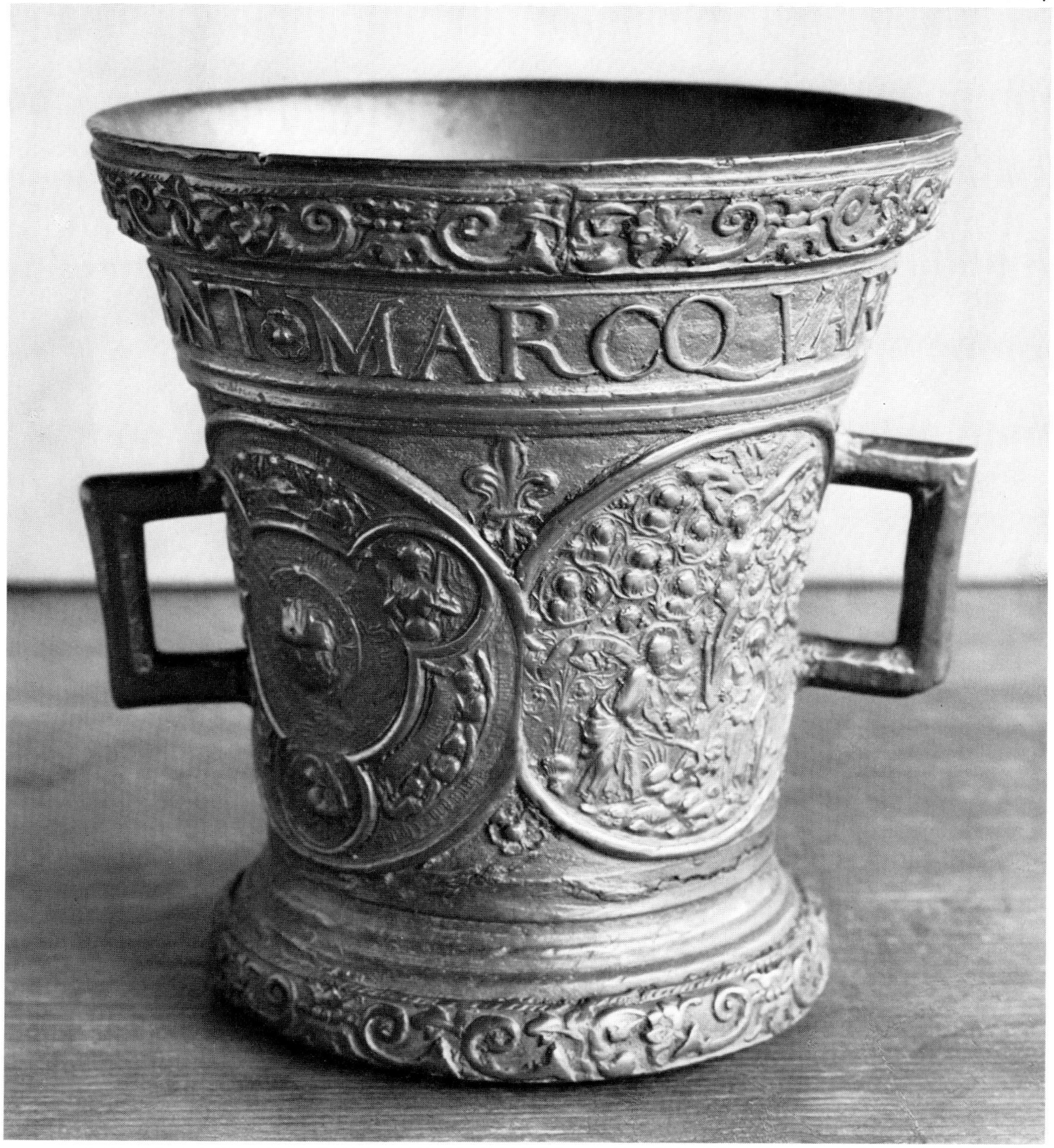

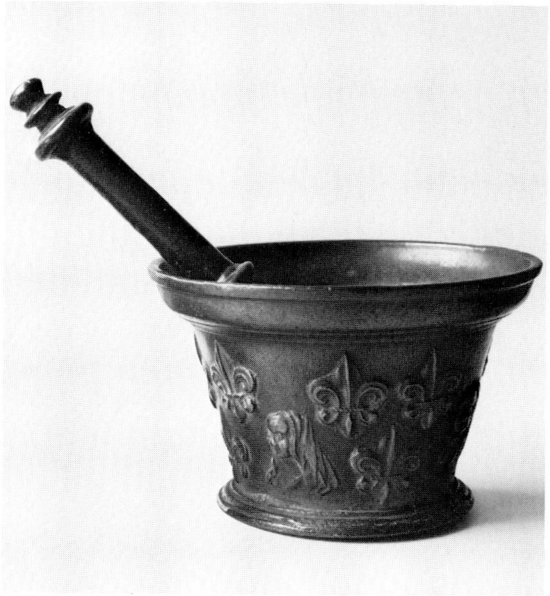

122

123 ▽

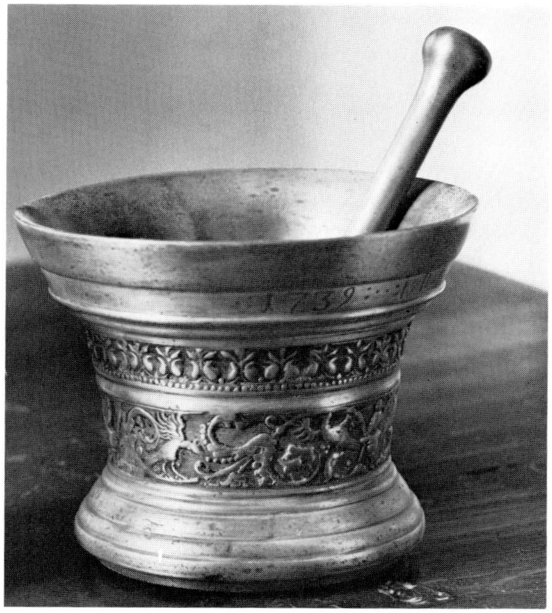

124 Zwei Mörser auf Holzblock aus der ehem. Apotheke von Besztercebánya (Banská Bystrika). Dat. 1700 und 1778. Bratislava (Preßburg), CSSR, Pharmazeutisches Museum in der ehem. Apotheke »Zum Roten Krebs«

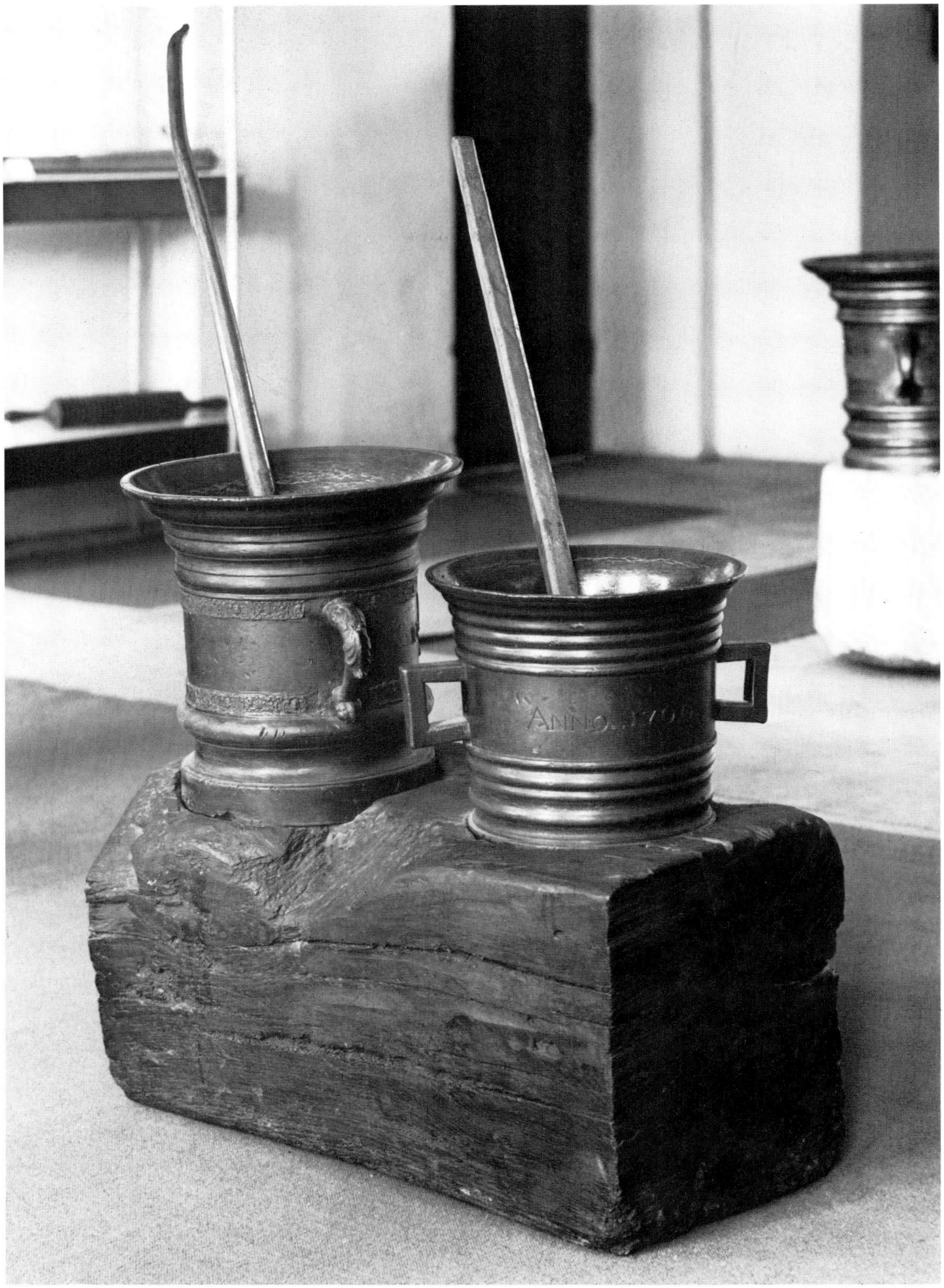

125 Barocker Mörser von 1792 auf holzgeschnitztem Mohren montiert. Bratislava (Preßburg), CSSR, Pharmazeutisches Museum in der ehem. Apotheke »Zum Roten Krebs«

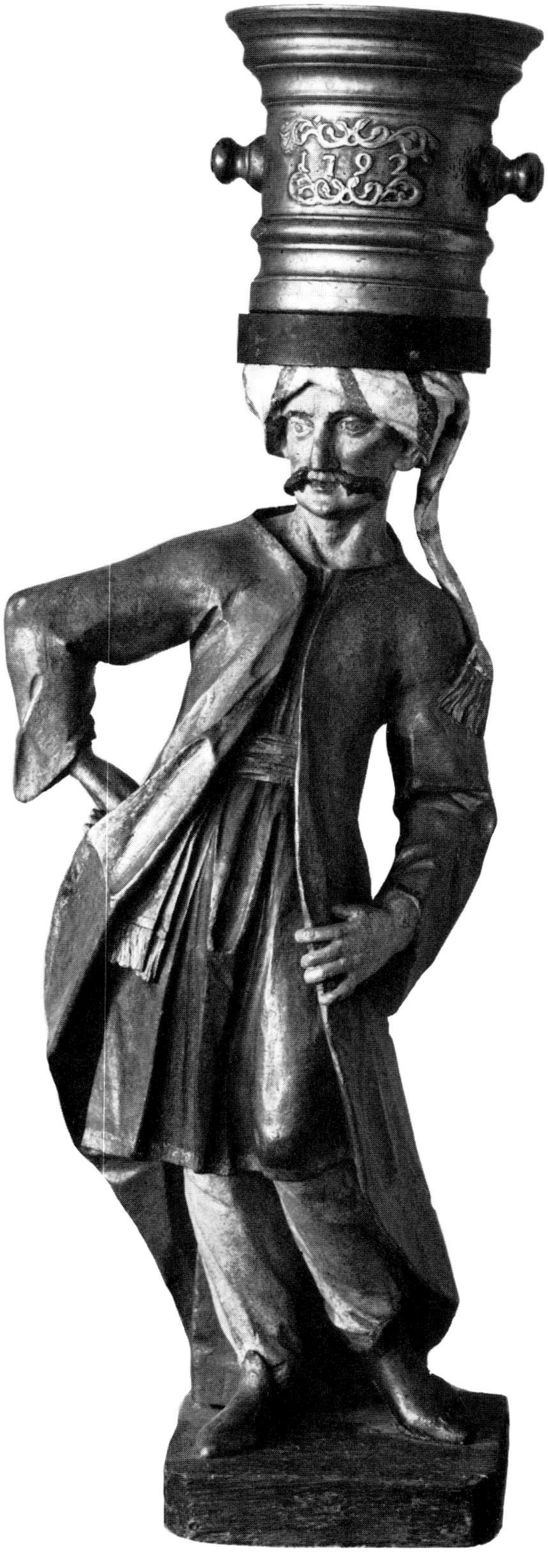

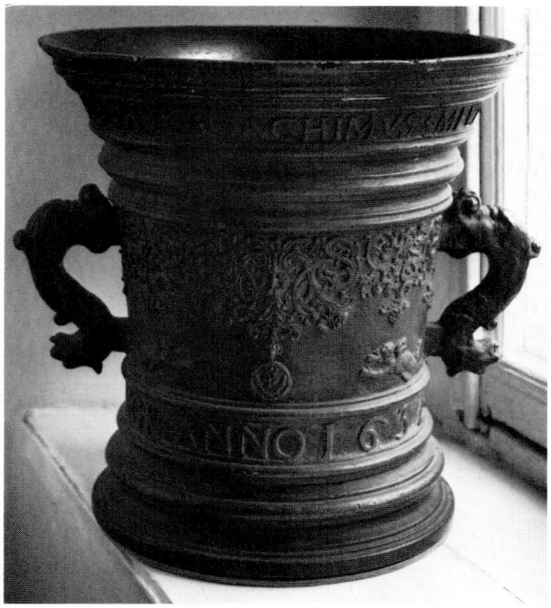

126 Mörser der Spätrenaissance mit Masken, Putti, Behangdekor und Delphinhenkeln. Dat. 1632.
Oldenburg, Landesmuseum für Kunst und Kulturgeschichte

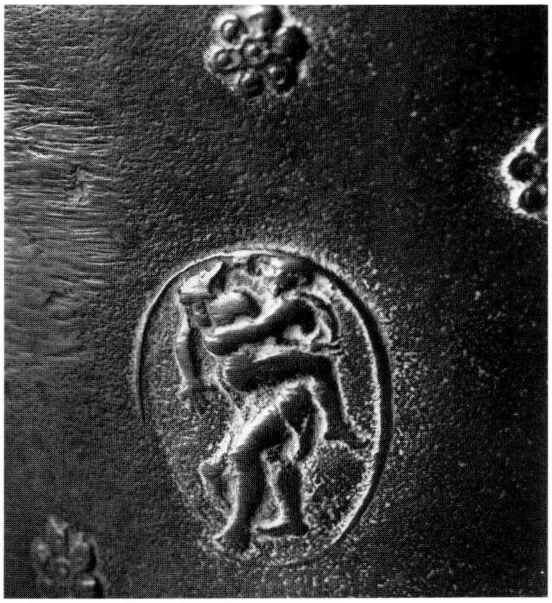

127 Erotisches Motiv auf der Leibung eines Mörsers, Detail aus Abb. 128.

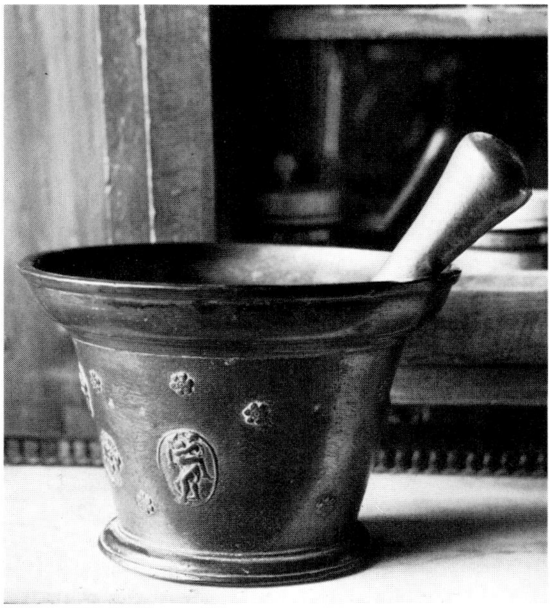

128 Einfacher, weitausladender Mörser von 1691.
Salins-les-Bains (Franz. Jura), Pharmacie de l'Hôpital

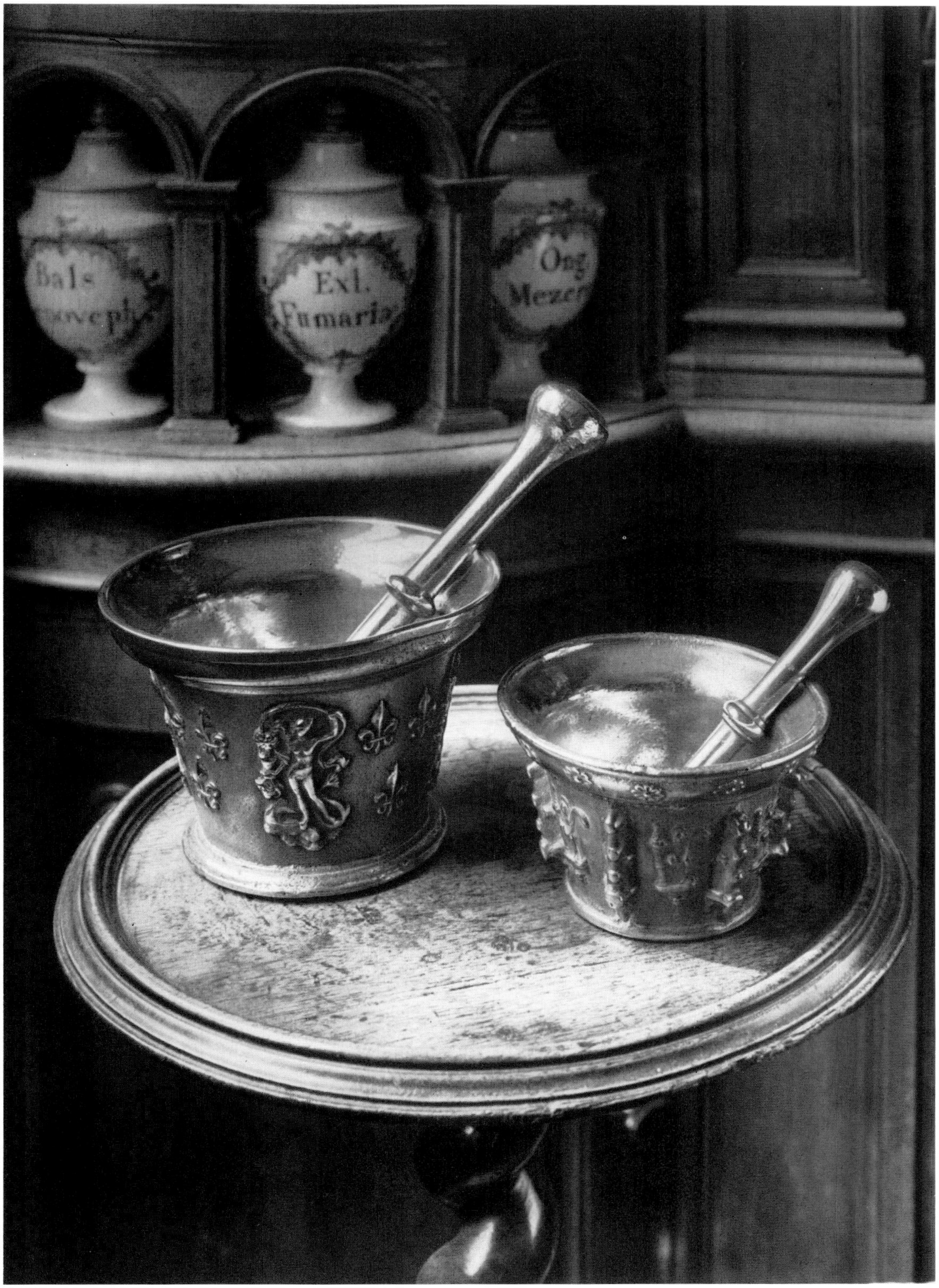

129 Zwei henkellose Mörser mit Lilienmotiv (französisch) und Dornrippen (spanisch). 17. Jh.
Villefranche-sur-Saône, Apotheke des Hôtel-Dieu

130 Barocke Vertikal-Presse zum Auspressen von Pflanzengut.
Wien, Krankenhaus der Elisabethinen

131 Renaissancemörser mit tonnenförmiger Leibung aus der Zorn'schen Apotheke in Berlin mit Inschrift »Bartholomeus Zorn Anno 1638«. Das Pistill ist mit einer Kette am federnden Holzbogen befestigt.
Heidelberg, Deutsches Apotheken-Museum

132 Apothekenlaboratorium mit Destilliergeräten, Mörsern, Glasgeräten und ausgestopften Tieren.
Camaldoli bei Florenz, Klosterapotheke

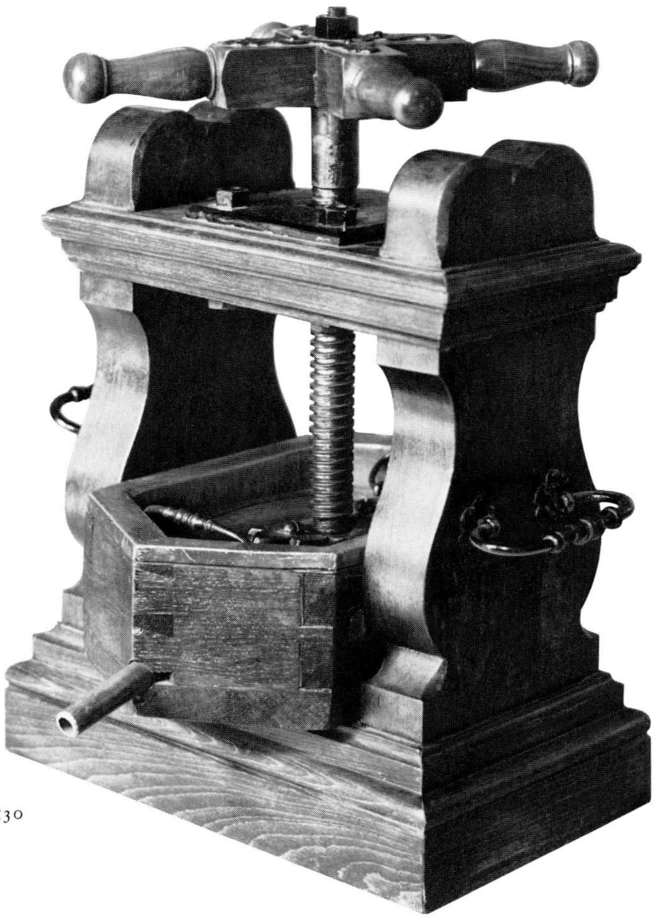

130

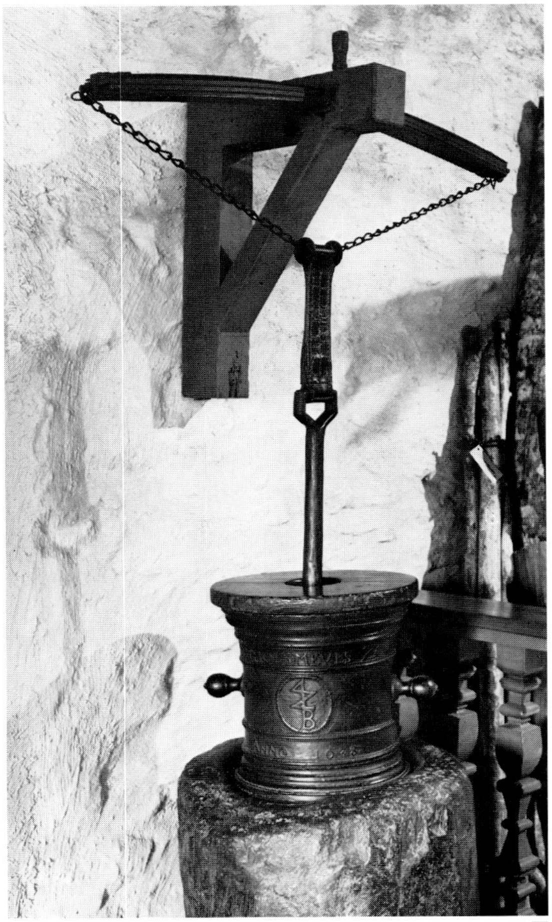

131

Zu Seite 87 unten:
135 Drei Gefäße aus der Mitte des 18. Jh. Blaues Dekor aus der Manufaktur Holics, mit Doppeladler aus Tata, mit Landschaft aus Holics, Com. Nyitra.
Budapest, Museum für Kunstgewerbe

132 ▽

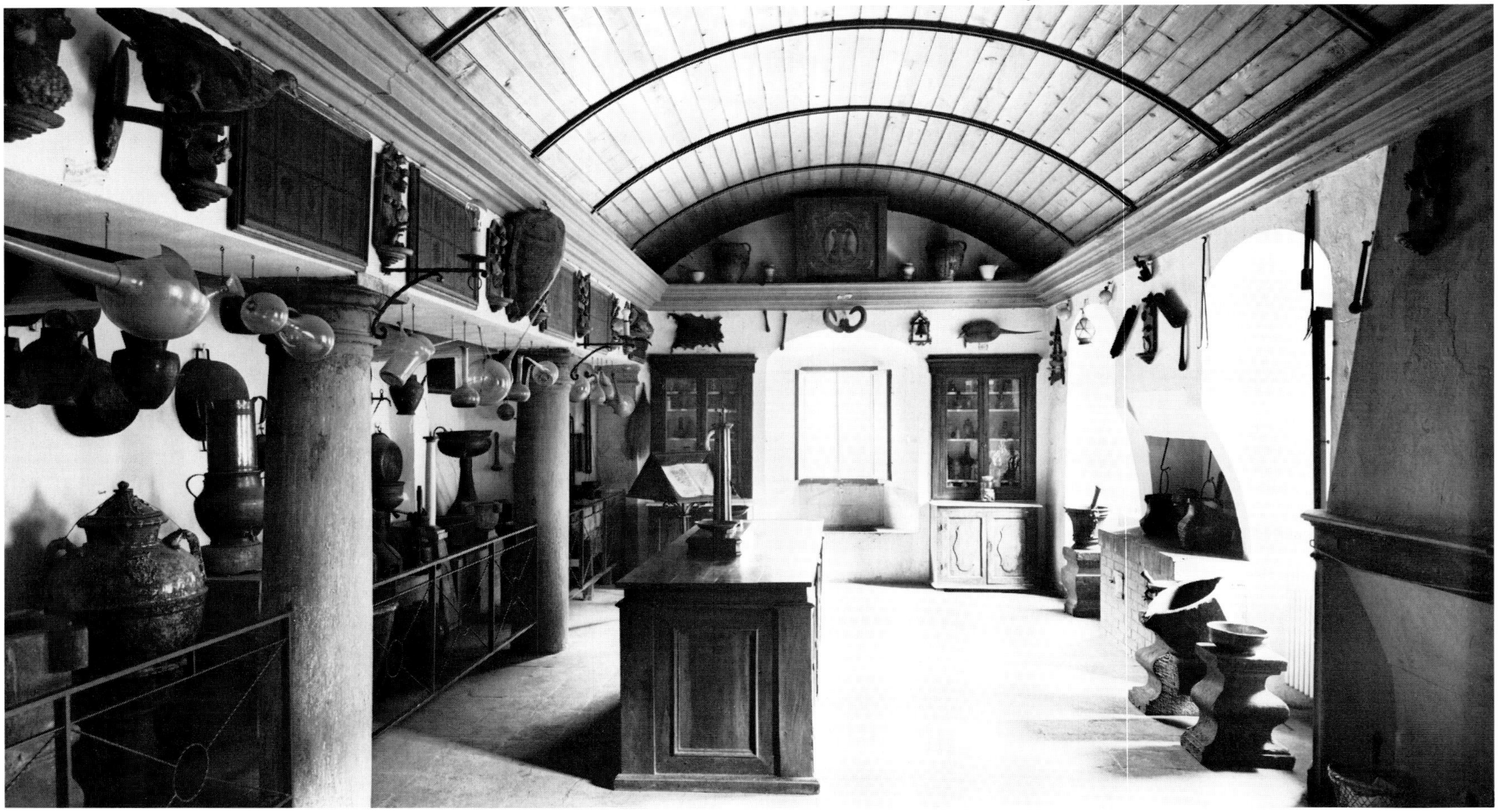

133 Gefäße aus der Manufaktur von Niderviller mit den Initialen von König Stanislas, dem Gründer des Hospitals St. Jean-de-Dieu. 2. Hälfte 18. Jh.
Nancy (Meurthe-et-Moselle), Musée historique lorrain

134 Albarello und Sirupkannen im spanisch-maurischen Stil. 16./17. Jh.
Louhans (Saône-et-Loire), Pharmacie de l'Hôpital

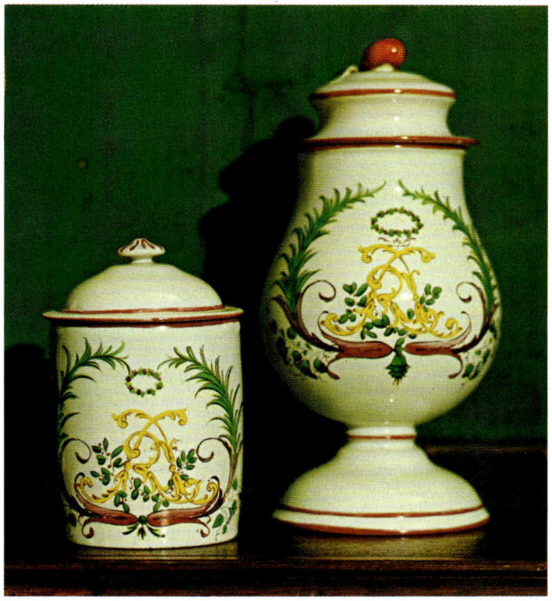

133

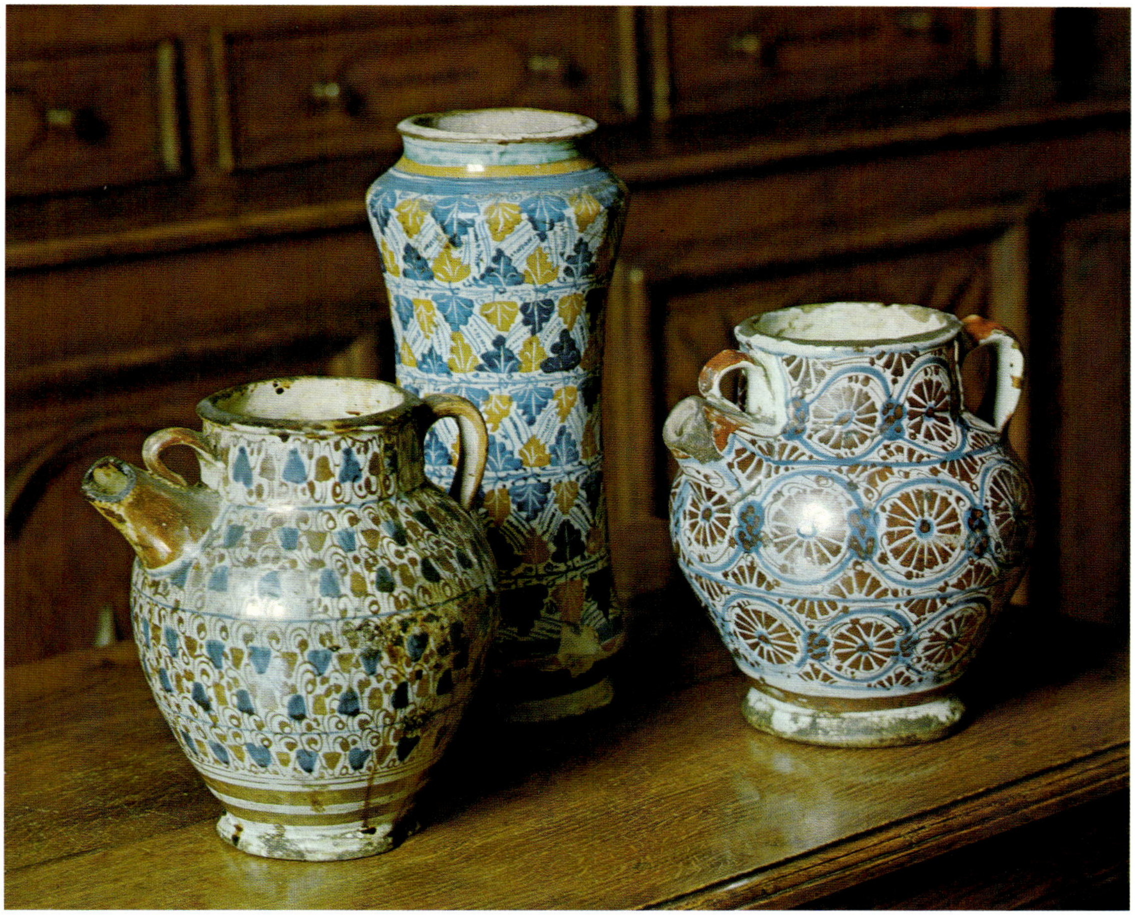

134

135 ▽

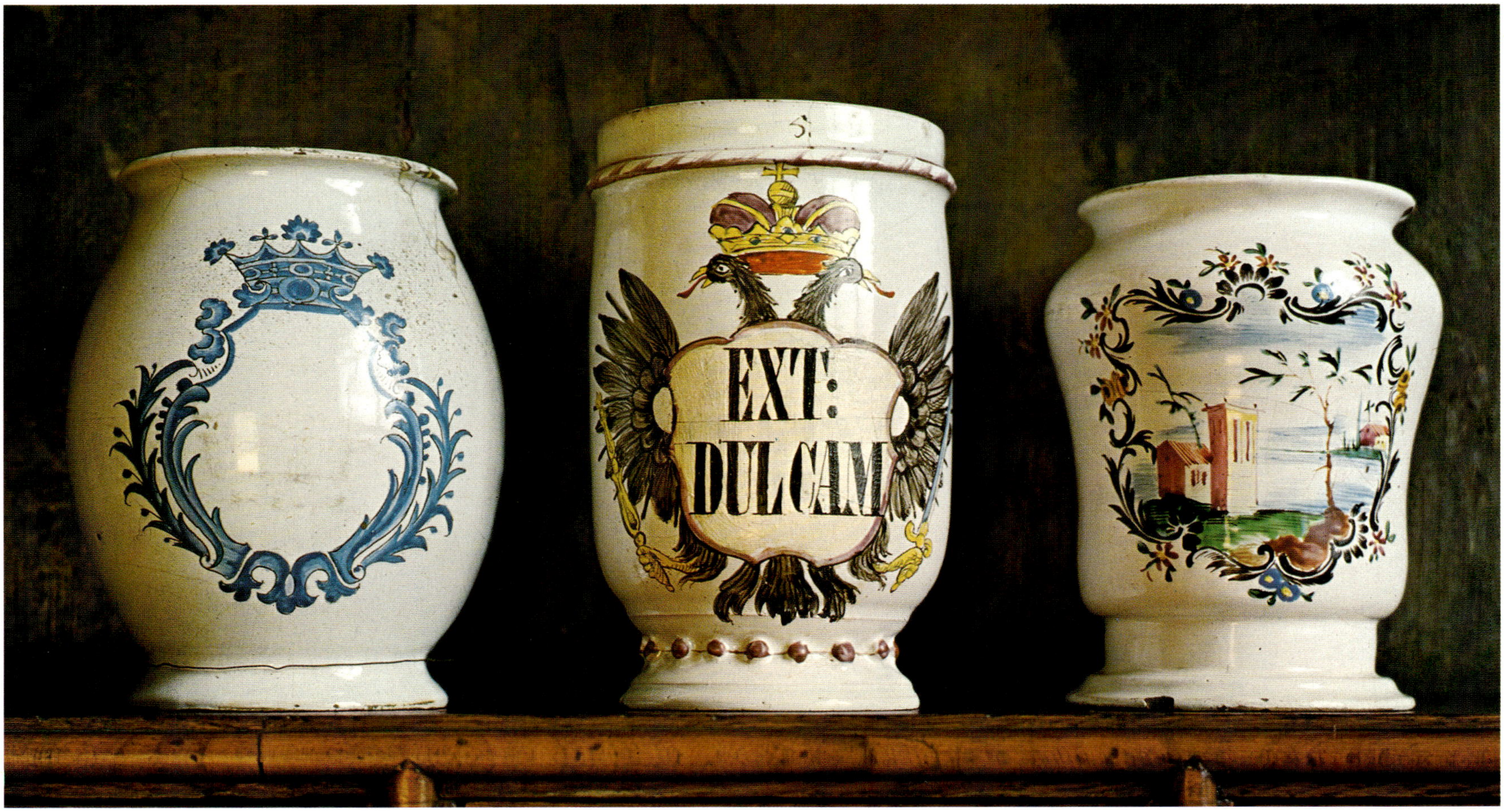

136 Apothekenlaboratorium. 18. Jh.
Basel, Schweizerisches Pharmazie-Historisches Museum

137 Gekachelter Herd, Inschrift »Vive labeur«.
Beaune (Côte d'Or), Apotheke des Hôtel Dieu

138 Apothekenlaboratorium mit rundem Kupferkessel.
Wien, Alte Hofapotheke

139 Destilliergeräte vom Ende des 19. Jh.
Bozen, Farmacia alla Madonna (Apotheke zur Madonna)

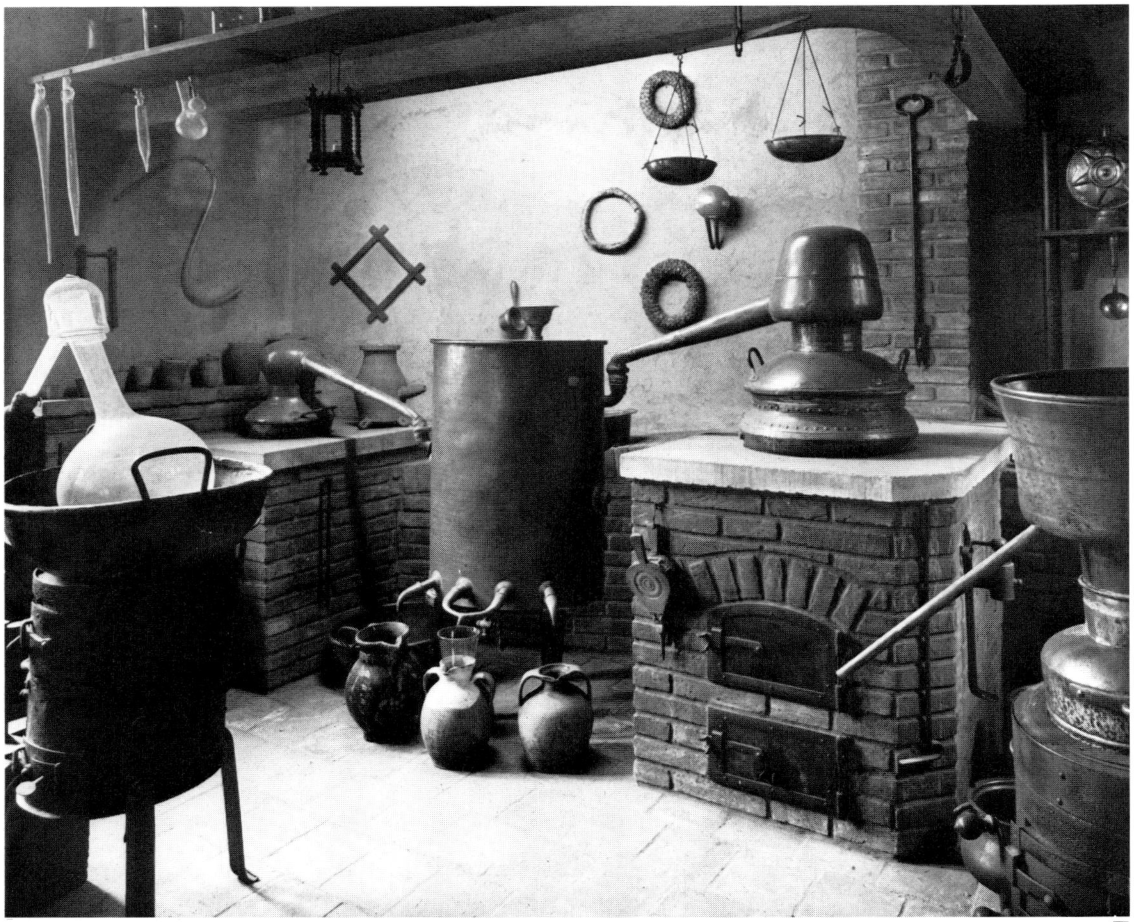

136

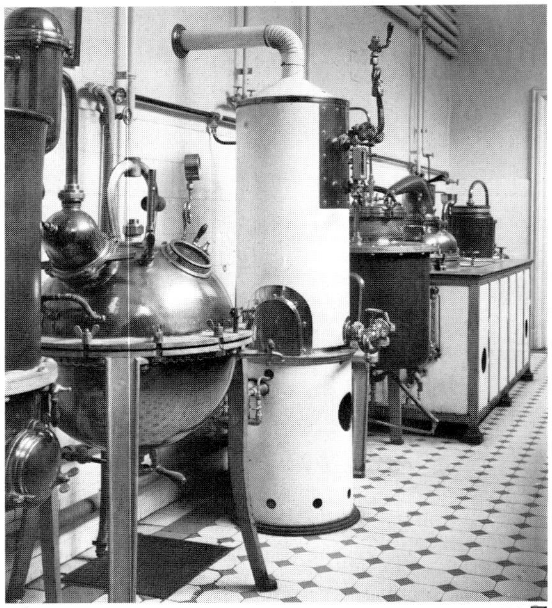

138

137 ▽

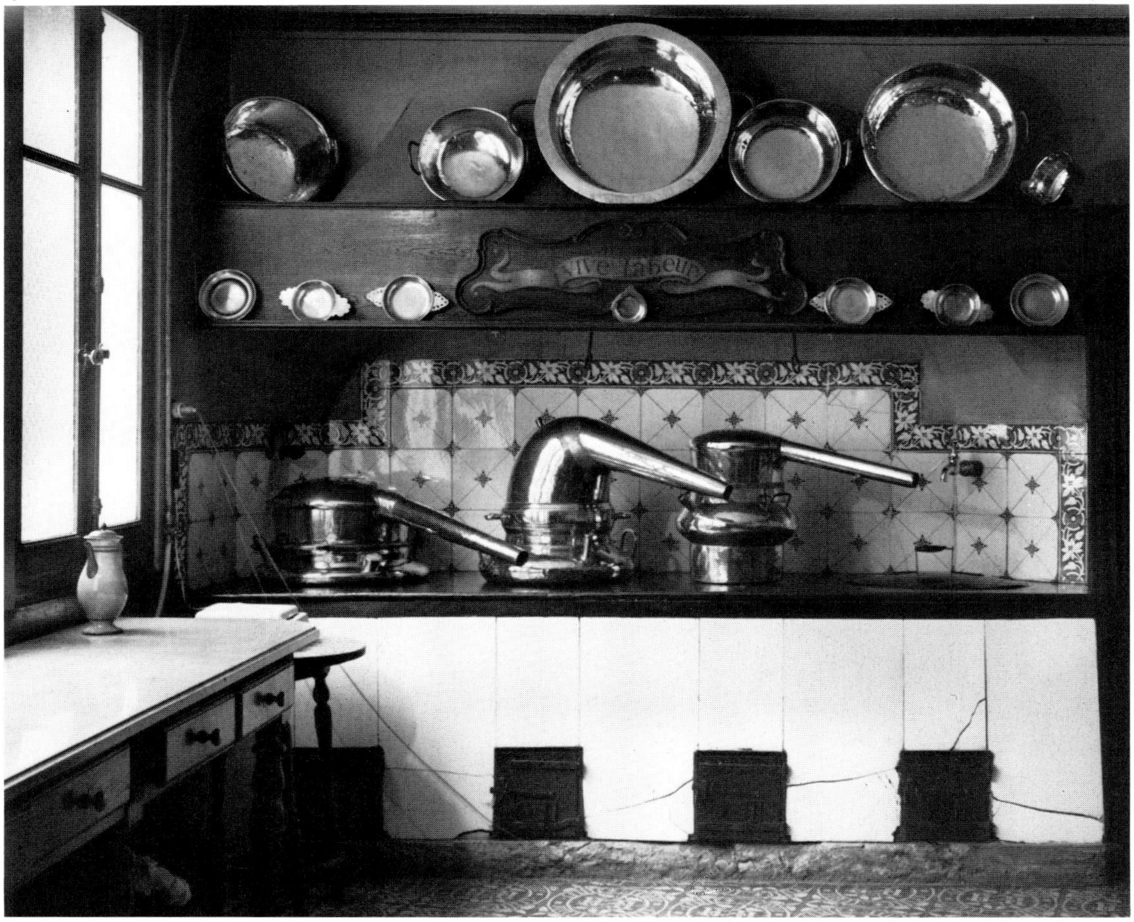

139 ▽

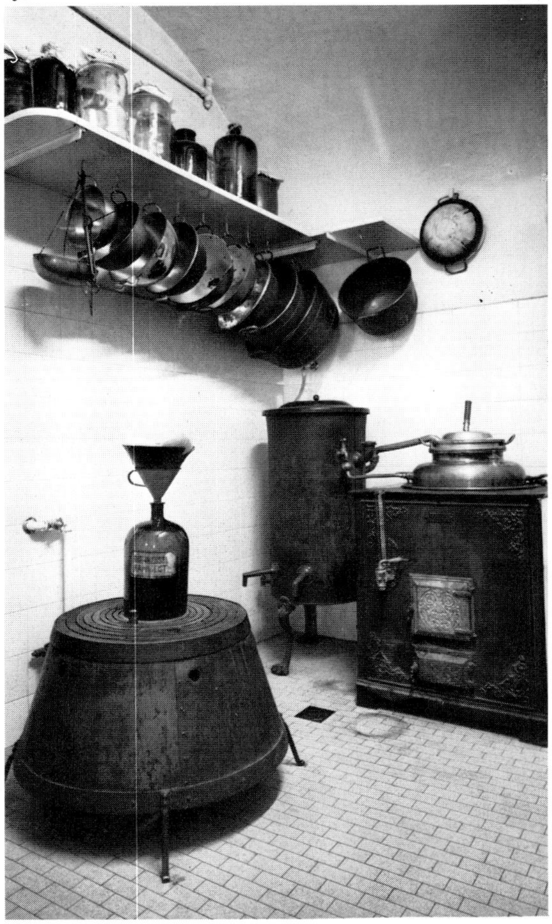

140 Kupferne Destillierhelme (Mohrenköpfe). Reutberg bei Bad Tölz, Klosterapotheke

141 Chinesische Opiumwaage mit Gewichten. Köln, Einhorn-Apotheke

142 Kuriose Korkpresse in Form eines Chamäleons. Salins-les-Bains (Franz. Jura), Pharmacie de l'Hôpital

143 Nürnberger Einsatzgewicht. 17. Jh. Heidelberg, Deutsches Apotheken-Museum

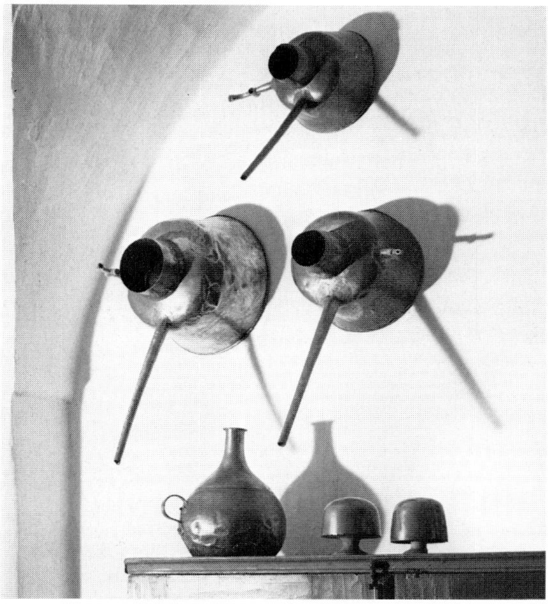

140 141 ▽

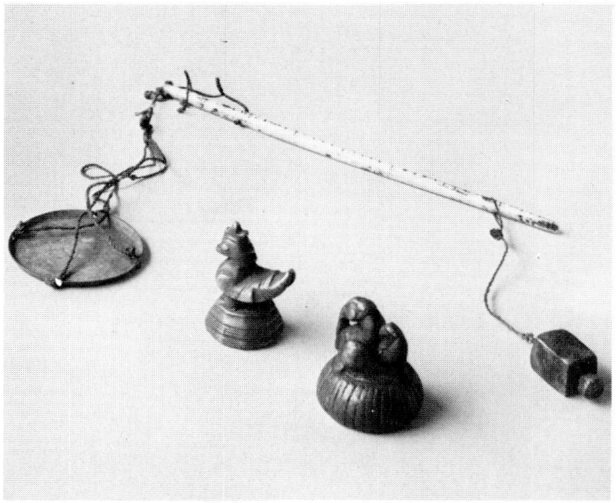

142 ▽ 143 ▷

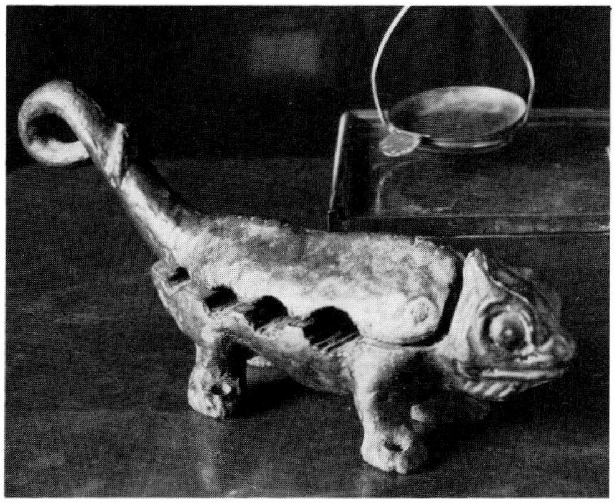

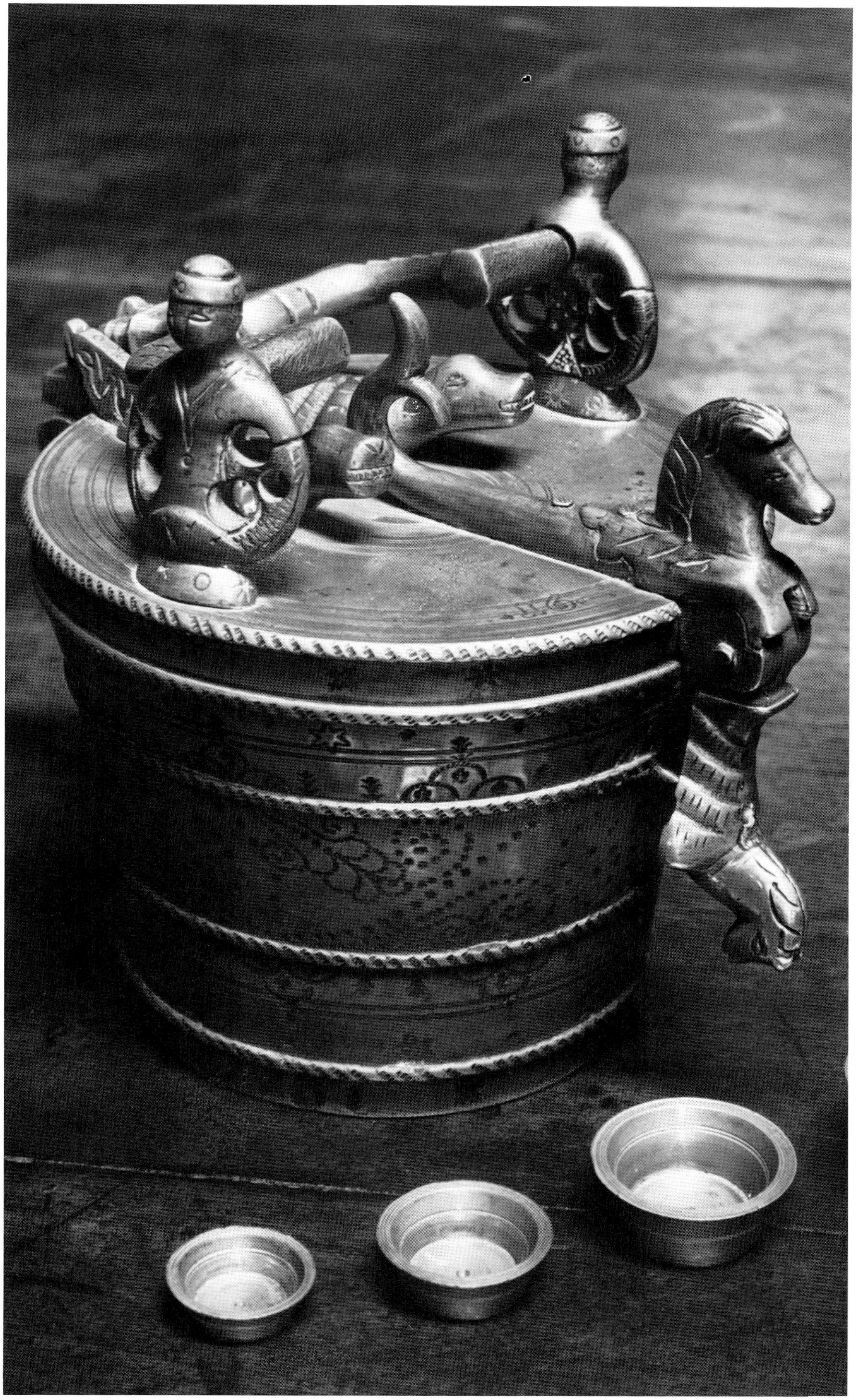

144, 145 Mit dem kaiserlichen Doppeladler gekrönte Standwaage des Rokoko. Detail der Standwaage mit Eichstempel aus verschiedenen Jahren auf dem Waagebalken.
Wien, Alte Hofapotheke

146 Waagschale mit zahlreichen Eichstempeln (Jahreszahlen).
Venedig, Farmacia Italo-Inglese

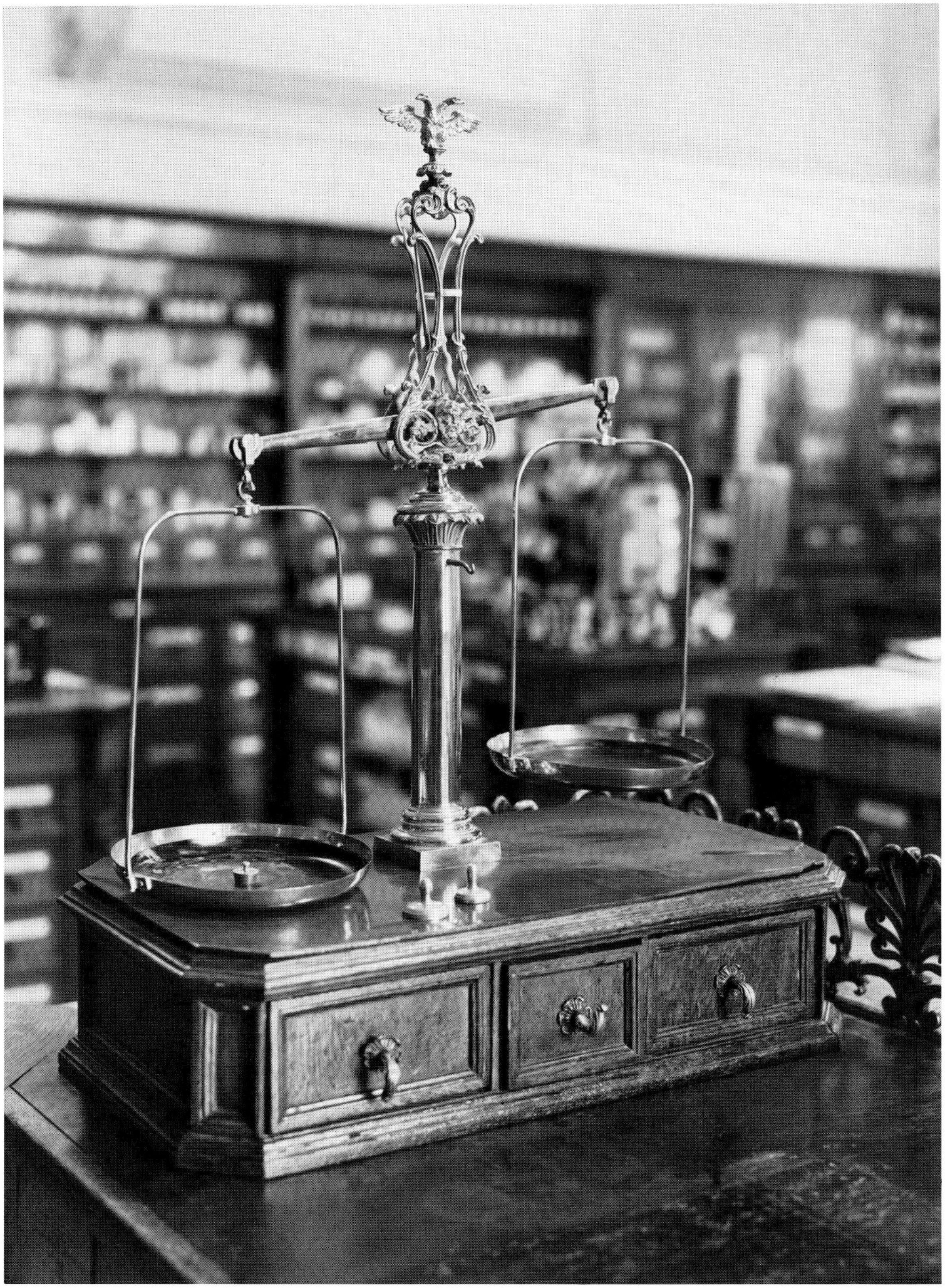

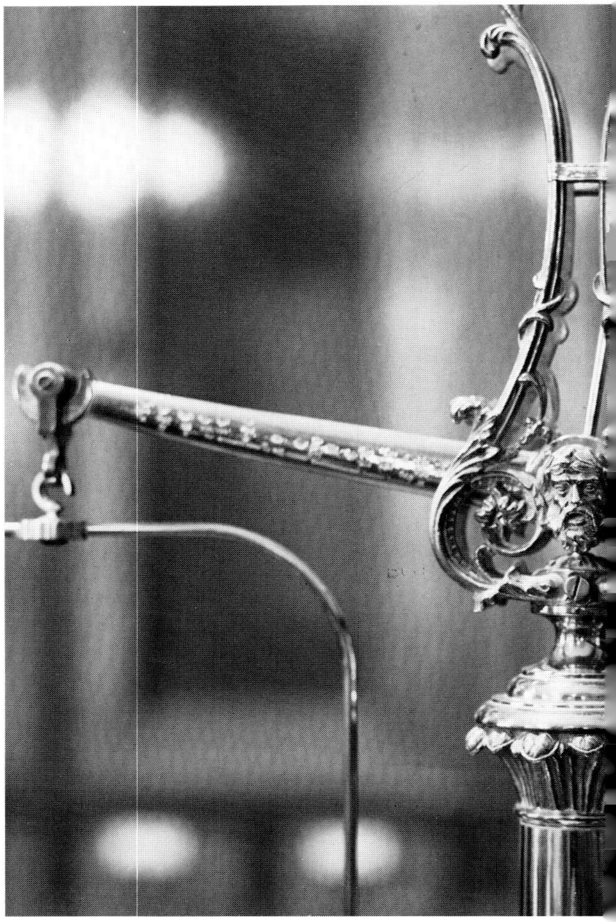

145

146 ▽

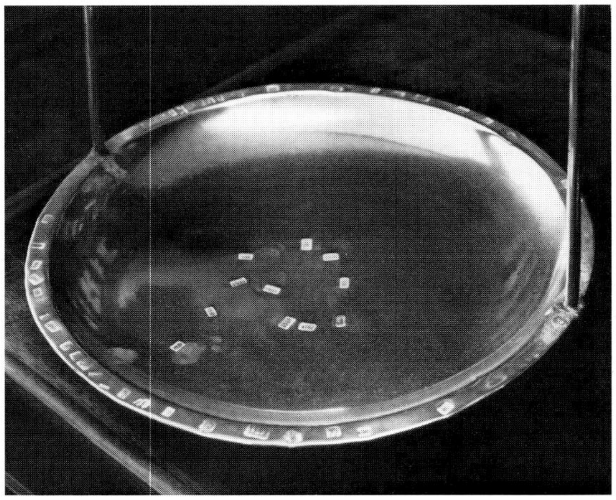

Zu Seite 91:
147, 148 Zwei kunstvoll ineinander verschlungene Schlangen – Sinnbild der Gewalt über Leben und Tod – bilden den Zeiger am Waagebalken einer klassizistischen Standwaage.
Cluny (Saône-et-Loire), Hospital-Apotheke

149 Gewichtsatz aus Messing. Die kleinen aus Blech gestanzten Gewichte sind mit einem Glasdeckel geschützt.
Wien, Alte Hofapotheke

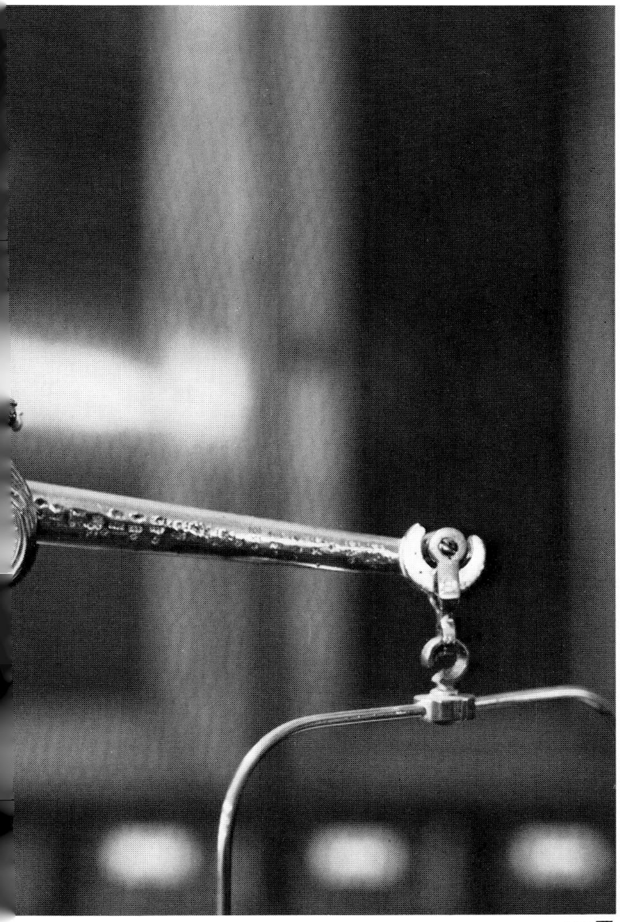

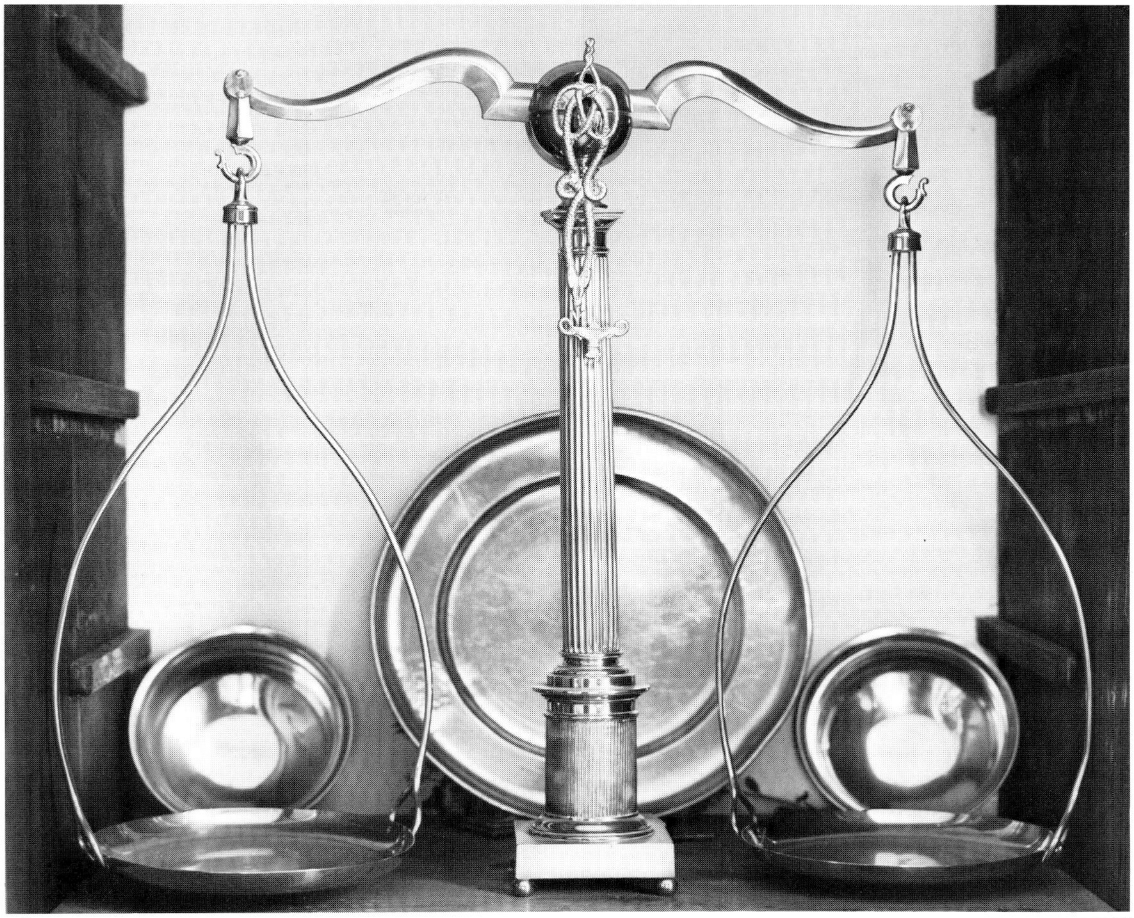

147 ▽

148

149 ▽

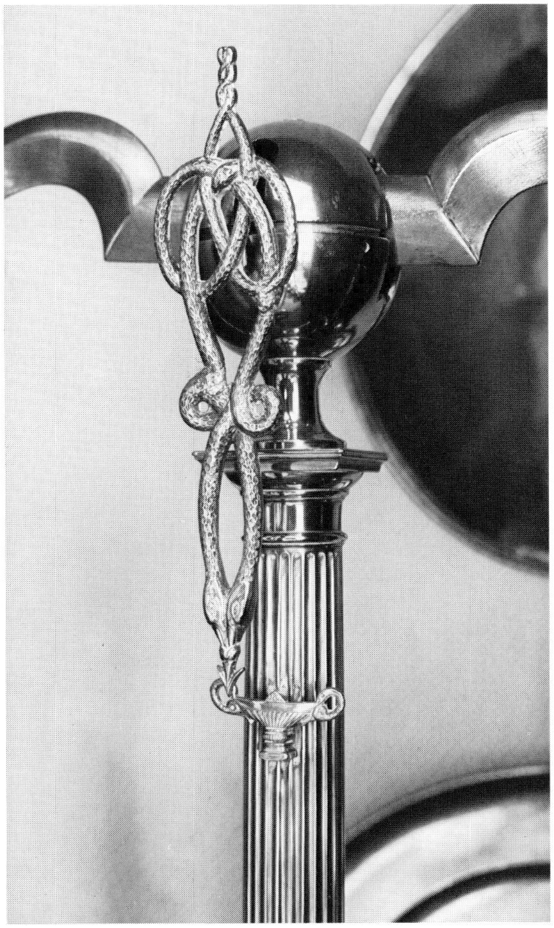

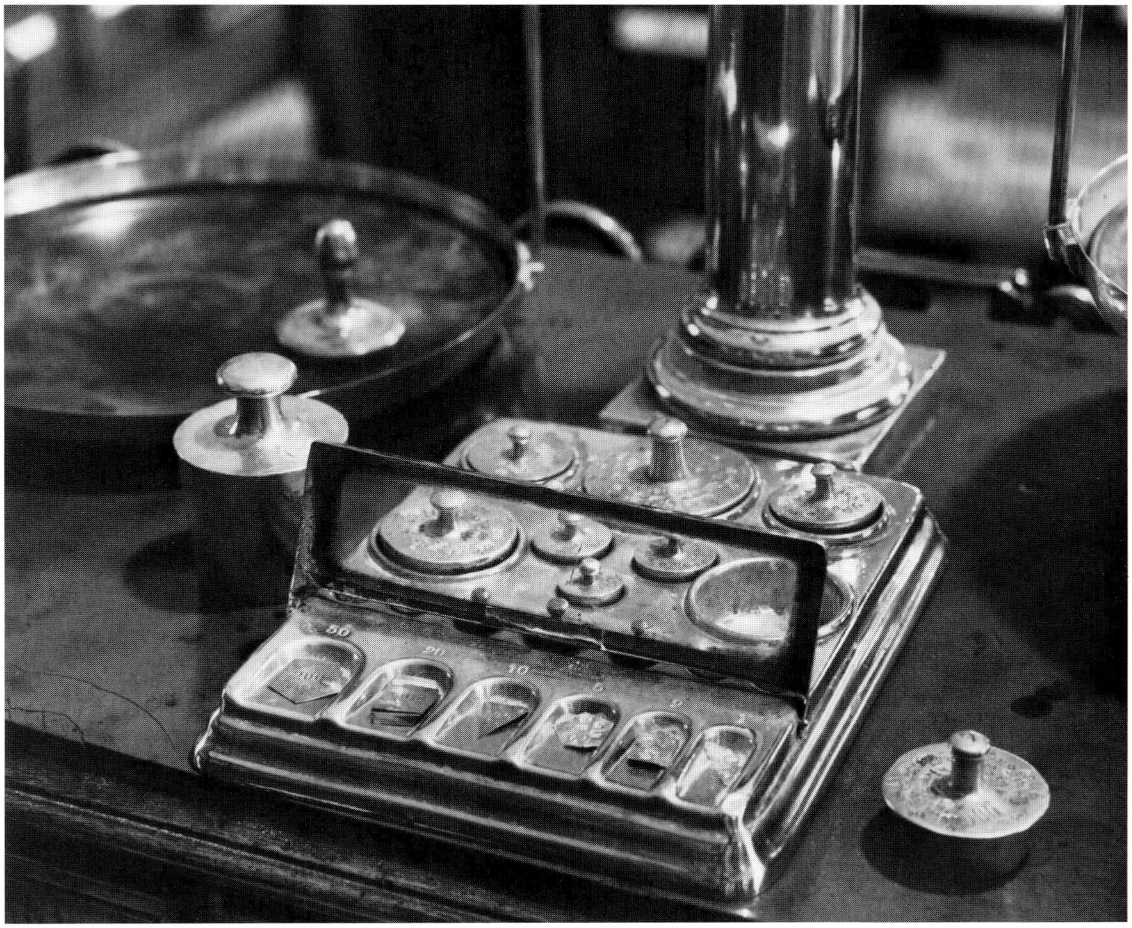

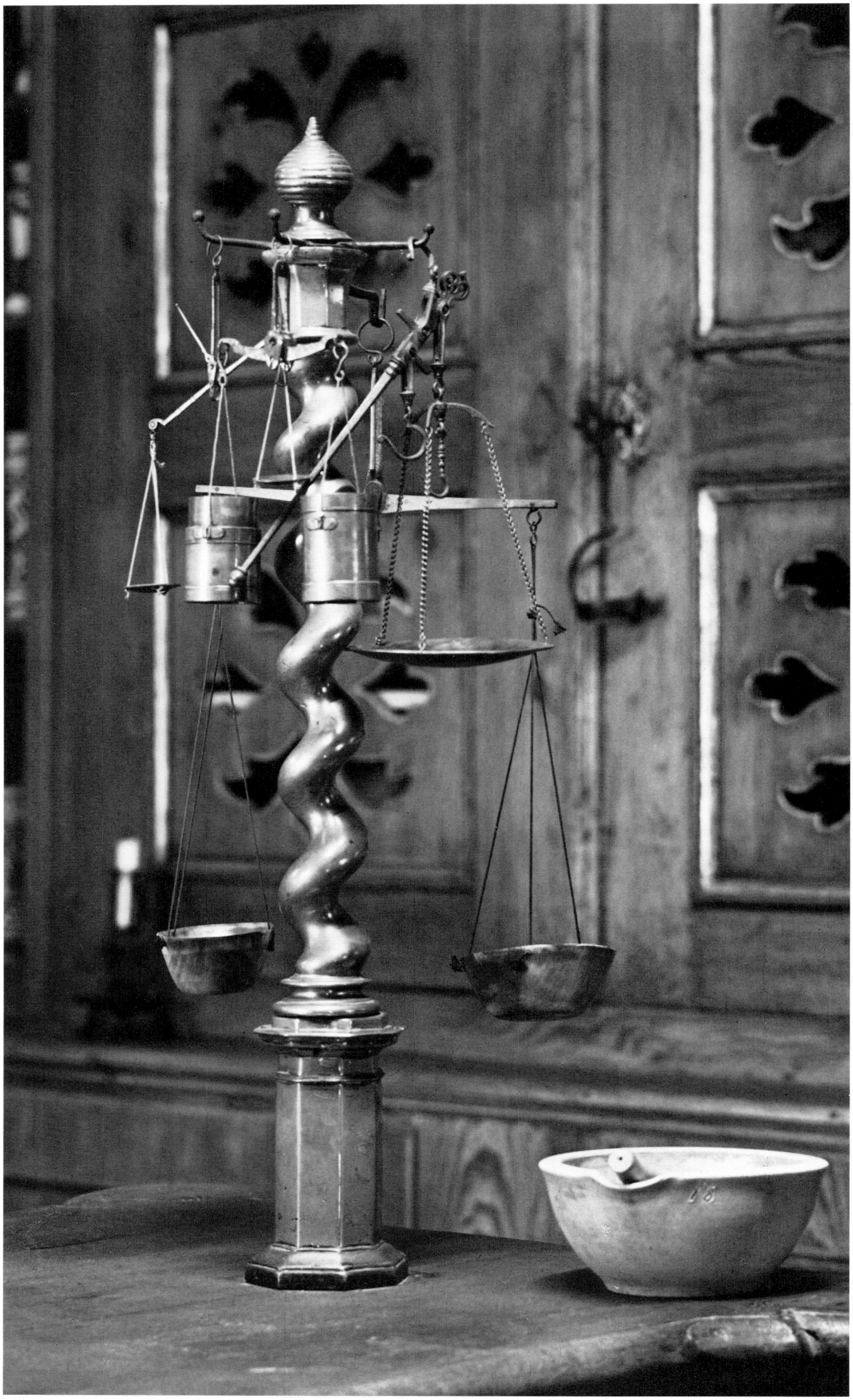

150 Gedrehte Messingsäule mit Halterungen für Handwaagen auf dem Rezepturtisch der fürstbischöflichen Apotheke zu Bamberg, wahrscheinlich 1772 (vg . Abb. 233).
Heidelberg, Deutsches Apotheken-Museum

151 Französische Waage um 1830. Standfuß aus Porzellan mit Thyrsosstab. Malereien zur Heilkunde.
Heidelberg, Deutsches Apotheken-Museum

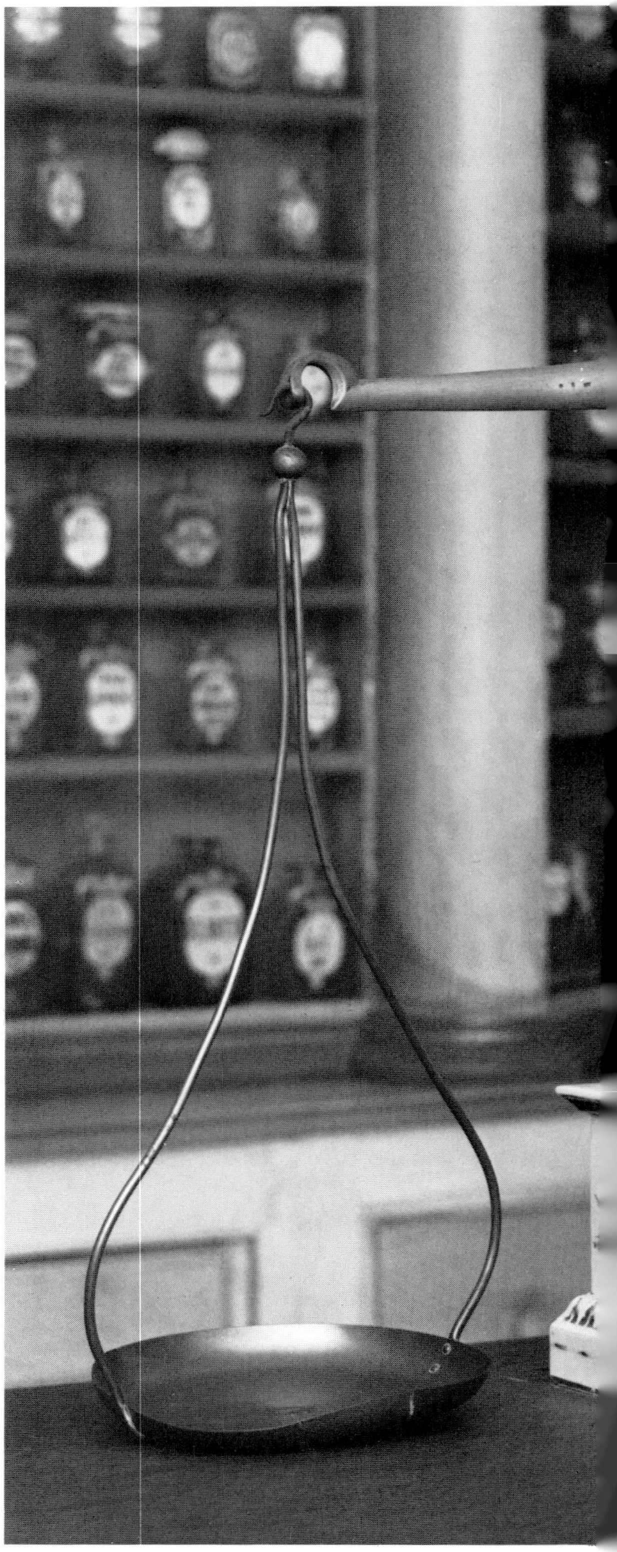

152 Waagenständer um 1820 mit Schlangen zur Halterung der Waagen.
Bratislava (Preßburg), CSSR, Pharmazeutisches Museum in der ehem. Apotheke »Zum Roten Krebs«

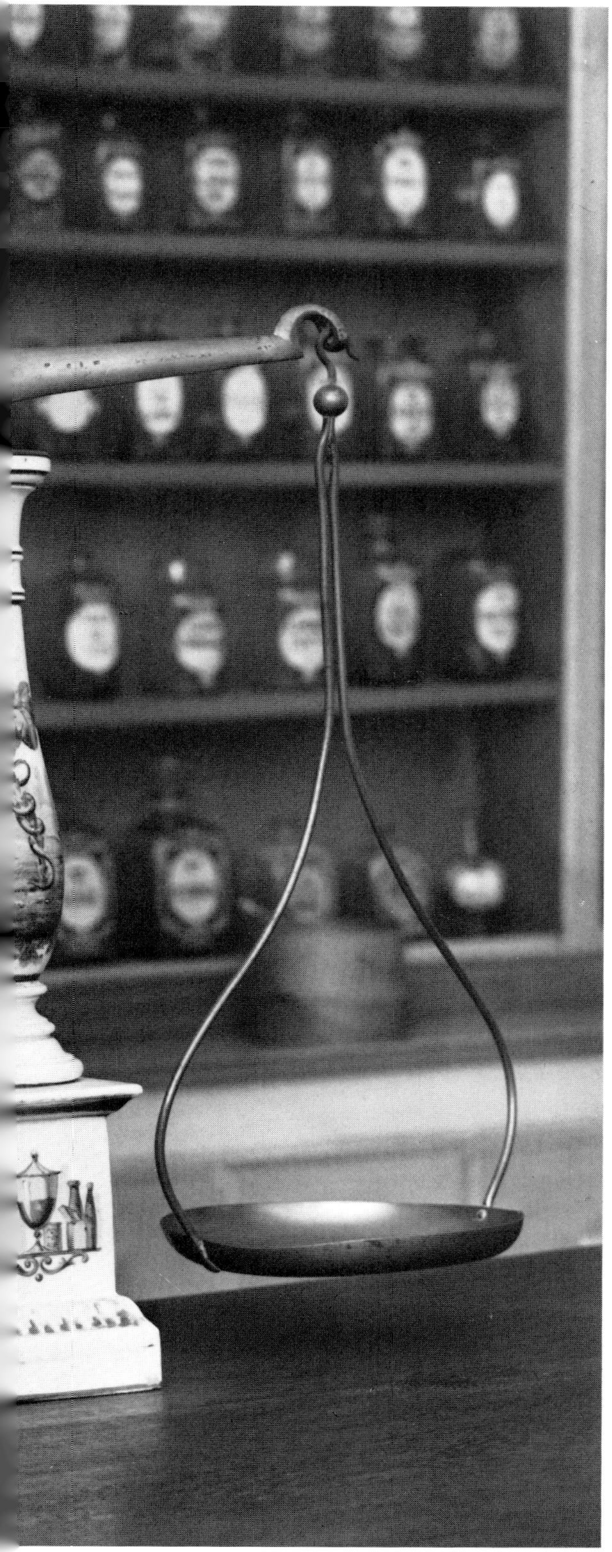

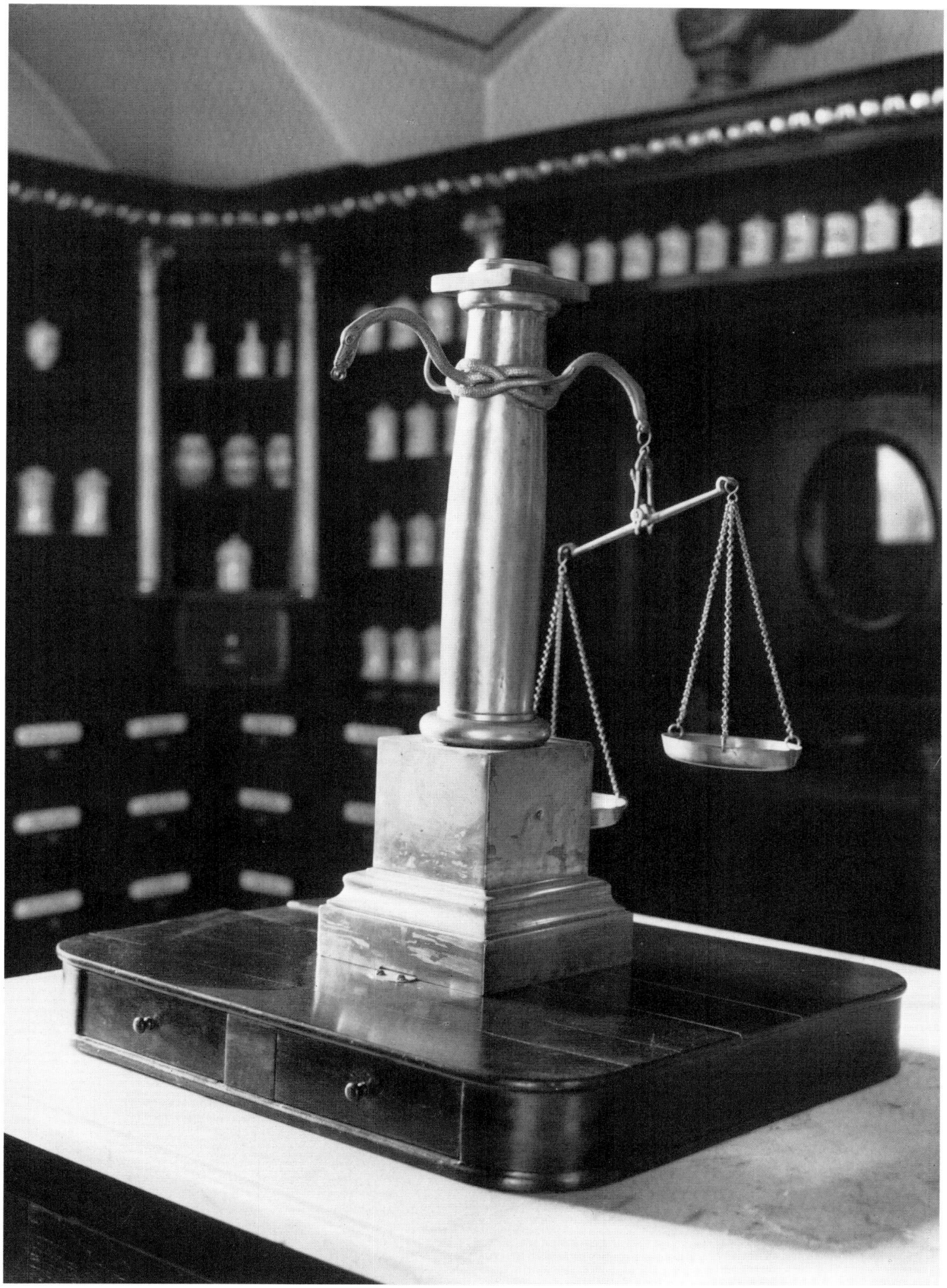

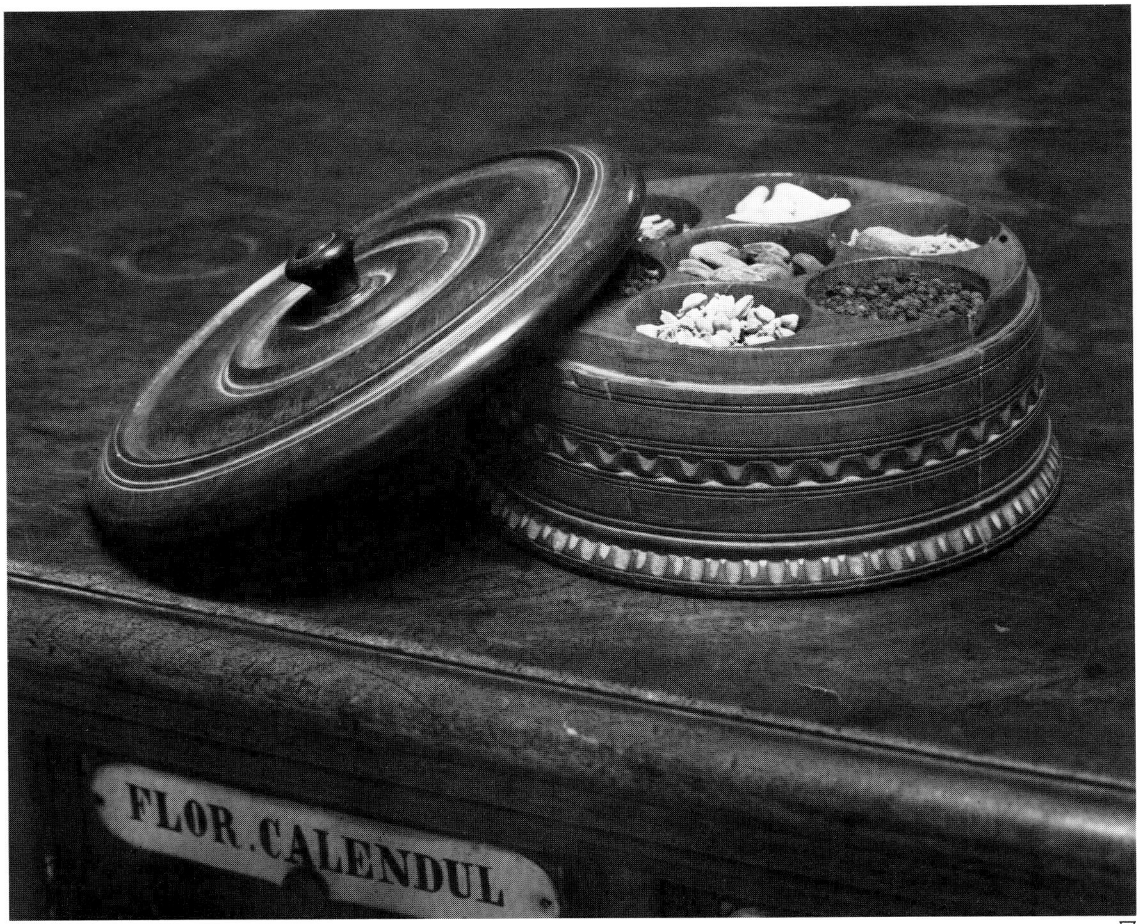

153

154 ▽

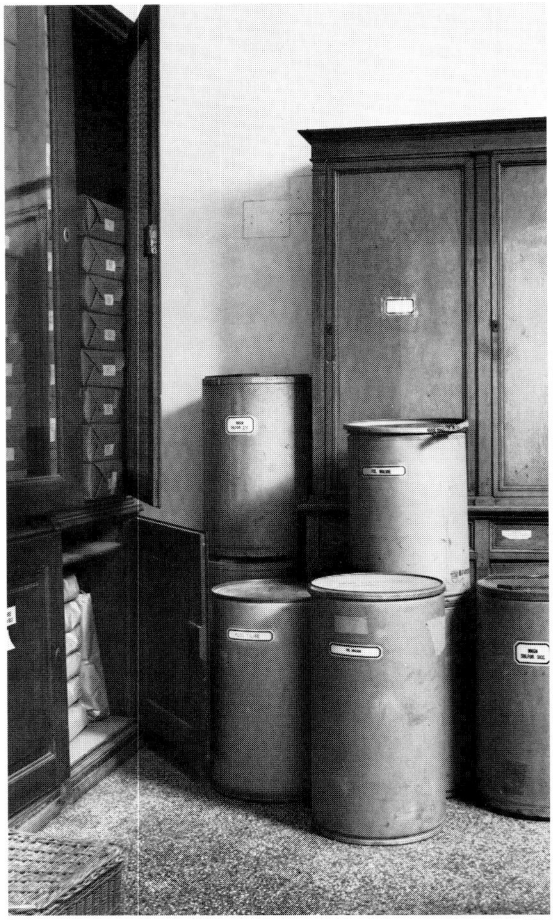

155

156 ▽

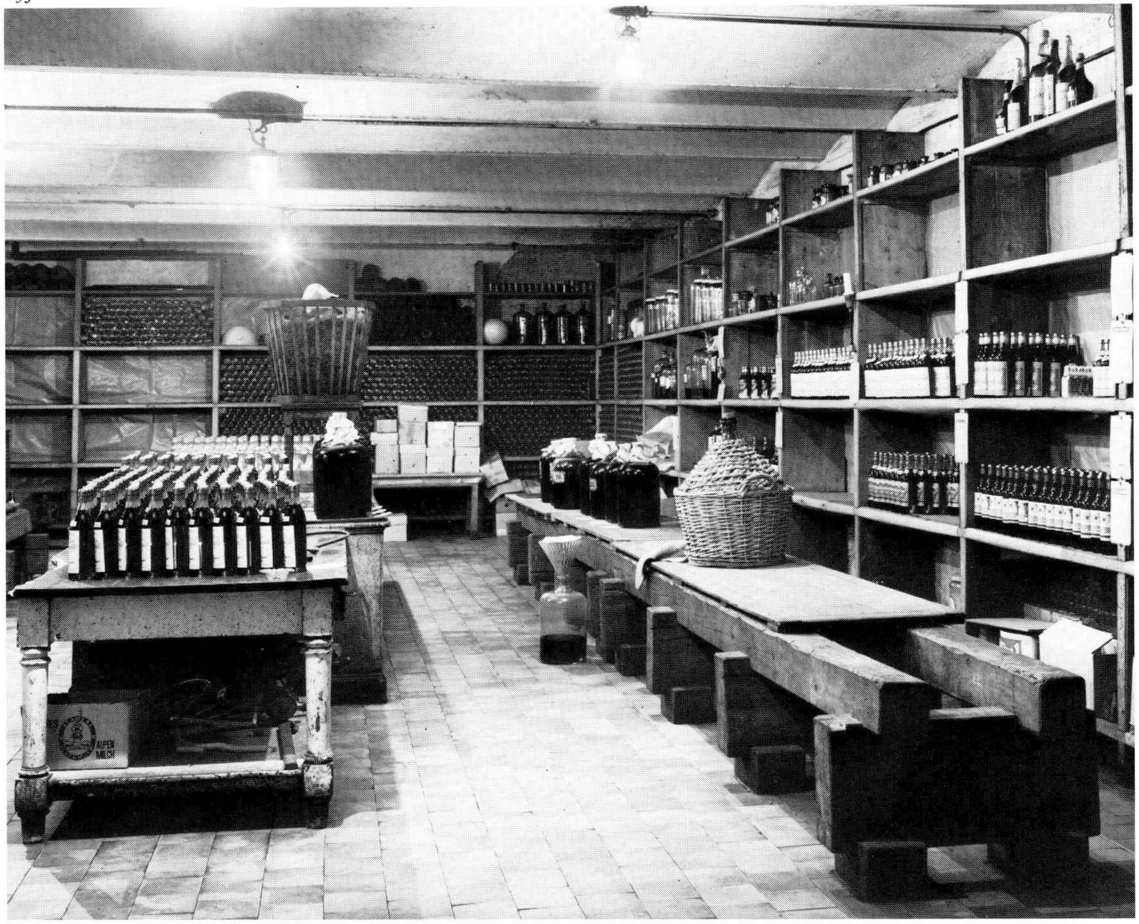

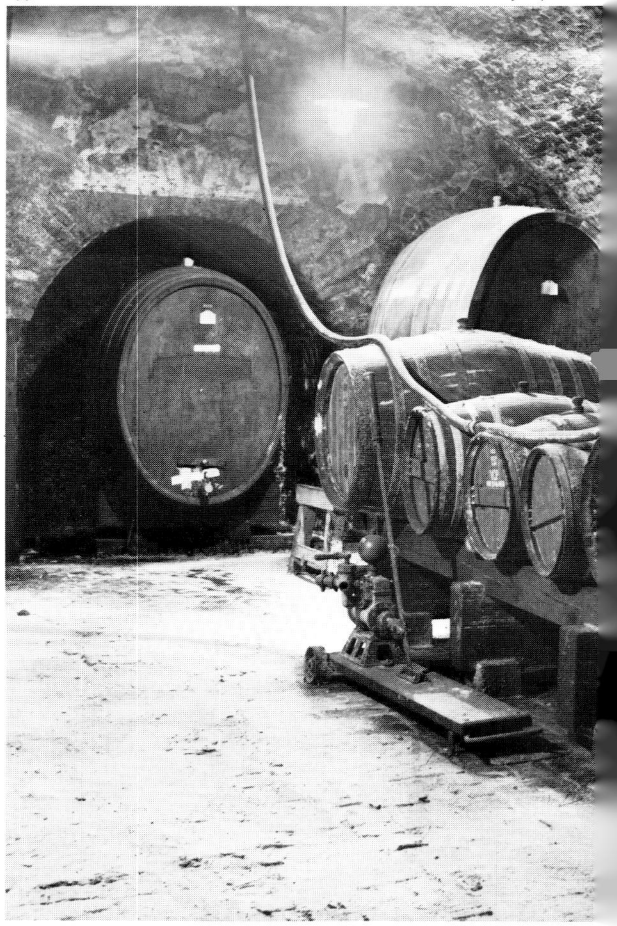

153 *Gewürz- und Konfektdose. Anfang 17. Jh.*
Heidelberg, Deutsches Apotheken-Museum

154 *Vorratskeller*
Wien, Alte Hofapotheke

155 *Büchsen zur Aufbewahrung von Tee und Chemikalien.*
Wien, Alte Hofapotheke

156 *Kellergewölbe mit Weinfässern.*
Wien, Alte Hofapotheke

157 *Kräuterkammer im Dachgeschoß mit Holzfässern. In Betrieb.*
Coburg, Hofapotheke

158 *Drogensammlung mit Behältern und Verpackungen für den Überseehandel; darunter: Aloe verpackt in Affenhaut, Canthariden (Spanische Fliegen), Chinarinde, Mumia, Myrrhenharz, Sarsaparillwurzel u. a. Waage mit Kupferschalen. Dat. 1717.*
Heidelberg, Deutsches Apotheken-Museum, Sammlung Fa. Merck, Darmstadt

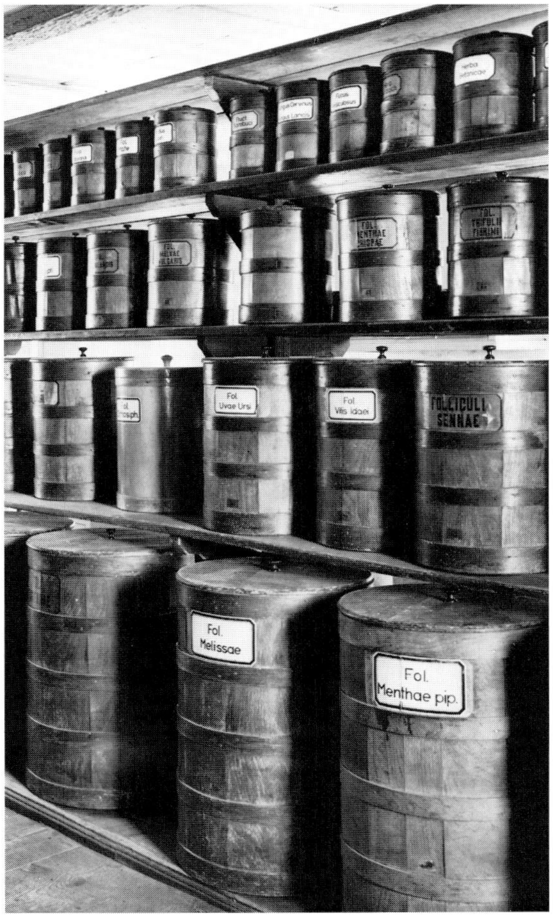

157

158 ▷

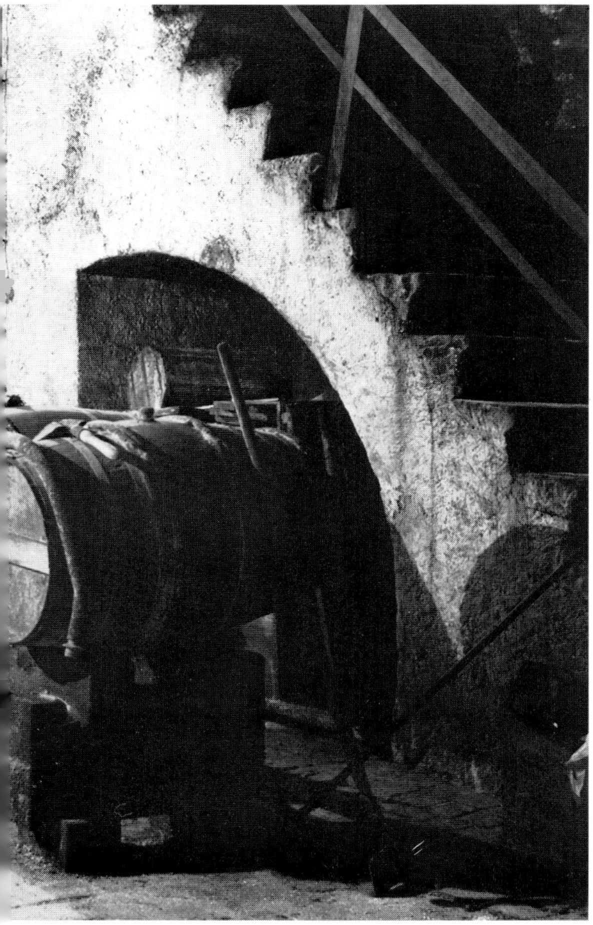

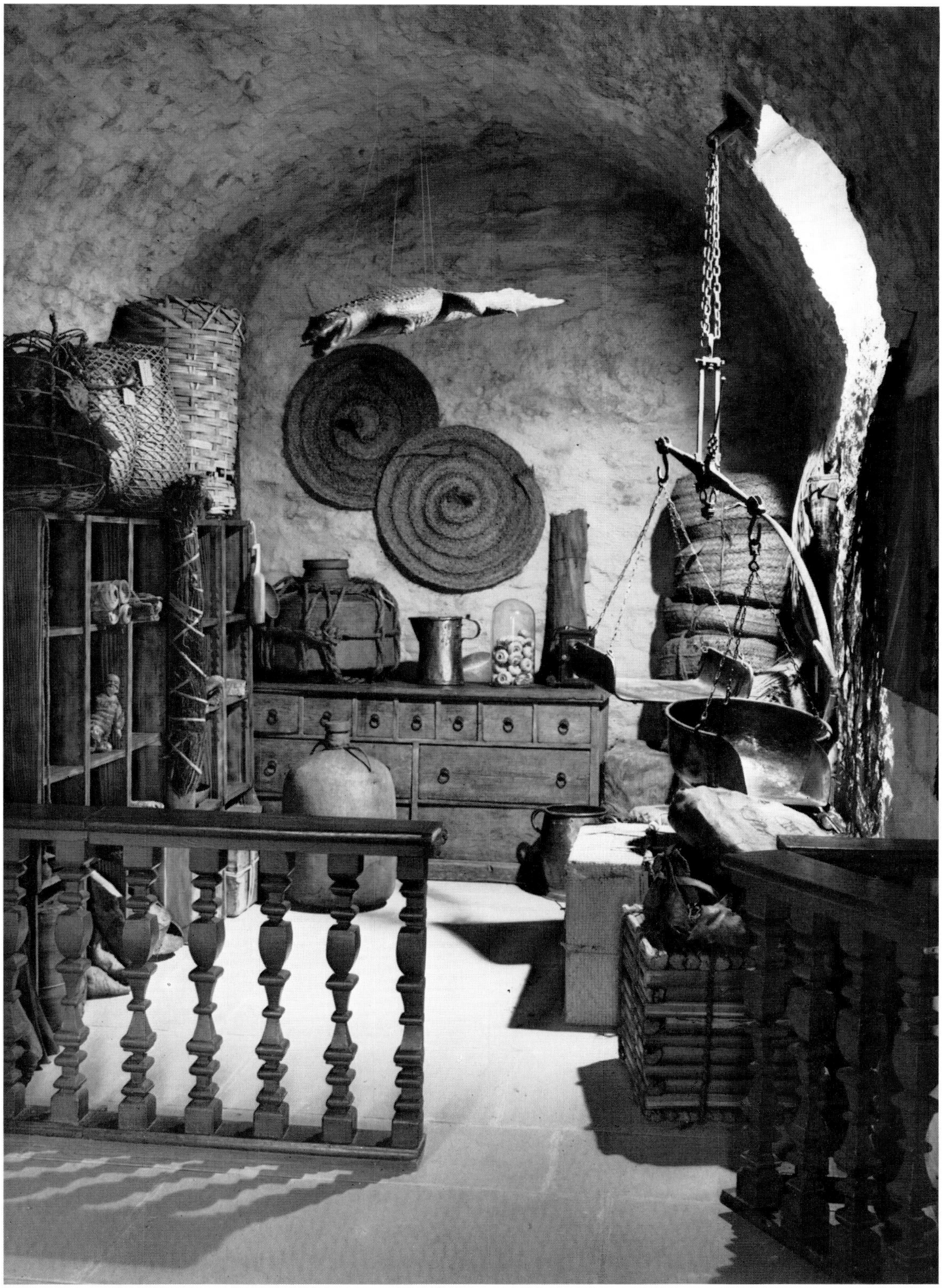

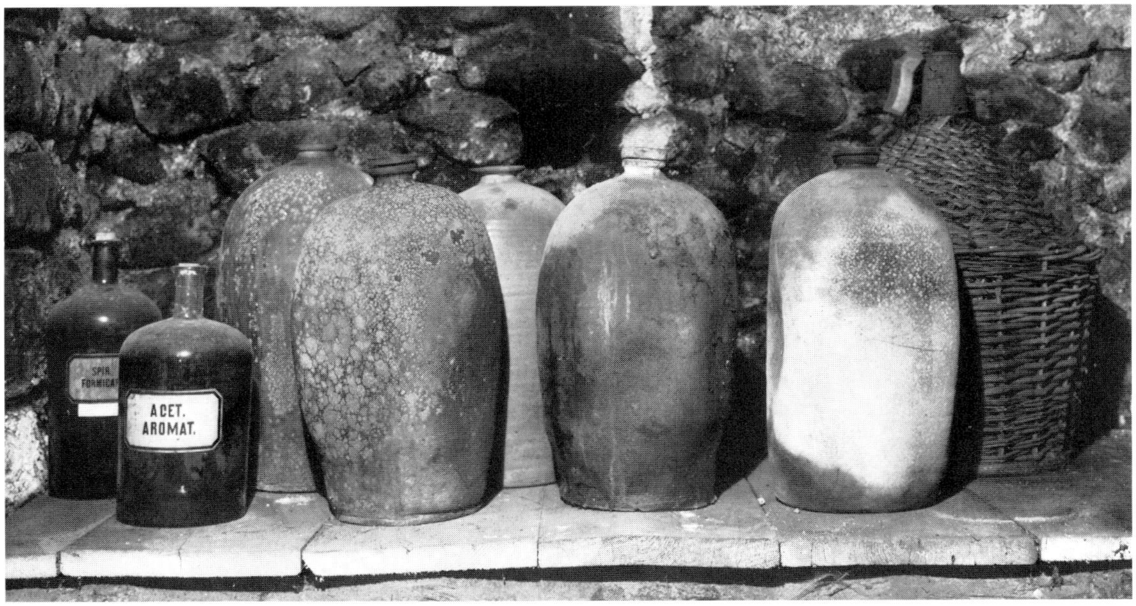

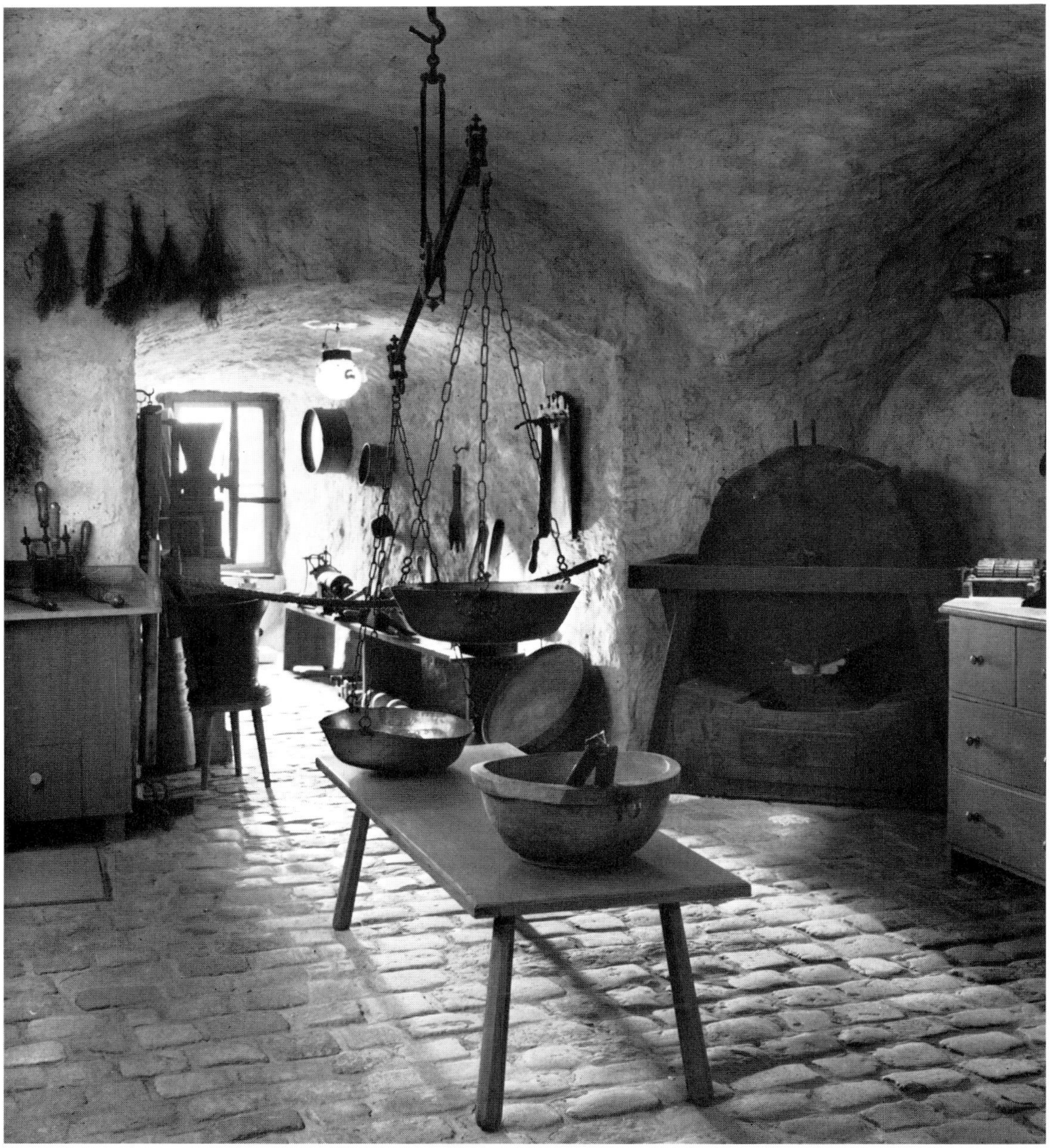

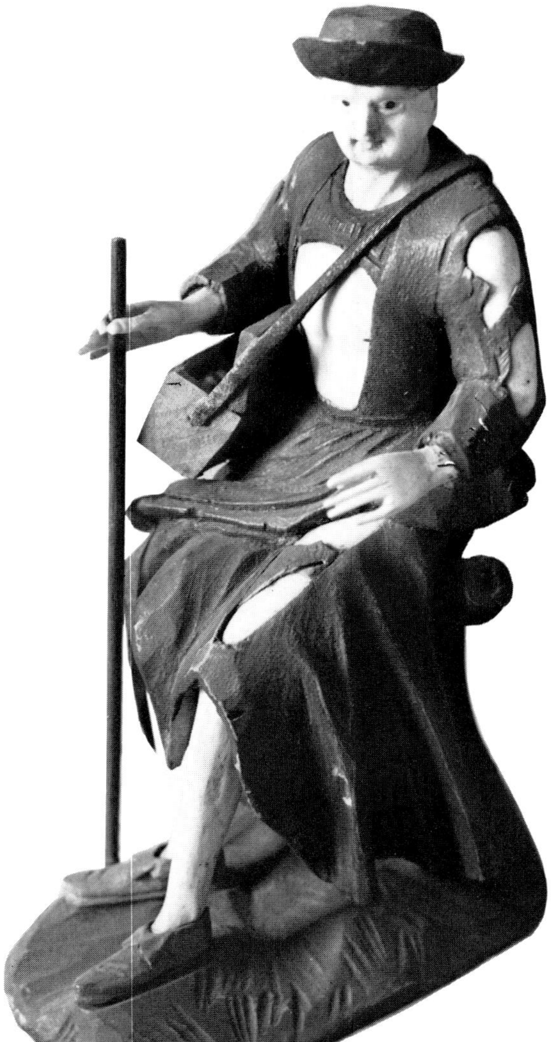

159 Alte Essigkrüge, im Keller.
Bozen, Farmacia alla Madonna (Apotheke zur Madonna)

160 Kräuterkammer aus dem 18. Jh. mit großer Handelswaage und Geräten zum Zerkleinern von Wurzeln, Rinden und Hölzern. In der Nische rechts eine große Kräutermischtrommel.
Heidelberg, Deutsches Apotheken-Museum

161 Wandernder Arzneimittelverkäufer aus Holz und Elfenbein, sog. »Troger-Figur«. 17. Jh.
Zürich, Medizinhistorisches Institut der Universität

162 Albarelli mit Putti, Venedig oder Urbino. Um 1620.
Köln, Einhorn-Apotheke

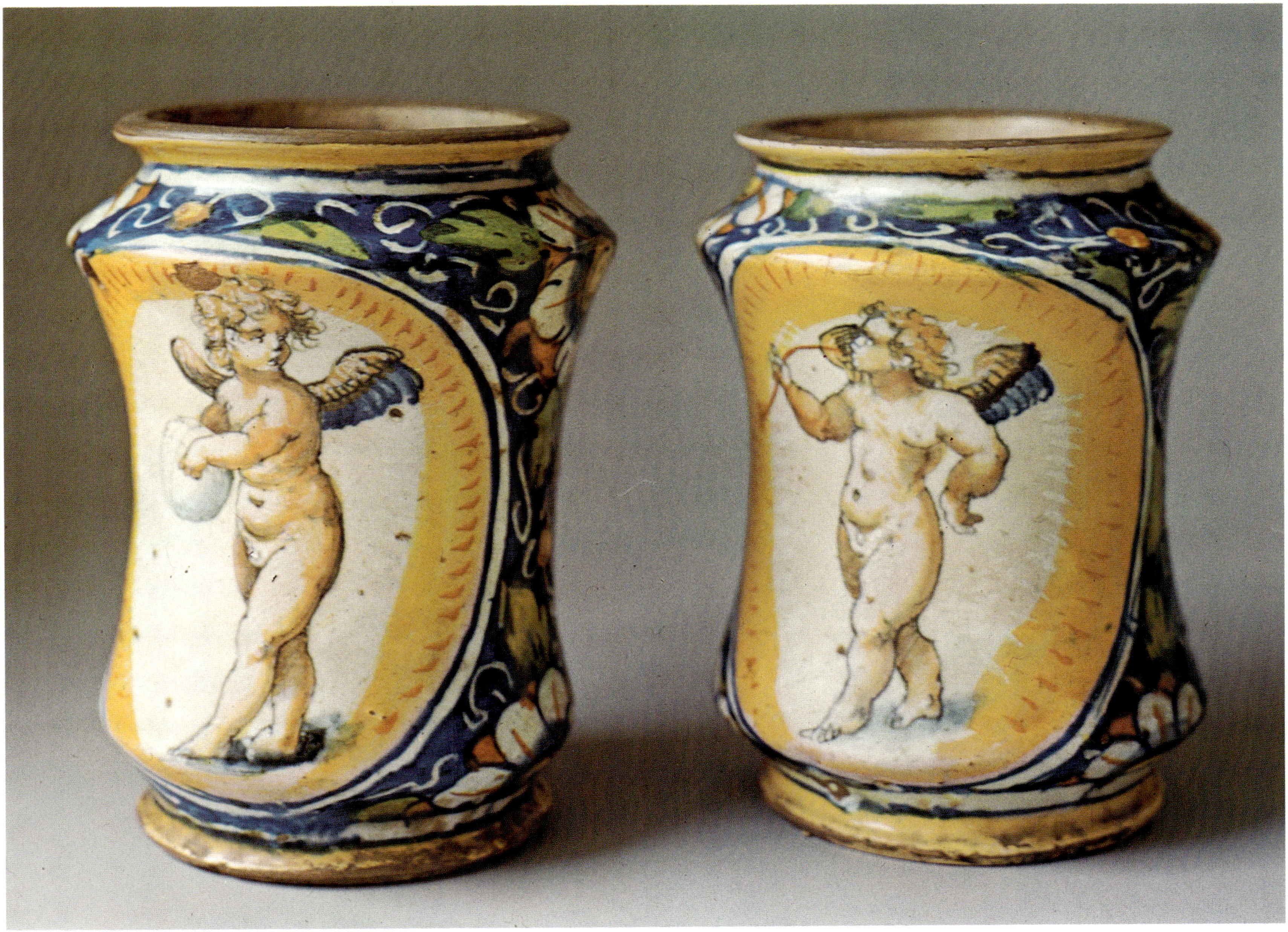

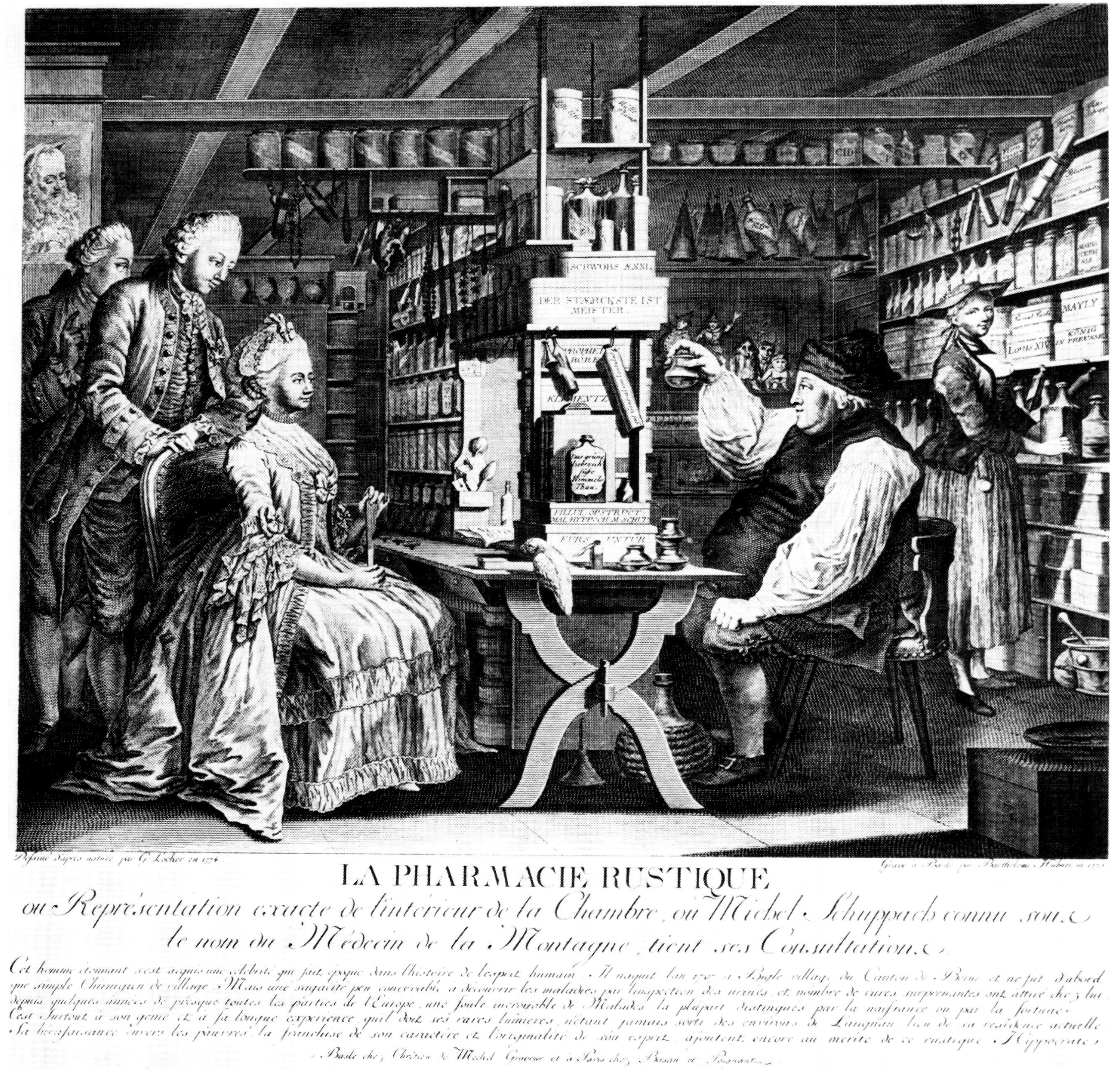
SCHWOBS ÆNNI
DER STÆRCKSTE IST MEISTER
MAYLY
KÖNIG IN PREUSSEN
LOUIS XIV
LA PHARMACIE RUSTIQUE
ou Représentation exacte de l'intérieur de la Chambre, où Michel Schuppach connu sous
le nom du Médecin de la Montagne, tient ses Consultations

163 Ländliche Arzt-Apotheker-Praxis mit vornehmer Kundschaft. Michael Schuppach (1707–1781) erwarb sich durch Selbststudium als »Empiriker« großes Ansehen in Europa, ließ sich in Langnau (Schweiz) auf dem Dorfberg als »Médecin de la montagne« nieder und behandelte u. a. Goethe, Herzog Karl August von Weimar, Lavater, Kardinal Rohan. Kupferstich von B. Hübener, 1775.

Die Apotheke und ihre Einrichtung

Die Anfänge

Daß die ersten Erwähnungen der Begriffe »apotheca« oder »apothecarius« in handschriftlichen Quellen mit Vorbehalten anzusehen sind, wurde an anderer Stelle schon ausgeführt, denn ob es sich bei diesen Bezeichnungen bereits um Apotheken im heutigen Sinne gehandelt hat, muß zumindest für die älteste Zeit bezweifelt werden. Das Wort Apo-theca ist griechischen Ursprungs und bedeutete anfangs nichts weiter als Niederlage, Kramladen, Lagerhaus, also Einrichtungen, die mit Regalen und Verkaufstischen zur Aufbewahrung der Handelsware ausgestattet waren. Bereits *Galen* benutzte dieses Wort, um damit seine Bibliothek als »apotheca librorum« zu bezeichnen. Zunächst muß man also annehmen, daß diese »apothecae« den verschiedensten Berufen, wie Kürschnern, Tuchhändlern, Gewürzhändlern, als Verkaufsbuden, auch Schragen oder Kram genannt, dienten. Und erst allmählich verengte sich der Begriff immer mehr zu einer Bezeichnung für eine Medizinalinstitution, der Apotheke schlechthin. Diesen Begriffswandel machten die romanischen Länder durchaus nicht mit; in Spanien blieben die »Bodega« als »apotheca vini«, in Italien die »Bottega« und in Frankreich die »Boutique« als Verkaufsstätten der verschiedensten Waren erhalten. Für Apotheken stehen in diesen Ländern die Wörter »Farmacia« (Italien und Spanien) und »Pharmacie« (Frankreich); in Spanien ist auch »Botica« gebräuchlich, der Engländer sagt »chemist's shop«, »pharmacy« oder »dispensary«.

Jene ältesten Apotheken, die sich in günstiger Stadtlage um die Kirchen in Nischen oder an den Marktplätzen befanden und zu den Pfründen der Kirchen und Klöster oder des Magistrats gehörten, sind nicht mehr erhalten. Ihr Aussehen ist uns lediglich in einigen kostbaren Handschriften, die in den großen Bibliotheken zu London, Rom und Wien aufbewahrt werden, als oft farbig ausgeführte köstliche Miniaturen überliefert, die die Apotheken als offene Läden mit einem Verkaufstisch als Abgrenzung zur Straße hin zeigen. Das ist nicht verwunderlich, da es sich hierbei fast ausschließlich

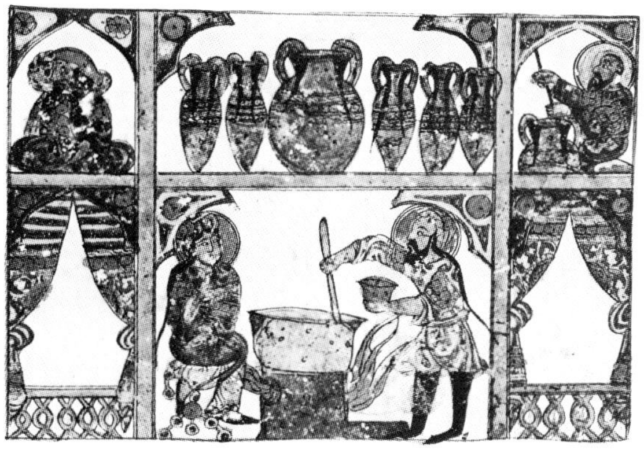

um Darstellungen aus den klimatisch begünstigten südlichen Ländern handelt, wo ja, wie schon erwähnt, das Apothekenwesen einige Jahrzehnte früher als in Mitteleuropa Selbständigkeit erlangte. Noch weiter zurück reicht die arabische Periode der Heilkunde, in der sich die Pharmazie zum ersten Male zu einer eigenen Berufsgattung entwickelte. Einen recht anschaulichen Einblick in die Tätigkeit in einer islamischen Apotheke vermittelt eine Miniatur aus jener Handschrift »Materia medica« des *Dioskurides*, die in Bagdad 1224 entstanden

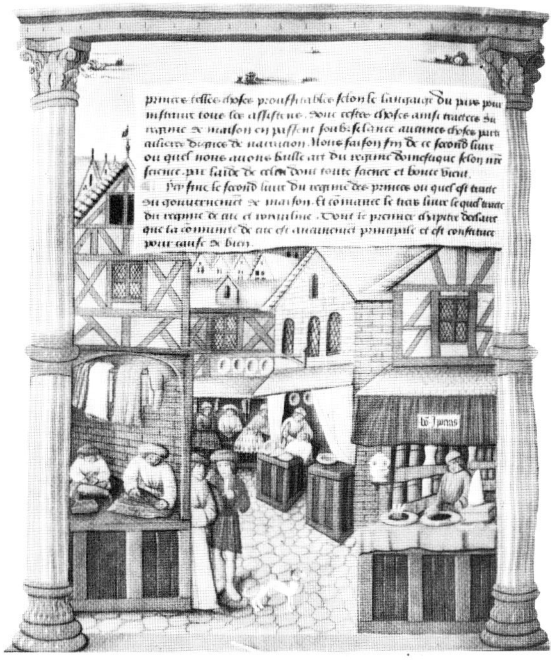

ist, während eine Darstellung aus dem »Canon maggiore« des *Avicenna* das Leben und Treiben in und vor einer Apotheke wiedergibt: Der Meister *Avicenna* im langen Mantel gibt Anweisungen für die Zubereitung von Rezepten aus Drogen, die in den Regalen der Apotheke in Töpfen, Schachteln und Körben aufbewahrt sind.

Das Nebeneinander solcher zur Straße offenen Läden im Mittelalter zeigt eine Miniatur aus einer französischen Handschrift, wo neben dem Tuchhändler eine Apotheke mit einem Zuckerhut auf dem Tisch und Arzneigefäßen im Hintergrund abgebildet ist. Die Inschrift »Bon Ypocras« läßt sich wohl übersetzen: Zum guten Hippokrates. In der Österreichischen Nationalbibliothek befindet sich eine Veroneser Bildhandschrift aus dem 14. Jahrhundert mit dem Titel »Tacuinum sanitatis«, Tafeln der Gesundheit, mit dem farbigen Bild einer Apotheke, in der die Herstellung und Abgabe des kostbaren und aus vielen Bestandteilen zusammengesetzten Theriaks dargestellt sind. Und aus einer französischen Handschrift, der »Chirurgia«, des *Roger von Salerno* (13. Jahrhundert) stammt die reizvoll kolorierte gotische Miniatur einer an eine durch Türme und Mauern stilisierte Kirche angelehnte Klosterapotheke, in der ein Arzt mit dem Apotheker über eine anzufertigende Arznei diskutiert.

164 Pharmazeutische Tätigkeit in einer islamischen Apotheke; aus Dioskurides »Materia medica«, Bagdad 1224. New York, Metropolitan Museum

165 Mittelalterliche Straße mit Apotheke zum »Bon Ipocras«, zum guten Hippokrates (rechts), Tuchhändler (links) und Balbierer im Hintergrund. Miniatur aus der Handschrift Nr. 5062 von Gilles Romain. Paris, Bibliothèque de l'Arsenal

166 Mittelalterliche Apotheke mit diskutierenden Ärzten; im Hintergrund Apotheker mit Mörser, Waage und Arzneibuch; in den Regalen mit Wappen verzierte Gefäße und Holzspanschachteln. Holzschnitt aus »Hortus sanitatis«, gedruckt bei Hans Schönsberger, Augsburg 1486.

Offizinen, Apothekengefäße und Apothekenwahrzeichen

Nach Auskunft der illustrierten Handschriften und Holzschnitte bestand die Ausstattung der ersten Apotheken aus wenigen Regalbrettern, auf denen die Arzneien in ihren verschiedenen, meist dem Wesen der Droge angepaßten Gefäßen standen. Das Aussehen dieser ersten Ablagen von Heilmitteln ist in allen Ländern gleich, die Stirnseiten der Bretter waren verziert, vielleicht auch die Konsolen, welche sie stützten und trugen.

Mit der Erweiterung der Arzneimittelkenntnisse ging selbstverständlich auch eine Vergrößerung der Räumlichkeiten einher. Nach einem Holzschnitt des »Hortus Sanitatis« stellt sich das Apothekeninterieur 1486 mit bereits drei Repositorien oder Regalen dar, die die freien Wände ausfüllen. Die Stirnseiten der Borde scheinen geschnitzt, möglicherweise auch in einfacher Strichtechnik bemalt gewesen zu sein. Büchsen, Schachteln und Gefäße, die noch in spätmittelalterlicher Weise mit Wappen bemalt sind, gaben dem Raum Gestalt und Farbe. Hatte er bis dahin auch anderen Zwekken gedient, so war nun die Offizin, der eigentliche Apothekenraum, geschaffen. Er dient der Herstellung und Abgabe der Arzneien. Der Name (lat. = officina) bedeutet im ursprünglichen Sinn Werkstätte und hat sich bis heute für den Apothekenraum, aber auch für größere Druckereien erhalten. Das sich daraus ableitende Kunstwort »offizinell« galt ursprünglich für alle in der Apotheke vorrätig gehaltenen Arzneistoffe, während heute nur die in die Pharmakopöe eines Landes aufgenommenen Mittel als »offizinell« bezeichnet werden.

Apotheken des *15. Jahrhunderts* sind in vielen Holzschnitten überliefert. Sie dienten als Illustration für die ältesten Erzeugnisse der Buchdruckerkunst (Inkunabeln) mit heilkundlichem Inhalt. Aus ihnen gewinnen wir nun ein verhältnismäßig genaues Bild vom Aussehen der Apotheke aus dem 15. und zum Beginn des 16. Jahrhunderts.

Um die gleiche Zeit, nämlich in zwei Holzschnitten von *Hieronymus Brunschwig* im »Buch der Cirurgia« von 1497, wird deutlich, daß gegen Ende des 15. Jahrhunderts eine Differenzierung der Apothekenräume in Verkaufsraum oder *Offizin* und Laboratorium, d. h. den Raum zur Herstellung der Arzneien, erfolgte, eine Entwicklung zur Mehrräumigkeit, wie sie dann für die folgenden Jahrhunderte durch Vorschriften und Apothekenbetriebsordnungen weiter ausgebaut wurde.

Damit war aber zugleich der Anfang gemacht und die weite Möglichkeit gegeben, über die reine Zweckmäßigkeit eines Laboratoriums hinaus den Verkaufsraum einladend und kunstvoll zu gestalten. Zu diesem Zeitpunkt erst können nationale Unterschiede, wenn auch nur in bescheidenem Maße, festgestellt werden.

Es ist verständlich, daß sich Bibliotheken (= Buchniederlagen) aus der Renaissance, sogar aus der Gotik, mehr oder weniger unverändert erhalten

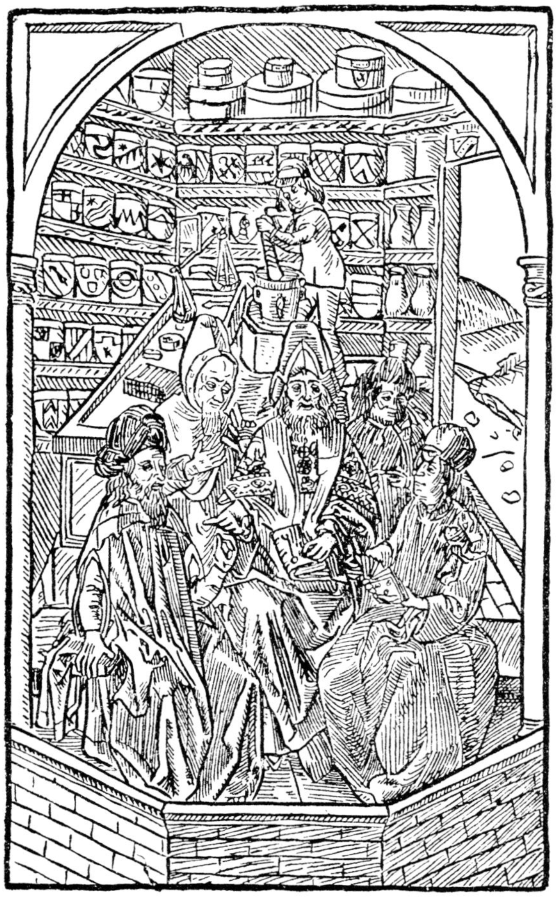

konnten, daß aber Apotheken (= Arzneiniederlagen) sich viel stärker im Sinne der heilkundlichen Entwicklung wandeln mußten. Gemeinsam aber ist beiden, daß ihre Objekte bzw. Produkte in mehr oder weniger offenen Regalen stehen, jederzeit greifbar, nur mit dem Unterschied, daß Bücher überdauern, auch wenn die Forschung sie überholt hat. Sie werden selbst dann immer noch als Geistesgut betrachtet und für intensives Studium wieder hervorgeholt, sie richten keineswegs körperlichen und nur selten geistigen Schaden an. Anders aber verhält es sich mit Medikamenten. Neue Forschungen ergeben neue Erkenntnisse, so daß alte Arzneien wertlos, bisweilen sogar gefährlich werden können. Sie wurden meist mitsamt ihren Behältnissen vernichtet, man hat aber auch andererseits Töpfe, Albarelli, Krüge und Kannen über die Jahrhunderte hinweg aufbewahrt und zum Schmuck moderner Offizinen verwendet. Kernstück der Offizin ist der *Rezepturtisch* in der Mitte des Raumes, ein Möbel nicht unähnlich den großen Tischen in den alten Bibliotheken, mit allerlei Schubladen und Fächern. Werden dort literarische Erzeugnisse, Mappen und dergleichen aufbewahrt, so dienen sie in Apotheken zum Verwahren von Drogen, Kräutern und Arbeitsgeräten.

An diesem Möbel ist der Zeitstil einer Apothekeneinrichtung zunächst abzulesen. Die Schauseite zum Käufer hin ist jeweils im Geschmack der Zeit verziert, etwa mit schlichten Kassetten oder üppiger mit Engelsköpfchen und Rankenwerk, mit Fabeltieren und Löwentatzen. Verallgemeinernd könnte gesagt werden, daß allezeit die italienischen Möbel und Räume den üppigsten, wucherndsten Dekor aufweisen und die größte Phantasie walten lassen, während die französischen dagegen sich kühl und zurückhaltend ausnehmen. Im Barock und Rokoko wölbt sich der Rezepturtisch in der Mitte vor, schwingt zurück und wieder vor, dies besonders im süddeutsch-österreichischen Gebiet. Schubladen folgen der Bewegung des Tisches, wie bei dem aus der Offizin in Bamberg, heute im

167 Innenansicht einer Barockapotheke aus dem 17. Jh.; in den Regalen links »Galenica« als Mittel pflanzlicher Herkunft und rechts »Chymica«, chemische Arzneistoffe. Kupferstich von Wolfgang Kilian (1581–1662) aus Malachias Geiger »Microcosmos Hypochondriacus«, München 1652.

Apothekenmuseum in Heidelberg. Apotheken aus der Renaissance haben sich kaum erhalten, desgleichen auch keine Rezepturtische. Möglicherweise findet man da und dort noch derartige Möbel, aber dann sind sie nicht selten anderen Verwendungen zugeführt.

Eine nationale Eigentümlichkeit scheint sich im deutschsprachigen Gebiet abzuzeichnen. Aus der Barock- und Rokokozeit sind schöne, mit Rankenwerk geschmiedete Tischaufsätze, auch kunstvoll aus Holz geschnitzt, erhalten. Zwischen zwei Säulen spannt sich der Bogen, an dem Handwaagen, runde Holzbüchsen zum Versilbern der Pillen, aber auch andere Kleingeräte zur Herstellung der Rezepte hängen. Der wohl schönste dieser schmiedeeisernen Tischaufsätze befindet sich noch heute in der Apotheke des Juliusspitals in Würzburg, von dem gleichen Meister *Johann Georg Oegg* gefertigt, der auch die prachtvollen Gitter an der Würzburger Residenz schuf. Weitere Meisterwerke dieser Art sind in der Mohrenapotheke in Bayreuth oder in der Hofapotheke in Salzburg, beide aus der Mitte des 18. Jahrhunderts, erhalten. Später im Empire hat sich das verästelte Geschnörkel und Gewoge der Blätter beruhigt zu Blattgirlanden, Kränzen, stilisierten Vasen und gedrehten Tüchern, dem Stil der Zeit entsprechend. Ein solcher besonders kunstvoller Aufsatz mit vergoldeten Empire-Ornamenten dient noch heute dem gleichen Zweck in der Bürgerspital-Apotheke zu Solothurn.

Die meisten dieser kostbaren Ausstattungsstücke befinden sich heute in pharmaziehistorischen Museen, etwa in Heidelberg, in Basel oder in Oldenburg (Landesmuseum für Kunst und Kulturgeschichte).

Repositorien und Rezepturtische sind unerläßliche Voraussetzungen für den Apothekenbetrieb, ebenso wie die Gerätschaften zum Aufbereiten der Arzneien. Dabei Zweckmäßigkeit mit Schönheit zu vereinen, war das Bestreben des Apothekers in den vergangenen Zeiten.

Auch das Aussehen der Apotheken im 16./17. Jahr-

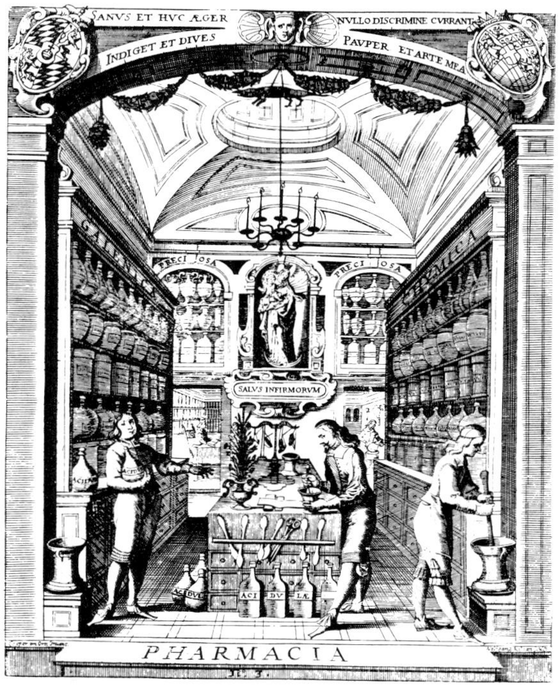
SANVS ET HVC ÆGER
NVLLO DISCRIMINE CVRRANT
INDIGET ET DIVES
PAVPER ET ARTE MEA
SALVS INFIRMORVM
PHARMACIA

hundert können wir nur aus graphischen Darstellungen rekonstruieren und dabei die Verbindung herstellen zu Apothekeninterieurs im 18. und 19. Jahrhundert. Zur Aufbewahrung der einfachen (Simplicia) oder zusammengesetzten Arzneistoffe (Composita), der pflanzlichen und chemischen Drogen, haben die Repositorien, die Regale, im unteren Teil meist größere Schubladenfächer, die vornehmlich die sperrigen oder die in größeren Mengen gebrauchten Arzneipflanzen oder Teegemische aufnehmen. Darüber stehen dann in offenen, gelegentlich auch mit Glastüren verschlossenen Regalen die verschiedenartigen Gefäße aus Holz, Glas, Zinn oder Fayence. Auch aus der Ausführung der Repositorien kann bis zu einem gewissen Grad noch die Zeit der Entstehung und Einrichtung abgelesen werden. Im 16. und 17. Jahrhundert sind sie schwerer und lastend, die Horizontale ist betont und klar, die vergitterten oder verglasten Schränke, in denen häufig die Gifte aufbewahrt wurden, unterbrechen kaum die Regale, die Horizontale läuft ungebrochen durch. Im 18. Jahrhundert dagegen, in Würzburg oder in Besançon, sind diese Glasschränke deutlich abgesetzt, sie sind herausgehoben und unterbrechen den Fluß der Waagerechten.

Bei der Betrachtung der graphischen Darstellungen der Apotheken hat sich der Zeichner bisweilen nicht an eine maßstabgerechte Wiedergabe gehalten, sondern, vielleicht beeindruckt vom geheimnisvollen Wirken der Arzneikunst, dem Apothekenraum eine übersteigerte Höhe gegeben. Auf dem Titelkupfer zur »Londischen Apothek« von 1696 sind die Regale so weit nach oben gezogen, daß sie auch mit hohen Leitern nicht zu erreichen gewesen wären. Es kam dem Kupferstecher wohl nicht auf eine exakte Darstellung des Raumes an, vielmehr wollte er die Atmosphäre sichtbar machen: die Tätigkeit der Apotheker in der riesigen Offizin, das Auftreten der eleganten Herren im Vordergrund und die Lage des Gartens, der die Arzneikräuter zu liefern hatte. Andere Zeichner haben die Räume so dargestellt, wie sie benutzt wurden.

Es sind verhältnismäßig wenig intakte Offizinen, die noch in Betrieb sind, auf uns gekommen. Sie sind besonders kostbar, und den Eigentümern muß gedankt werden, daß sie trotz Unbequemlichkeit und bisweilen hohen Instandhaltungskosten es auf sich genommen haben, diese Dokumente der Kulturgeschichte, der Heilkunde und der Naturwissenschaften zu erhalten.

Einiges Mobiliar ist in Museen geborgen, jedoch sollte man sich bei der Betrachtung darüber im klaren sein, daß wohl die originalen Möbel in einzelnen Stücken noch erhalten sind, daß aber die Aufstellung gelegentlich, den Gegebenheiten des neuen Raumes angepaßt, willkürlich erfolgte: Türen sind da angebracht, wo sie ursprünglich nicht in die Offizin führten, ebenso Fenster, um dem Betrachter hinreichende Helligkeit zu spenden. Ein originalgetreuer Eindruck wird nur dann vermittelt, wenn das Mobiliar mit der Vertäfelung in einen eigens dafür errichteten Raum eingebaut oder wenn die ursprüngliche Apotheke selbst zum Museum wurde, wie es etwa für die schöne unga-

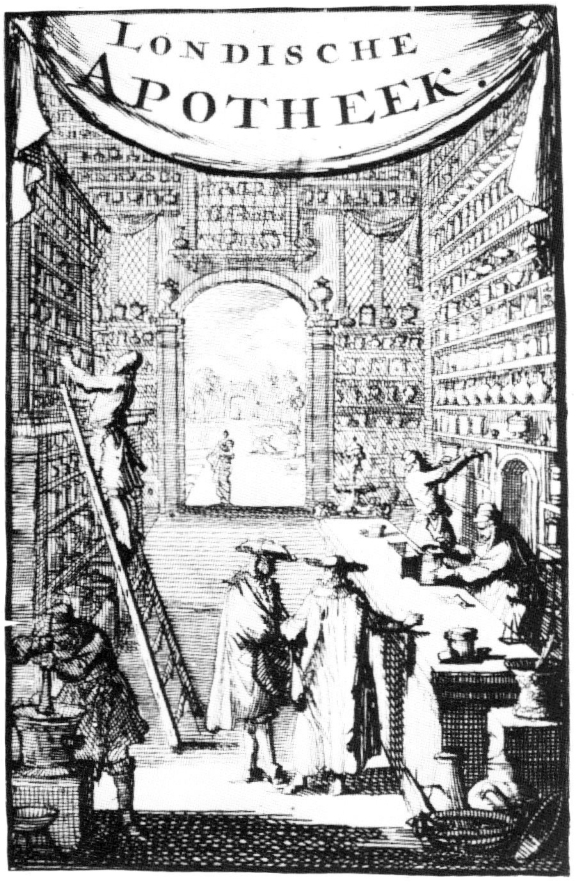

168 Titelkupfer zur »Londischen Apotheek« mit riesiger Offizin, überhöhten Regalen sowie Blick in den Kräutergarten. Kupferstich von Jan Luyken, Amsterdam 1696.

rische Empire-Apotheke »Zum Roten Krebs« in Preßburg (Bratislava) oder für die alte Klosterapotheke der Ursulinen in Wien möglich war.

Oft stehen auch Einzelstücke aus verschiedenen Ländern, verschiedenen Manufakturen, von unterschiedlicher Größe und künstlerischer Ausstattung in den pharmaziehistorischen Museen zusammenhanglos nebeneinander.

Die frühesten erhaltenen und noch in Betrieb befindlichen Apotheken stammen aus dem 18. Jahrhundert, auch wenn die Räume älter sind; vielleicht sind sie sogar in gotische Gewölbe eingebaut worden. Die meisten sind noch in Klöstern, Spitälern und Krankenhäusern erhalten. Orden bewahren die Tradition länger, haben auch eher Ausweichmöglichkeiten in den weiten Klostertrakten, können Räume anfügen und den alten Bestand pietätvoll pflegen; wir erhalten eine Vorstellung von der Atmosphäre und Kultur des Apothekenraumes vergangener Zeiten.

Es lassen sich künstlerische Schwerpunkte in der Apothekenausstattung erkennen. So finden sich bewundernswert schöne Apotheken in Frankreich, die schönsten vielleicht im Jura und in Burgund. Burgund war immer ein reiches Land, wurde von bedeutenden und mächtigen Fürsten mit hoher, bisweilen überzüchteter Kultur regiert. Außerdem lag es an einer der großen Pilgerstraßen nach Santiago de Compostela und an dem viel befahrenen Handelsweg von den Hafenstädten des Mittelmeeres nach Norden. Es mußten daher Pilgerherbergen als Stützpunkte der Gastlichkeit errichtet werden, Gastfreundschaft als christliche Pflicht oblag vor allem den Landesherren. Seit dem frühen Mittelalter gab es solche Herbergen, zum großen Teil als Stiftungen von Fürsten und reichen Bürgern.

Eine der berühmtesten ist sicher das Hôtel-Dieu in Beaune in Burgund, mit dem sich der Kanzler *Nicolas Rolin* ein dauerndes Denkmal gesetzt hat. In der um einen Innenhof gruppierten Vierflügelanlage, dem typischen mittelalterlichen Klosterkomplex, liegt die Apotheke zwischen dem Küchentrakt und dem Spitalsaal, der bis vor kurzem noch belegt war, heute jedoch Museum ist.

Die Apotheken sind, ähnlich wie die Bibliotheken, in den Klostertrakt eingegliedert, in Frankreich wie auch in Deutschland, so etwa im Juliusspital in Würzburg oder in Österreich im Elisabethinerinnen-Krankenhaus in Wien, um nur einige zu erwähnen und die Internationalität der Klosteranlagen zu betonen.

Im Klosterplan von St. Gallen (siehe S. 40) ist eine Vorratskammer für Arzneimittel (Apotheke) und ein Kräutergarten eingezeichnet. Der frühen Anlage entsprach zunächst die additive Bauweise; man konnte sich nach allen Seiten ausbreiten und war nicht an einen begrenzten Raum gebunden. Später im Barock lockerte sich die Enge des Klosterbezirkes und es gab eigene Apothekenhäuser wie das auf dem »Heiligen Berg Andechs« vom 18. Jahrhundert oder auf der Insel in Chalons-sur-Saône; aber im allgemeinen blieb die Apotheke ein Teil des großen, einheitlich angelegten Klostergefüges.

Ähnlich verhielt es sich mit den Schloßapotheken innerhalb der Schloßanlagen. Die Hof-, Rats- oder Stadtapotheken waren dagegen in eigenen Häusern, meist an hervorragender Stelle, im Zentrum der Stadt untergebracht.

So ist es verständlich, daß nur bürgerliche Apotheken in eigenen Häusern auch eine eigenständige Fassade haben, wobei allerdings sehr selten von einer typischen Apothekenfassade gesprochen werden kann. Es sind meist respektable Bürgerhäuser, die durch eine Inschrift, einen Ausleger, ein Wappen, ein Emblem, ein auf die Heilkunst bezügliches Relief oder eine Fassadenmalerei als Apothekenhäuser gekennzeichnet sind. Einzigartig ist die Fassade der Apotheke in Lemgo mit reichem Reliefschmuck von *Georg Crosmann* aus dem Jahre 1612. Hier wird Bezug genommen auf die Bestimmung dieses Flügels, eines Renaissanceanbaus an das Rathaus. Zwischen den hohen schmalen Fenstern stehen auf den Säulenschäften die Allegorien der fünf Sinne von weiblichen Figuren dargestellt. Einmalig ist der Halbfigurenfries mit durch Inschriften bezeichneten zehn bedeutenden Philosophen, Naturforschern und Ärzten, wobei jedem Gelehrten ein Kernsatz seiner Lehre beigefügt ist.

Manchmal findet man noch ein Schaufenster aus der Zeit der originalen Einrichtung, so an der bezaubernden Hofapotheke in Salzburg, bei der die Innenseiten der Läden in der ursprünglichen, wenn auch ergänzten Bemalung erhalten sind.

Zur Einrichtung einer Apotheke gehört auch der Arzneischrank, der verschließbar und somit nicht jedermann zugänglich ist. Schwere Gifte dürfen nicht in offenen Regalen stehen, damit Unbefugte keinen Mißbrauch damit treiben können. Außerdem gab es in den vergangenen Zeiten besonders kostbare Medizinen; so sind in dem bekannten

Arzneischrank in Toledo noch die Schubläden mit Aufschriften wie »Smarag«, »Granat«, »Rubinus«, »Hyazinth« erhalten, die zweifach gesichert sind, um Dieben das Handwerk zu erschweren.
Solche »Pretiosenschränke« sind häufig verziert und spiegeln die Besonderheiten des Landes wider. In Toledo sind es Holzgitter und Malerei, in Besançon reiche, vergoldete Schnitzereien über den Glastüren, in Bozen tragen die Glastüren zur »Farmacia alla Madonna« die geschnittenen Bilder von Asklepios und Hygieia. In jedem Fall sind diese Schränke, seien sie freistehend oder in die Vertäfelung der Repositorien eingebaut, allein schon durch ihre Verglasung oder Vergitterung hervorgehoben.
Besonders kunstvolle Repositorien sind in Frankreich, im Jura und in Burgund anzutreffen, und hier fällt eine Eigentümlichkeit auf, die in keiner anderen Landschaft wieder begegnet: Jedes Gefäß ist einzeln in eine Arkade gestellt oder mit einer Art Baldachin überwölbt, wodurch die besondere Kostbarkeit der Arzneien und ihrer Behältnisse augenfällig gemacht wird. In Besançon glänzt das Gold der Schnitzereien und der Tropfleisten an den Stirnbrettern der Arkaden, besonders reich auch an den Schrankaufsätzen, die in ihrer Üppigkeit den Stil *Ludwigs XIV.*, des Gründers des Hospitals, präsentieren. Dann wieder sind die Arkaden völlig bis zum Regalboden heruntergezogen. Die Rundbogen werden von glatten Brettern gestützt, wie in Louhans im älteren Teil der dortigen Apotheke, oder die ganze Stirnwand ist mit Schnitzereien geziert wie in der Apotheke Salins-les-Bains, deren Anlage möglicherweise noch bis in die Zeit der Gründung um 1690 zurückreicht.
Etwas später dürften die zierlichen, gedrehten Säulen in Tournus, Villefranche-sur-Saône, in Lyon oder Louhans in Mode gekommen sein. Die Repositoren sind aus Holz gearbeitet oder Farbe ist auf das Holz aufgelegt.
Das ist in den noch erhaltenen Apotheken durchwegs der Fall, bis auf eine Ausnahme in Spanien: In Toledo sind die Stirnseiten der Regale mit Fliesen verkleidet und geben durch das lebhafte Blau und Gold auf weißem Grund dem Raum ein fast heiteres Aussehen.
Ragen die Stirnwände der Apothekenregale in Frankreich durch ihre Besonderheit hervor, so zeichnen sich wiederum die Decken im süddeutsch-österreichischen Raum durch ihren Schmuck, Malerei und Plastik aus. Hier findet man den Niederschlag all dessen, was in den vorausgegangenen Kapiteln berichtet wurde über Glaube und Aberglaube, Heilige und Naturwissenschaftler, Pflanzen und Tiere, Magie und Mystik.
Einen geheimnisvollen und mystischen Anstrich erhielt die Offizin vergangener Zeiten durch allerhand furcht- und ehrfurchterregende seltene Tiere und andere merkwürdige Naturprodukte, die den Raum schmückten. Unter der Decke aufgehängte ausgestopfte Krokodile – ein hervorragendes Exemplar ist in der Apotheke in Calmaldoli bei Florenz erhalten –, Eidechsen, Kugelfische, Schlangen, Narwalzähne, Schwerter vom Schwertfisch, große Muschelgehäuse gehörten hierher. Eine dadurch erzielte gewisse suggestive Einstimmung des Patienten war für die Heilwirkung der Medikamente sicher von Bedeutung. Man wird an die Apotheke erinnert, die *Shakespeare* in »Romeo und Julia« beschrieben hat:

»Mir fällt ein Apotheker ein, er wohnt
Hier irgendwo herum . . .
Ein Schildpatt hing in seinem dürft'gen Laden
Ein ausgestopftes Krokodil und Häute
Von mißgestalten Fischen; auf dem Sims
Ein bettelhafter Prunk von leeren Büchsen
Und grüne Töpfe, alte Rosenkuchen;
Das alles drin verteilt, zur Schau zu dienen.«

Dieser etwas despektierlichen Schilderung einer mittelalterlichen Apotheke oder besser Giftküche des großen englischen Dichters ist allerdings entgegenzuhalten, daß im 17. und 18. Jahrhundert die Einrichtungen der Offizinen immer mehr nach Zweckmäßigkeit und Grundsätzen erfolgten, wie es die gesetzlichen Bestimmungen verlangten. Der Apotheker verstand es aber auch, seine Offizin und deren Einrichtung dem jeweils herrschenden künstlerischen Zeitstil anzupassen und damit als Medizinalanstalt über andere bürgerliche Werkstätten und Kaufläden herauszuheben.
Die Apothekengefäße sind Schmuck, gestalterisches Element und Notwendigkeit. Zur Aufbewahrung der zum Teil sehr kostbaren oder auch leichtverderblichen Arzneidrogen und Zubereitungen gehören sie über die Jahrhunderte hinweg zu den kultur- und kunsthistorisch bedeutsamsten Einrichtungsgegenständen der Apotheke. Abgesehen von Waage und Mörser wird das Bild einer Offizin ganz wesentlich von den in den Regalen oder Repositorien abgestellten Standgefäßen bestimmt. Sie sind es, die durch Vielfalt an Form, Farbe und Material dem Apothekenraum neben dem Mobiliar die eigentliche Note geben. Das Material – Holz, Fayence, Zinn, Glas, Porzellan – und die Zweckbestimmung waren die Kriterien, die Gestalt und künstlerische Ausschmückung bestimmten. Hinzu kam das Bestreben, den Apothekenraum, die Offizin, aufgrund ihrer Sonderstellung innerhalb eines Gemeinwesens, eines Klosters oder eines prunkliebenden Fürstenhofes und der Bedeutung für das Gesundheitswesen entsprechend durch prächtige Standgefäße in den Regalen zu schmücken und über einen bloßen Verkaufs- oder Geschäftsraum hinauszuheben. Bewunderung und Entzücken, die sich dem Betrachter beim Betreten einer schönen alten Apotheke aufdrängen, werden nicht zuletzt durch die Vielzahl der verschiedensten Apothekengefäße ausgelöst, die die bis an die Decke geführten Regale in schöner Reihung füllen.
Schon frühzeitig wurde auf eine zweckmäßige Aufbewahrung der Arzneimittel und Drogen Wert gelegt und entsprechende Vorschriften in den Apothekerordnungen erlassen. Besonders reizvoll sind die Angaben von *Otto Brunfels*, die er in seinem »Contrafeyt Kreuterbuch« von 1532 macht:
»Was von blumen und volryechenden kreuteren

seind / soll man in beschlossene lädlin thun / von lyndenholtz gemacht, da mit sye iren geschmack behalten / doch auch nicht ersticken. Die somen seind gut in bappyer gewicklet / do mit sye nit schymlecht werden. Was von frücht ist / als von gummi / und safften / in sylbernen / zynnenen / gläßenen / und zum theyl auch yrdenen geschirren. Was zu den augen gehört / ist gut in örine gefässzen behalten. Schmaltze und märcke gehörent in das zynne.«

Holzbüchsen, meist aus Lindenholz oder Buchsbaum gedrechselt, gehörten zu den ältesten Gefäßen, sie führten oft ein bescheidenes Dasein in den oberen Regalen des Apothekenraumes und enthielten Vorräte von meist pulverisierten aromatischen Drogen. Nicht selten waren sie in der Material- oder Kräuterkammer abgestellt. Trotzdem sind viele schöne Stücke erhalten geblieben, dekorativ mit Wappen von Städten oder Geschlechtern bemalt. Später kamen Spruchbänder oder Schilder hinzu, die den Inhalt dieser Büchsen bezeichneten.

Ein entscheidender technischer Fortschritt war die Verwendung keramischer Gefäße, indem es gelang, die porösen für die Aufbewahrung von Flüssigkeiten ungeeigneten Tonscherben im Ofen mit einer dünnen undurchlässigen Zinnglasur zu überziehen. Rasch wurde die »Fayence« oder »Majolika« das »klassische Apothekengefäß« *(Heinz Stafski)*. Die Erfindung der Zinnglasur wird den Babyloniern und Persern zugeschrieben, gelangte dann über die Araber nach Spanien, von wo aus sich bald ein lebhafter Export über die Baleareninsel Mallorca – von daher stammt der Name – nach Italien entwickelte. Hier übernahm man ab dem 15. Jahrhundert die Kunst, glasierte Gefäße herzustellen, und es war vor allem das in der Nähe von Ravenna gelegene Städtchen Faenza, wo sie zu hoher Blüte kam und von daher auch ihren zweiten Namen bezog. Nur wenige feuerfeste leuchtend eingeschmolzene Scharffeuerfarben (über 1000° C) wie Kobaltblau, Manganviolett, Antimongelb, Malachitgrün oder Ockerbraun kamen für den weißgrauen Malgrund in Frage; der Fayencemaler mußte einen sicheren Strich haben, eine Korrektur war nicht möglich. Bald kamen andere Werkstätten hinzu: Orvieto, Florenz, Venedig, Siena, Deruta, Castel Durante, Caffagiolo und Palermo.

Im 16. Jahrhundert verpflanzte sich diese Kunst nach Frankreich (Lyon, Nevers, Rouen, Moustier), Deutschland (Nürnberg), Holland (Delft) und die Schweiz und schließlich noch später nach England. Nicht selten wurden anfangs die italienischen Gefäßformen und Dekors einfach imitiert, bis schließlich die eigenständigen Manufakturen mit originalen Schöpfungen aufwarteten. Doch sind es aber die italienischen Erzeugnisse der Renaissance mit ihren farbenfrohen Bemalungen, die als die künstlerisch vollendetsten Apothekenaltertümer noch heute hohe Bewunderung erwecken und die Zierde der Museen abgeben. Unerschöpflich ist der Farben- und Formreichtum – hinzu kamen auf die fertige Glasur aufgetragene Muffelfarben (600–800° C) – an Krügen, Schnabelkannen, bauchigen Vasen mit und ohne Henkel, die für die Aufbewahrung von Flüssigkeiten, Sirupen, Pflanzenextrakten, Honig und Ölen verwendet wurden.

Für Fette, Salben, Latwergen standen die sogenannten »Albarelli« zur Verfügung, die ihren Namen und ihre Form vom Bambusrohr (Albarello = Bäumchen) erhalten haben sollen, dessen einzelne Abschnitte im Orient zum Transport von Arzneistoffen dienten. Diese schlanken hohen Töpfe mit ihrer leicht eingezogenen konkaven Wandung und der Verjüngung an Öffnung und Fuß bildeten über Jahrhunderte hinweg den klassischen Gefäßbestand des Apothekenraumes. Die Inhaltsbezeichnungen – anfänglich auf dem Verschluß aus Pergament, Papier, Stoff oder Leder angebracht – ordneten sich später sinnvoll der Ornamentik ein, die die Gefäßwandung mit immer neuen Varianten aus Ranken, Blüten, Blättern, Früchten, mythologischen Helden, Heiligenfiguren, Ritterporträts, Frauengestalten, Tieren, Wappen und immer wieder abgewandelten Girlanden, Schuppenmustern, Wellenlinien, Rautenformen, Perlketten, Kartuschen und Rocaillen umgab und die dem Formenschatz der Antike, des Orients, Arabiens und des Abendlandes entnommen waren.

In Deutschland kam es, wie erwähnt, erst im späteren 16. Jahrhundert, vornehmlich in Süddeutschland zu einem langsamen Aufblühen der Fayencekunst, wobei zweifellos der Wunsch vorherrschte, es den italienischen Erzeugnissen gleichzutun. Als kostbare und wohl älteste deutsche Fayence-»Inkunabel« gilt der im Stadtmuseum Ulm aufbewahrte und mit 1544 datierte Albarello in Blau, Mangan und Grün mit der Halbfigur einer Renaissance-Dame. Solchen Einzelstücken des 16. Jahrhunderts steht erst im 17. Jahrhundert eine beginnende Massenproduktion gegenüber, wobei nun auch im Gegensatz zu der bis dahin meist anonymen Produktion erstmals in dem fränkischen Ort Kreussen bei Bayreuth eine Werkstatt und in dieser der mit LS signierende Meister *Lorenz Speckner* (1598–1669) lokalisiert werden konnte. Die von ihm gefertigten Albarelli, Töpfe und Vierkantflaschen mit Schraubverschlüssen zeichnen sich durch einfarbige Bemalung in Blau – sicher in Anlehnung an Delfter Erzeugnisse – aus, wobei neben Blüten vor allem spiralförmige Ranken in vielen Variationen den Gefäßkörper überziehen und so eine leichte Zuordnung zum »Meister der blauen Spirale« ermöglichen. Es würde hier zu weit gehen, noch auf andere europäische Werkstätten etwa in Spanien, Frankreich oder Holland einzugehen und deren Besonderheiten und Entwicklungsstadien zu verfolgen. Für den Betrachter bleibt die Freude an den künstlerischen Schöpfungen vergangener Zeiten, die man in den großen Museen in Paris, London, Nürnberg (Germanisches Nationalmuseum), vor allem aber im Schweizerischen Pharmazie-Historischen Museum zu Basel und im Heidelberger Deutschen Apotheken-Museum bewundern kann.

Durch das Aufkommen des Porzellans gegen Ende des 18. Jahrhunderts, das von der stofflichen Qualität her – Härte, Reinheit, Säurefestigkeit – der Fayence überlegen war, fand letztere im Apothekenraum ein rasches Ende. Obwohl auch das Porzellan der malerischen Bearbeitung alle Möglichkeiten bot, kam es jedoch nicht mehr zu einer solchen künstlerischen Höhe wie bei den Fayencen. Die Französische Revolution mit ihrer Versachlichung auch der künstlerischen Äußerungen und der kühle und strenge Klassizismus unterdrückten rasch den Farbenrausch vergangener Zeiten. Die Apothekentöpfe wurden immer mehr in Massenproduktion hergestellt und erstarrten schließlich in unserer Zeit zu einer durch die Apothekerordnungen vorgeschriebenen glatten und nüchternen Form.

Der Keramik hatte im Verlauf des 17. Jahrhunderts auch der Werkstoff Glas schon immer mehr Konkurrenz gemacht. Glas war dicht, säurefest und durchsichtig, wodurch leicht der Inhalt festgestellt werden konnte. Die ältesten Apothekengläser trugen meist keine Beschriftung oder Bemalung, später vermittelte die Kaltmalerei durch Aufpinseln von Ölfarben ein farbenfroheres Bild. Entscheidend für die immer stärkere Verwendung von Gläsern wirkte sich dann die Emailmalerei aus, bei der gefärbte Metalloxide im Ofen auf die Oberfläche festhaftend eingebrannt wurden. Diese vor allem in den mitteldeutschen Glashütten in Thüringen, Böhmen und Sachsen zu hohem künstlerischen Anspruch gelangende Schmelz- oder Emailmalerei brachte dem Apothekenraum einen neuen farbenfrohen Akzent. Die Formgebung entsprach der Zweckmäßigkeit, es wurden runde und vierkantige Flaschen mit engem oder weitem Hals für Tinkturen und Essenzen, Öle und Wässer hergestellt. Eine Sonderform bildeten die kleinen dickbauchigen mit röhrenförmigem Hals versehenen »Nönnchen« zur Aufbewahrung ätherischer Öle. Den etwas despektierlichen Namen hatten sie von den Nonnen, deren Keuschheit gelegentlich angezweifelt wurde. Zu den kostbarsten nur in wenigen Stücken erhaltenen Glasgefäßen gehören jene aus der Reiseapotheke des Polenkönigs *August des Starken* (1670–1733), die das sächsische und polnische Wappen mit dem Namenszug AR (Augustus Rex) und die Jahreszahl 1719 tragen.

Standgefäße aus Metall gab es verhältnismäßig wenig; diejenigen aus Zinn eigneten sich am besten zur Aufbewahrung kostbarer Drogen und stark riechender Stoffe. Solche Zinnbüchsen oder -kannen zeichneten sich durch die Schönheit ihrer Form und den mattschimmernden Glanz der Oberfläche aus und sind heute begehrte Sammelobjekte. Sie wurden ebenso wie silberne oder gar goldene Gefäße für besonders kostbare Arzneimittel, etwa den Theriak, verwendet, allerdings wohl nur an Fürstenhöfen, in reichen Klöstern und von großen Handelsherren.

Zu den künstlerisch reizvollen Emblemen in der Pharmazie gehören neben der Vielfalt der Standgefäße in der Offizin, neben den Rezepturtischaufsätzen und neben den typischen Arbeitsgeräten wie Mörser und Waage auch die Apothekenwahrzeichen, mit denen sich viele Apotheken schmückten, durch die manche sogar ihren Namen erhielten. Sie haben dies gemeinsam mit den Gasthöfen bis auf den heutigen Tag beibehalten, und man muß weit zurückgehen bis in die Zeiten, wo sich langsam die Ortschaften und Städte mit festgefügten Häusern herausbildeten, und wo die besitzstolzen Bürger ihre Häuser mit Hausnamen und Hauszeichen oder auch mit angenommenen oder verliehenen Wappen kennzeichneten. Aus manchem alten Hausnamen entwickelte sich in späteren Jahrhunderten ein Apothekenwahrzeichen, wobei neben Wappen, neben antiken Gottheiten oder Motiven aus der christlichen Heilsgeschichte vor allem auch Tiernamen vorkommen. In jedem Ort, in jeder Stadt findet man Adler-, Einhorn-, Hirsch-, Löwen-, Pelikan-, Storchen- oder Schwanen-Apotheken, die meist ihr Wahrzeichen in künstlerisch ansprechender Form in Holz, Stein oder Metall an der Hauswand oder über der Eingangstür tragen. Es gibt Apotheken, die sich unter den Schutz von Heiligen gestellt haben und als Antonius-, Äskulap-, Marien-, Martins-, Mohren- (Dreikönigsverehrung) oder Engel-Apotheke firmieren, und es gibt von Fürstenhäusern oder Stadtgemeinden privilegierte Apotheken, die sich stolz Kronen-, Kurfürsten-, Schloß- oder Rats-Apotheke nennen. Ehemalige Klosterapotheken bezeichnen sich mit dem Namen ihres Ordens als Franziskaner- oder Karmeliten-Apotheken; andere wiederum haben den Namen einer bedeutenden zur Pharmazie in Beziehung gestandenen Persönlichkeit angenommen wie etwa *Paracelsus*, *Spitzweg*, *Liebig* oder *Pettenkofer*, oder benutzen einfach die Namen von Straßen oder Plätzen, in denen sie sich befinden.

Läßt sich somit die Herkunft eines Teiles der Apothekenwahrzeichen leicht erklären, so muß man bei den Tiernamen auf alte mythologische oder symbolhafte Vorstellungen zurückgreifen: So etwa beim Adler als dem Sinnbild von Jugend und Kraft aber auch der Fürsorge Gottes oder beim Löwen als Sinnbild Christi, als Symbol des Sieges des Lichtes über die Finsternis. Vom Pelikan geht die Sage, daß er sich die Brust aufreiße, um mit dem eigenen Blut seinen Nachwuchs zu ernähren; die dadurch symbolisierte aufopfernde Mutter- oder Nächstenliebe ließ diesen Vogel ebenso zum Apothekenwahrzeichen werden wie den Schwan als heiligen Vogel, dessen Anblick dem kranken Menschen Heilung bringen sollte. Der auf dem Hausdach nistende Storch galt als die Feuersgefahr abwendender Glücksbringer. Dem legendären, in Wahrheit nicht existierenden Einhorn wurde schon immer eine besondere Heilkraft vor allem bei Vergiftungen zugeschrieben. In alten Rezepten sind viele Organteile des Hirsches zu finden. So verwendete man das Hirschhorn als Räuchermittel, die Herzknorpel galten als besonders heilkräftig bei Herzleiden, und der Hirschtalg hat sich mancherorts für die Herstellung von Salben sogar bis in unsere Tage erhalten.

169 Rezepturtisch-Aufsatz aus Schmiedeeisen mit Ösen zum Aufhängen von Handwaagen und pharmazeutischen Kleingeräten von Johann Peter Oegg, von dem auch die berühmten Gittertore an der Residenz in Würzburg stammen. Jz. 1762. Unter der Krone die Wappen der Fürstbischöfe Julius Echter von Mespelbrunn und Adam Friedrich von Seinsheim als Hospitalgründer (vg . Abb. 228–232).
Würzburg, Juliusspital ▷

Die tragbaren Haus-, Reise- und Feldapotheken

Im 17. und 18. Jahrhundert war die Zahl der zur Versorgung der Bevölkerung bereitstehenden Apotheken noch klein, und so ist es verständlich, daß vielfach für den häuslichen Bedarf Hausapotheken gehalten wurden. Vor allem auf dem Lande, in größeren Anwesen und Adelssitzen befanden sich solche nicht selten künstlerisch ausgestalteten Einrichtungen, deren Betreuung meist in den Händen der Frau des Hauses lag, die damit zugleich auch für eine gewisse Ordnung in dem vorhandenen Arznei- und Hausmittelschatz zu sorgen hatte. Man erwartete durchaus von den gebildeten Standesdamen, daß sie gewisse Kenntnisse und Fertigkeiten in der Arzneikunst besaßen, um bei leichteren Erkrankungen oder im Ernstfall bis zum Eintreffen des Arztes das Notwendige veranlassen zu können. Auch besondere Arzneibücher für den Hausgebrauch sind zahlreich verfaßt worden.

In Museen und Privatsammlungen finden sich noch eine ganze Anzahl solcher aus Nußbaumholz gefertigten ebenso praktischen wie künstlerisch ausgestatteten Hausapotheken in Kasten- oder Truhenform, die zum Auseinanderklappen eingerichtet und mit Eisenbeschlägen versehen waren. Die Arzneiflaschen hatten zum besseren Einpassen meist viereckige Form und trugen zinnerne Schraubverschlüsse; die noch erhaltenen Etiketten zeugen von dem Inhalt: Augenwässer, Hustenelixiere, Magentropfen, krampflindernde Tropfen, Essige oder Balsame. In runden, mit Schraubdeckel versehenen Zinnbehältern wurden Theriak oder Mithridat aufbewahrt, während sich in kleinen hölzernen Schubladen Pflanzendrogen wie Ingwer, Rhabarber, Aloeholz, aber auch Weinstein, Krebsschalen, Morsellen, Pflaster, Salben sowie Handwaagen mit Gewichten, Spatel und Einnehmelöffel befanden. Solche einfachen hölzernen Hausapotheken konnten, mit einem Traggriff versehen, auch auf Reisen mitgenommen werden.

Als ein wenig verspielt wirkende Abart der Haus- und Reiseapotheken könnte man die homöopathischen Taschenapotheken der Biedermeierzeit bezeichnen, die in vielen kleinen mit Korken verschlossenen Glasröhren Kügelchen oder Verreibungen der damals aufkommenden homöopathischen Mittel nach der um die Wende vom 18. zum 19. Jahrhundert von dem Arzt *Samuel Christian Friedrich Hahnemann* (1755–1843) begründeten neuen Heilmethode enthielten. Sie sind in Buchform gestaltet und mit durch Goldprägung geschmücktem Leder überzogen. Im aufklappbaren Deckel waren die Namen der Arzneistoffe angegeben.

Ausgesprochene Reiseapotheken in eleganterer Form sind ebenfalls überliefert, sie sind mit Leder bezogen, mit Samt ausgepolstert und mit Messingbeschlägen verziert. Die Innenseiten der Deckel wurden mit Goldtapeten beklebt, mit Landschaftsmalereien oder mit ziselierten Silberplatten geschmückt. Besondere Raritäten sind kleine sehr kostbare Reiseapotheken, die sich hohe weltliche oder kirchliche Herren, Heerführer und Herrscher anfertigen ließen. Die damals berühmten Augsburger Gold- und Silberschmiede setzten ihren Ehrgeiz darein, künstlerisch einmalige Stücke zu schaffen. Ein solches Augsburger Meisterwerk einer Renaissance-Reiseapotheke befindet sich im Deutschen Apotheken-Museum zu Heidelberg. Da der mit Ebenholz furnierte Corpus mit in Silber getriebenen Waffenemblemen geschmückt ist, fand sie wohl auch als Feldapotheke Verwendung. Die Gefäße sind aus Silber hergestellt und tragen das Augsburger Meisterzeichen H. L. (*Hans Leukert*, Augsburg um 1615). Der mit altrosa Samt ausgeschlagene Kasten enthält im Deckel eine Silberschale, ferner silberne Dosen und Glasgefäße und die verschiedensten pharmazeutischen und medizinischen Geräte. Eine ähnlich kostbare Augsburger Haus- und Reiseapotheke befindet sich im Museum für Kunsthandwerk zu Frankfurt.

Kriegführende Armeen führten Feldapotheken mit sich, wobei es sich meist um größere mit Eisenbändern beschlagene Holzkisten oder Schränke gehandelt hat. Wegen des rauhen Kriegshandwerks ist allerdings von diesen Kisten und Kästen nicht mehr viel erhalten geblieben. Das Nürnberger Germanische Nationalmuseum besitzt noch ein solches schrankartiges Exemplar, das die fränkischen Truppen begleitete, als sie 1683 zur Befreiung Wiens von den Türken nach Osten zogen. Es wird angenommen, daß der Nürnberger Apotheker *Johann Leonhard Kellner* (1666–1736) als Feldapotheker den Kriegszug mitmachte und dabei diese Apotheke benützte. Die Seitenteile des Schrankes sind aufklappbar, so daß sie einen Arbeitstisch bilden und dabei die dahinter befindlichen Schubfächer freigeben, in denen sich noch die alten Arzneimittel befinden. Das abgeschrägte Oberteil besteht aus fünf Etageren, die mit zahlreichen Glasgefäßen bestückt sind.

Eine wesentlich einfachere Feldapotheke ist im Schweizerischen Pharmazie-Historischen Museum zu Basel verwahrt. Es handelt sich um eine seitlich zu öffnende hölzerne Kiste mit Schubladen, die gegen 1725 für das Bündner Regiment Chur angefertigt wurde.

Mit der im 19. und 20. Jahrhundert sich ständig vermehrenden Zahl der öffentlichen Apotheken und mit der Entdeckung immer neuer spezifischer und zum Teil stark wirkender Arzneimittel, die in Laienhänden nichts mehr zu suchen hatten, kam es dann zwangsläufig zum »Aussterben« der Haus- und Reiseapotheken, die als Relikte pharmazeutischer Vergangenheit heute in Museen und Sammlungen als kleine Kostbarkeiten bewundert werden.

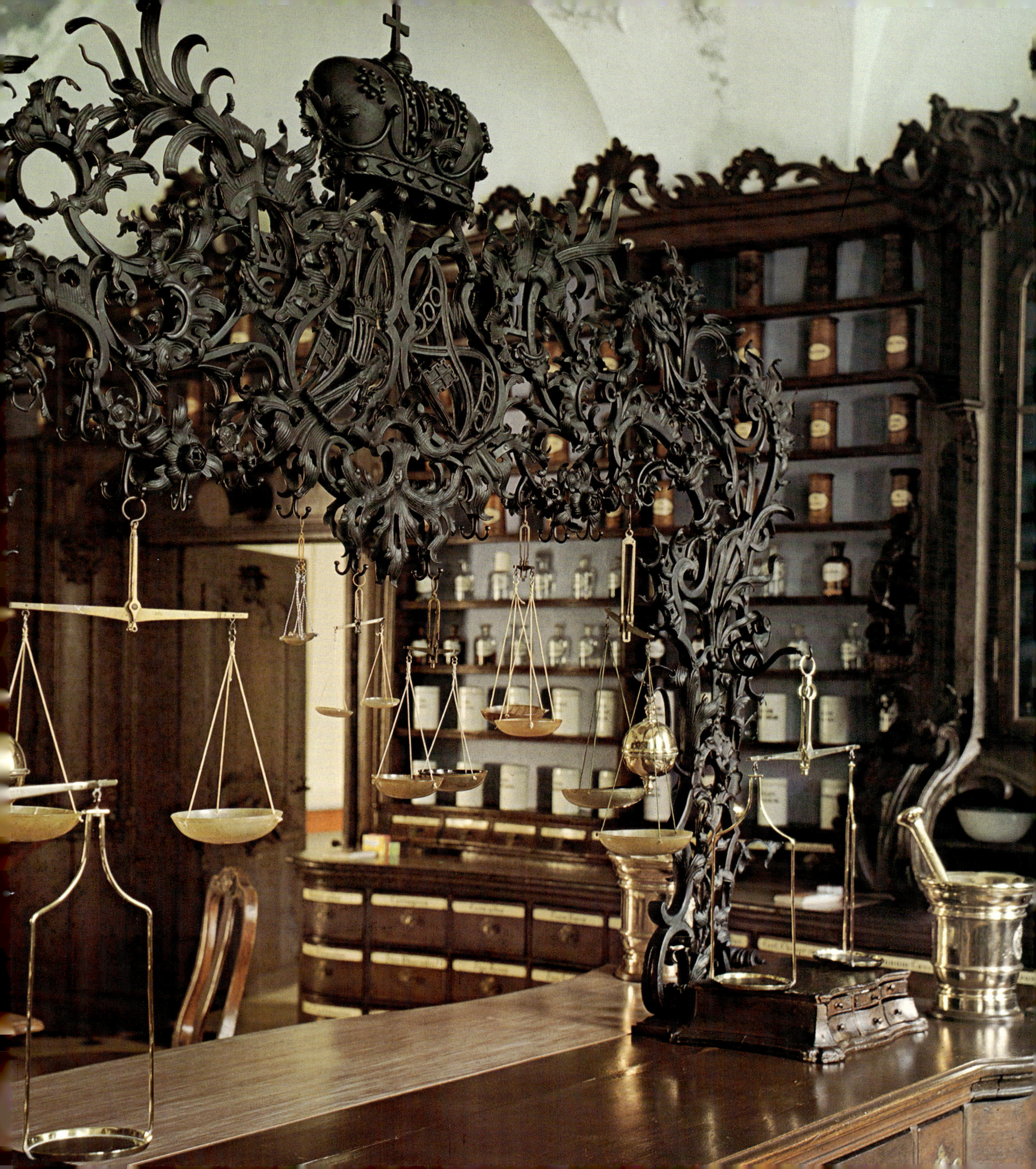

170 Innenansicht einer Apotheke um 1700; links Schreibpult für den Arzt, in der Mitte Apotheker bei der Rezeptbereitung, ein Kollege überreicht die fertige Arznei am Ausgabefenster. Kupferstich von A. Chr. Fleischmann aus F. P. Florinis »Hausväterbuch«, Nürnberg, Frankfurt a. M. und Leipzig 1722.

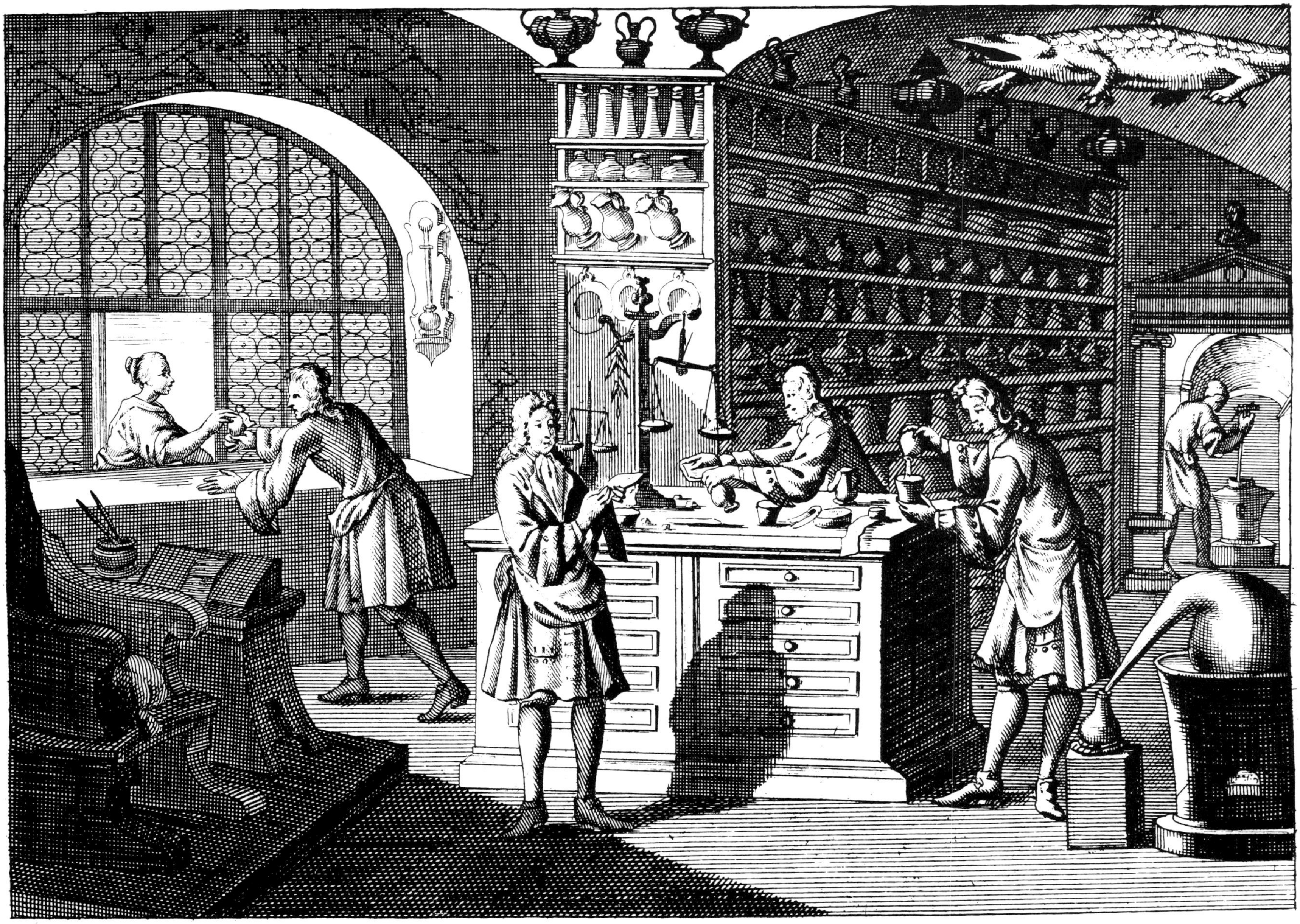

171 Rokoko-Paneel mit Chinesen als Apotheker im Laboratorium aus der »Grande Singerie« im Schloß Chantilly; zwei Affen als Gehilfen, im Vordergrund Destillierofen und Pflanzenpresse, in den Regalen Apothekengefäße, an der Decke Blasebalg, Sieb und Trichter. Chinoiserie von Christophe Huet († 1759).
Schloß Chantilly (Oise), Frankreich

172 Der einzigartige 2 m hohe Simplizienschrank des einstigen Delfter Collegium Pharmaceuticum von 1730 mit vollständig eingerichteter Miniaturapotheke zur Examinierung der Apothekerlehrlinge. Besonders reizvoll die winzigen blaubemalten Delfter Fayencegefäße.
Amsterdam, Rijksmuseum

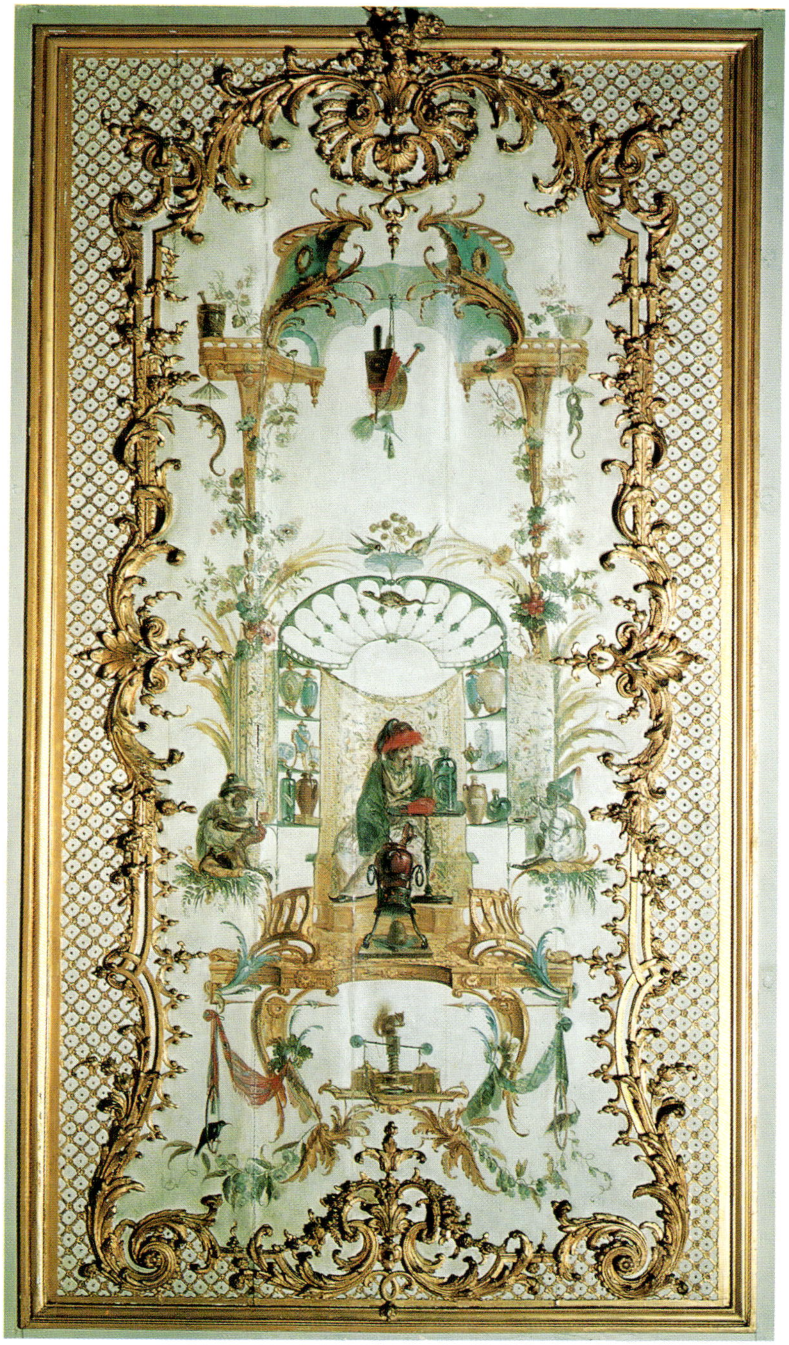

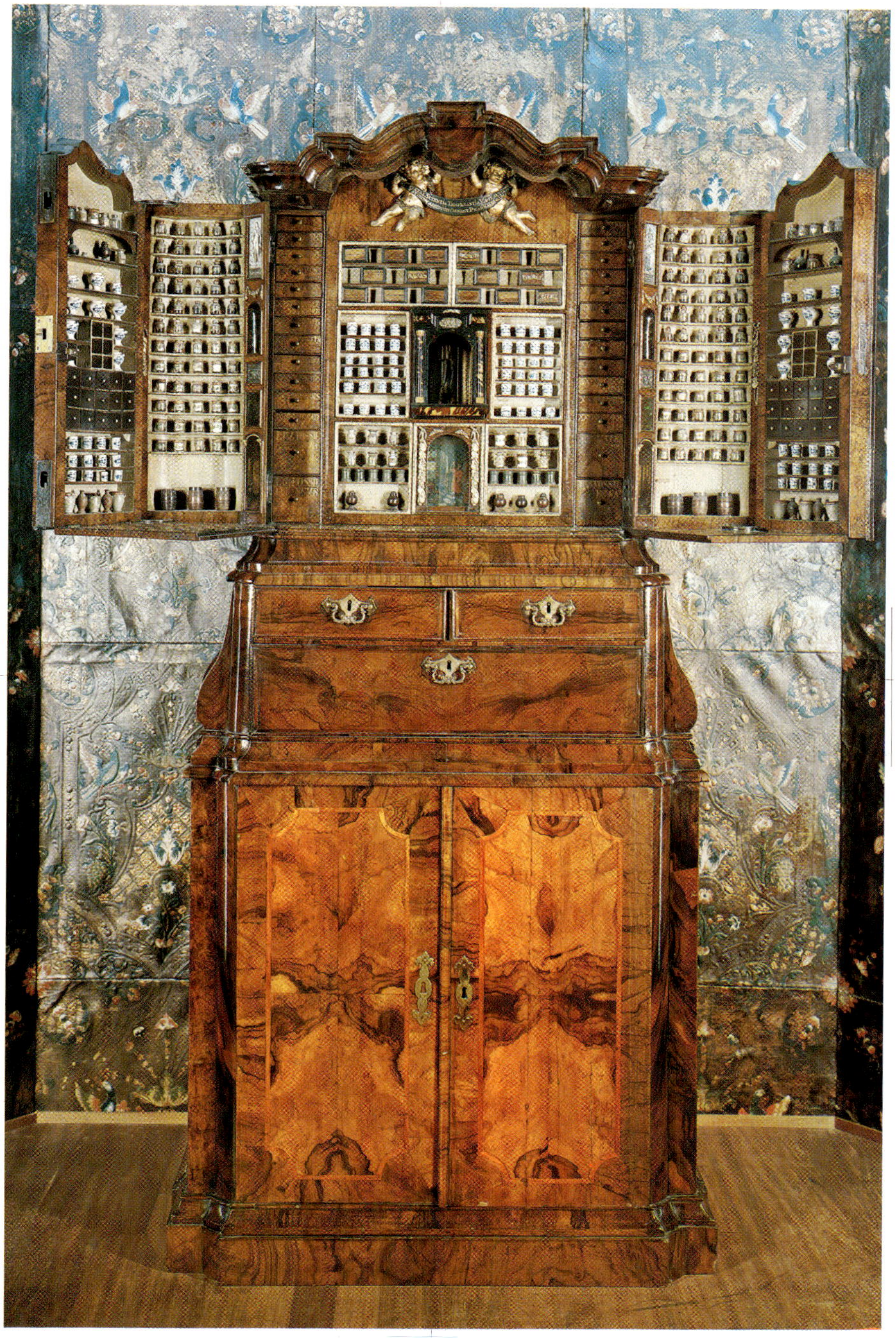

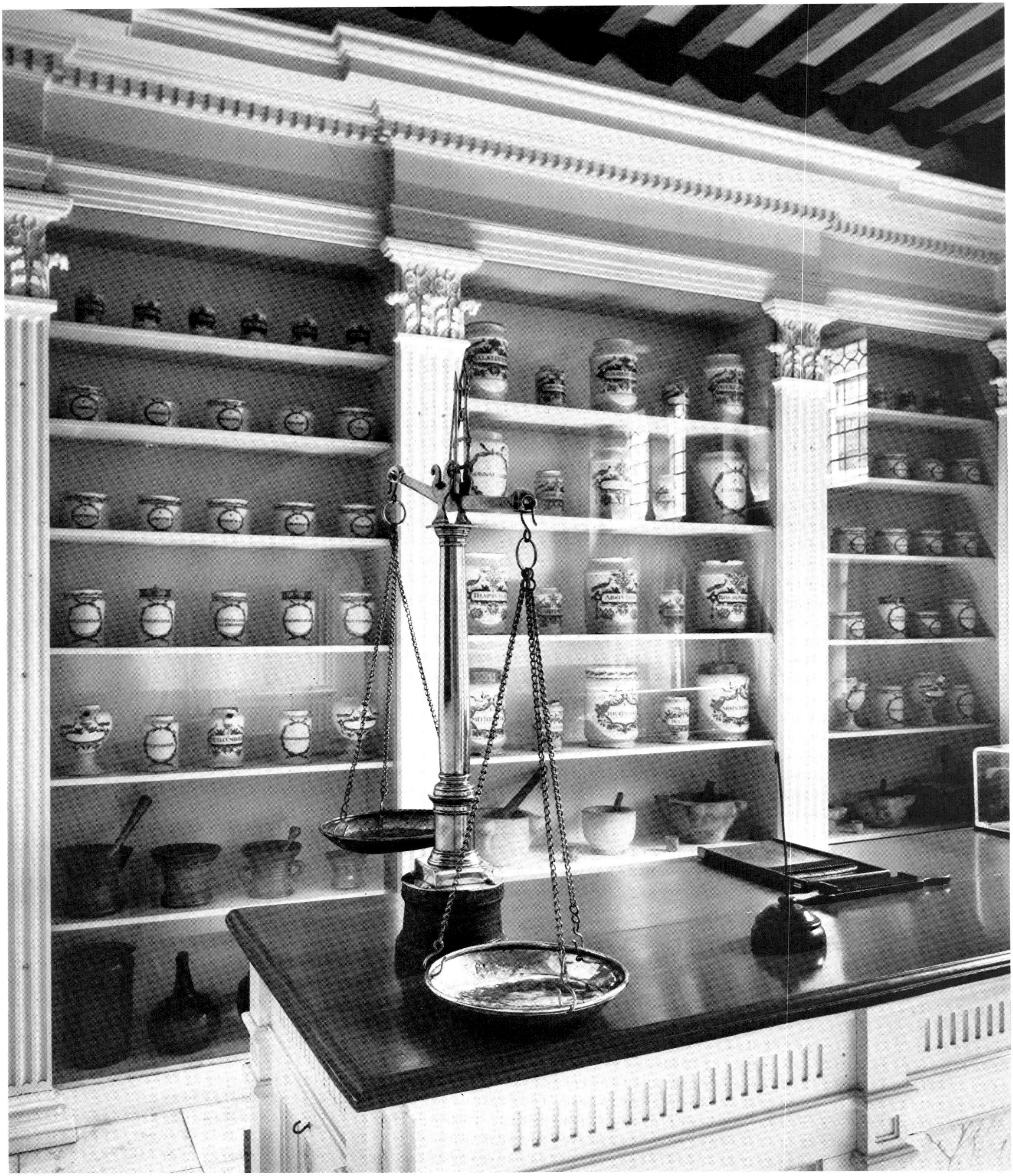

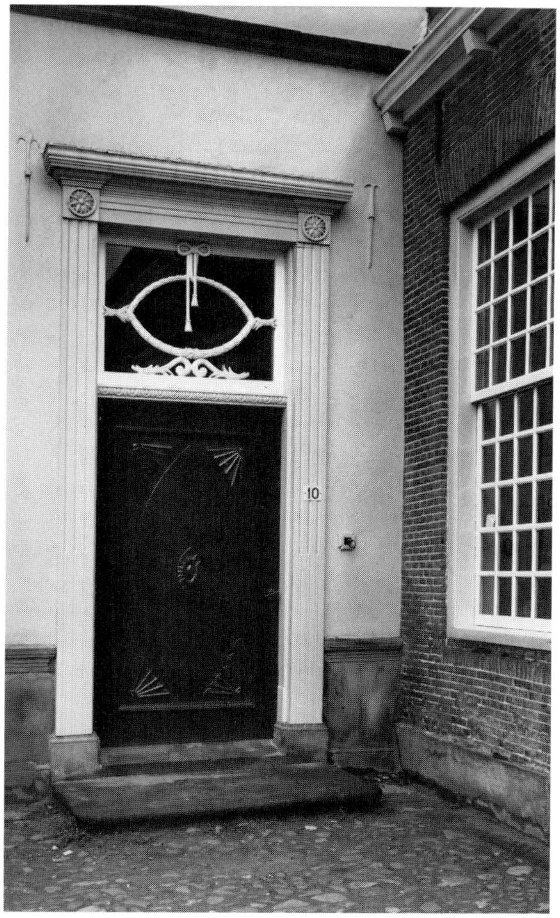

174 Eingangstür zur Apotheke.
Oldenzaal, Niederlande, Heimatmuseum

175 Klassizistischer Apothekenschrank einer holländischen Landapotheke mit zahlreichen Gefäßen und Geräten.
Oldenzaal, Niederlande, Heimatmuseum ▷

◁ 173 Empire-Täfelung einer Delfter Apotheke mit Delfter Apothekengefäßen.
Haarlem, Frans-Hals-Museum

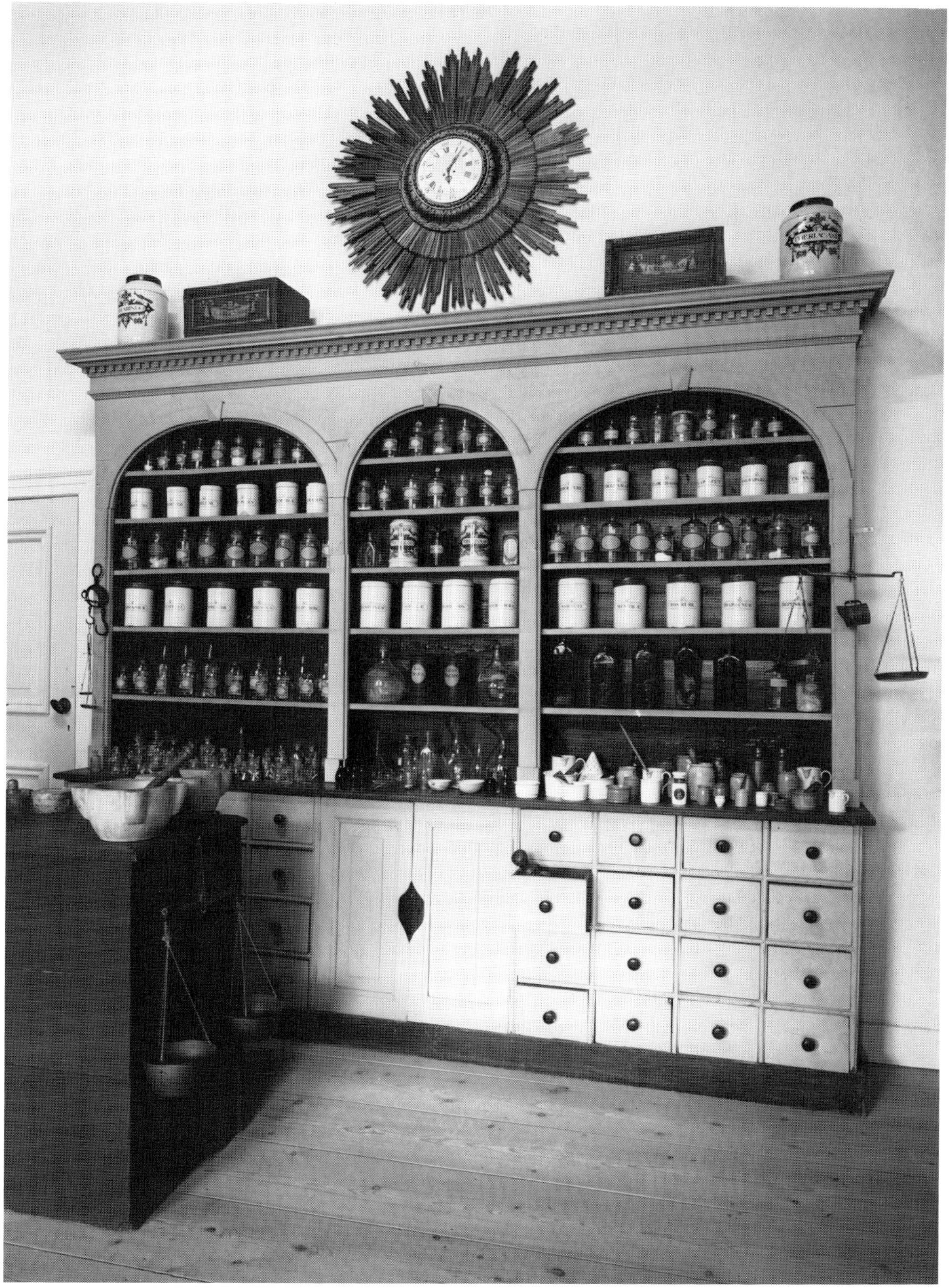

176 Delfter Sirupkanne mit blauer Kartusche und Pfauenmotiv: sie enthielt S(irupus) Paeoniae M(asculin), Pfingstrosensirup, gegen Krämpfe, Gicht und Asthma. 17./18. Jh. Köln, Einhorn-Apotheke

177 Delfter Apothekentöpfe mit eingezogenem Fuß und Pfauenmotiv: Ex(tractum) Cathol(icon) als Abführmittel und Extractum Scordii gegen Brustleiden und Würmer. 18. Jh. Köln, Einhorn-Apotheke

178 Delfter Fayencen mit mehrfarbigem Hirschmotiv: T(heriaca) Andromachi als Allheilmittel, E(lectuarium) lenitivum als Abführmittel und E(lectuarium) Philon(ium) Rom(anum), eine opiumhaltige Latwerge. Amsterdam, Geschiedkundig Medisch-Pharmaceutisch Museum

179 Holländische Apothekeneinrichtung im Louis-seize-Stil (um 1780) mit goldenen Verzierungen auf weißem Korpus. In den Regalen eine Sammlung Delfter Apothekenfayencen. Amsterdam, Geschiedkundig Medisch-Pharmaceutisch Museum ▷

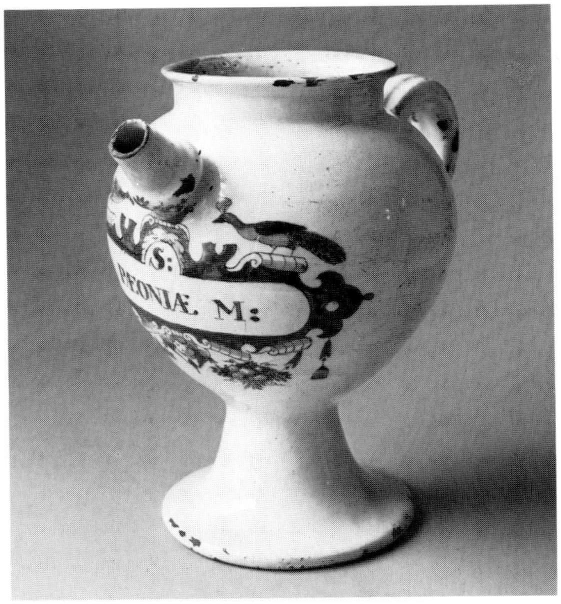

176

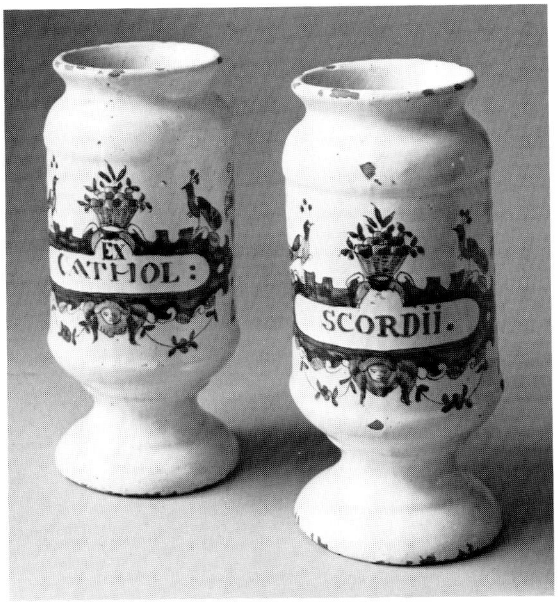

177

178 ▽

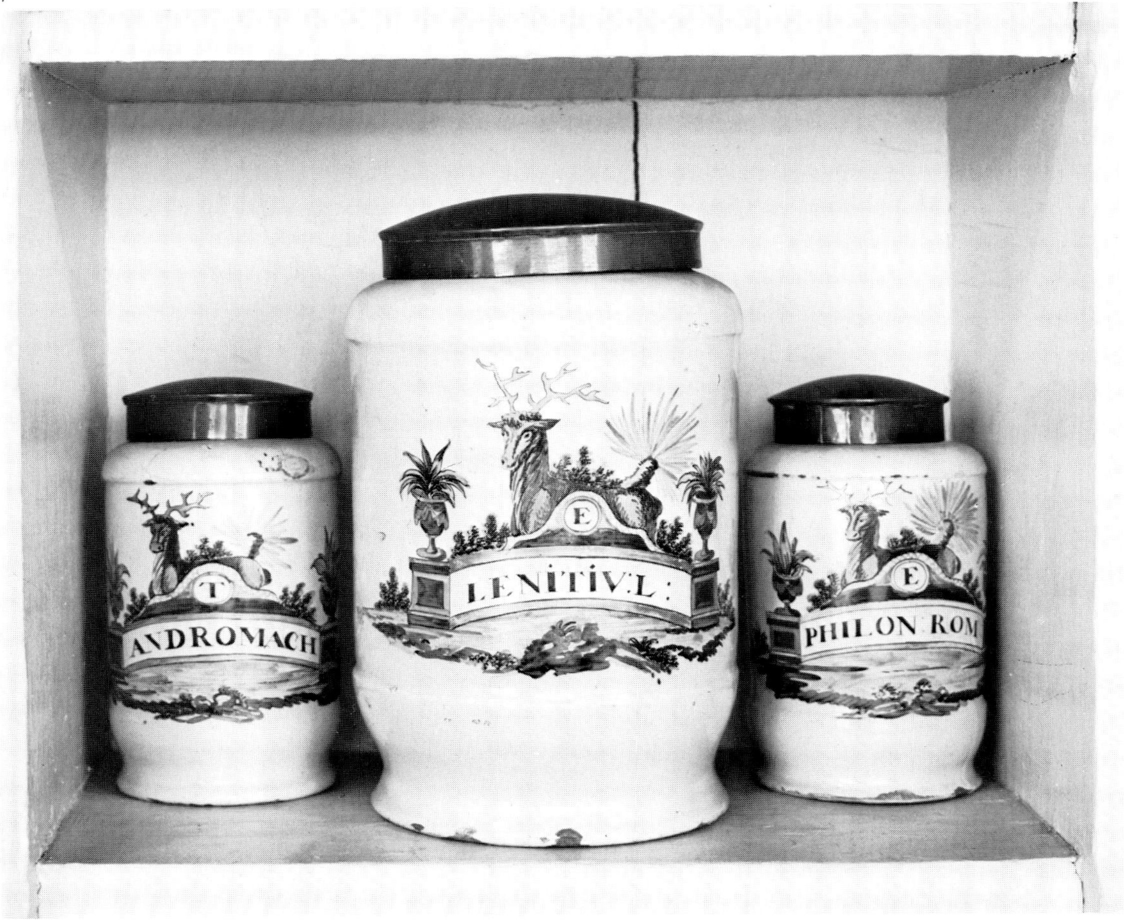

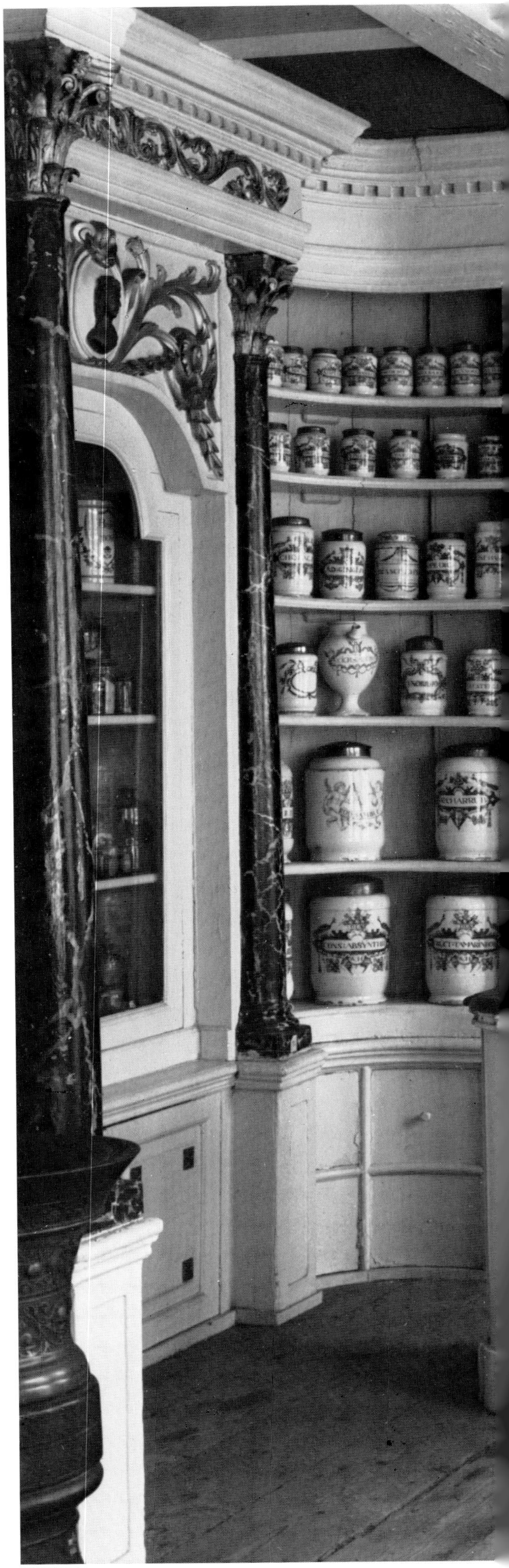

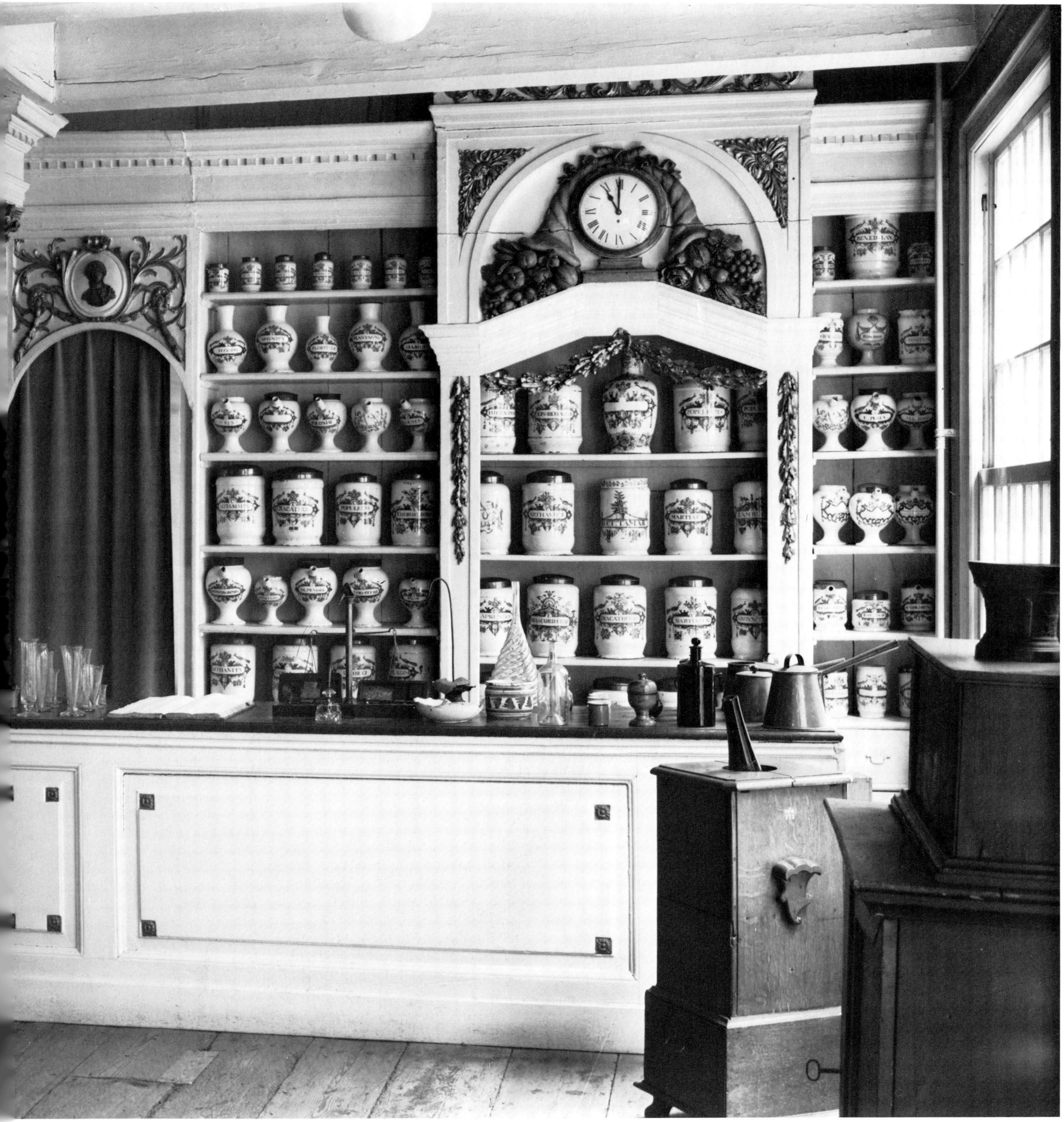

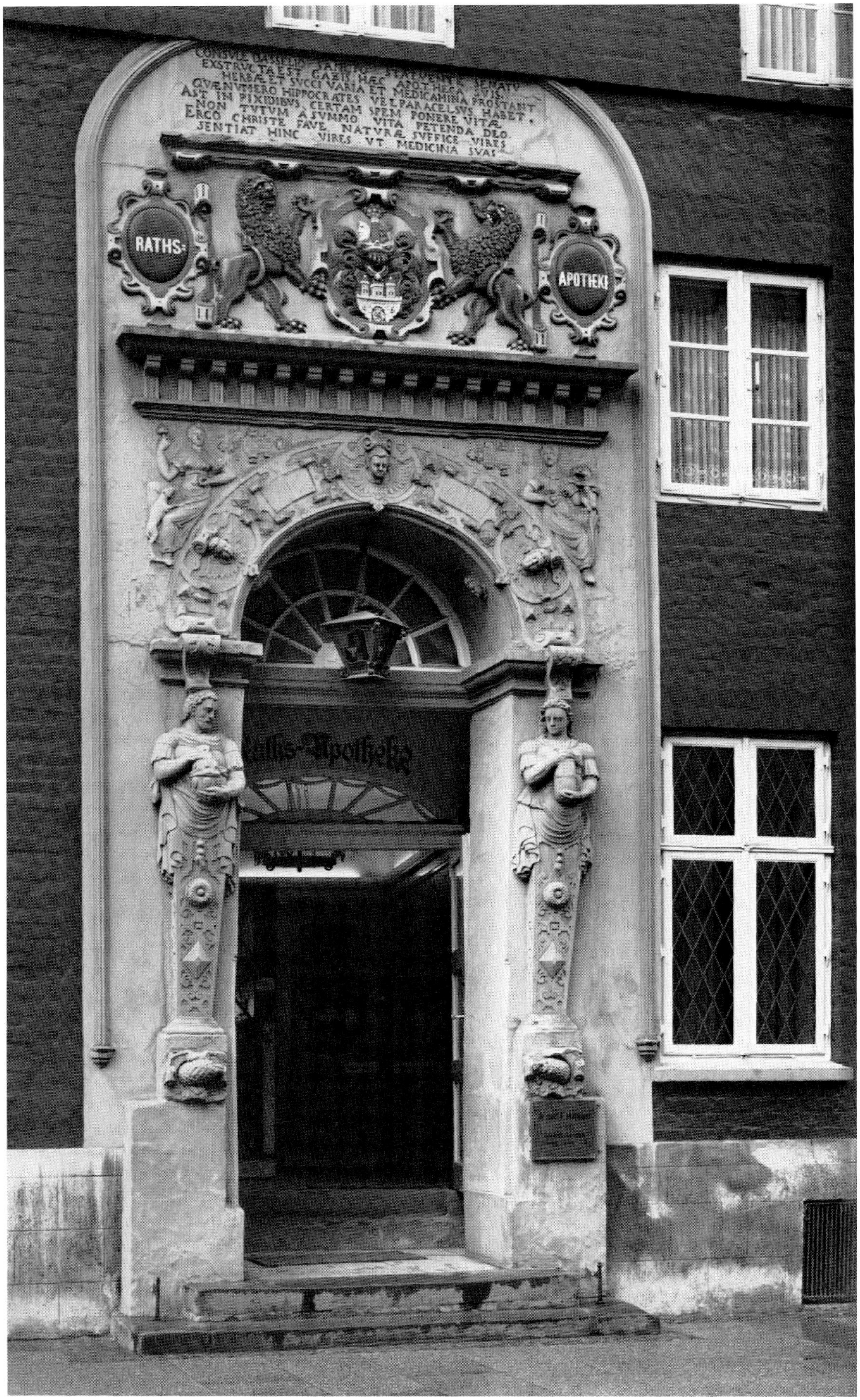
CONSVLE DASSELIO SANCTO STATVENTE SENATV
EXSTRVCTA EST GAZIS HÆC APOTHECA SVIS.
HERBÆ ET SVCCI VARIA ET MEDICAMINA PROSTANT
QVÆ NVMERO HIPPOCRATES VEL PARACELSVS HABET.
AST IN PIXIDIBVS CERTAM SPEM PONERE VITÆ
NON TVTVM A SVMMO VITA PETENDA DEO.
ERGO CHRISTE FAVE NATVRÆ SVFFICE VIRES
SENTIAT HINC VIRES VT MEDICINA SVAS.
RATHS=
APOTHEKE
Raths-Apotheke

Deutschland

180 Über zwei Geschosse reichendes Renaissanceportal. Eine weibliche und eine männliche Herme tragen den Torbogen, darüber das von Löwen flankierte Stadtwappen. Die Inschrift besagt, daß die Apotheke mit allen Arzneimitteln nach Hippokrates und Paracelsus ausgerüstet ist.
Lüneburg, Raths-Apotheke

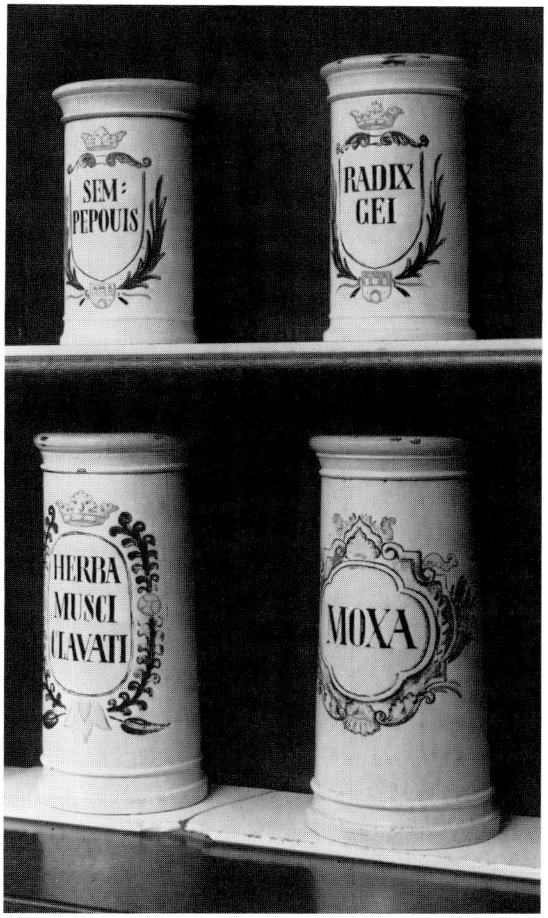

181 Weißgefaßte hölzerne Apothekenbüchsen mit sparsamer Verzierung.
Lüneburg, Raths-Apotheke

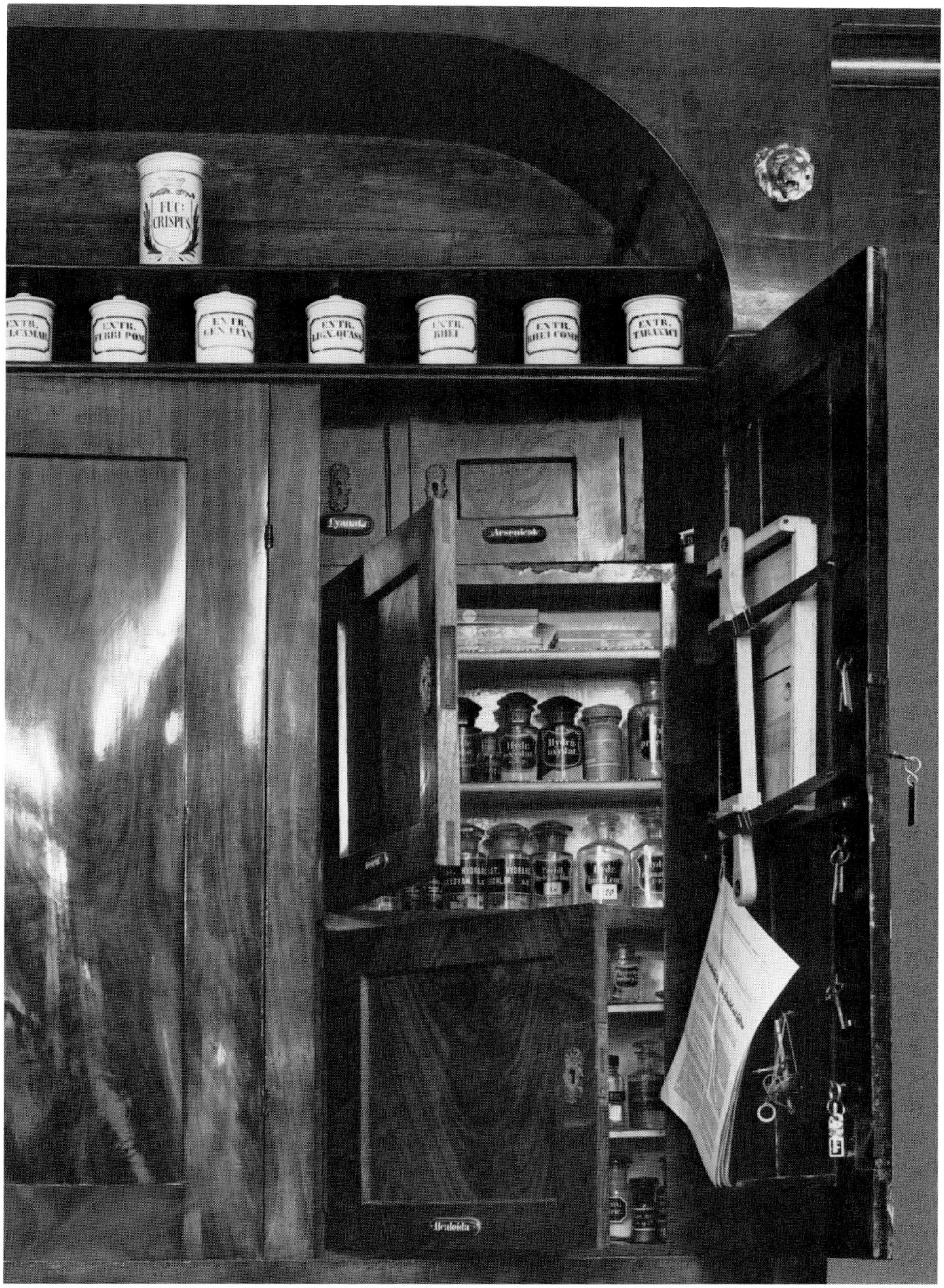

182 Giftschrank mit (von oben nach unten) Cyaniden, Arsenicalia, Mercurialia (Quecksilbersalze) und Alkaloida (Pflanzengifte).
Lüneburg, Raths-Apotheke

183, 185 Klassizistische Offizin aus der ehem. Hirsch-Apotheke in Oldenburg. Anfang 18. Jh. Rezepturtischaufsatz mit vergoldeten Laubgirlanden, Landschaftsmalereien auf den Türen zum Nebenraum.
Oldenburg, Landesmuseum für Kunst und Kulturgeschichte

184 Henkelloser Barockmörser mit reichem ornamentalem Schmuck.
Amsterdam, Geschiedkundig Medisch-Farmaceutisch Museum

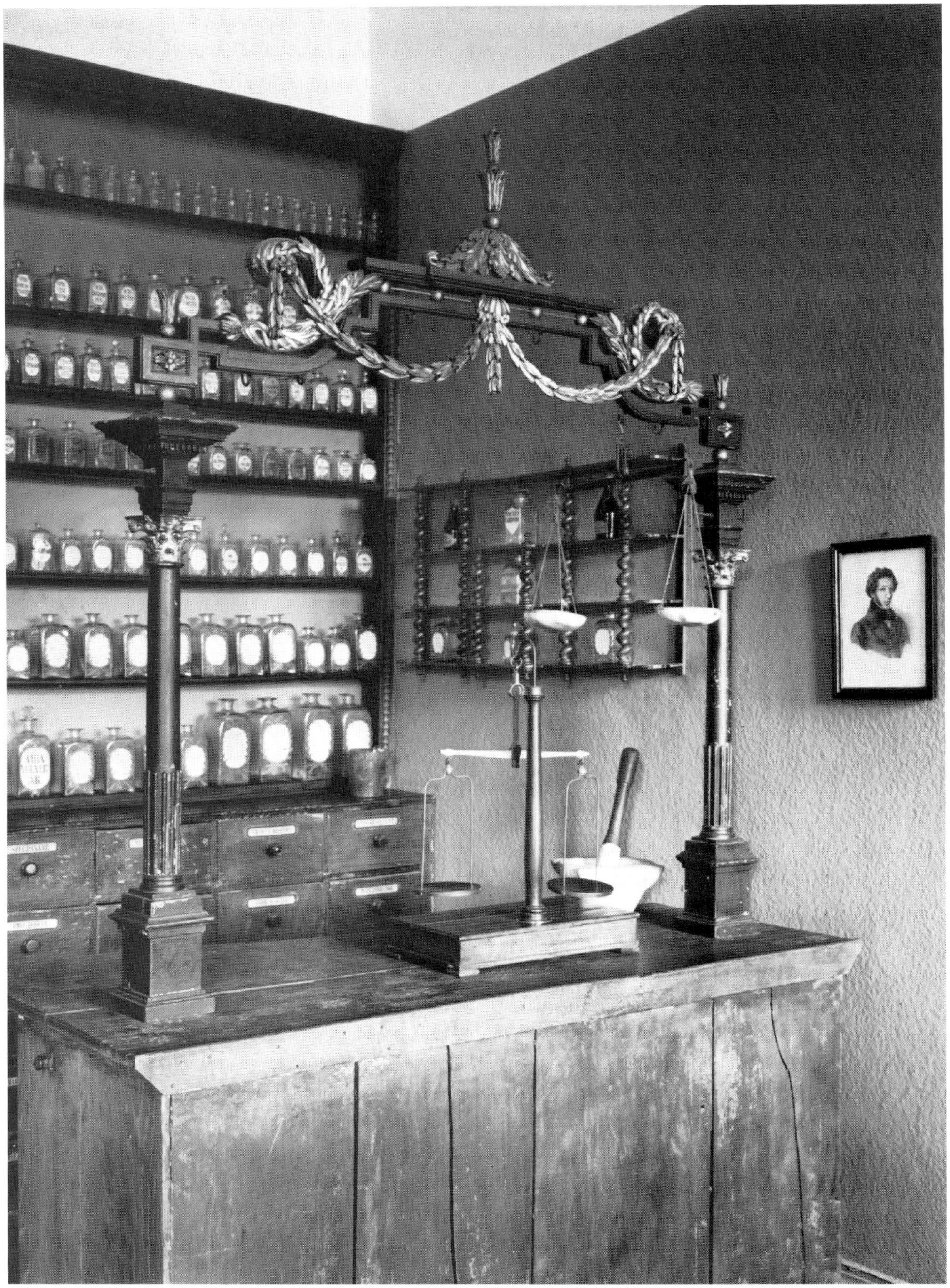

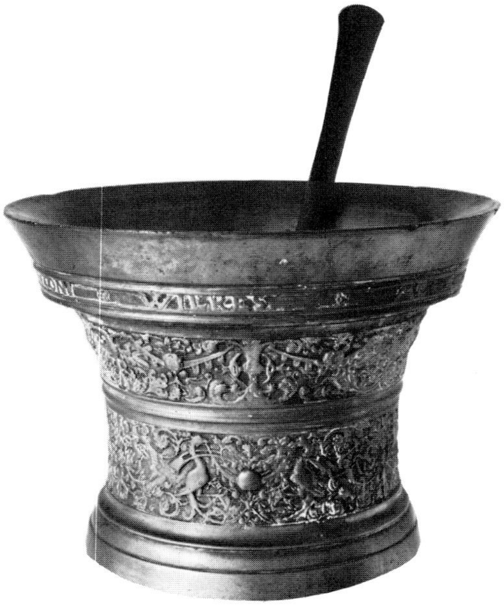

185 ▽

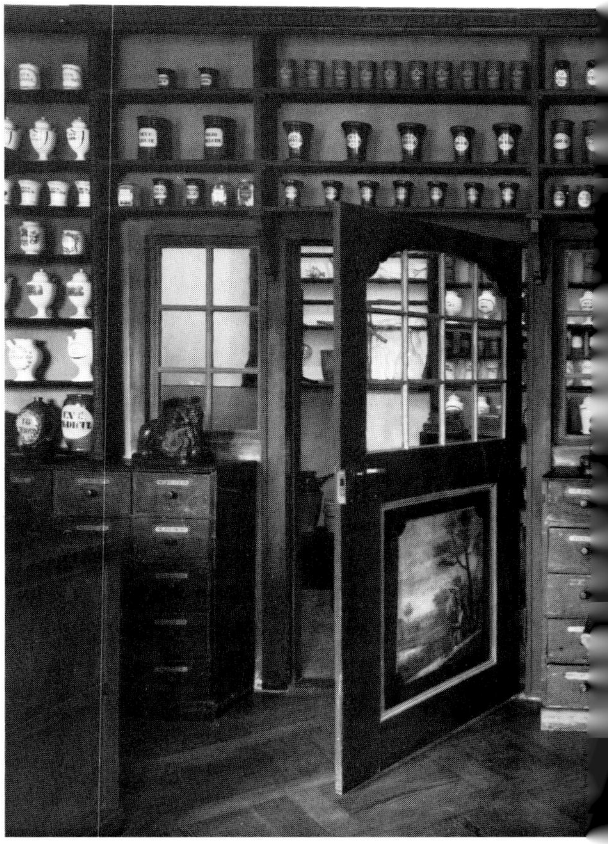

186 Gläser mit Emailmalerei, Ende 18. Jh., verschiedener Herkunft; das rechte enthielt Tinct(ura) Pyrethri, Bertramwurzeltinktur, die nach dem Kräuterbuch des Tabernaemontanus »...beweget und reitzet die untüchtigen erkalten Männer zu ehelichen Wercken/und hilfft ihnen wieder in den Sattel«. Celle, Löwen-Apotheke

*187 Rezepturtischaufsatz aus der Apotheke in Löningen, Eichenholz. Ende 18. Jh.
Oldenburg, Landesmuseum für Kunst und Kulturgeschichte*

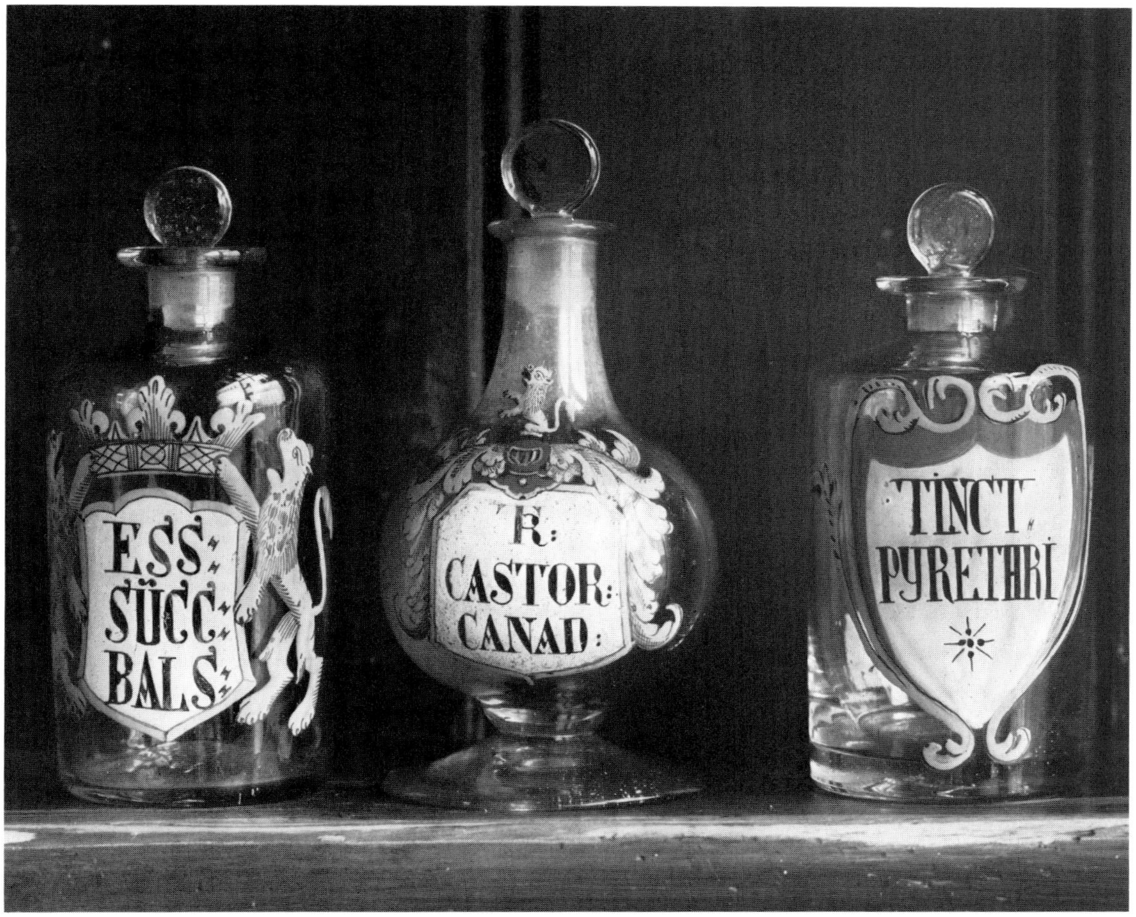

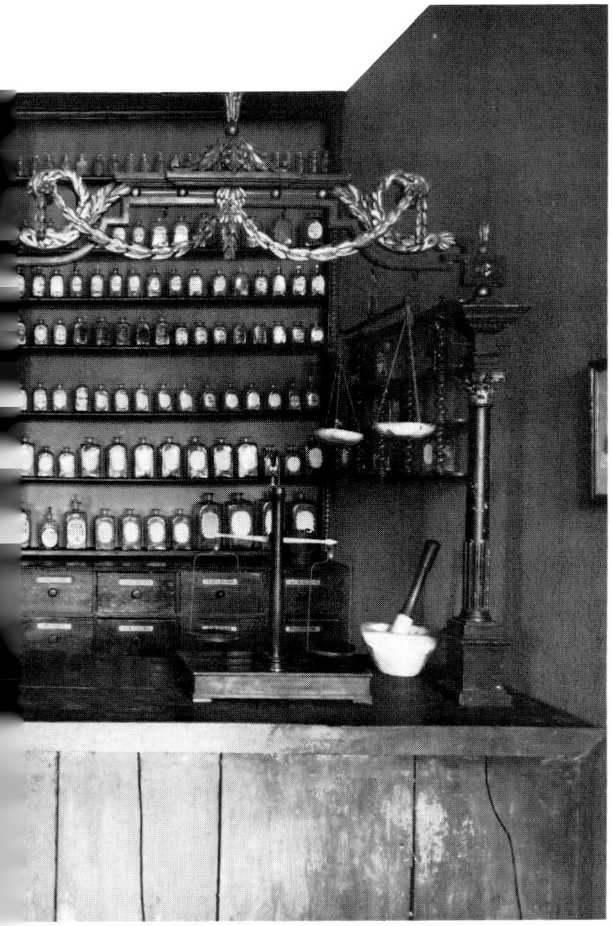

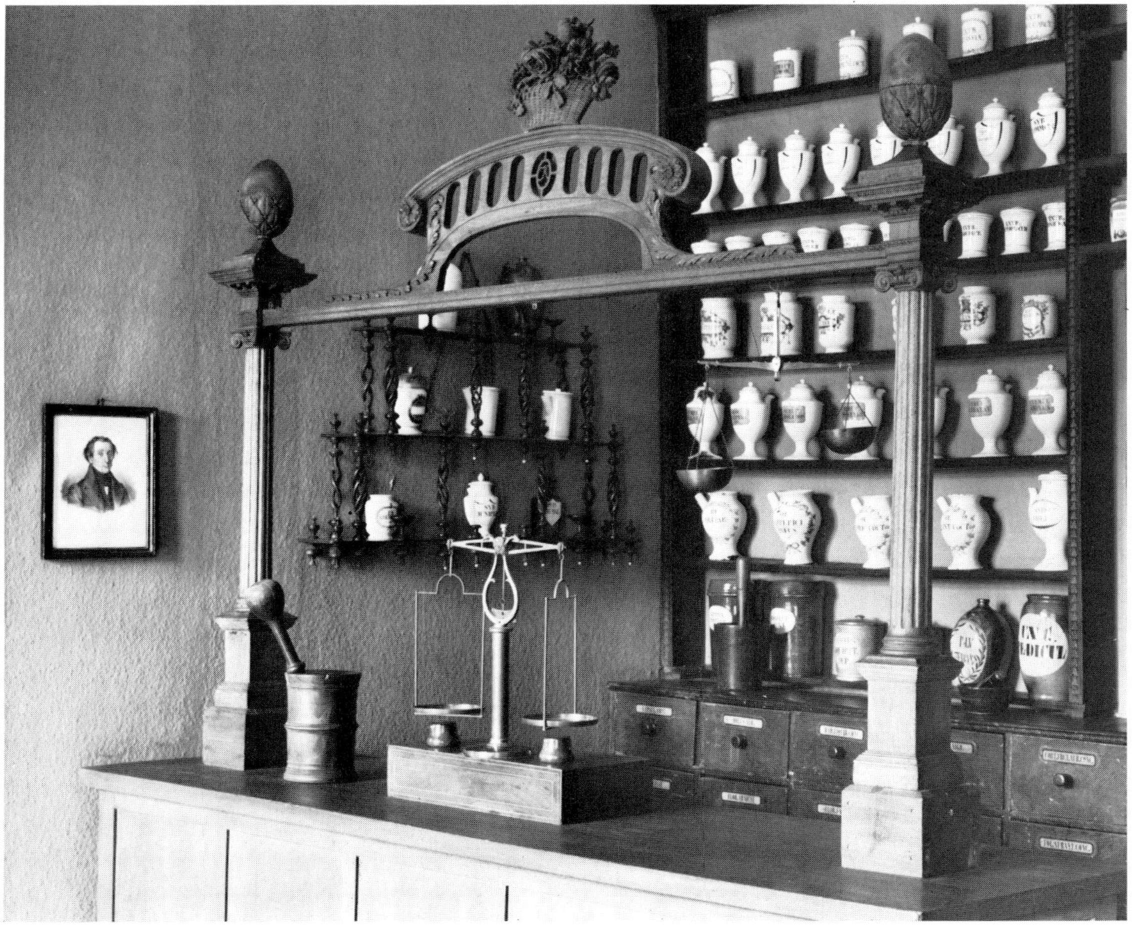

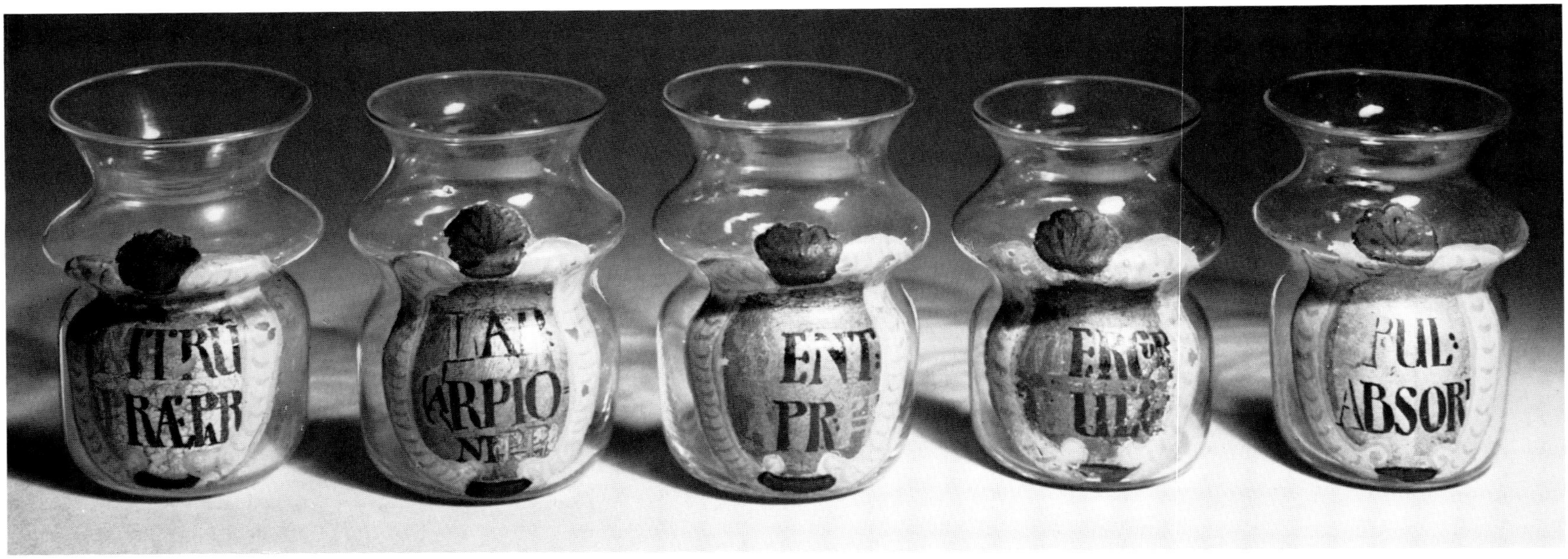

188 Eigenartig geformte Weithalsgläser für pulverförmige Arzneimittel. 17. Jh.
Köln, Kölnisches Stadtmuseum

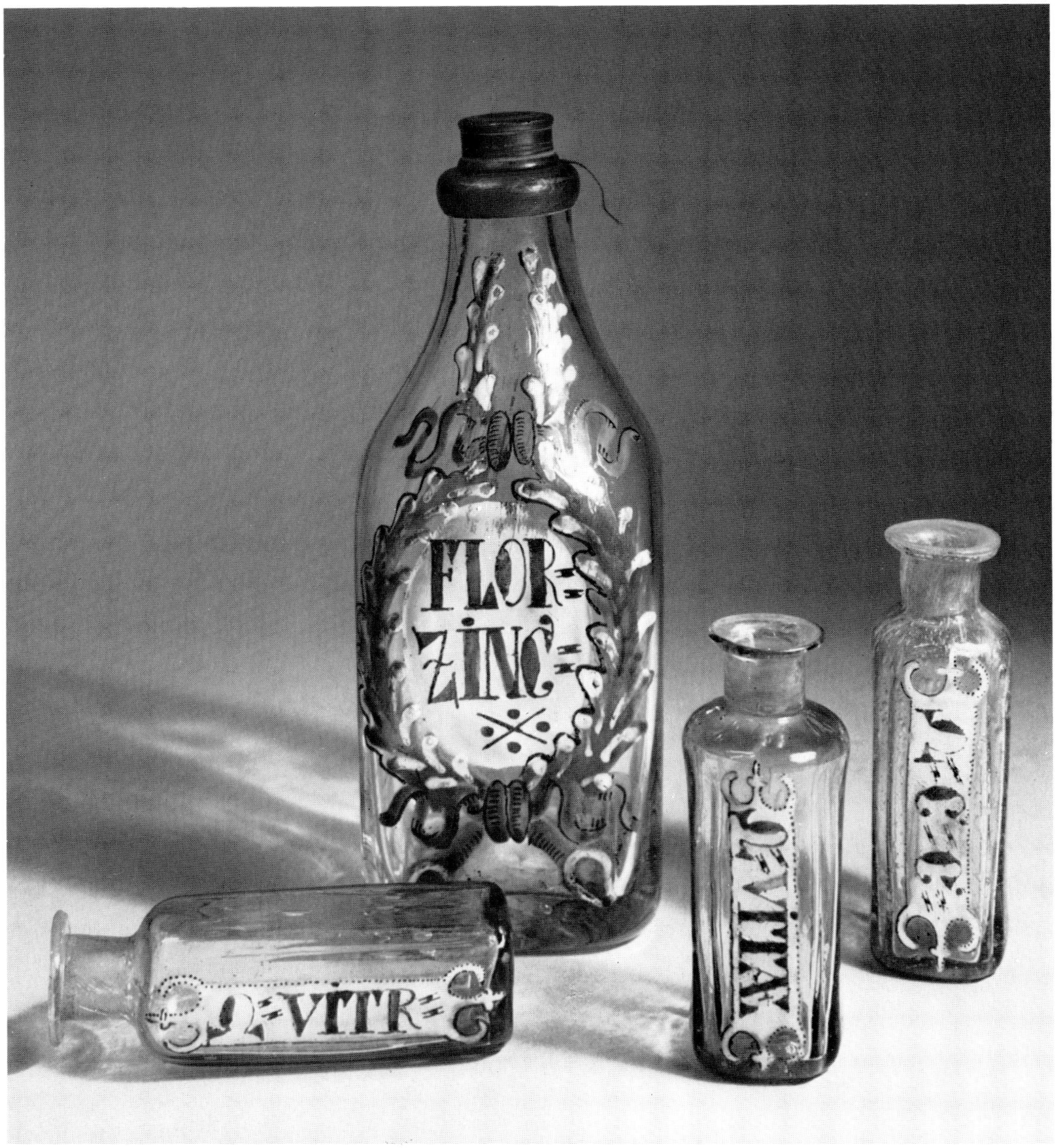

189 Glasflaschen mit Schmelzmalerei; die große enthielt Flor(es) Zinc(i), Zinkblüte (ZnO); die kleinen viereckigen stammen vielleicht aus einer Reiseapotheke.
Köln, Kölnisches Stadtmuseum
◁

190 Detail einer Schrankwand mit Flaschen aus Opalinglas, aus Flühli im Kanton Luzern, gegr. 1723 von Glasbläsern aus dem Schwarzwald. Die Gefäße gehören zu den schönsten Erzeugnissen Flühlis und stammen zum Teil aus der ehem. Klosterapotheke von St. Urban im Katon Luzern. Offizin (vgl. Abb. 259).
Basel, Schweizerisches Pharmazie-Historisches Museum ▷

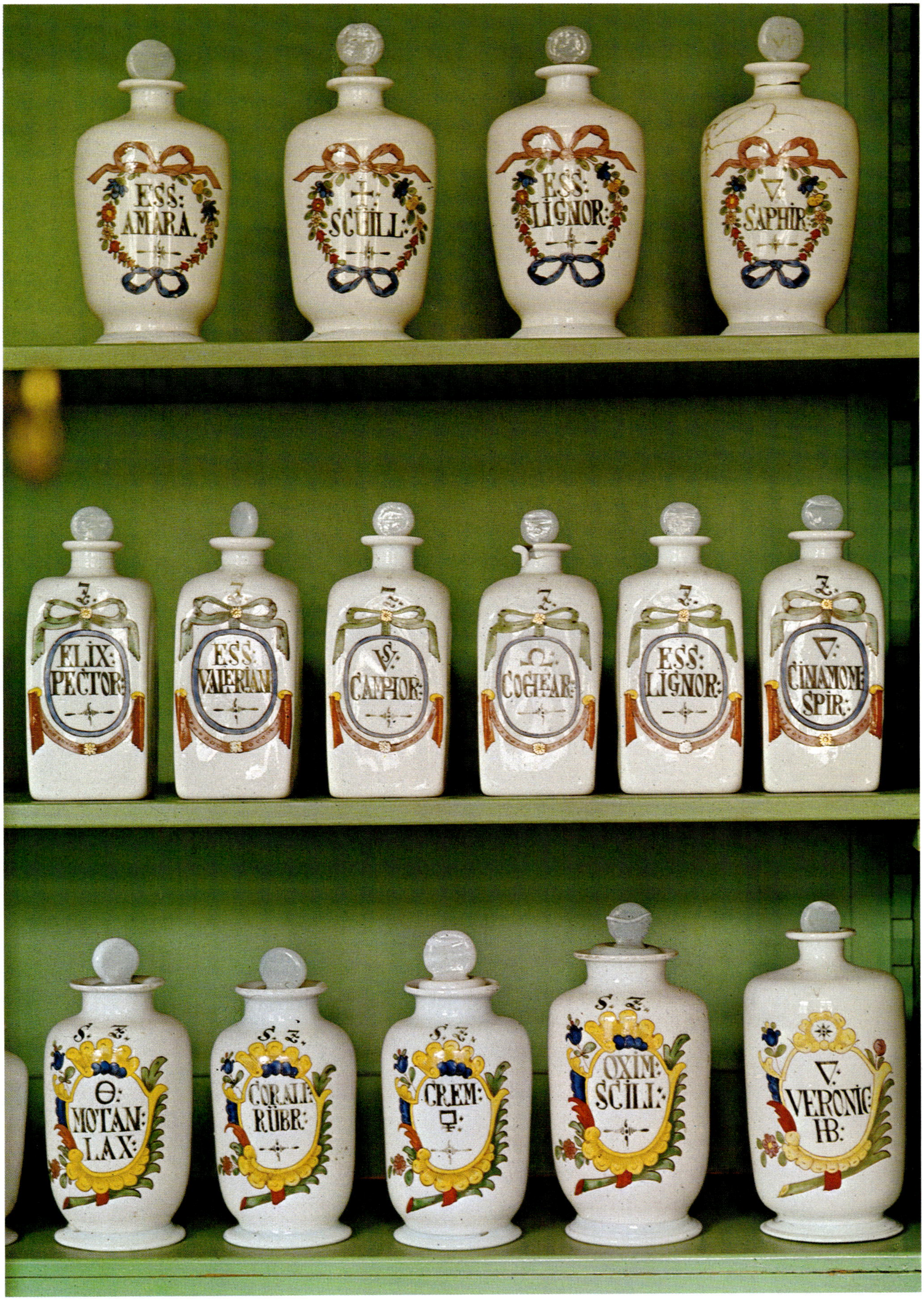
ESS: AMARA.
SCUILL:
ESS: LIGNOR:
SAPHIR:
ELIX: PECTOR:
ESS: VALERIAN:
ESS: LIGNOR:
CINAMOME SPIR:
MOTAN: LAX:
CORALL: RUBR:
CREM:
OXIM: SCILL:
VERONIC: HB:

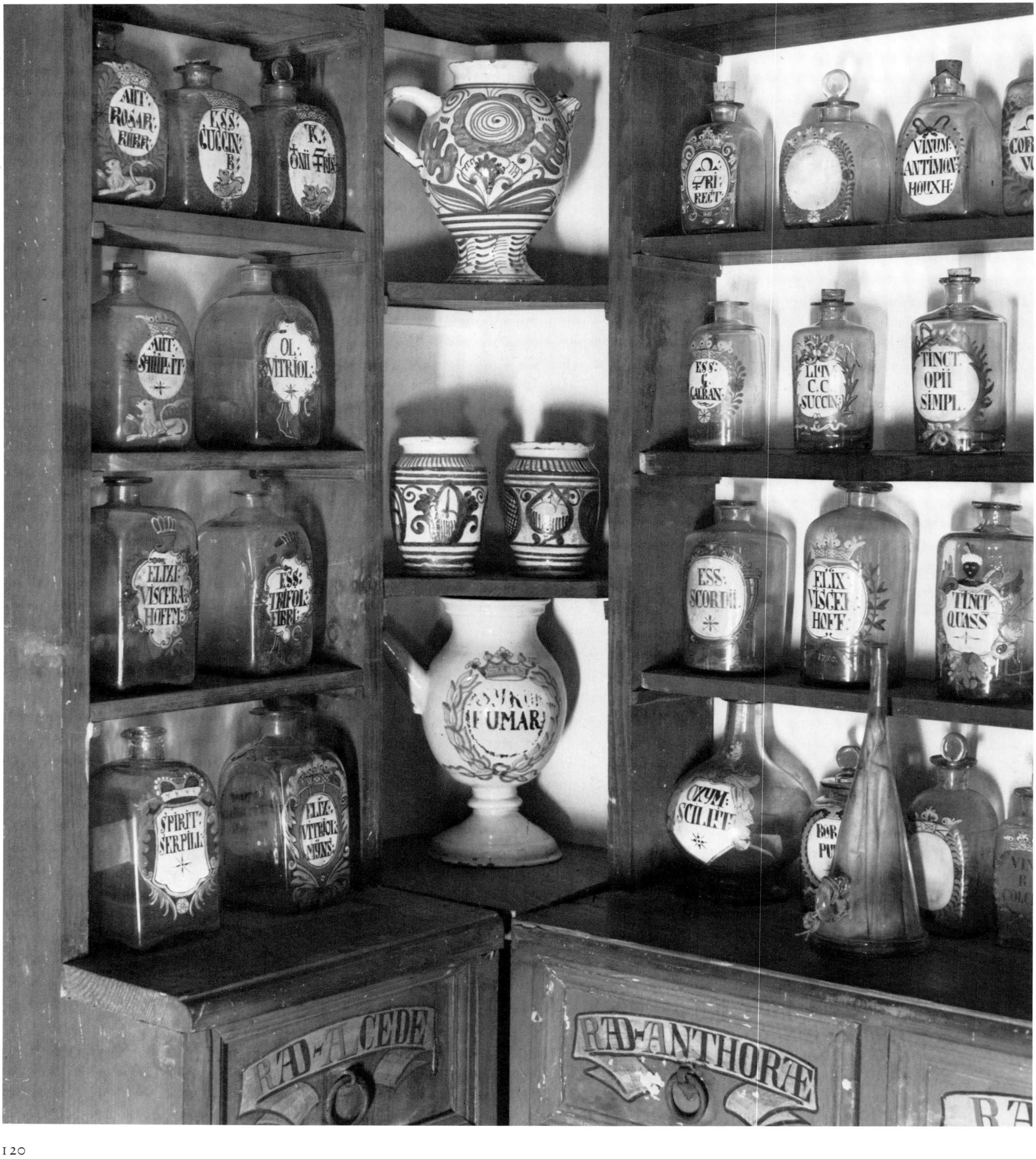
OL. VITRIOL:
ELIX: VITRIOL: MYNS:
SPIRIT: SERPILL:
FUMAR
VINUM: ANTIMON:
TINCT. OPII SIMPL.
ESS: SCORDII
ELIX: VISCER: HOFF:
TINCT QUASS
OXYM: SCILLIT:
RAD-ANTHORAE

192 Albarello (links) aus der Braunschweiger Manufaktur mit Monogramm Herzog Carls I. (1735–1780), und bauchiger Apothekentopf.
Braunschweig, Landesmuseum für Geschichte und Volkstum

193 Spätklassizistische Apothekeneinrichtung aus Bentheim. 1820.
Osnabrück, Kulturgeschichtliches Museum

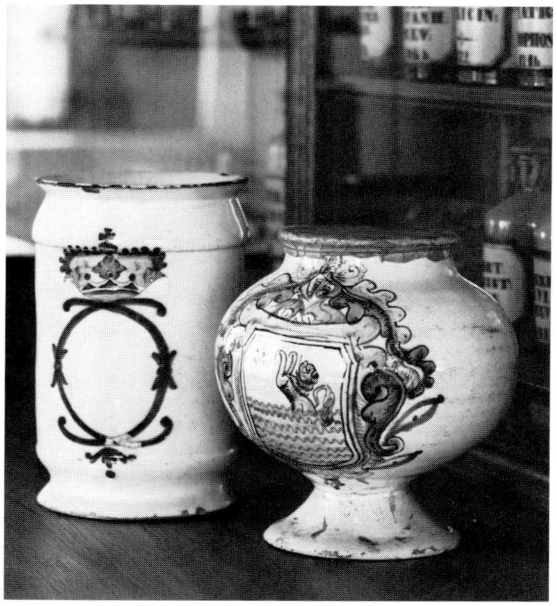

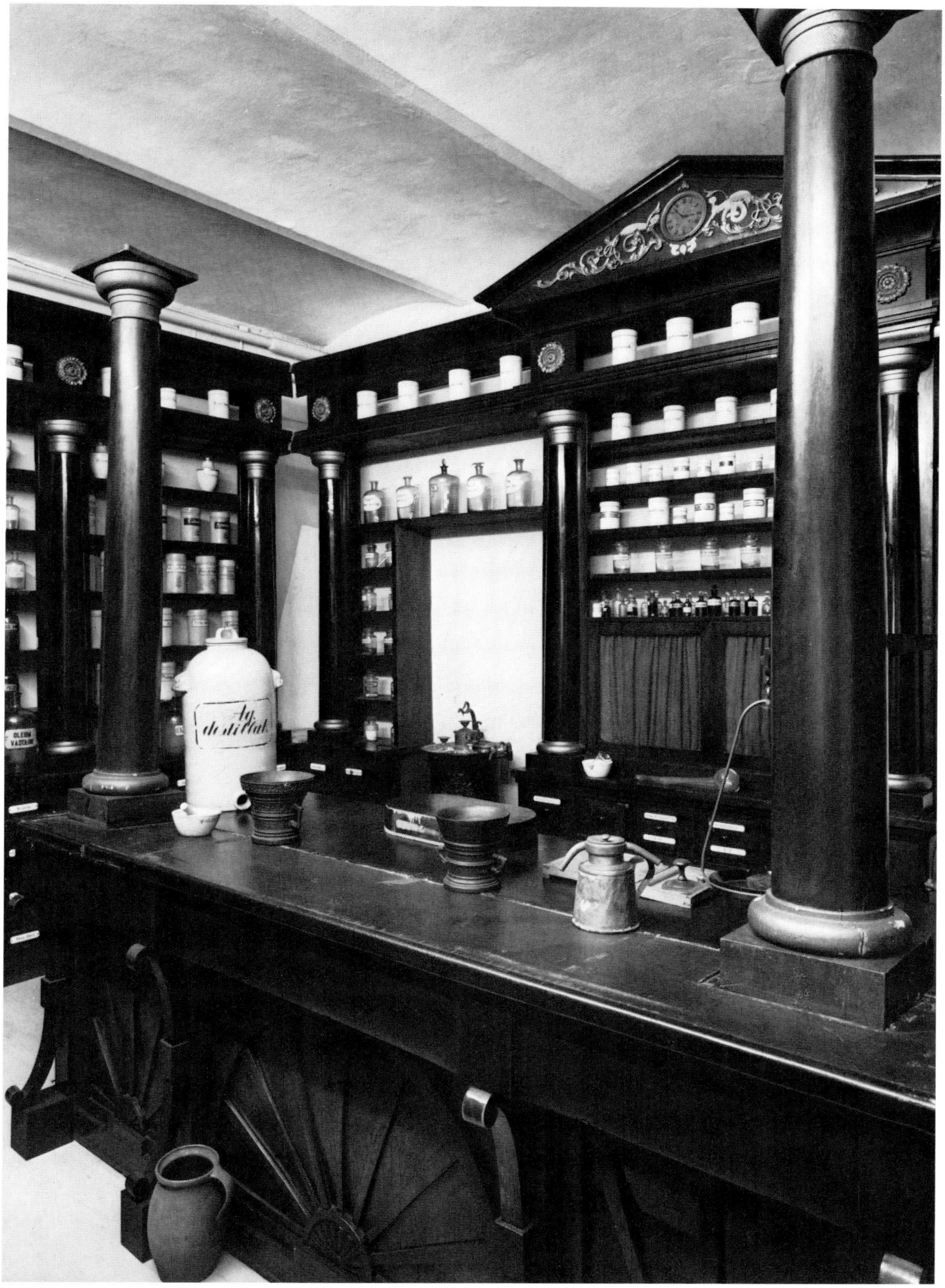

◁ 191 Eckregal; in der Mitte oben Sirupkanne und darunter zwei kleine Salbentöpfe aus der Werkstatt des LS-Meisters aus Creußen bei Bayreuth mit typischen kobaltblauen spiraligen Ranken und Pflanzenornamenten.
Braunschweig, Landesmuseum für Geschichte und Volkstum

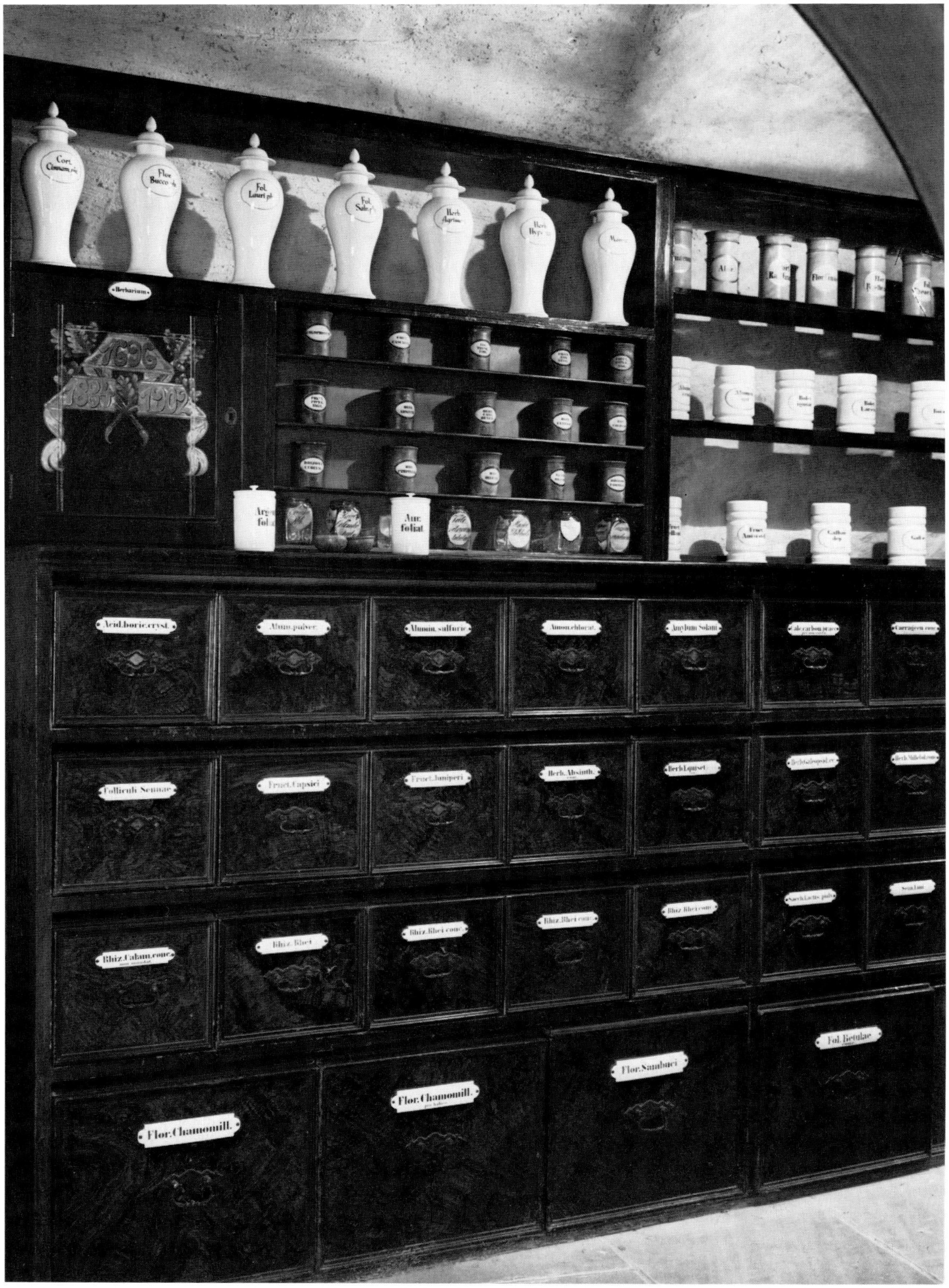

194 Materialkammer der Berliner Apotheke »Zum Weißen Adler«, gegründet 1696; 1725 und 1822 Verlegung des Standorts. 1970 wegen ihrer unrentablen Lage unmittelbar an der Mauer geschlossen. Die Giftkammer mußte gemäß der Preußischen Apothekenbetriebsordnung von 1895 dreifach verschlossen sein. Die Kastenblöcke vom Anfang des 20. Jh. Die formschönen Apothekenvasen (oben) stammen aus der Königlich-Preußischen Porzellan-Manufaktur, Berlin, 1. Hälfte 19. Jh. Heidelberg, Deutsches Apotheken-Museum

195 Schmiedeeisernes Gitter mit Durchreiche für die Arzneien (vgl. auch Abb. 372, 373). Braunschweig, Landesmuseum für Geschichte und Volkstum

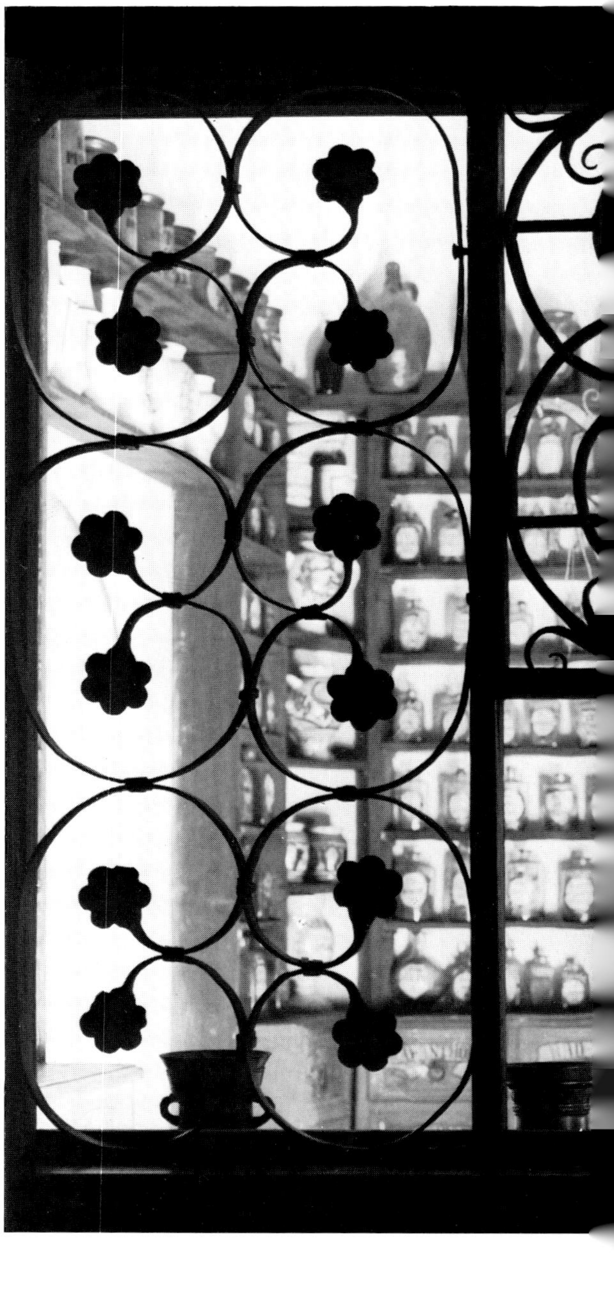

196 Apothekengefäße aus der Durlacher Fayencefabrik für die Apotheke des Benediktinerklosters Schwarzach bei Bühl/Baden, um 1755. Die barocken Kartuschen sind mit Abtmitra und Krummstab bekrönt: Mel Mercur(ialis), Honig aus Bingelkraut gegen Wassersucht und Frauenleiden sowie Bals(amum) Locatelli, Geheimmittel aus Terpentin und Kampfer gegen Rheuma und Bronchitis.
Köln, Kölnisches Stadtmuseum

197 Bemalte Holzbüchse mit der Aufschrift: Sem(en) Papav(eris) alb(um), weißer Mohnsamen. Beziehungsreich das Gesicht in der Mondsichel. Deutsch, 2. Hälfte 18. Jh. Aus einer kurfürstlichen Apotheke.
Köln, Einhorn-Apotheke

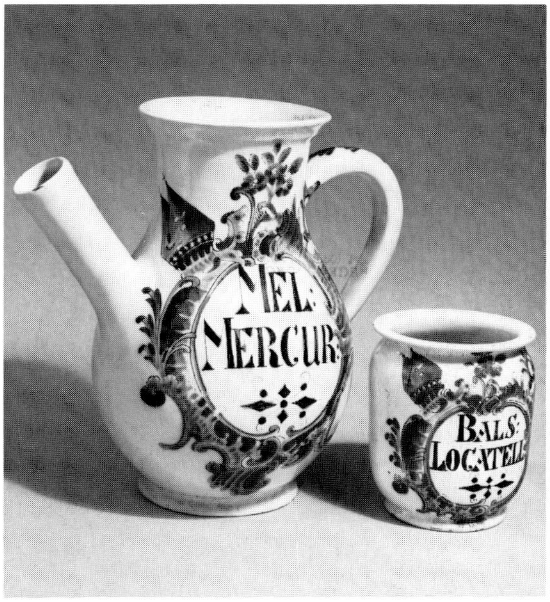

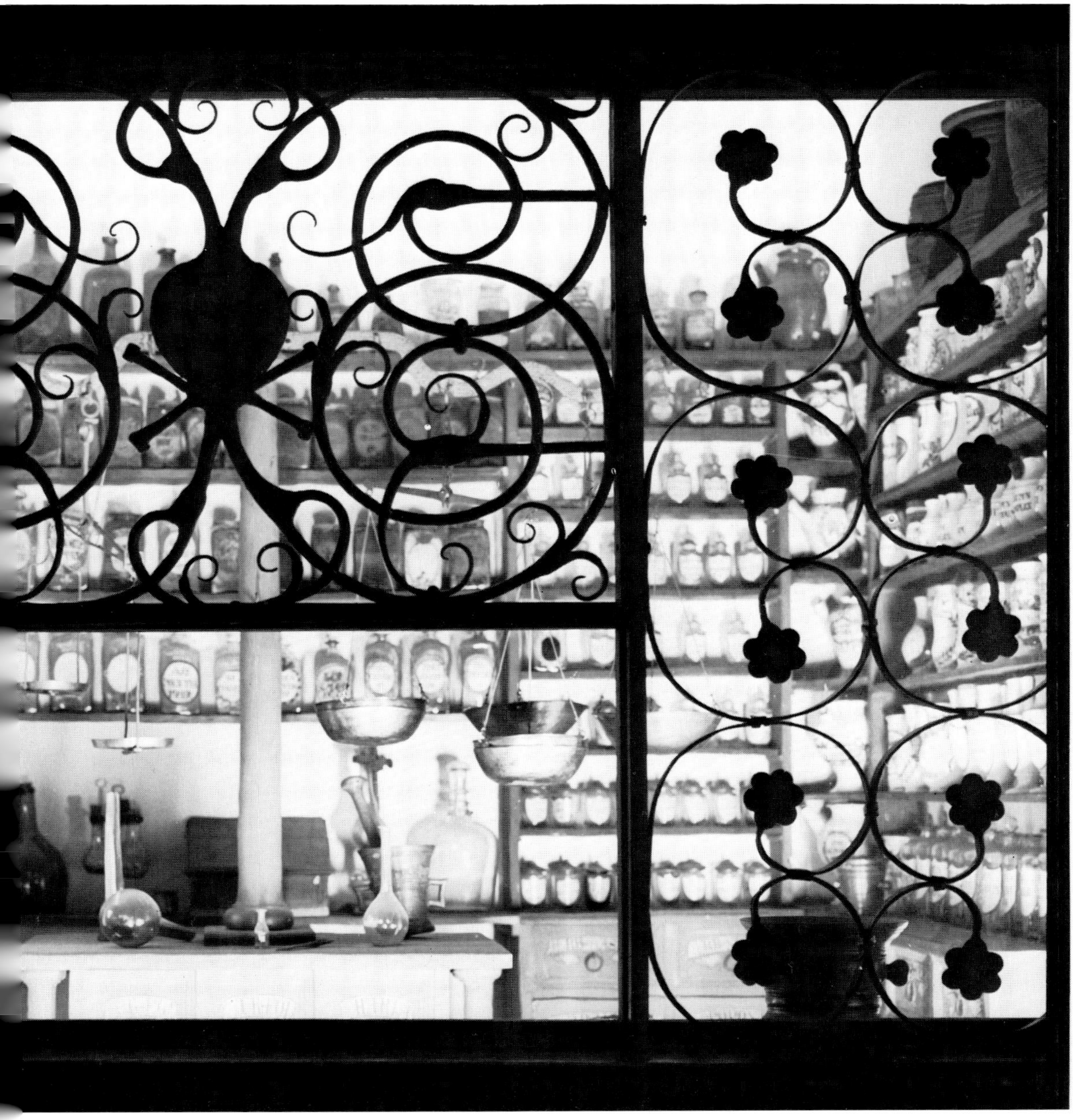

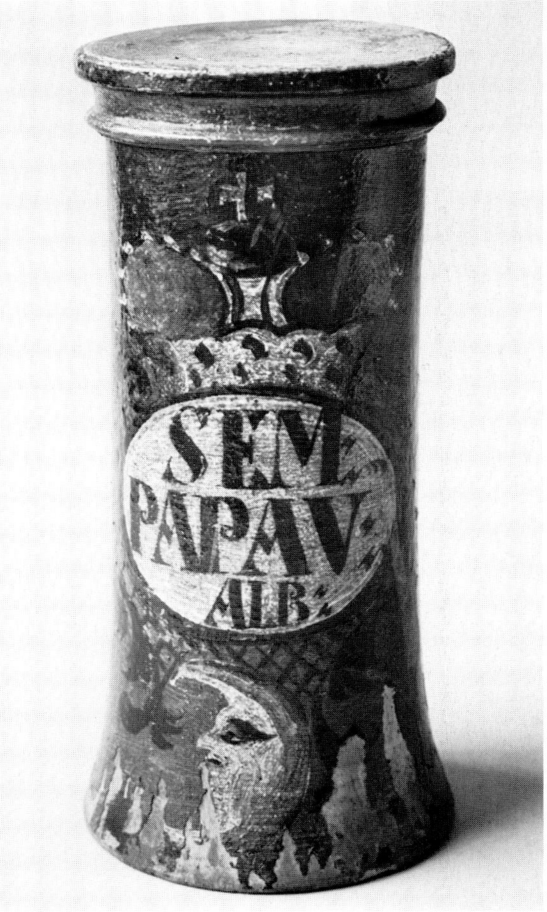

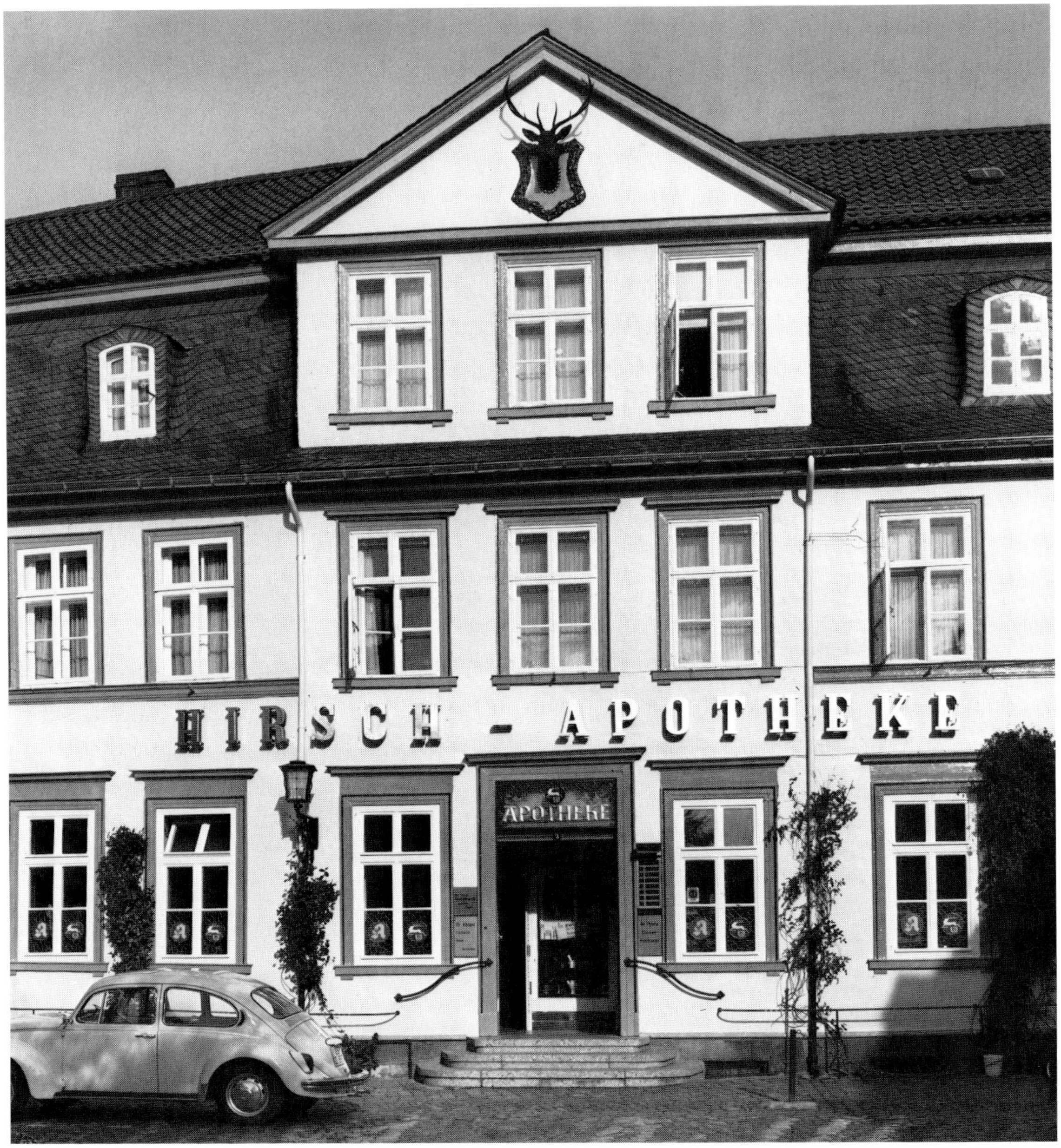

198–201 *Goslar, Hirsch-Apotheke. Abb. 198: Klassizistisch klargegliederte Front der Apotheke, die ihr Entstehen, 1808, dem Bruder Napoleons I., Jérome, verdankt, zu dessen Königreich Westfalen auch Goslar gehörte. – Abb. 199: Offizin im reinsten Biedermeierstil mit zartgrüner Bemalung auf weißem Korpus; selbst der alte Berliner Kachelofen paßt sich dem Gesamtbild an. – Abb. 200: Kunstvoll geschnitzter Rezepturtisch. – Abb. 201: Eingangstür mit schmiedeeisernem Firmenzeichen.*

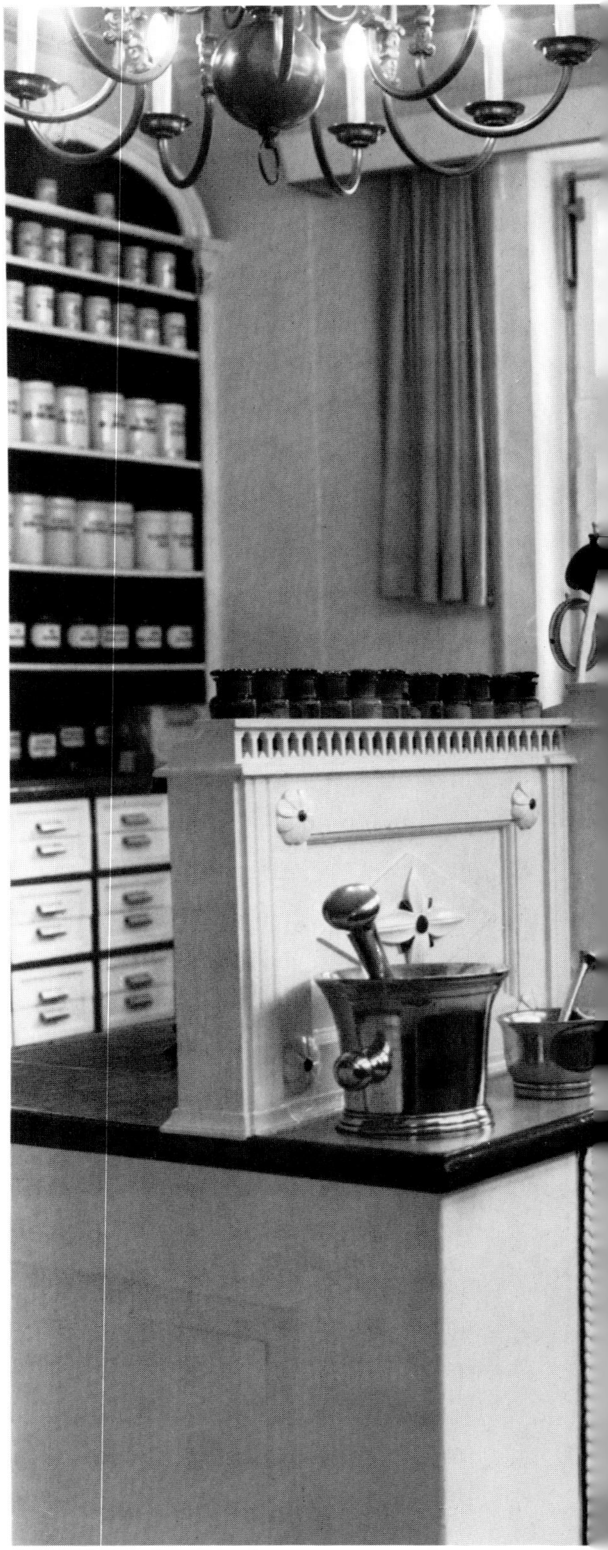

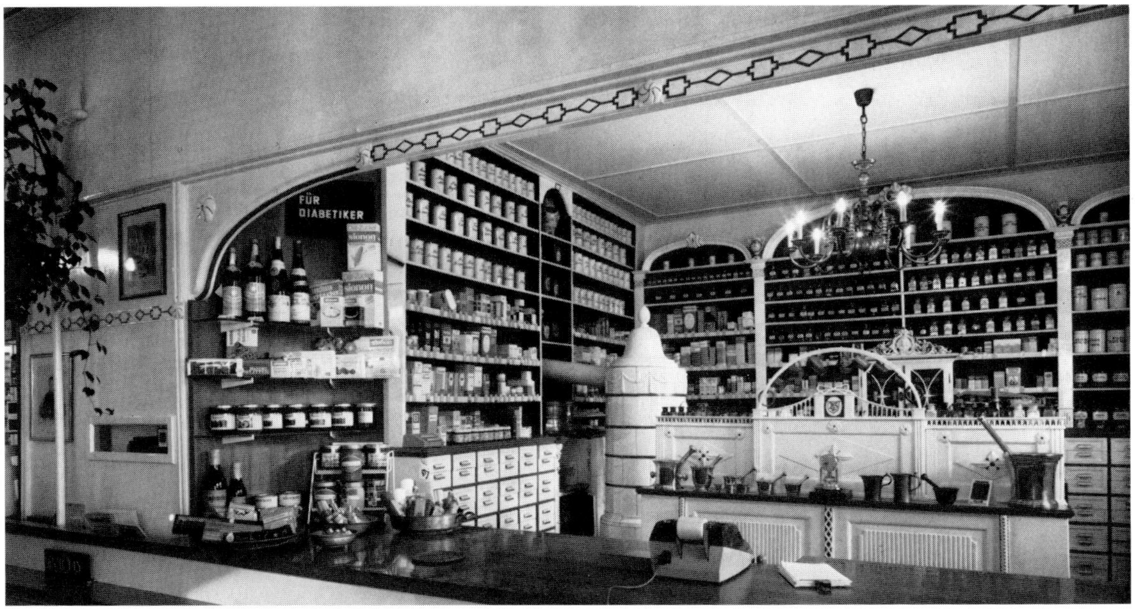

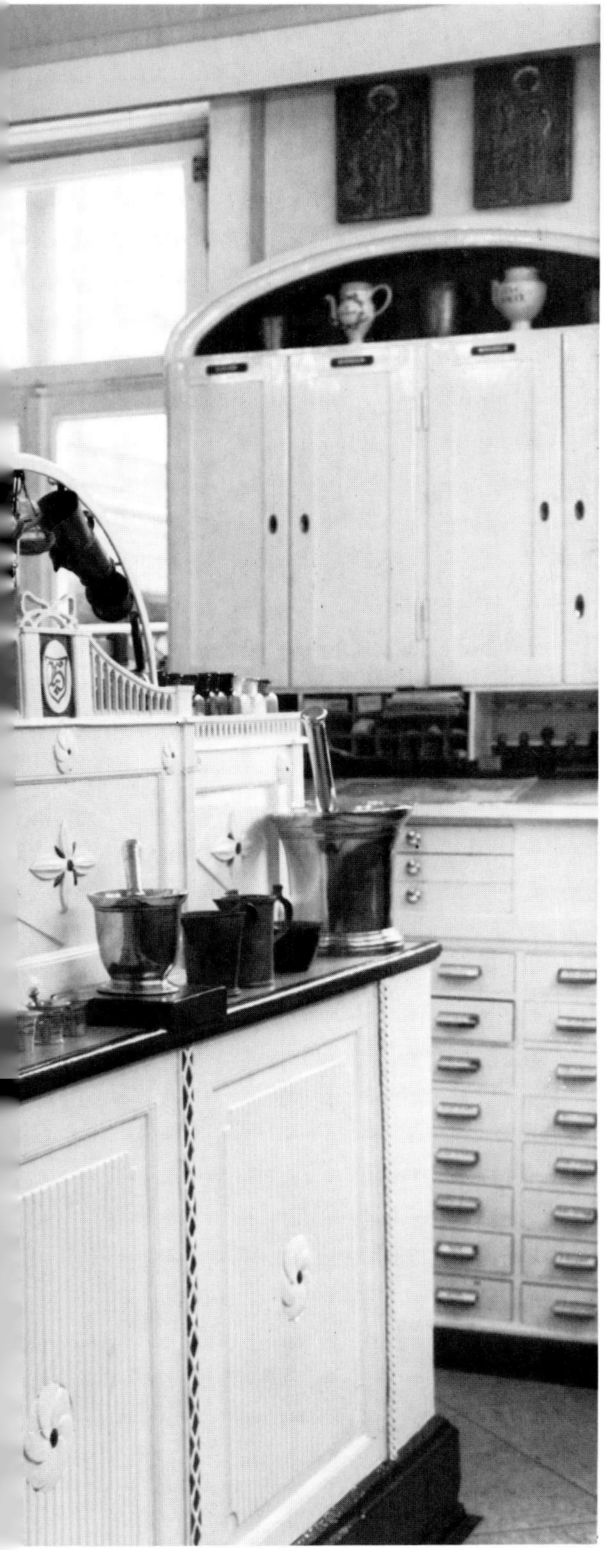

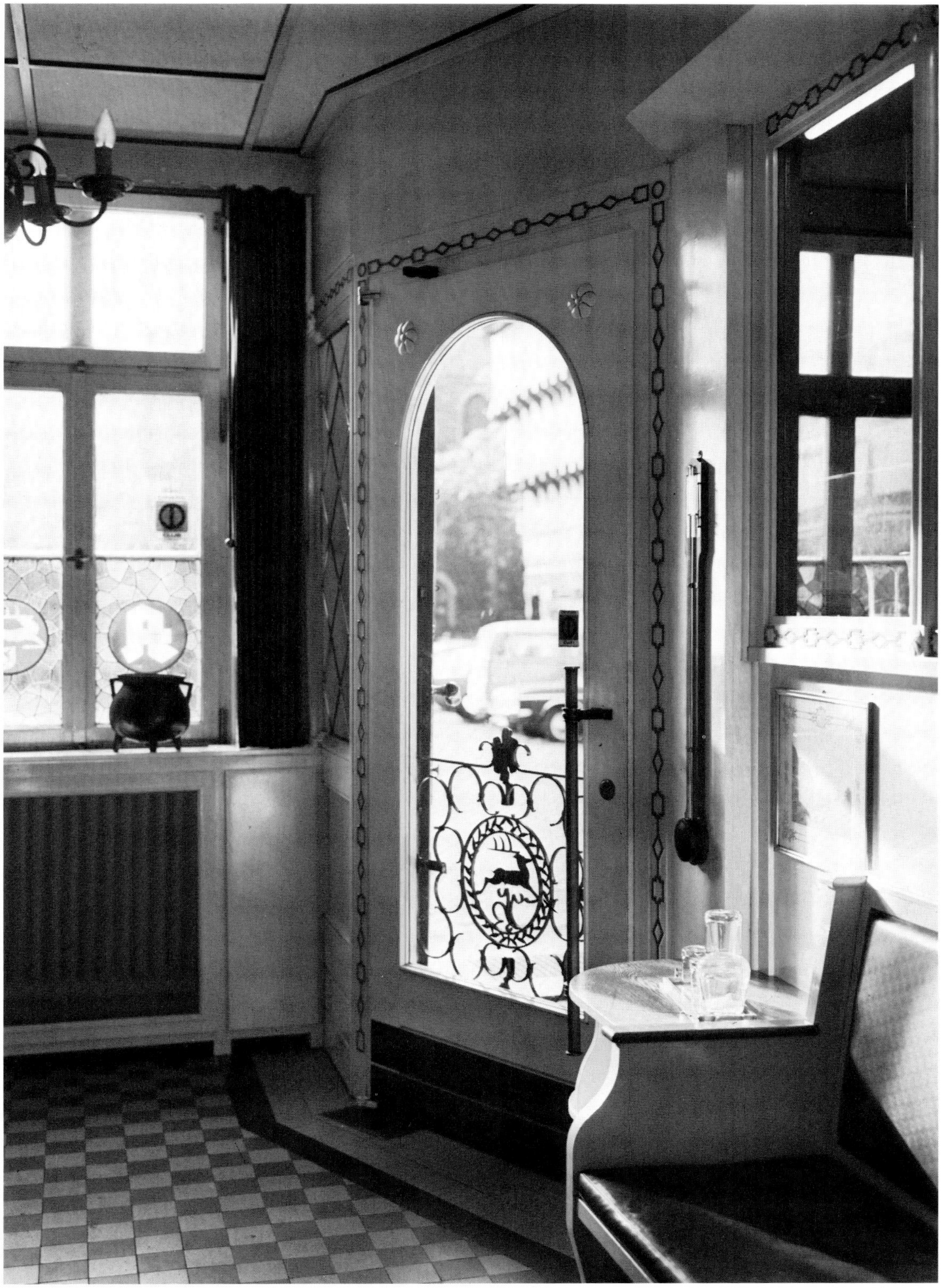

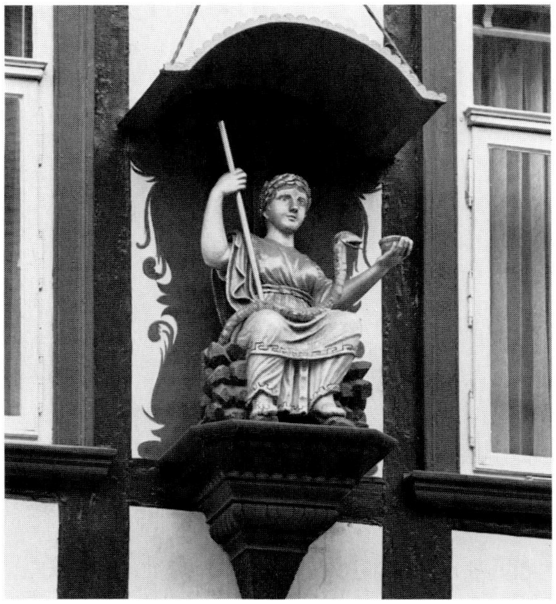

202

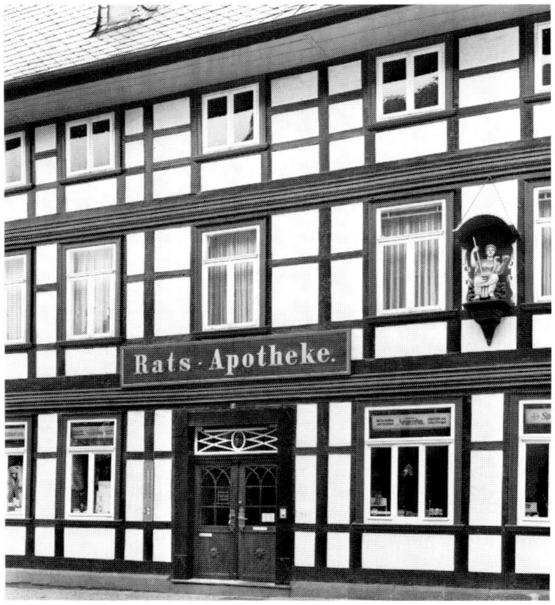

203

204 ▽

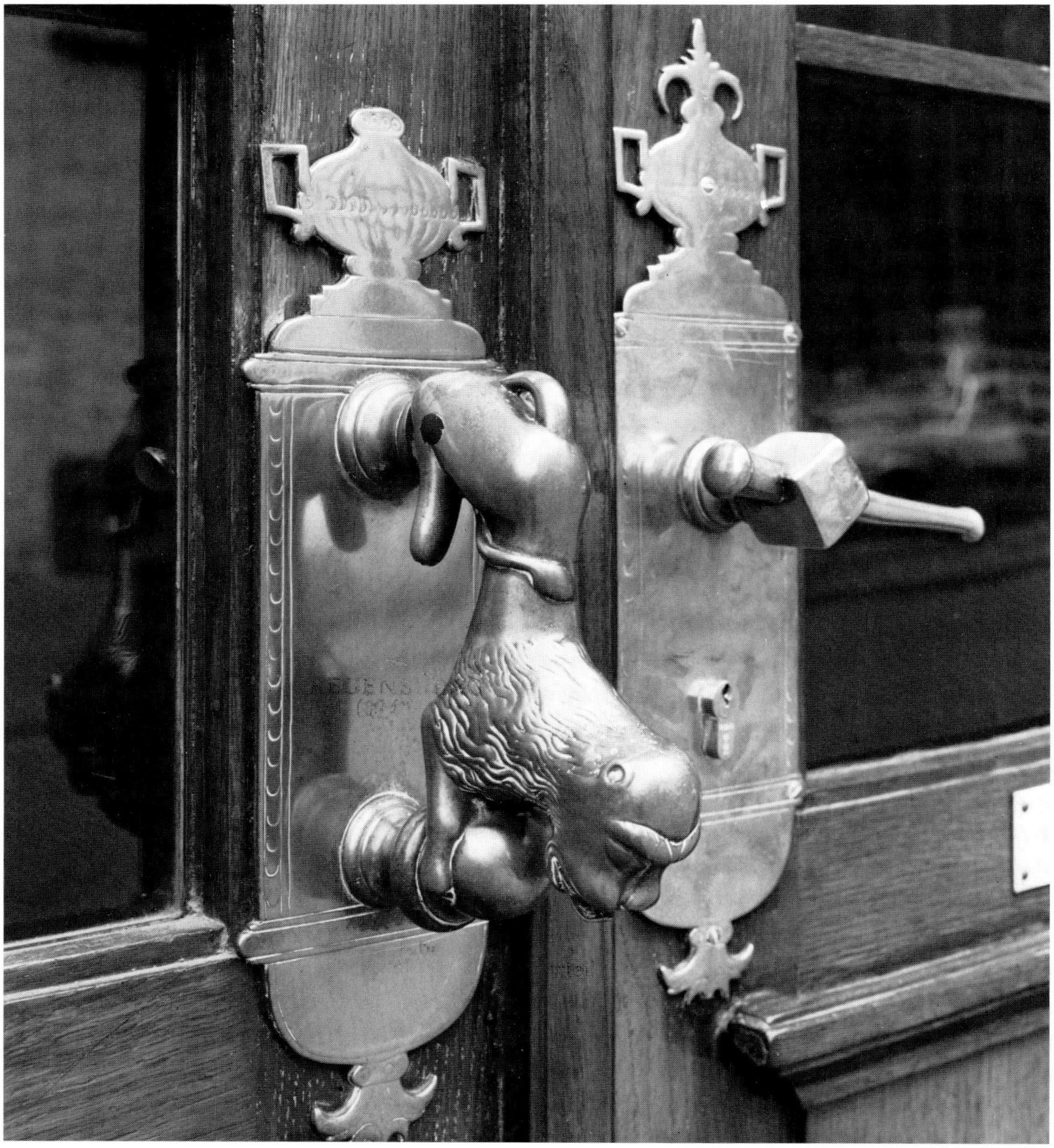

202–204 Goslar, Rats-Apotheke. Abb. 202: Unter einem Baldachin thronende Hygieia als Göttin der Gesundheit mit Äskulapschlange und Arzneischale an der Fachwerkfront. – Abb. 203: Fachwerkfront der Apotheke, deren Gründung bis auf das Jahr 1290 zurückgeht. – Abb. 204: Türbeschläge aus Messing mit als Löwe geformtem Klopfer.

205 Holzbüchse. Mitte 18. Jh. In Kartusche: ARCAN(um) z(ibethiei) CAT(i). *Dieses Geheimmittel enthielt den sog. Zibeth, gewonnen aus einer Drüse der Zibeth-Katze (Hinterindien). »Der Zibeth stärket die Mannheit, und dienet wider Unfruchtbarkeit der Weiber«.*
Köln, Einhorn-Apotheke

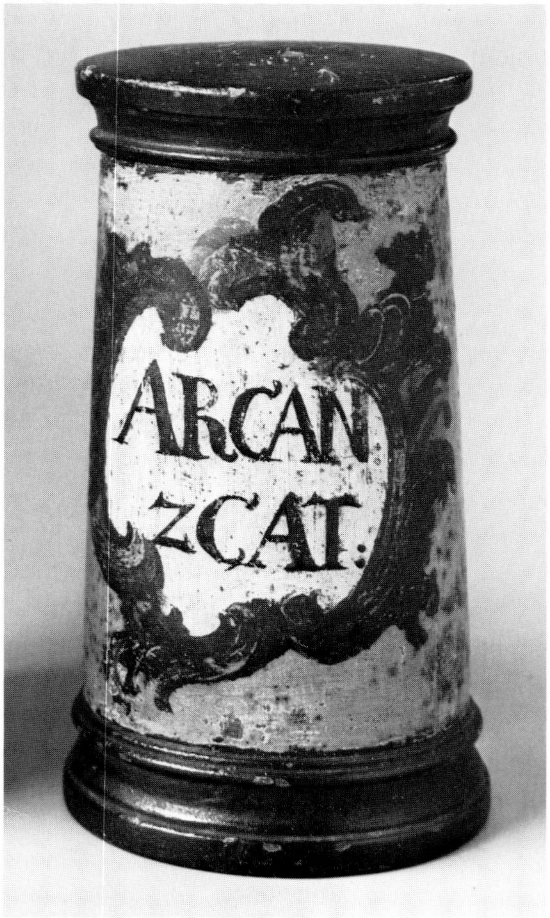

206 Renaissance-Erker von Georg Croßmann, 1612 erbaut. Zwischen den Stockwerken Fries aus Halbfiguren von zehn berühmten Naturforschern und Ärzten, darunter Dioskurides, Galenus, Hippokrates, Paracelsus. Fünf Frauengestalten an den Säulen des Obergeschosses verkörpern die fünf Sinne.
Lemgo/Lippe, Rats-Apotheke ▷

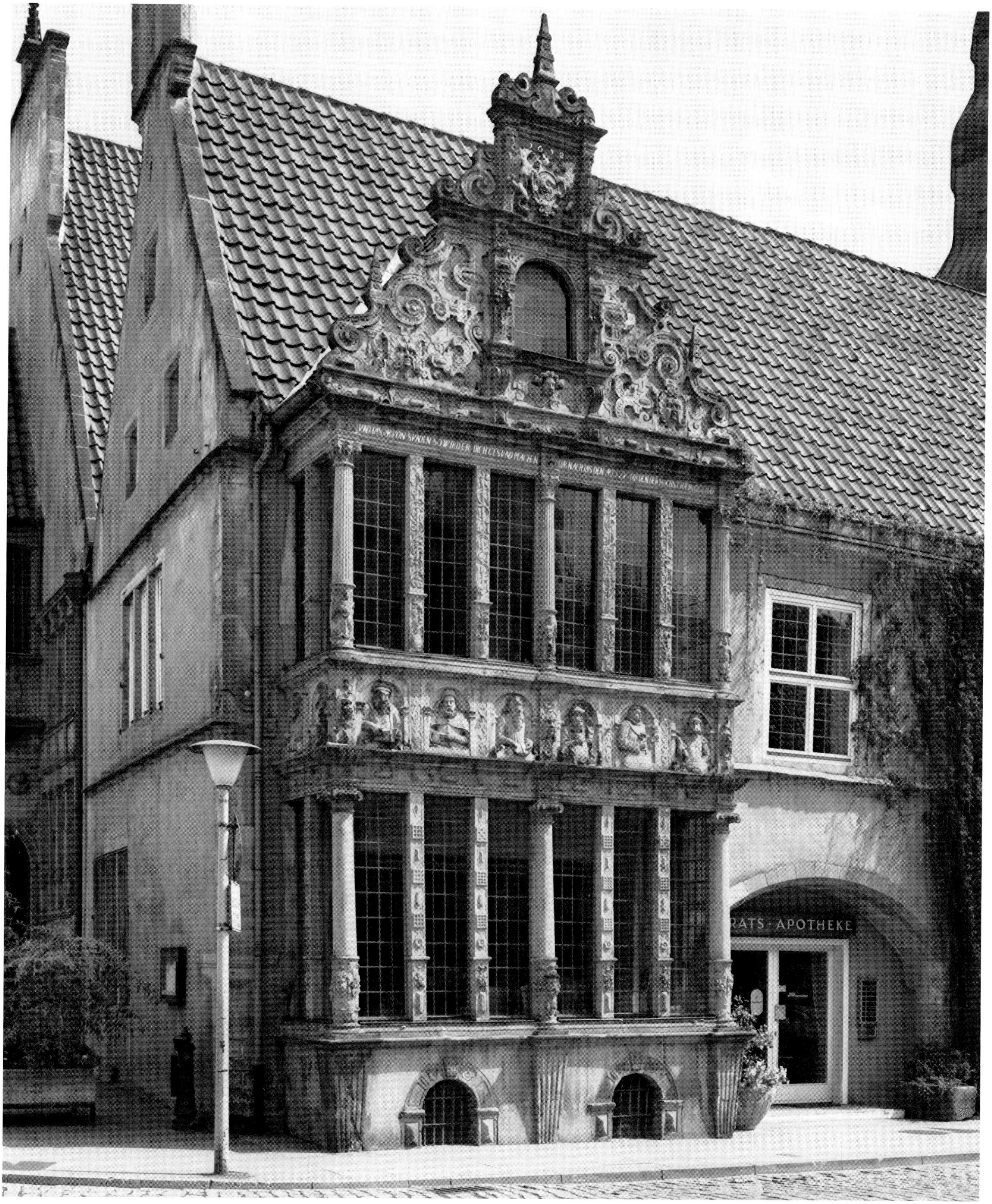
RATS · APOTHEKE

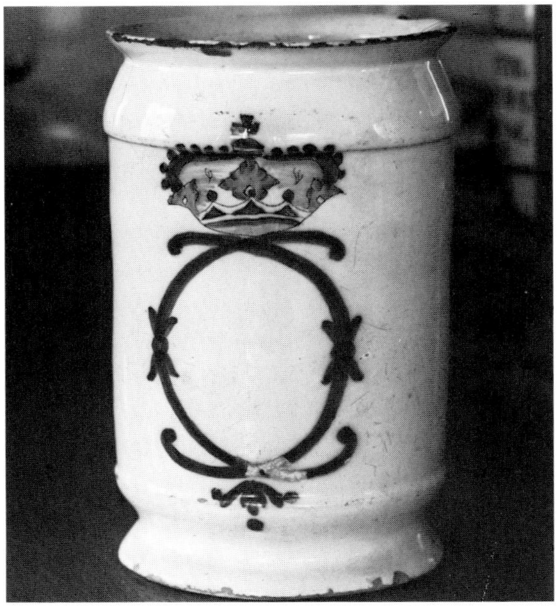

207 Albarello aus der Braunschweiger Manufaktur, gegr. 1747 von Herzog Carl I. (1735–1780), mit seinem Spiegelmonogramm.
Braunschweig, Landesmuseum für Geschichte und Volkstum

208 Schubladen, Kästen mit Nummern anstelle von Inschriften, und schön bemalte Holzgefäße.
Wetzlar, Haupt-Apotheke

209 Detail einer Schrankwand mit fliesenverkleideten Stirnseiten der Repositorien, in farblich besonders reizvoller Abstimmung zu den Albarelli aus Talavera, Alcora und Puente del Arzabispo. 17. Jh. (vgl. auch Abb. 378).
Toledo, Spanien, Hospital de Afuera (Spital Tavera) ▷

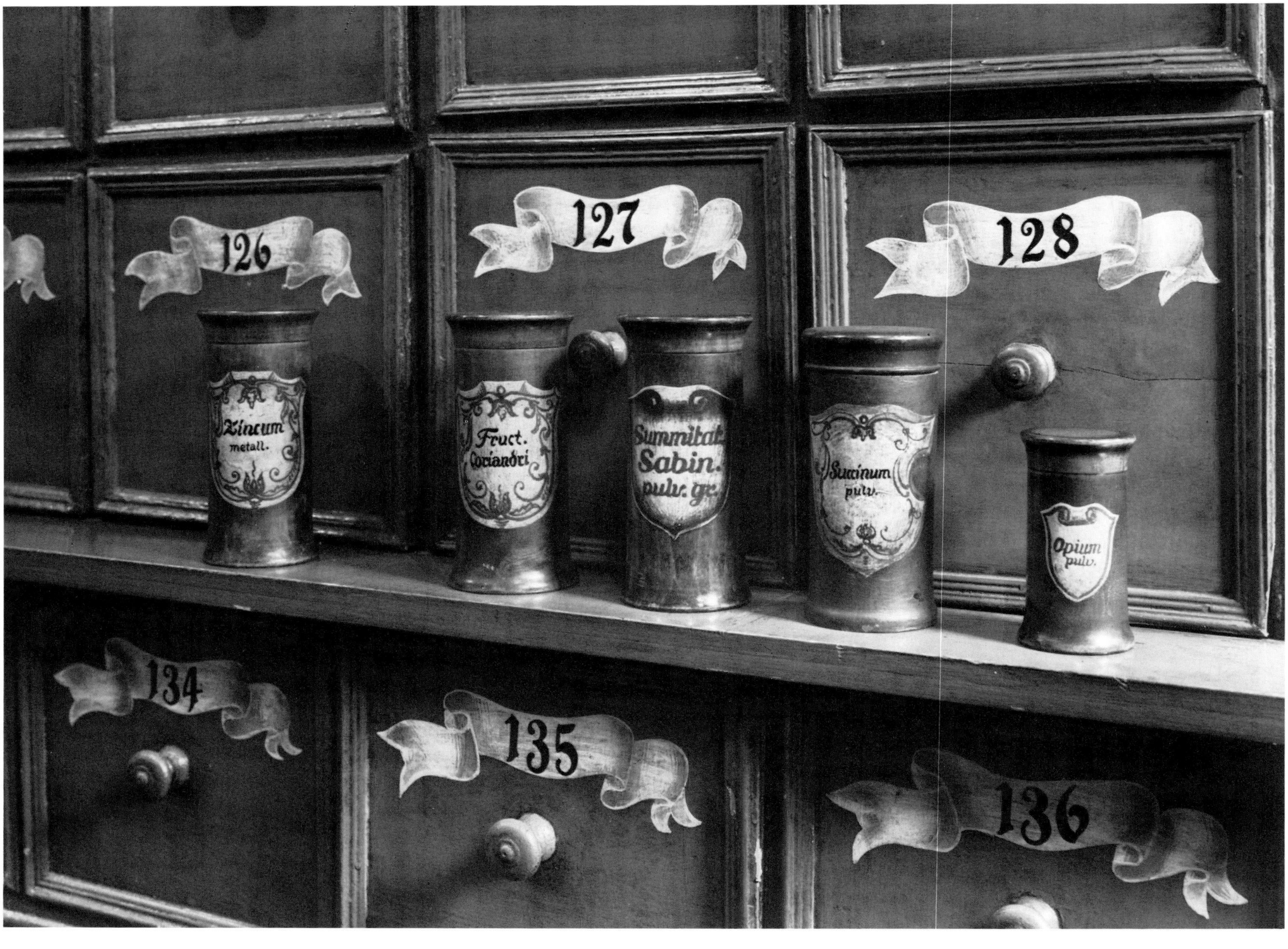

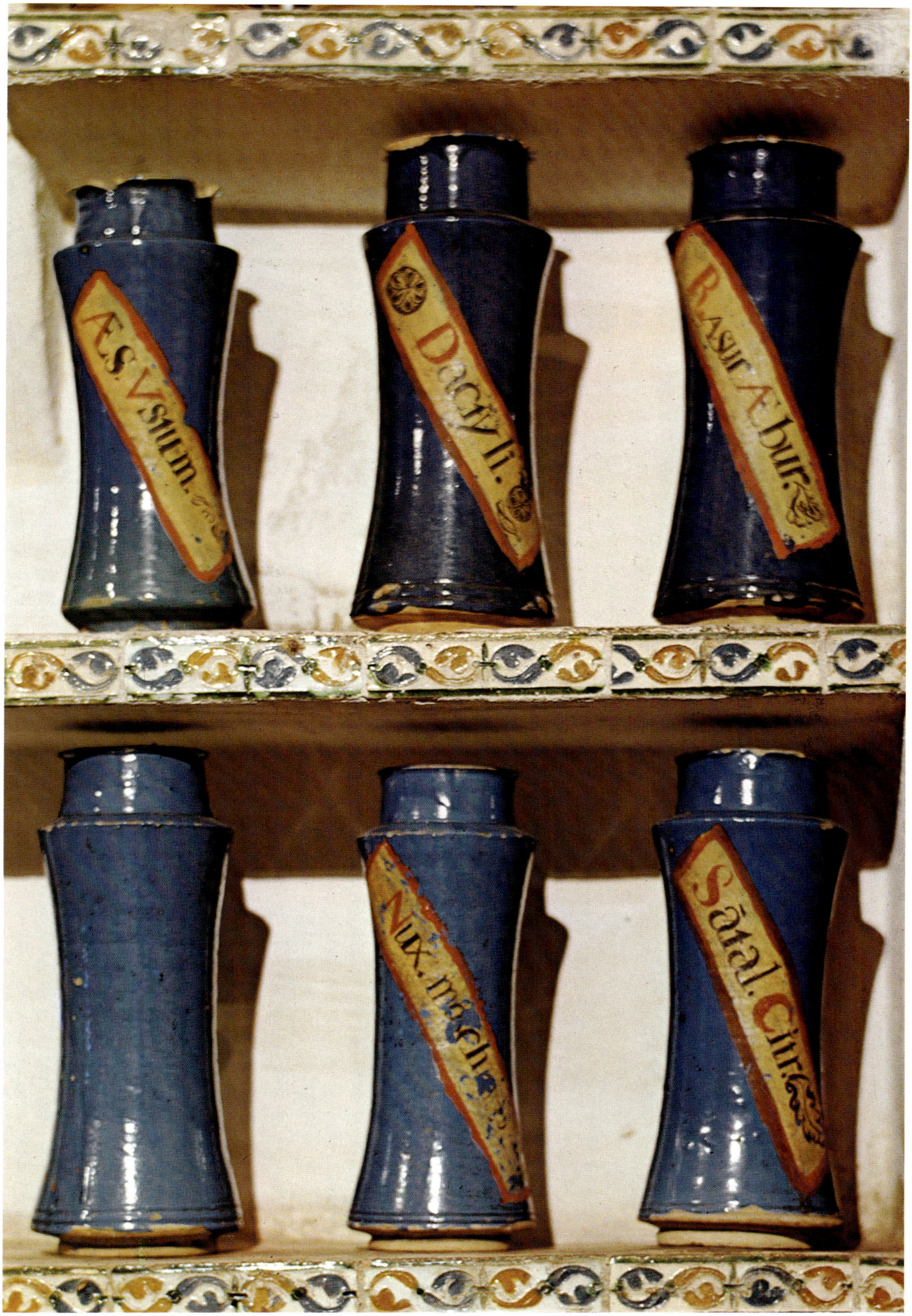

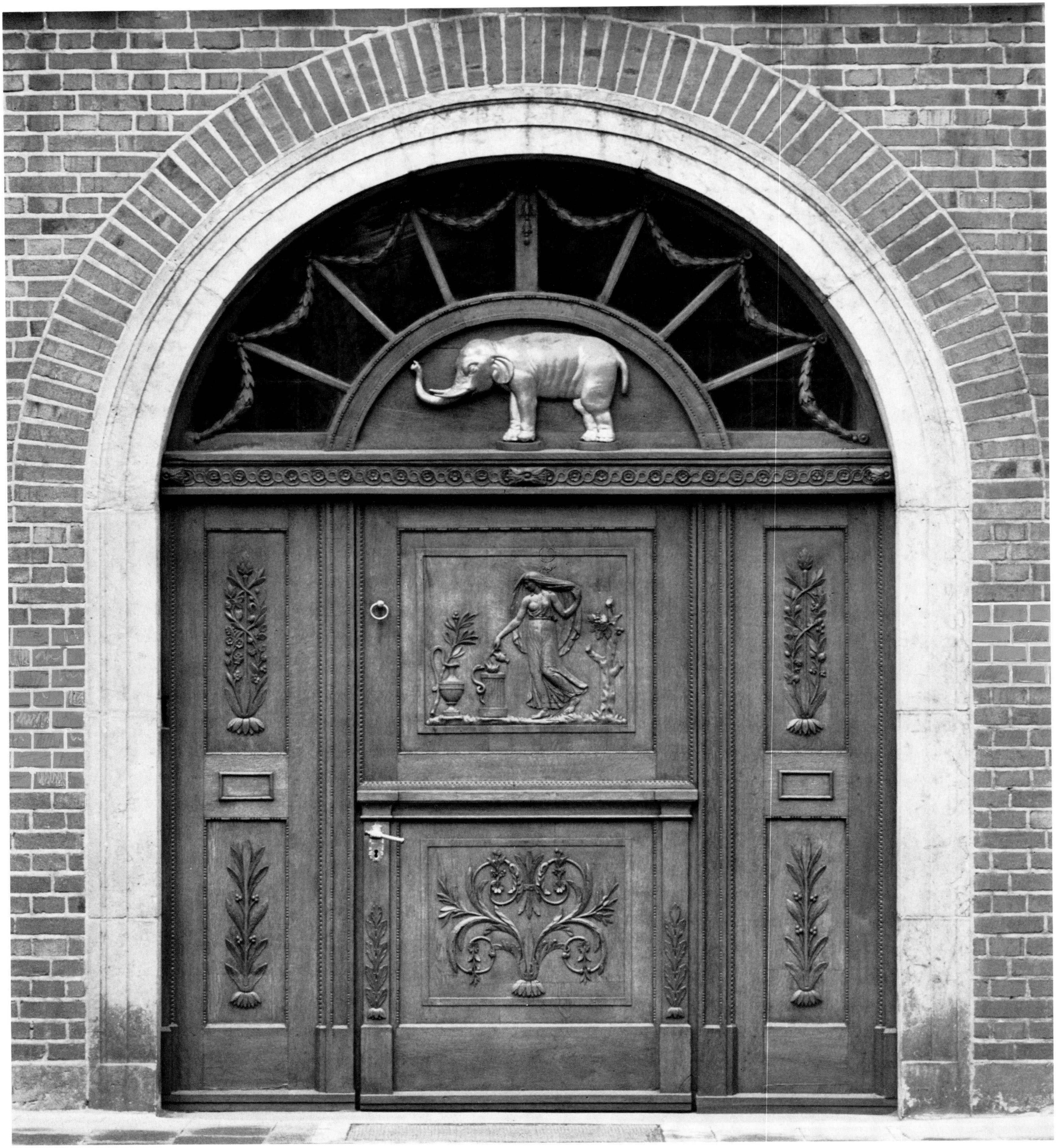

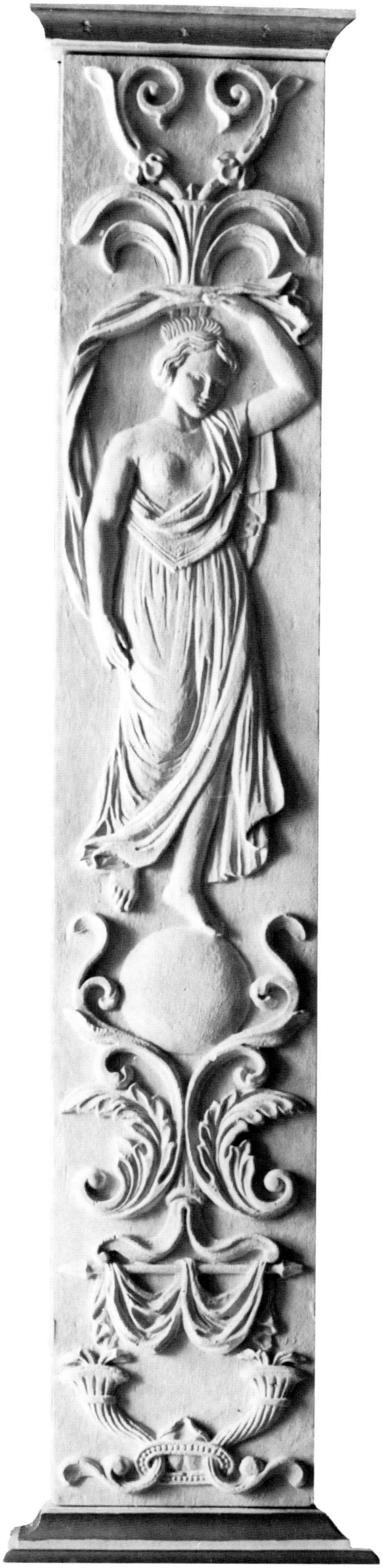

Zu Seite 130:
210 Klassizistisches Eingangstor mit reicher Schnitzerei (vgl. auch Abb. 30), in der Mitte Hygieia, die Göttin der Gesundheit; rechts und links Thyrsosstäbe, um die sich Arzneipflanzen winden.
Steinfurt/Westf., Elefanten-Apotheke

211 Geschnitzter Regalpfeiler aus der ehem. Markt-Apotheke zu Ahlen/Westf. mit Fortuna auf rollender Kugel (vgl. Abb. 212).

212 Frühklassizistische Einrichtung der ehem. Markt-Apotheke zu Ahlen/Westf., um 1790. Das weiße, mit Grün abgesetzte Mobiliar ist mit einem weiß-goldenen Deckengesims gekrönt.
Schloß Cappenberg über Lünen/Westf., Museum für Kunst und Kulturgeschichte der Stadt Dortmund

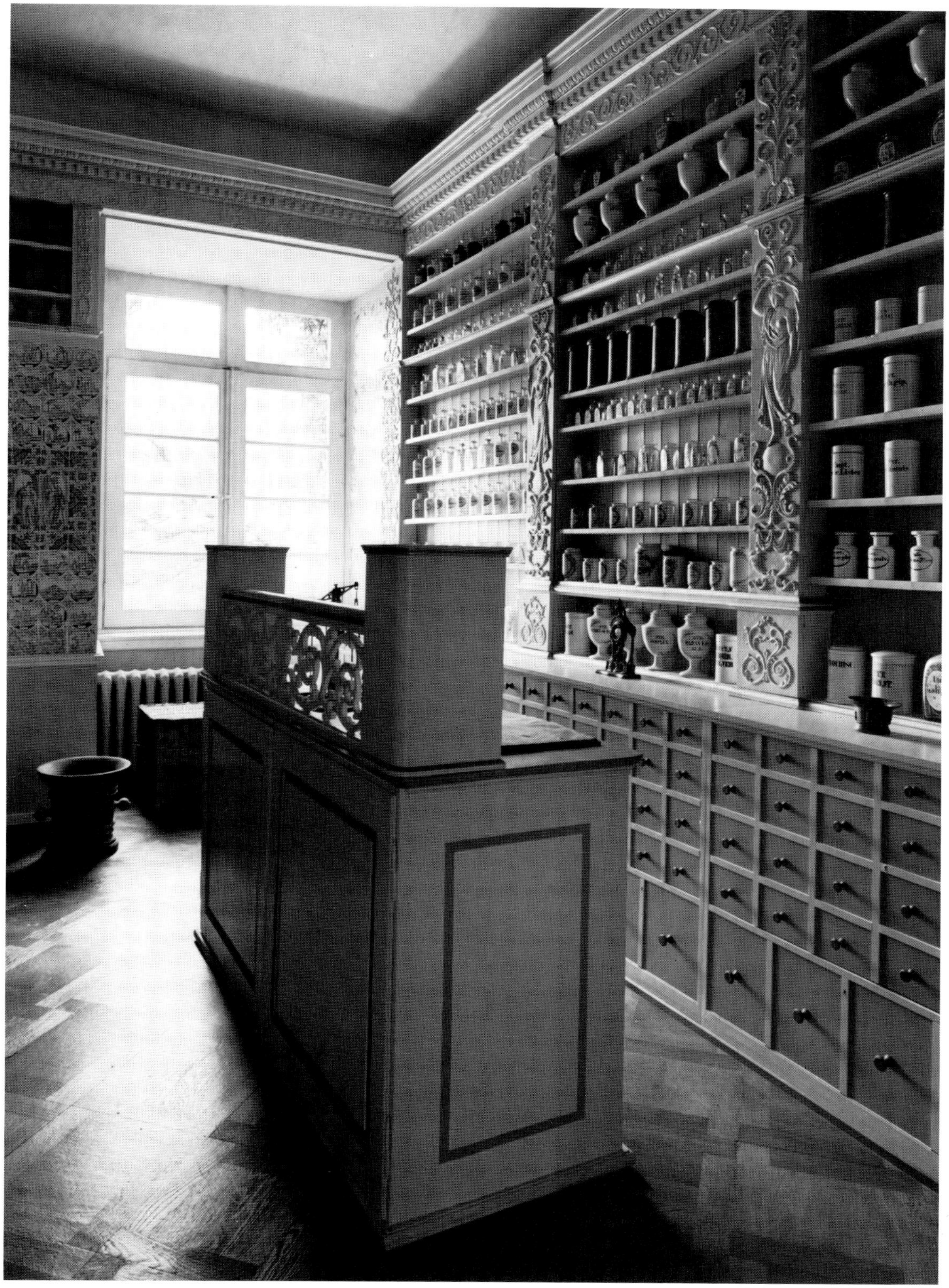

213–215 Aachen, Couven-Museum. Abb. 213: Rezepturtisch der ehemaligen Adler-Apotheke zu Aachen; im Hintergrund mächtige Standuhr, von einem holzgeschnitzten Adler gekrönt. – Abb. 214: Freie Rekonstruktion der ehemaligen Adler-Apotheke zu Aachen. Ausgehendes Rokoko. – Abb. 215: Front des jetzigen Couven-Museums zu Aachen, bis 1882 Adler-Apotheke. Die ursprüngliche Einrichtung ist nicht erhalten.

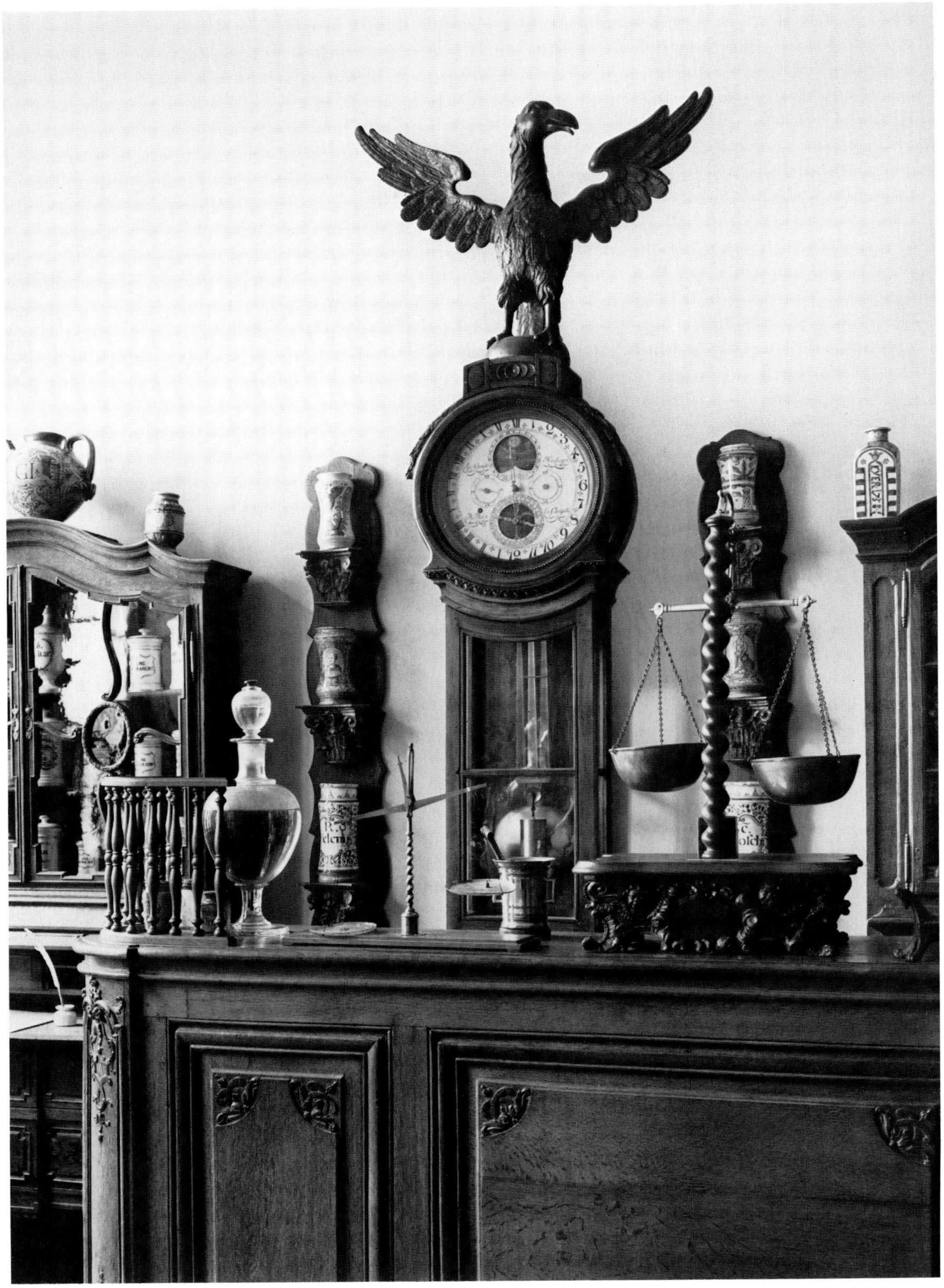

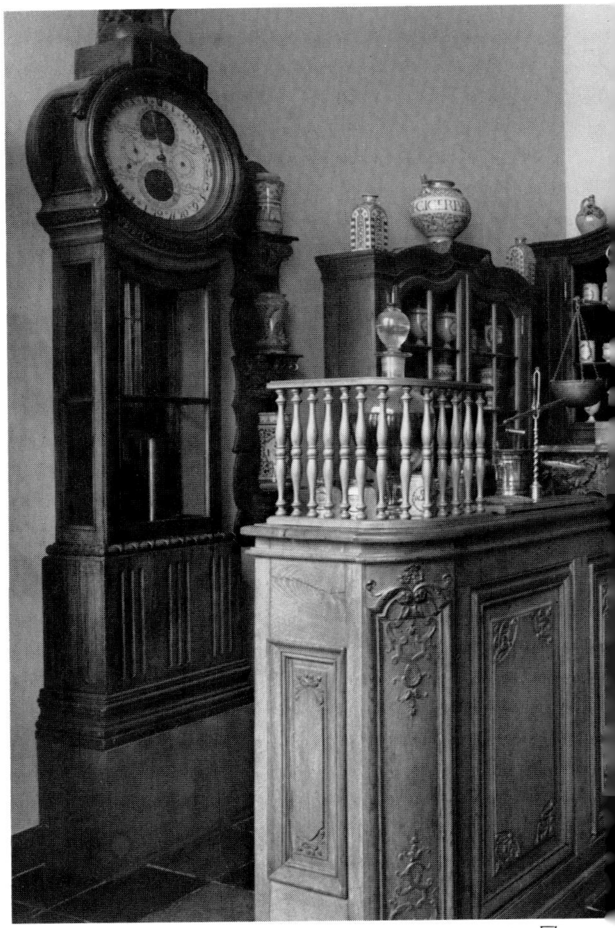

214

215 ▽

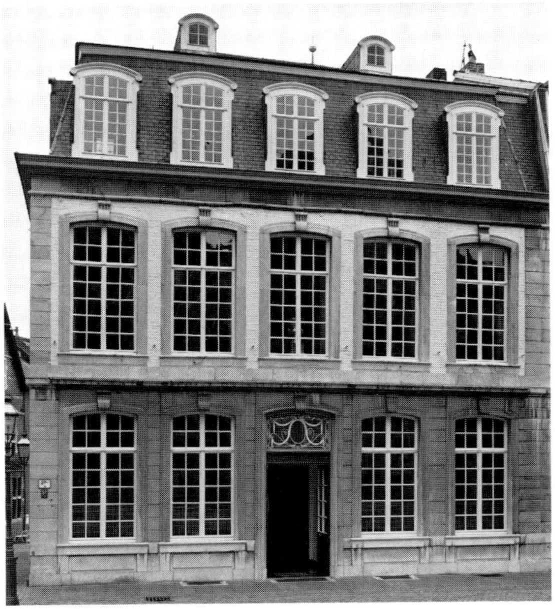

216 Hölzernes Apothekengefäß für Gummiharz Bdellium gegen Hämorrhoiden und Rote Ruhr.
Braunschweig, Landesmuseum für Geschichte und Volkstum

217 Verglaster Schreibschrank mit Apothekengefäßen aus der ehem. Adler-Apotheke zu Aachen.
Aachen, Couven-Museum

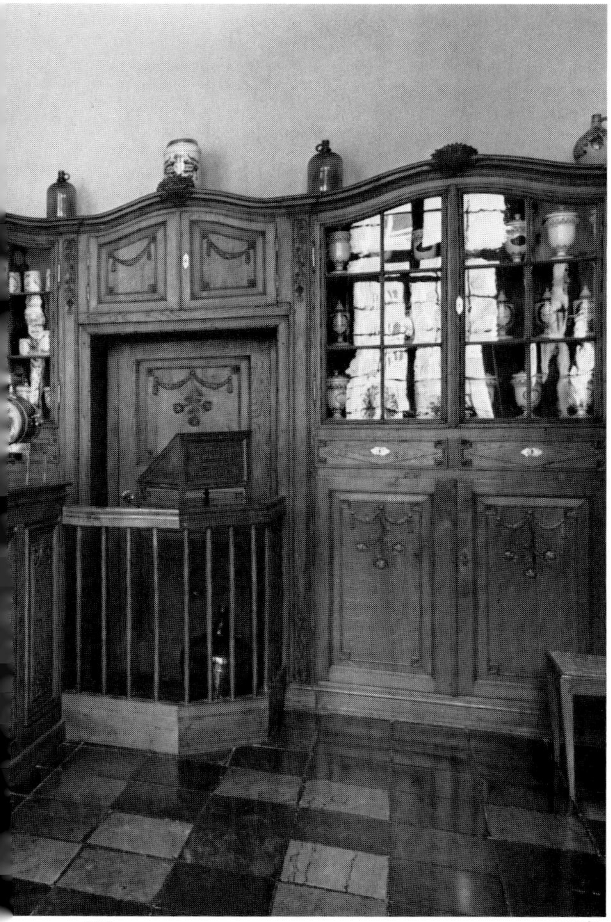

216 ▽ 217 ▷

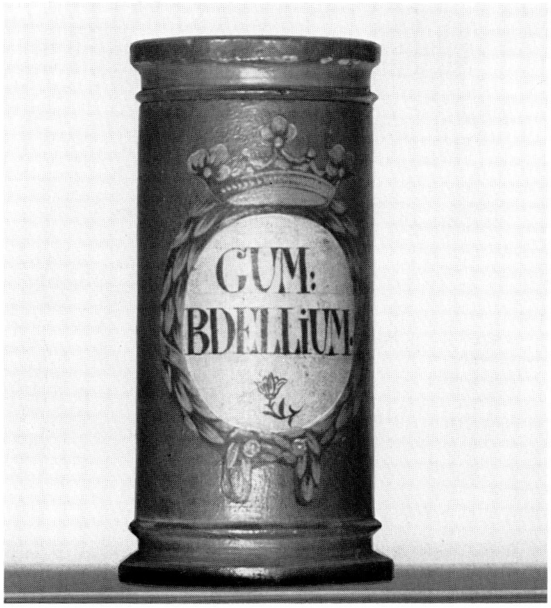

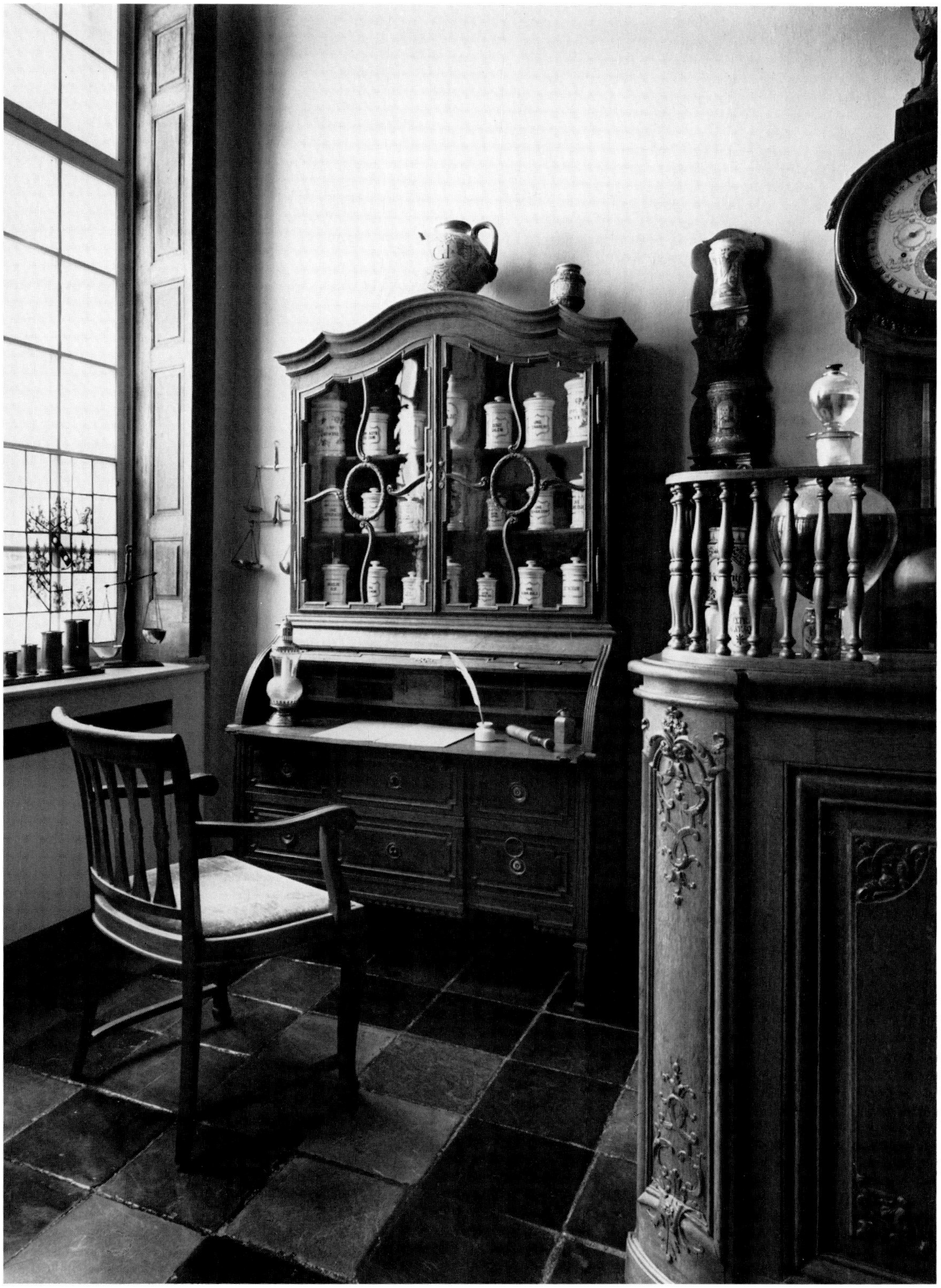

218 Stuckrelief an der Decke, um 1680. Szene aus der griechischen Mythologie: Aktäon wird von Artemis, der Göttin der Jagd, in einen Hirsch verwandelt, weil er sie und ihre Frauen im Bade überrascht hat. Als Hirsch wird er später von den eigenen Hunden zerrissen.
Clausthal-Zellerfeld, Berg-Apotheke

219 Über der Tür Wappen und Namen des Apothekers Andreas Herstelle und seiner Ehefrau Anna Katharina, geb. Drechsler, dazu das Jahr der Erbauung 1674. Unter den Vorkragungen im ersten Stock 66 geschnitzte Masken oder Fratzen, daher auch der Name »Fratzenapotheke«.
Clausthal-Zellerfeld, Berg-Apotheke

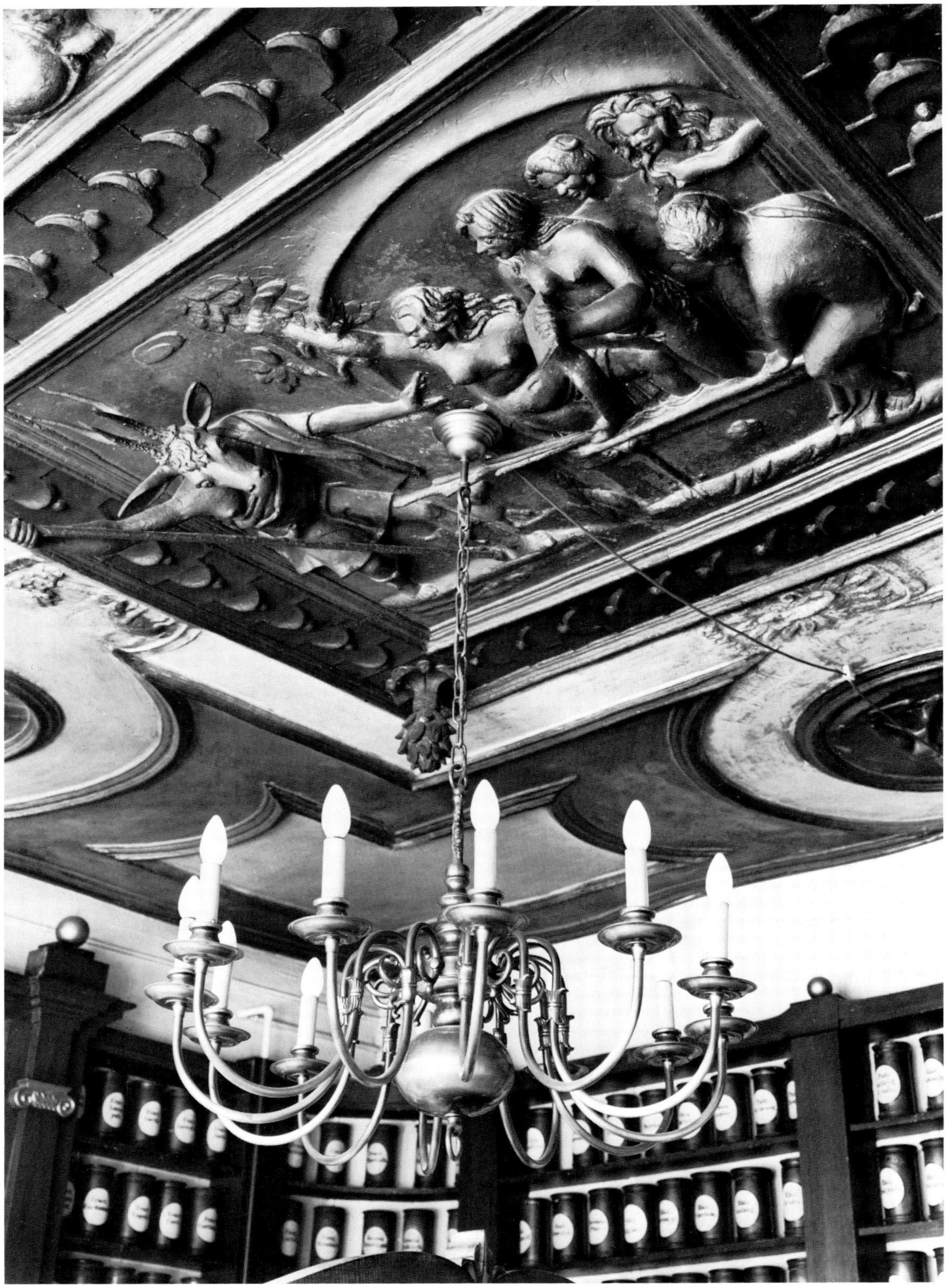

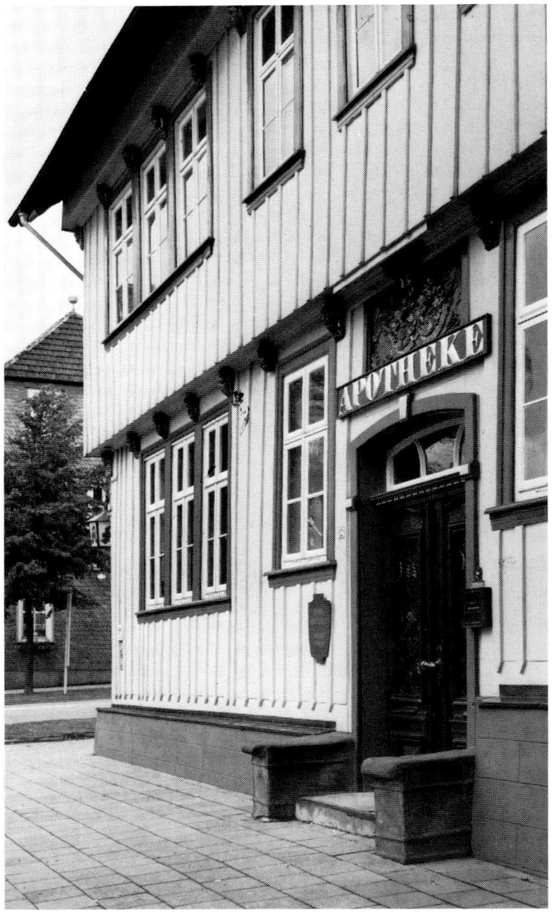

220 Rezepturtisch mit schmiedeeisernem Aufsatz aus einer Apotheke im Fürstbistum Würzburg. In der Bekrönung Madonna auf der Weltkugel. 2. Hälfte 18. Jh. – Im Hintergrund das Wahrzeichen einer Einhorn-Apotheke mit Narwalzahn.
Heidelberg, Deutsches Apotheken-Museum, Sammlung Knoll

221 Regal aus der klassizistischen Offizin, um 1832, in Weiß mit vergoldeten Girlanden und Kapitellen geschmückt. Die Glasgefäße sind modern und entsprechen den heute geltenden Vorschriften.
Kettwig/Ruhr, Hirsch-Apotheke

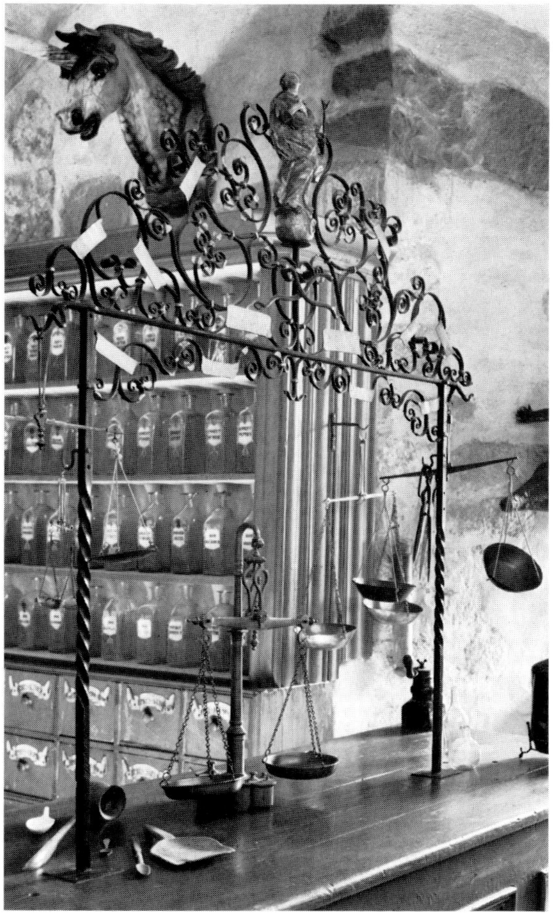

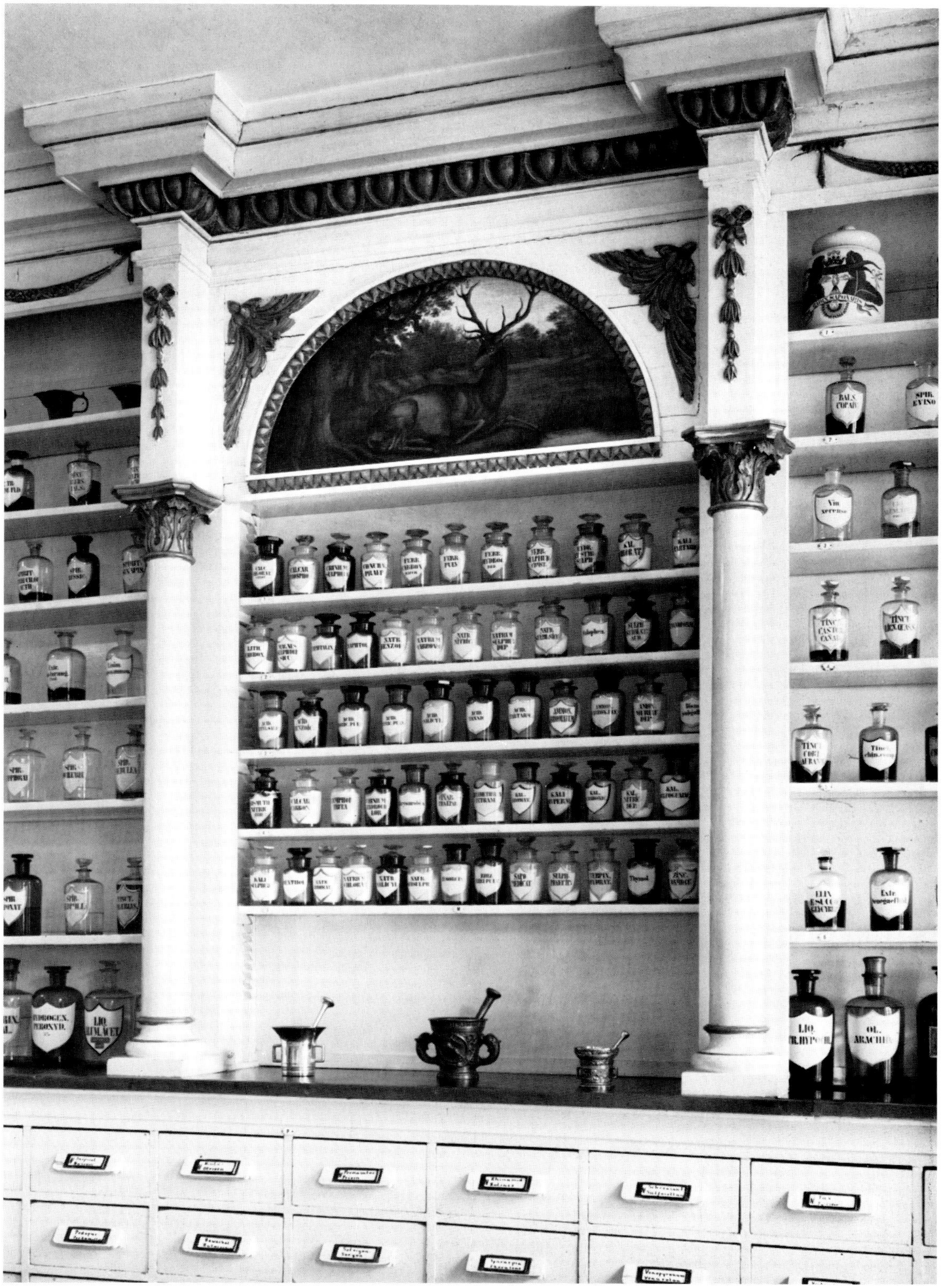

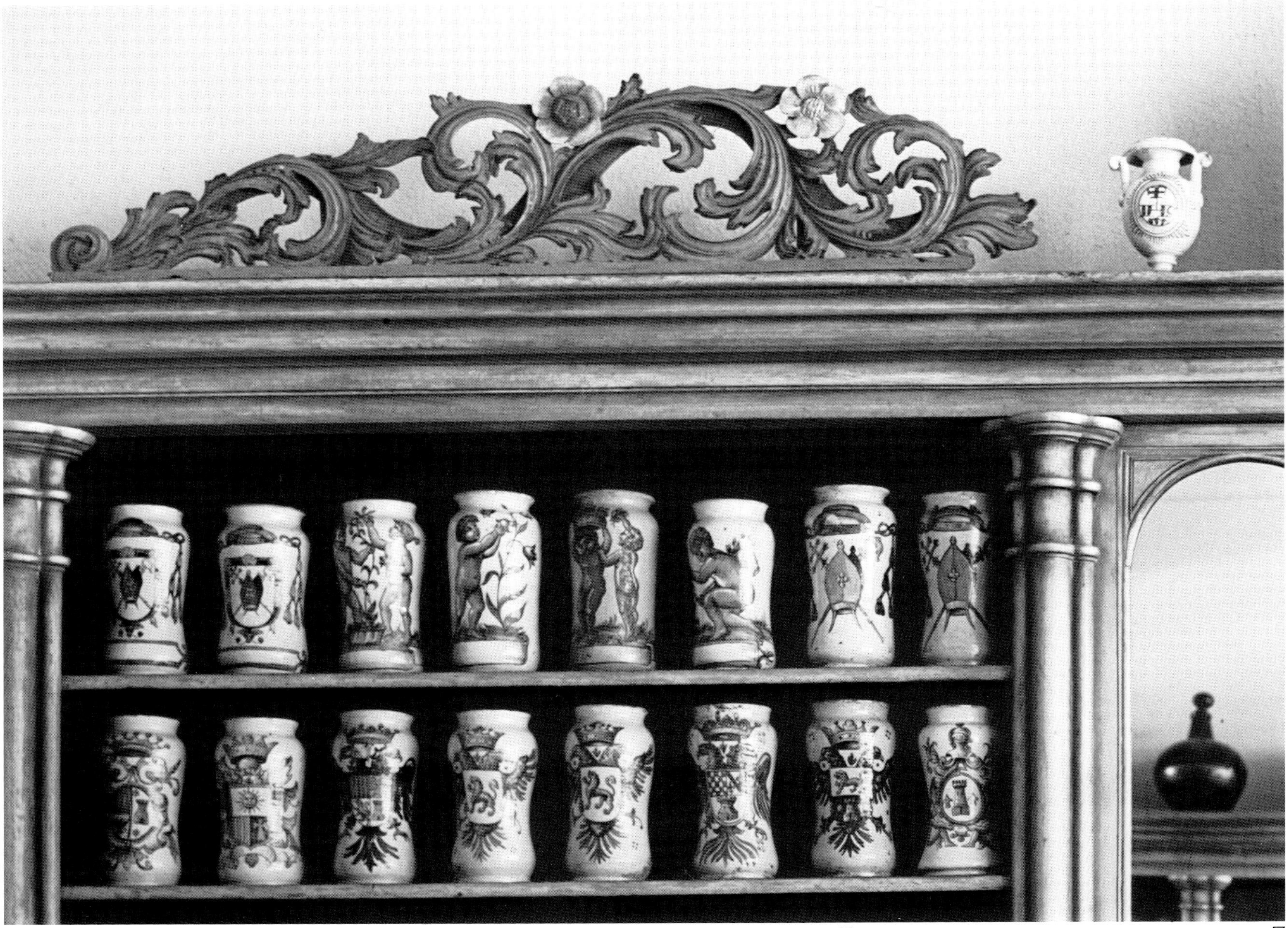

222

223 ▽

224 ▽

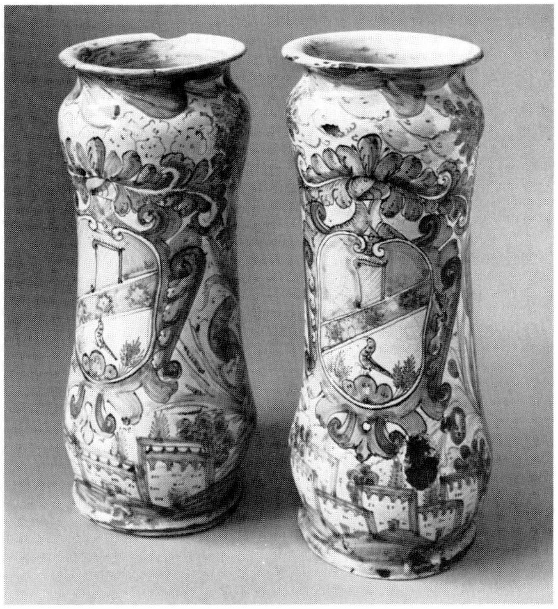

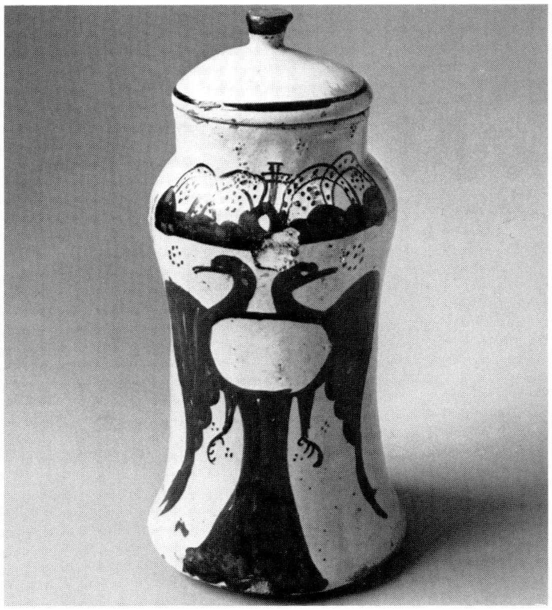

222, 225, 226 Köln, Einhorn-Apotheke, gegr. 1643. Offizin und Sammlung verschiedener Albarelli aus Italien und Spanien. Obere Reihe: italienische Albarelli des 16./17. Jh. In der unteren Reihe spanische Albarelli des 17./18. Jh.

223 Zwei schlanke Albarelli italienischer Provenienz. 17. Jh. Köln, Einhorn-Apotheke

224 Spanischer Apothekentopf mit Deckel und Doppeladlerdekor, Toledo. 17. Jh. Köln, Einhorn-Apotheke

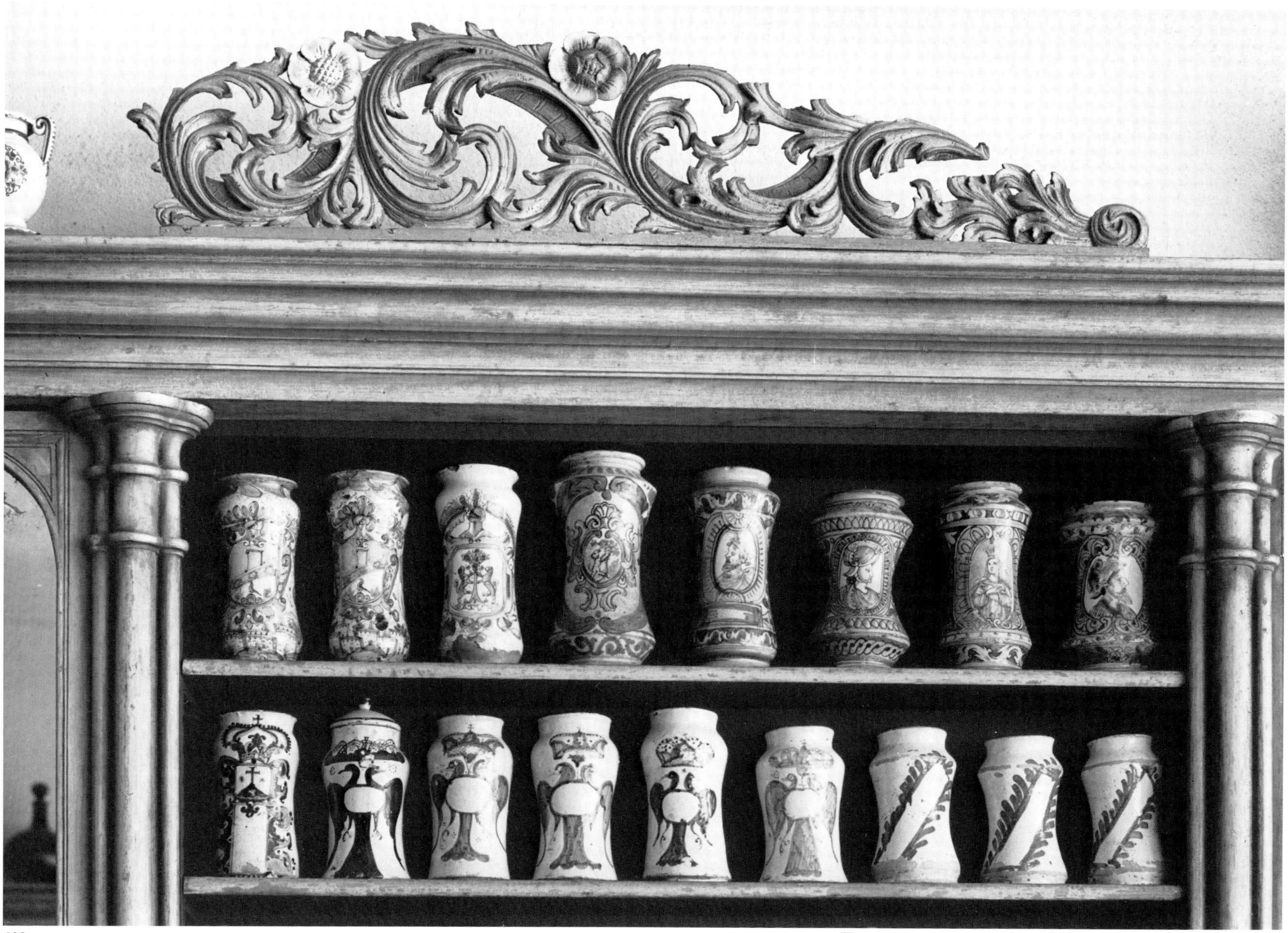

225

226 ▽

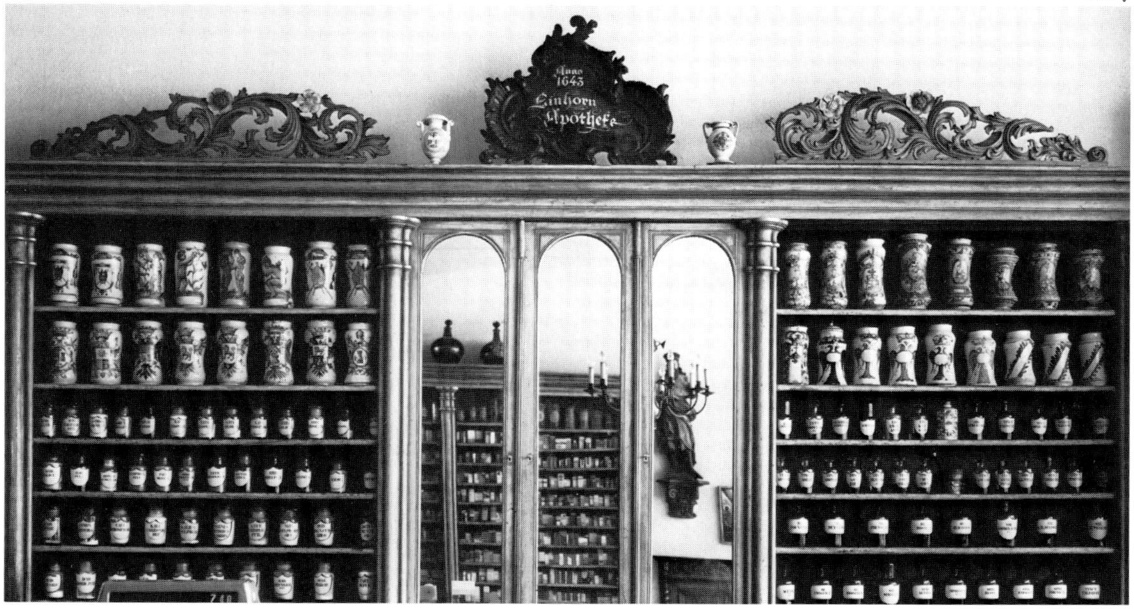

Zu Seite 138, 139:
227 Offizin mit Kassettendecke und Glasschrank mit geschwungenem Aufsatz. Um 1745.
Schwäbisch Hall, Löwen-Apotheke

228 Offizin mit Aufsatzgitter von Johann Peter Oegg von 1762. Die Schnitzereien an den Wandschränken von Peter Wagner, 1762–1765. Von ihm auch die Putten von Schloß Veitshöchheim. Die Deckenmalereien signiert »Thalheimer 1765«, Stukkaturen von Antonio Bossi.
Würzburg, Juliusspital, in Betrieb

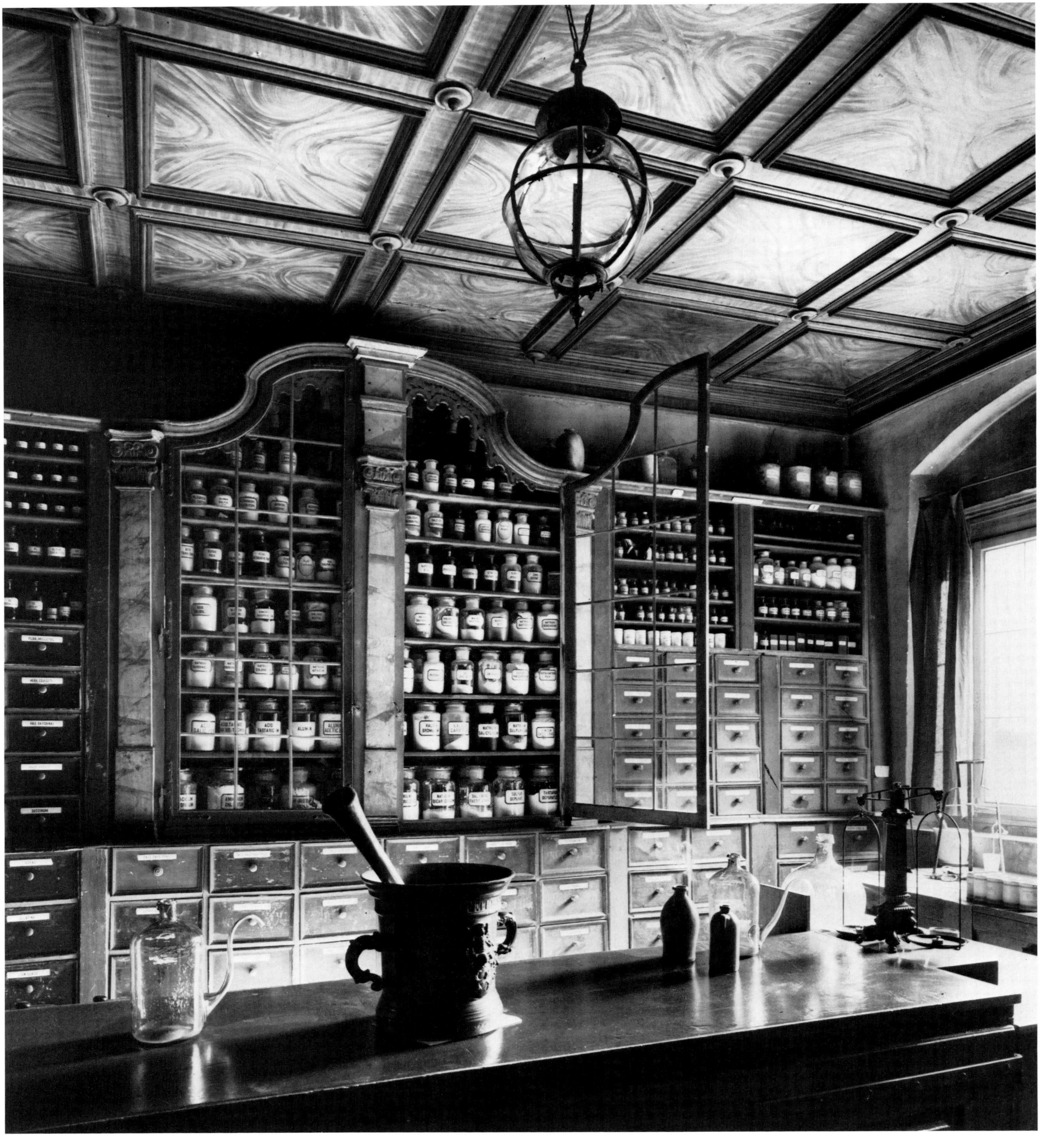

22

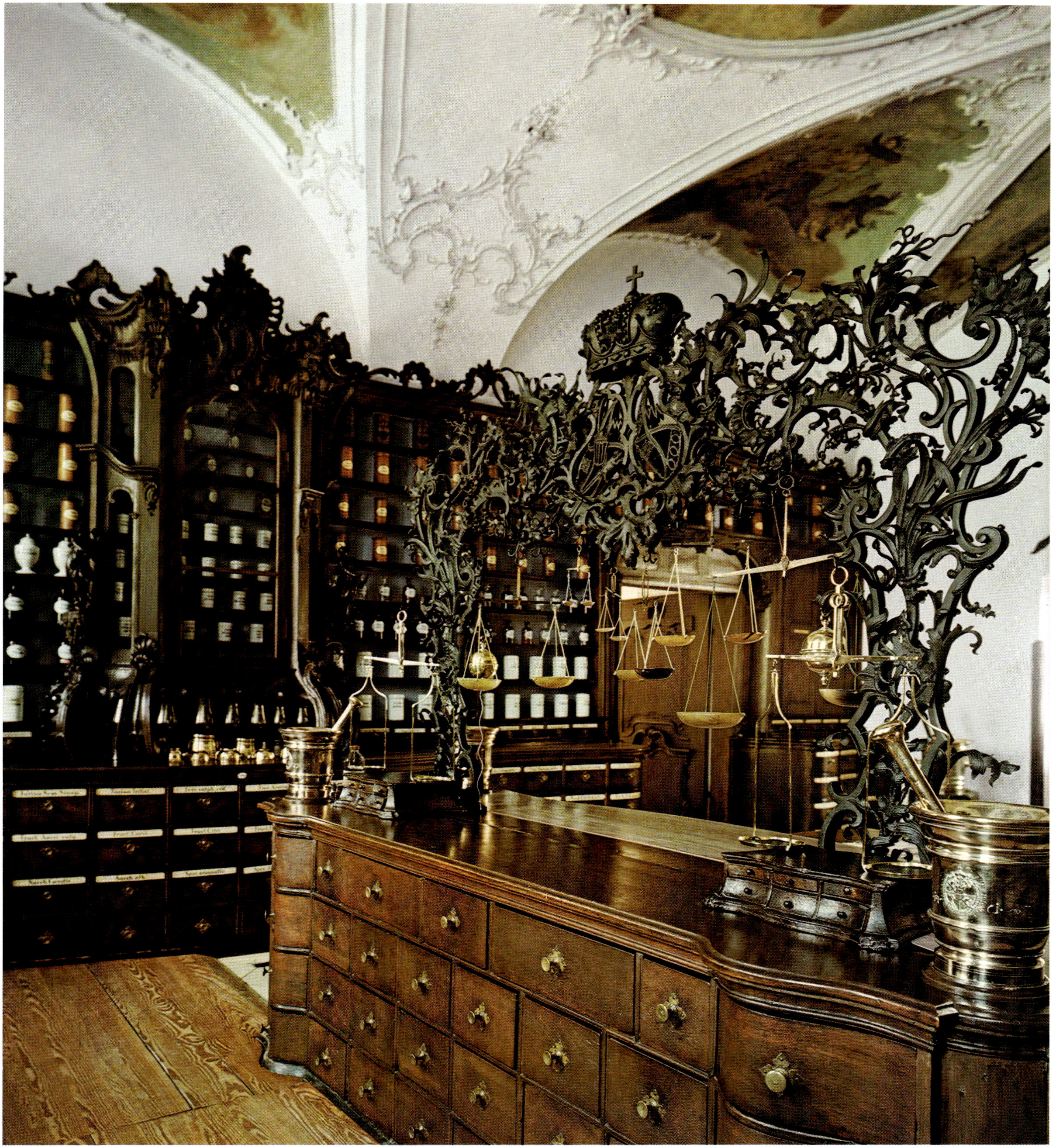

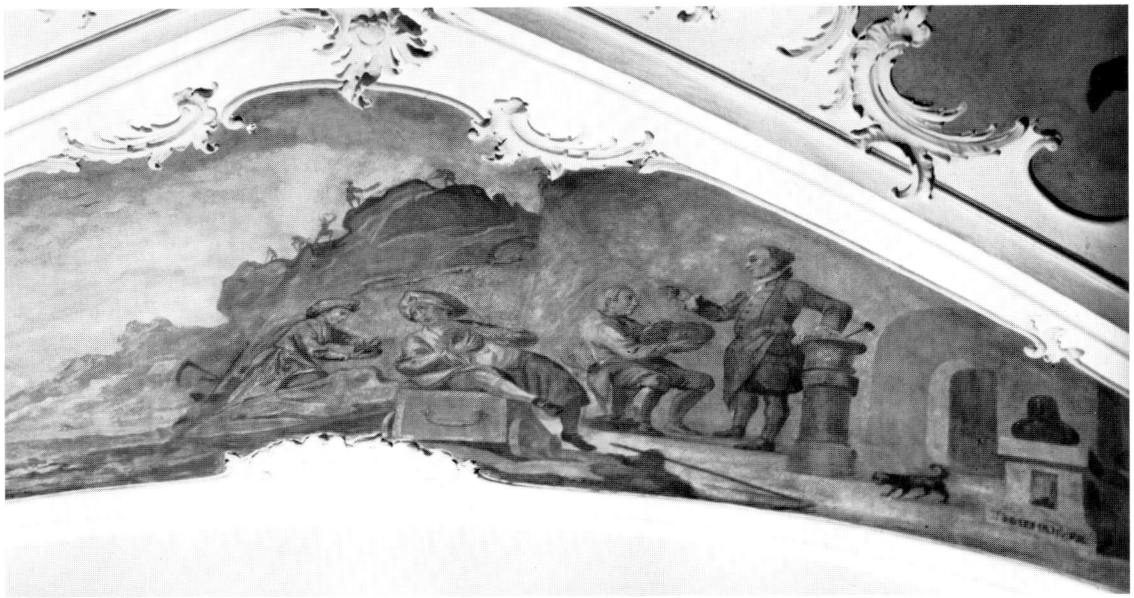

229–232 Würzburg, Juliusspital. In Betrieb. Abb. 229: Gewölbezwickel über dem Eingang: Drogen werden gesucht, vom Kaufmann verhandelt, vom Apotheker verarbeitet. Rechts unten die Signatur. – Abb. 230, 231: Zu beiden Seiten der Giftschränke Holzplastiken von Peter Wagner. Links der »Herbst«, der jugendliche Dionysos mit einer Traube und einem kleinen bocksfüßigen Satyrknaben seines Gefolges, rechts der »Winter«, der sich die Hände am Feuer wärmt; ein Knabe hält den Muff. – Abb. 232: Der Giftschrank auf der Gegenseite flankiert von zwei Frauengestalten, links der »Sommer« mit einer Garbe, rechts der »Frühling« mit Blumen. Die reichen Schnitzereien ebenfalls von Peter Wagner.

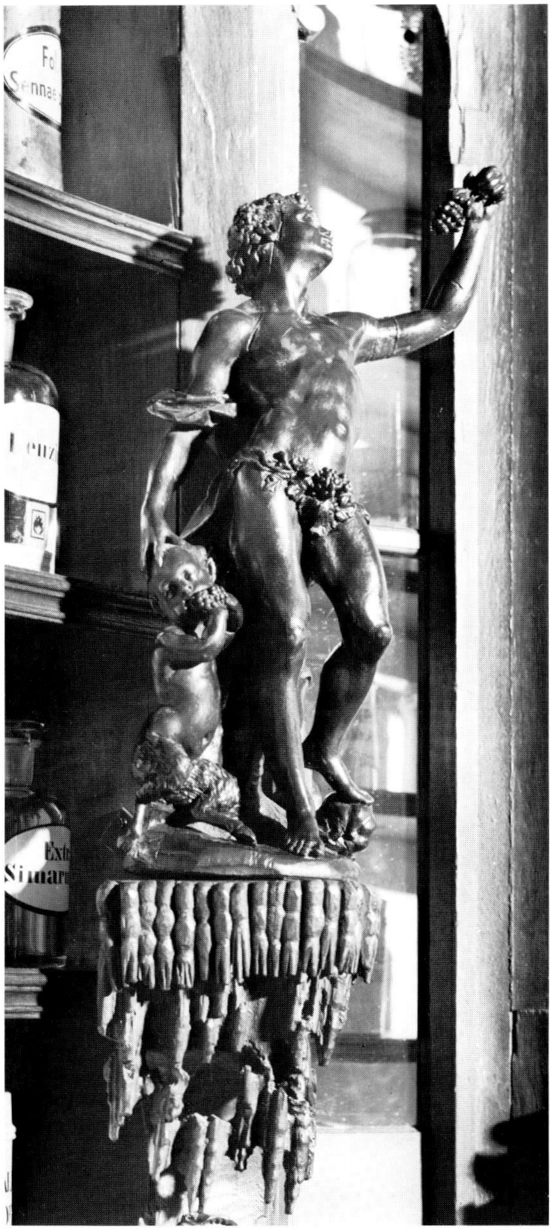

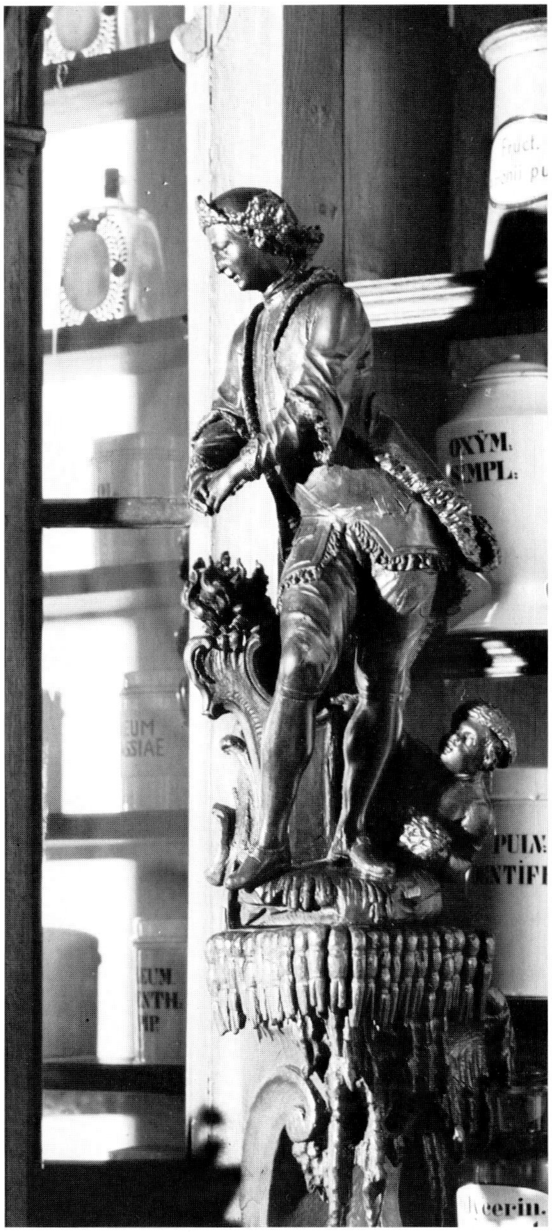

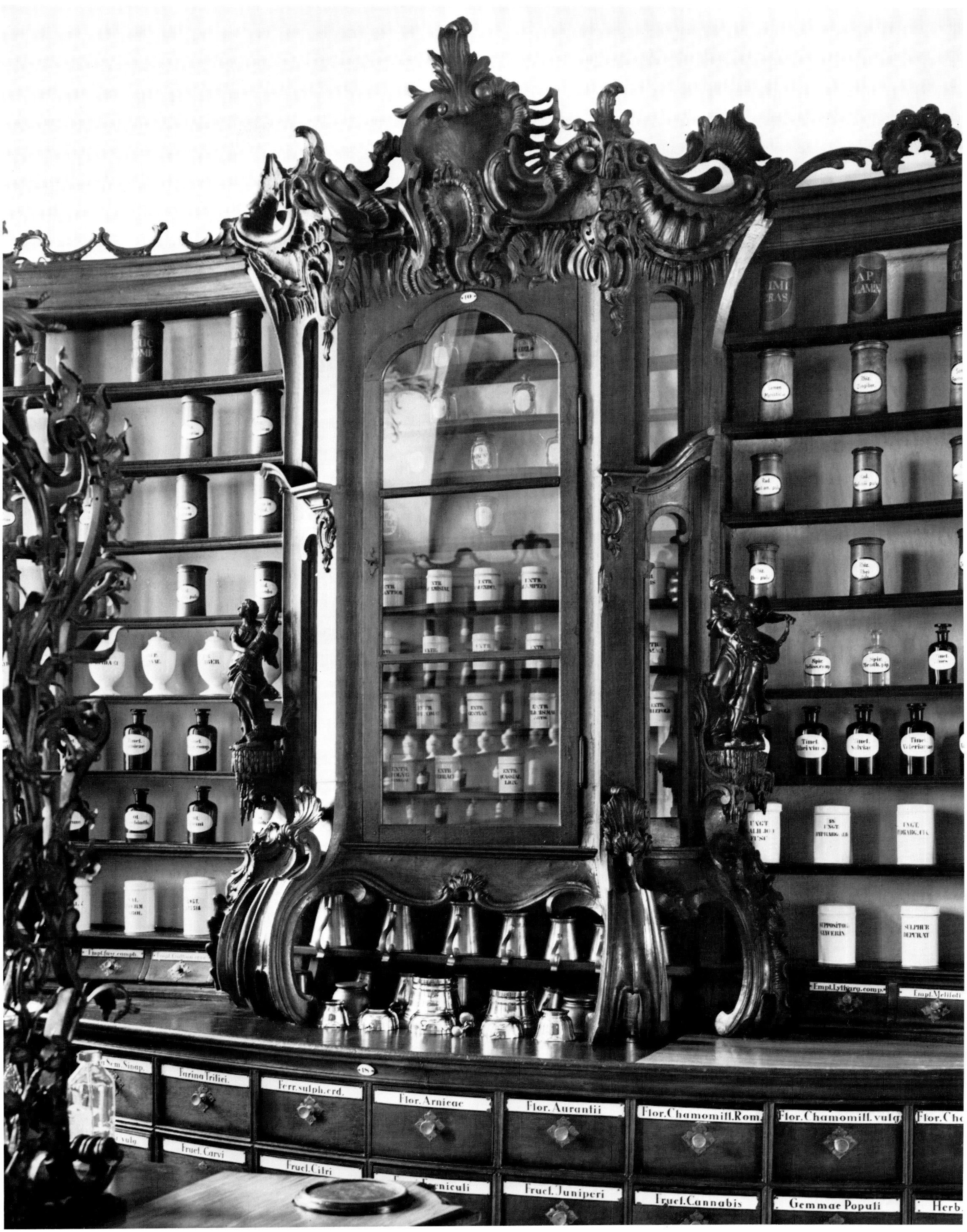
Farina Tritici
Ferr. sulph. crd.
Flor. Arnicae
Flor. Aurantii
Flor. Chamomill. Rom.
Flor. Chamomill. vulg.
Fruct. Carvi
Fruct. Citri
Fruct. Juniperi
Fruct. Cannabis
Gemmae Populi
Empl. Lytharg. comp.
Empl. Meliloti
SUPPOSITOR. GLYCERIN
SULPHUR DEPURAT

232

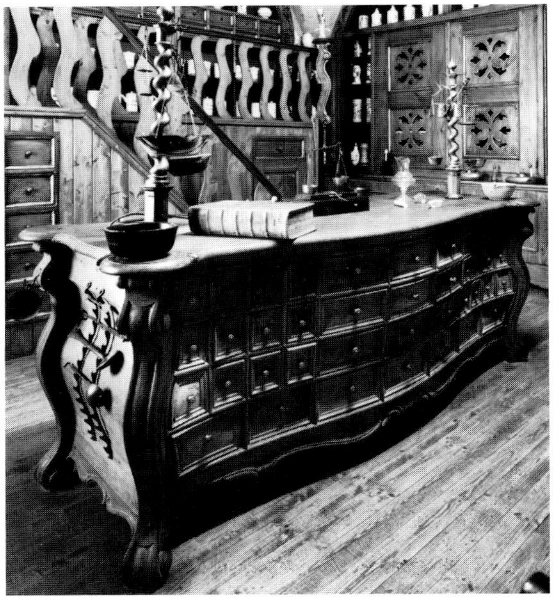

233 Rezepturtisch aus der fürstbischöflichen Apotheke in Bamberg, vermutlich 1772 wie die Materialkammer Abb. 238. An den gedrehten Messingsäulen Handwaagen (vgl. Abb. 150). Heidelberg, Deutsches Apotheken-Museum

234 Gotisches Eckhaus, im hohen spitzgiebeligen Dach der Kräuterboden (vgl. Abb. 157). An der Fassade zum Platz Malereien mit Wappen, Bildnis des Gründers der Apotheke, Cyriakus Schnauss, 1512–1572 (vgl. Abb. 98), Wappen und Architekturumrahmung. Das ursprüngliche Wahrzeichen, der goldene Strauß zu Füßen der spätgotischen Madonna. An der Straßenseite ein St. Christophorus vom Beginn des 16. Jh. Coburg, Hofapotheke, gegr. 1543

235 Rezepturtisch aus der Offizin der ehem. Apotheke des Benediktinerklosters Schwarzach bei Bühl/Baden. Auf grünem Grund weiß-rote Inschriftbänder. Die Offizin war um 1724 von Peter Thumb restauriert worden. Heidelberg, Deutsches Apotheken-Museum

Gegenüberliegende Seite:
236–238 Bamberg, Hofapotheke, gegr. 1437. Abb. 236: Wappen des Fürstbischofs von Bamberg, Adam Friedrich v. Seinsheim (1757–1779), über der Eingangsfront. – Abb. 237: Eckhaus, 1445 von Apotheker Ulrich Klupfel errichtet, 1772 erweitert. Holzplastik der Hl. Dreifaltigkeit aus der gleichen Zeit, vermutlich von Carl Georg Reuß. Darüber steinerner Wappenhalter aus der Zeit der Erbauung. – Abb. 238: Materialkammer des Rokoko, ein absolutes Unikat, errichtet von dem Hofapotheker Gottfried Frey, 1772. Über Türe das Wappen des Fürstbischofs Adam Friedrich von Seinsheim. Heute braun übermalt, ursprünglich wahrscheinlich in den Farben Weiß und Grün.

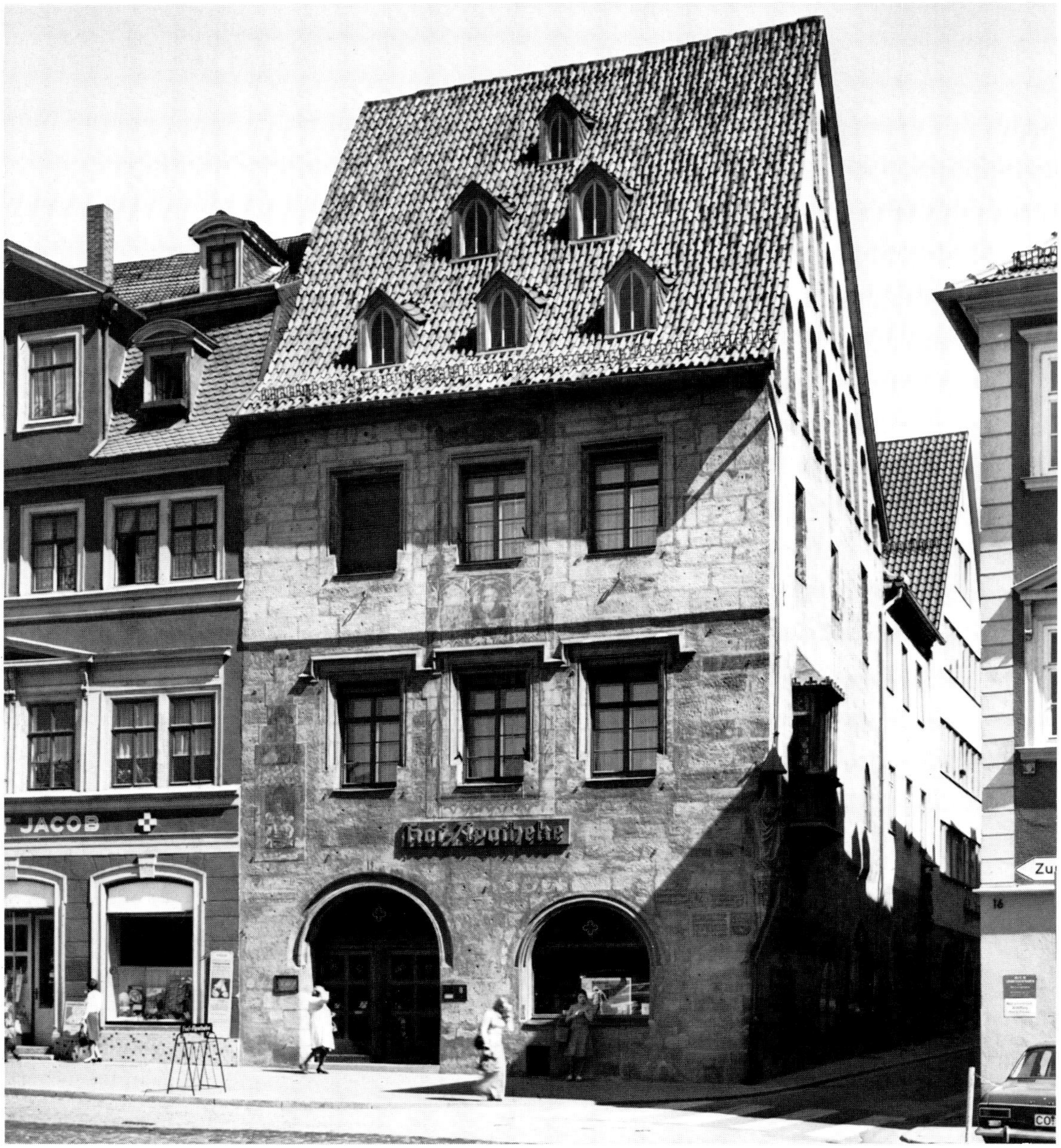

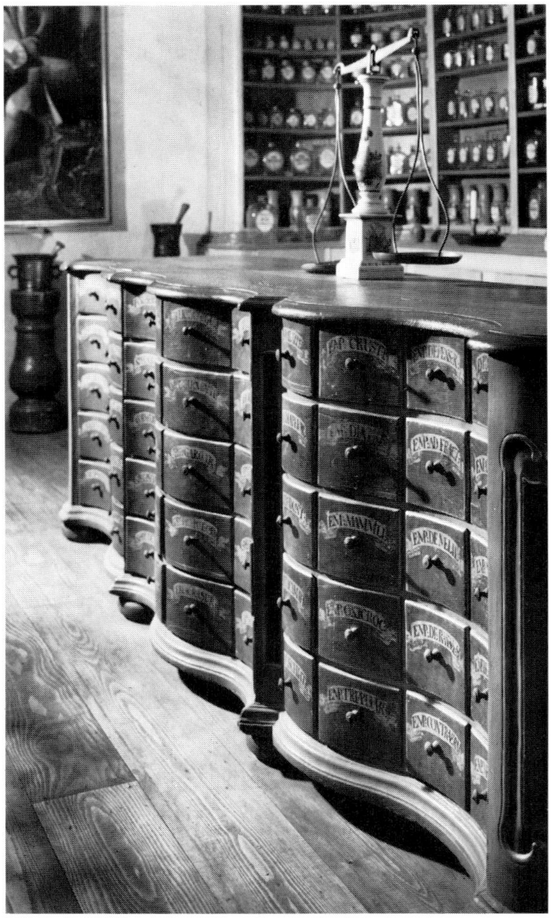

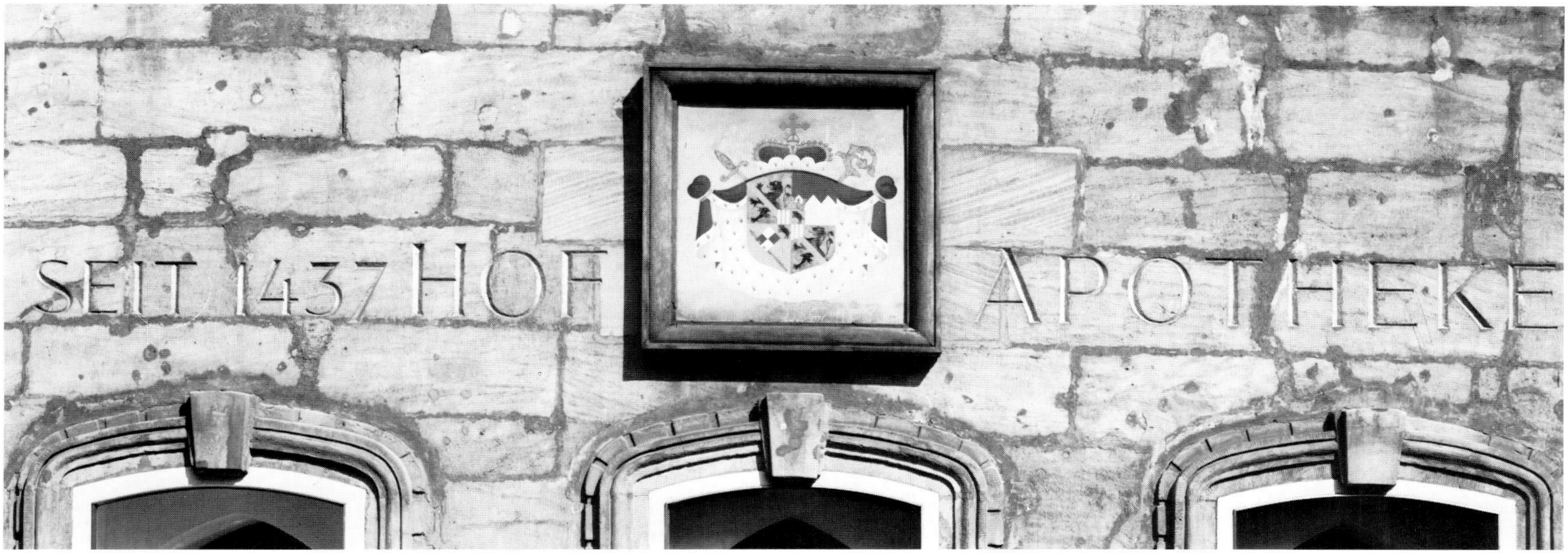

236

237 ▽

238 ▽

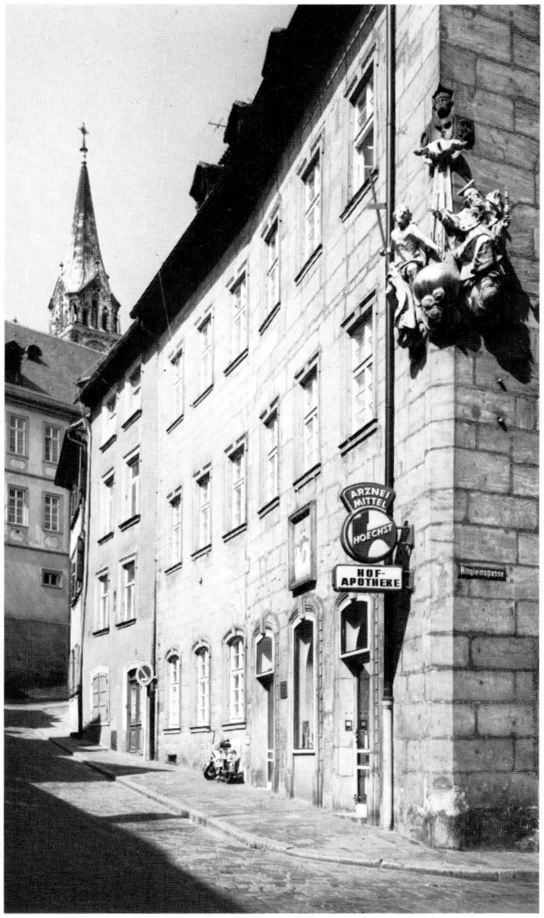

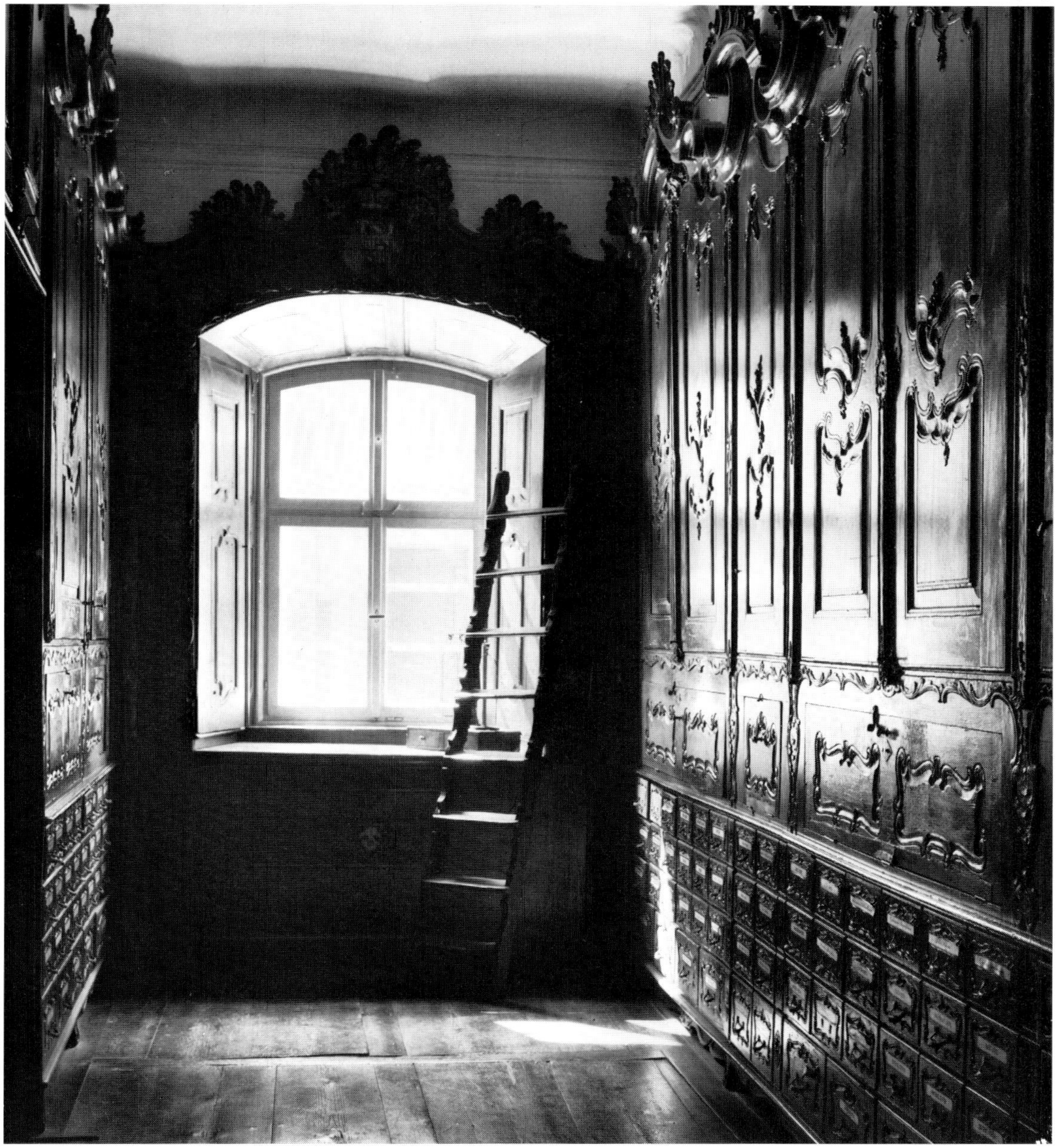

239–242 Heidelberg, Deutsches Apotheken-Museum. Abb. 239: Wandregal aus der ehem. Apotheke des Benediktinerklosters Schwarzach bei Bühl/Baden, um 1800, mit Vierkantflaschen und gedrechselten, farbig gefaßten Holzbüchsen. Auf dem obersten Bord Flaschen ohne Aufschrift, auf Vorrat von den Glashütten gekauft. – Abb. 240: Hellgrün gestrichener Apothekenschrank aus dem ehem. Kloster der unbeschuhten Karmeliten in Schongau. Um 1730. In den Feldern der oberen Türen Ansichten von Niederlassungen der Karmeliter in Regensburg, Augsburg, München, Urfahrn (von links). – Abb. 241: Großer Apothekenschrank aus einer süddeutschen Klosterapotheke mit symbolischen Darstellungen und lateinischen Devisen, die an die Tugenden des Apothekers: Aufmerksamkeit, Pflicht, Treue, Beharrlichkeit, Fleiß u. a. erinnern sollen. 2. Hälfte 18. Jh. – Abb. 242: Wandregal aus der barocken Offizin der ehem. Apotheke des Benediktinerklosters Schwarzach bei Bühl/Baden. 1. Hälfte 18. Jh., mit zahlreichen Glasgefäßen mit Emailmalerei, 18./19. Jh. Gläser und Holzbüchsen in den Regalen stammen jedoch nicht aus dem Kloster Schwarzach (s. auch Abb. 239)

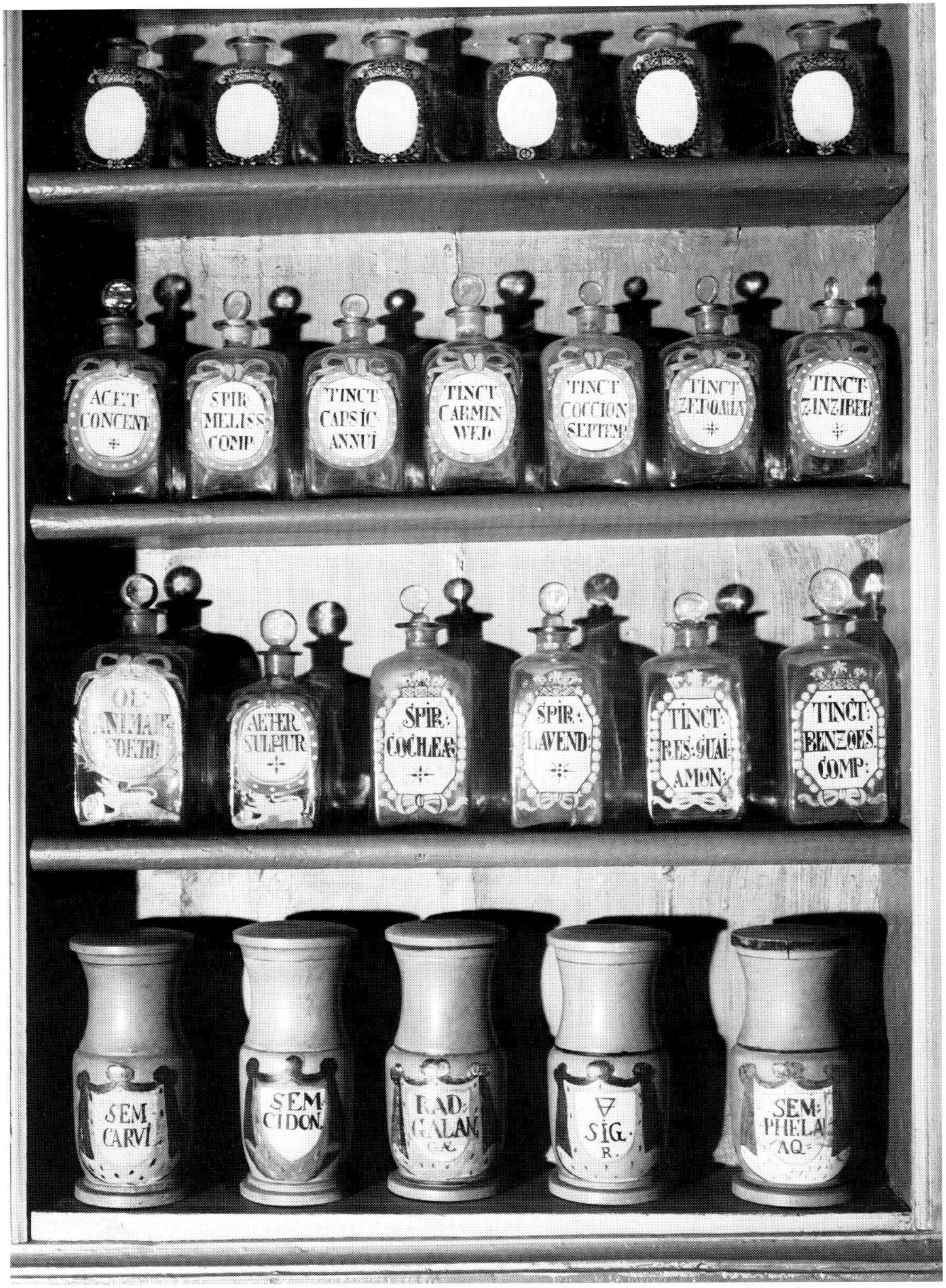

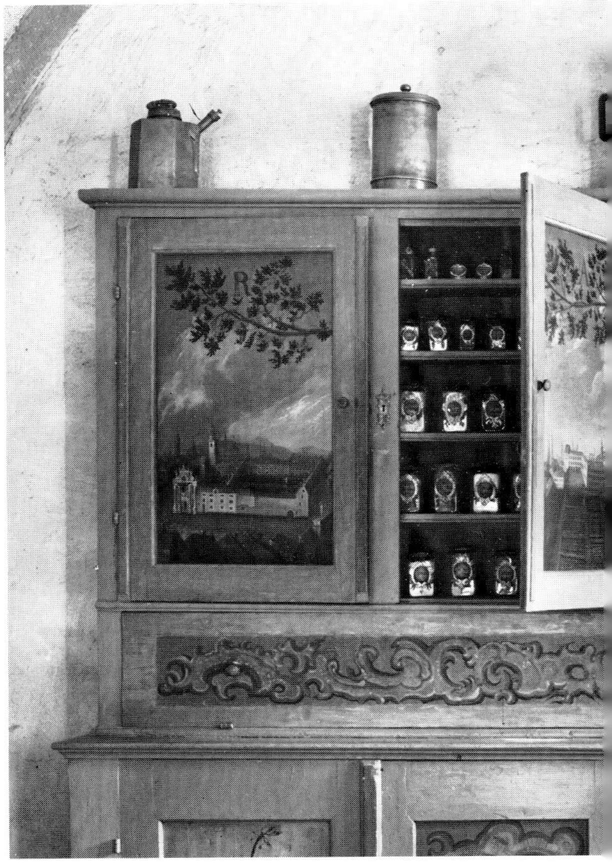

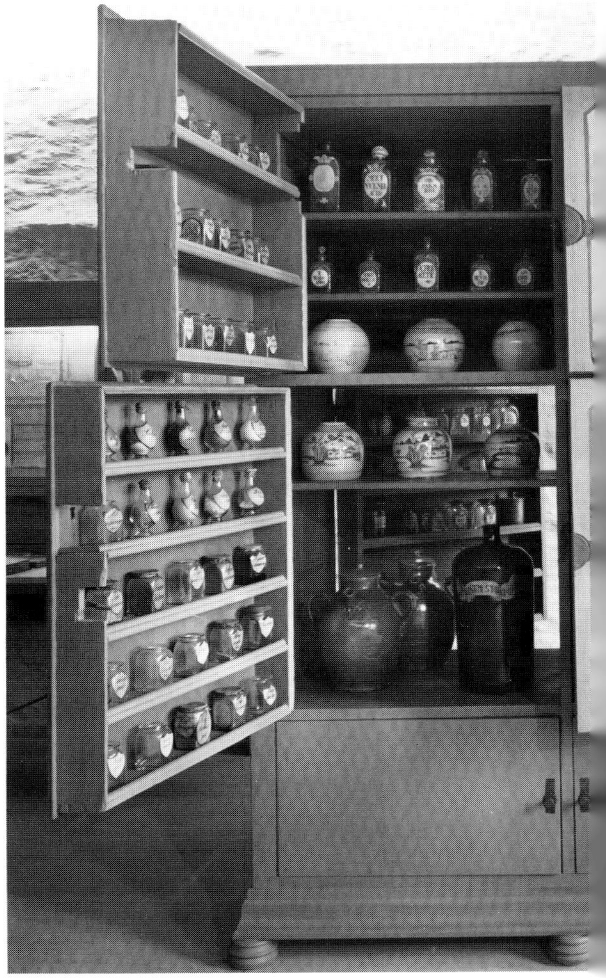

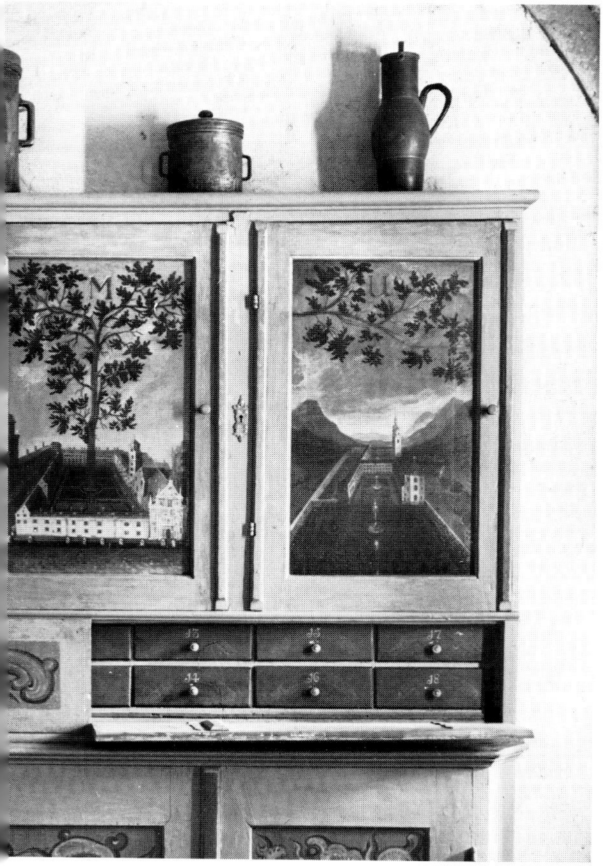

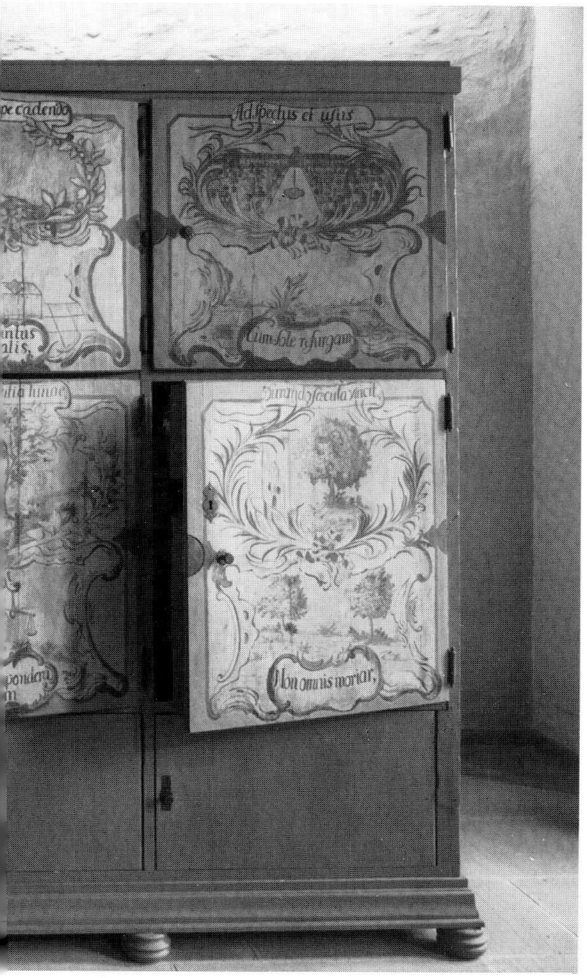
Ad spectus et usus
Cum sole resurgam
Non omnis moriar,

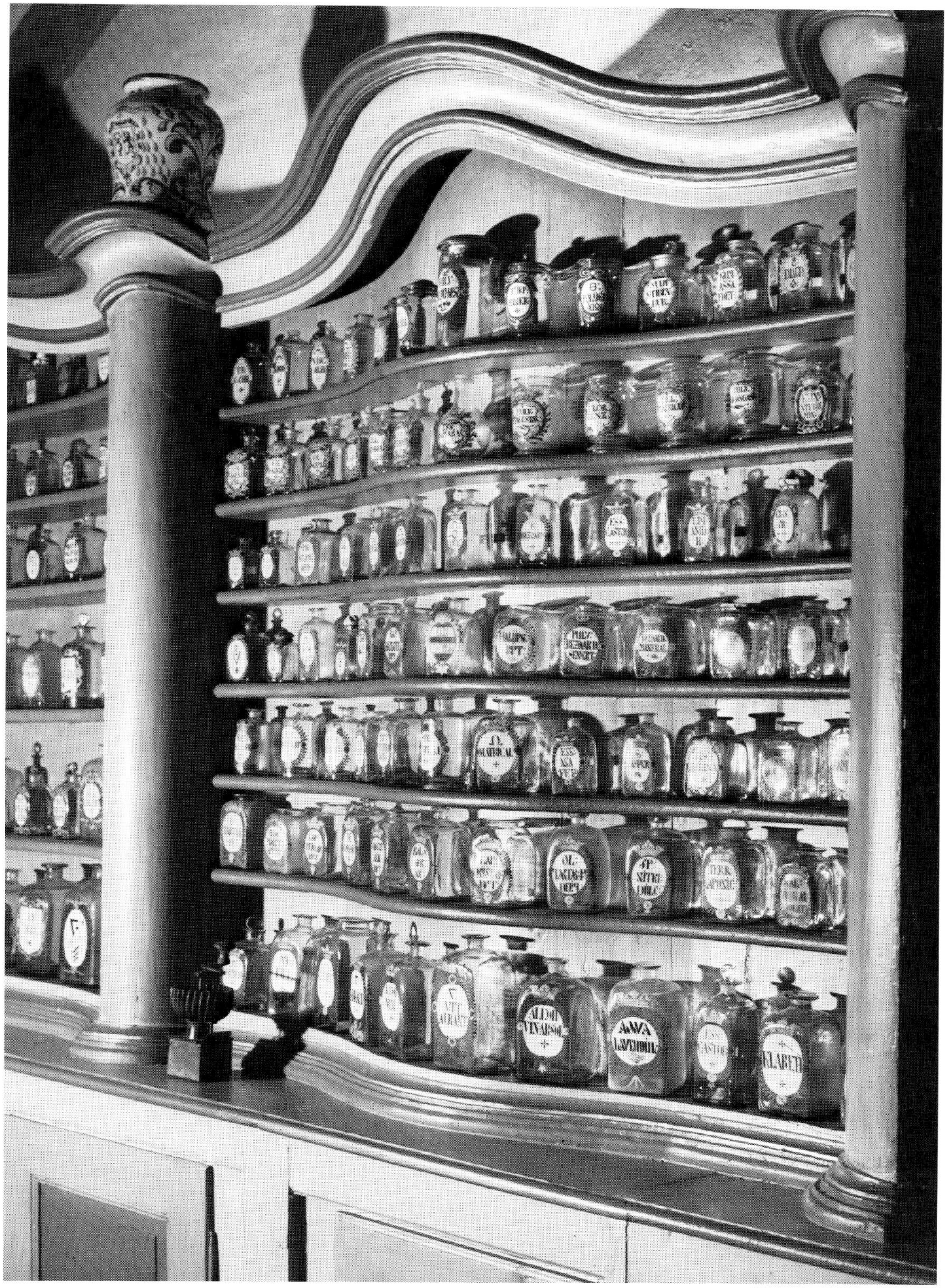

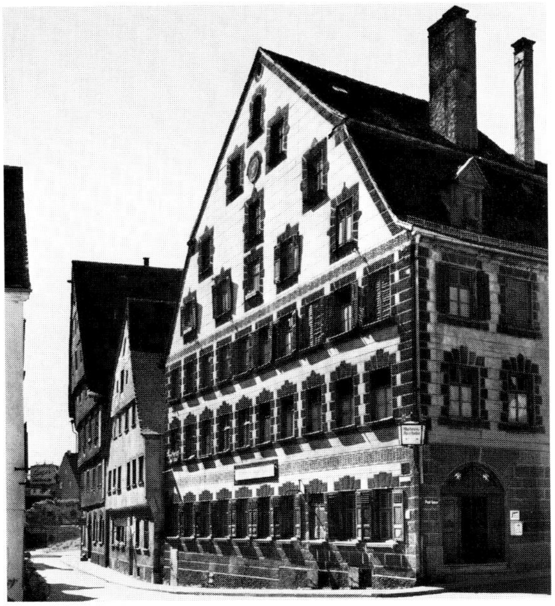

243 Ulm, ehemalige Kron-Apotheke (bis 1948), in einem reichgegliederten und hochgiebeligen Bürgerhaus.

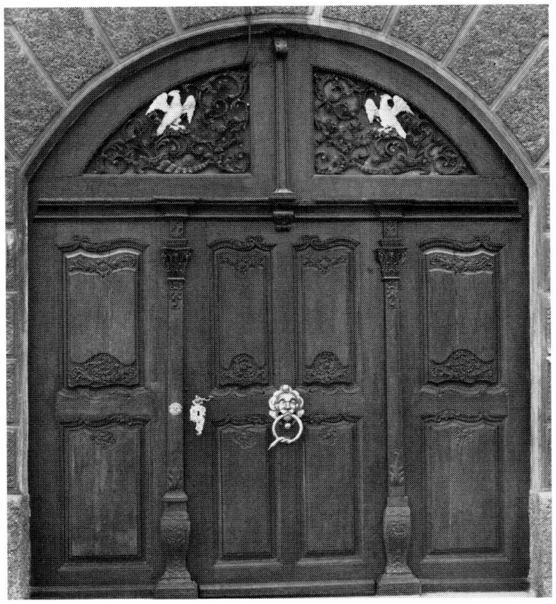

244 Portal mit reichem Schnitzwerk; der Ring des Türklopfers ist als Schlange ausgebildet. 2. Hälfte 18. Jh. Ulm, ehem. Kron-Apotheke

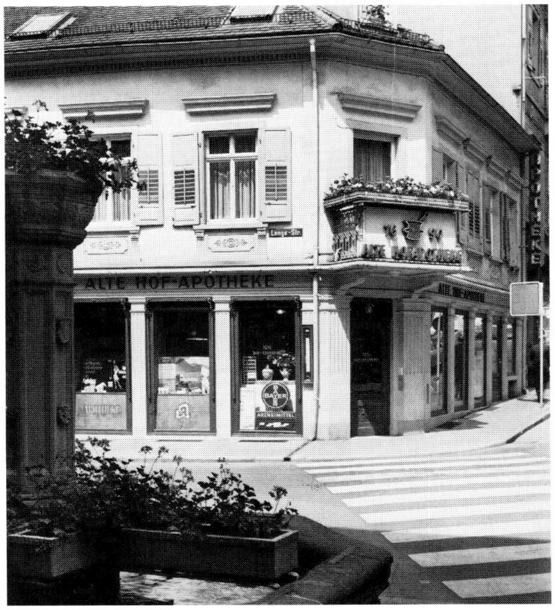

245 Neuklassizistische Front der Alten Hofapotheke in Baden-Baden.

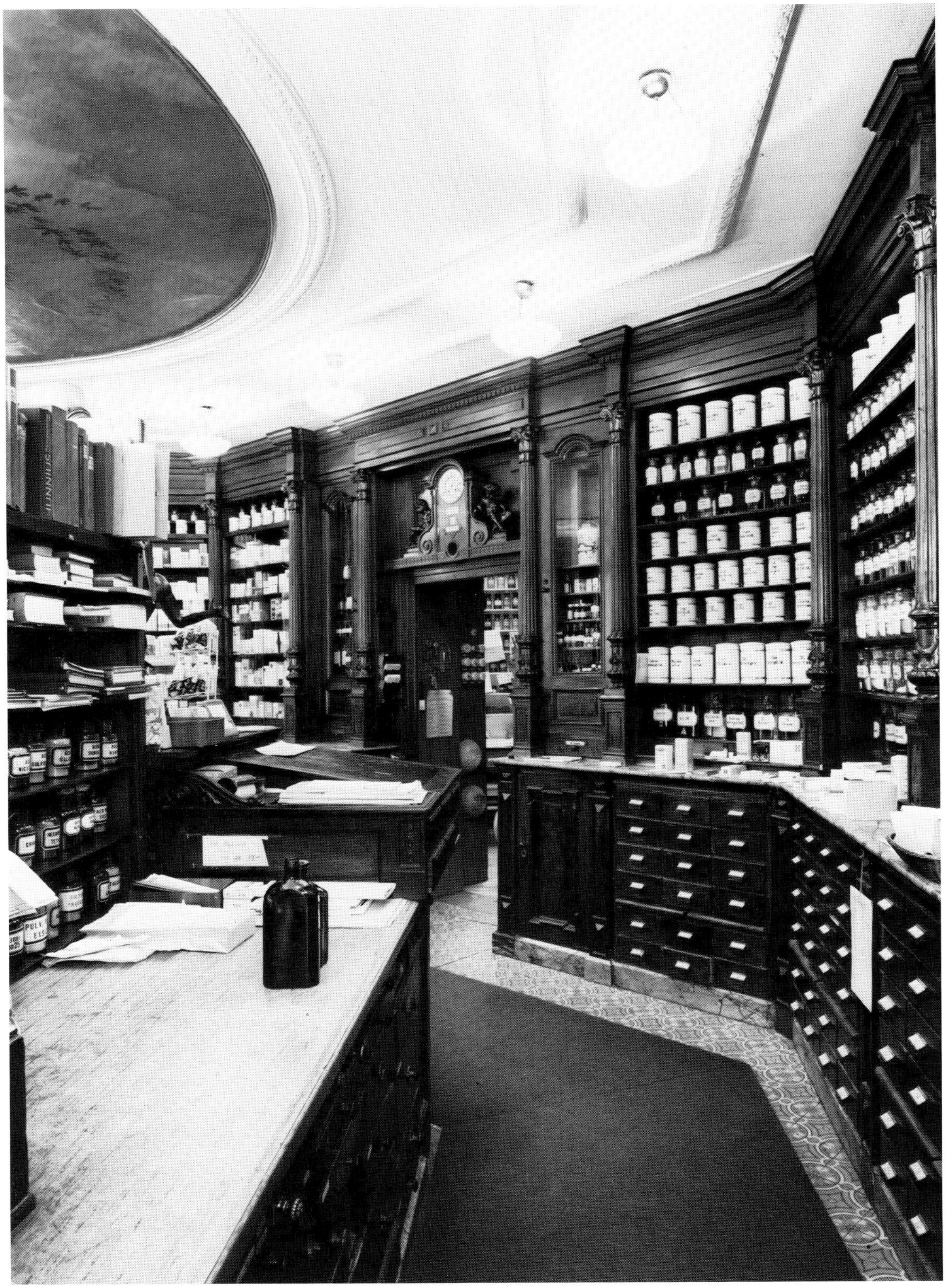

246 Die Offizin der Alten Hofapotheke in Baden-Baden mit Mobiliar aus Mahagoni in neuklassizistischem Stil. Um 1880.

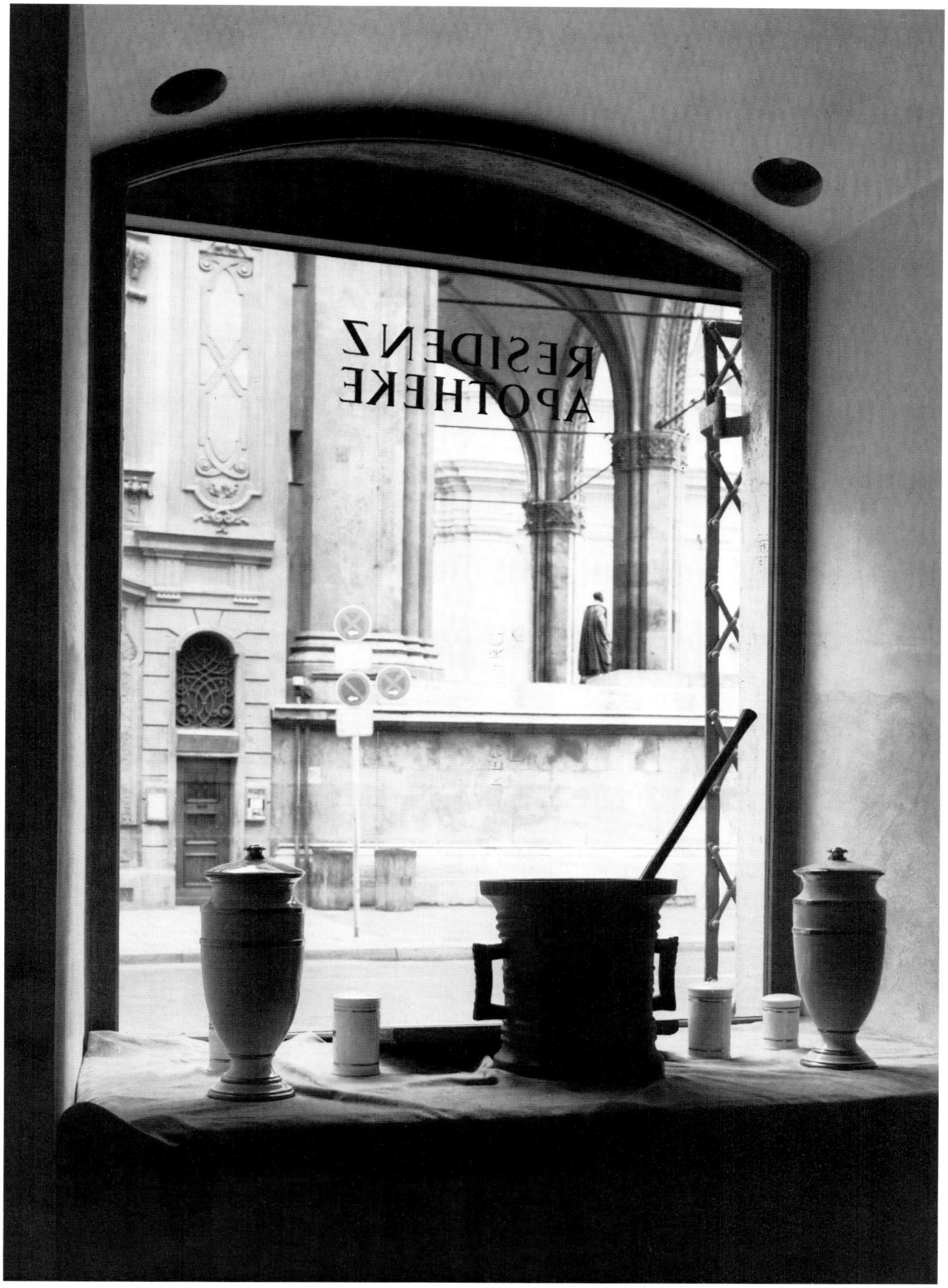

247 Durchblick aus der Münchner Residenz-Apotheke auf die Feldherrnhalle. Im Fenster schön geformte Schaugefäße aus der Nymphenburger Porzellanmanufaktur, um 1820, und großer Bronzemörser der Renaissance mit tonnenförmiger Leibung und der Inschrift: »Wolfgang Stöger gos mich 1529«.

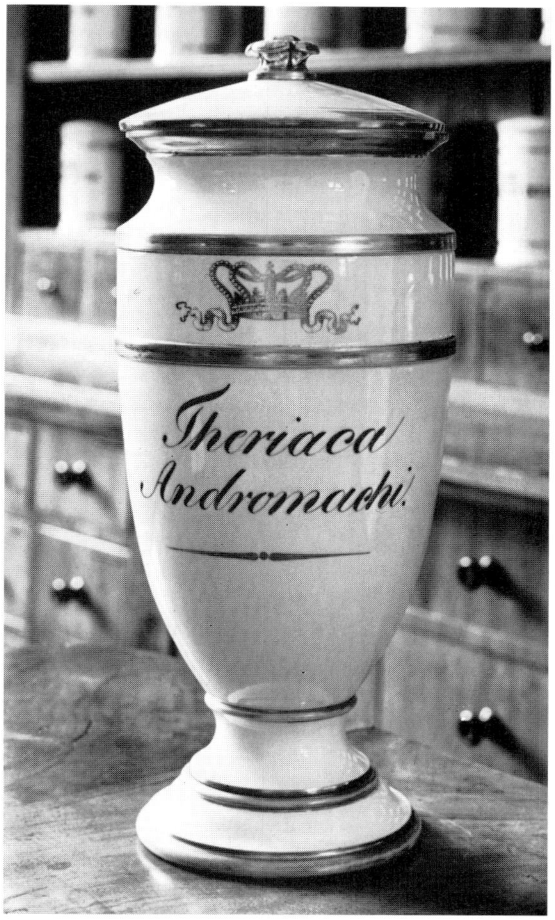

248 Theriak-Gefäß, Nymphenburger Porzellanmanufaktur. Um 1820.
München, Residenz-Apotheke

249, 250 Kloster Reutberg bei Bad Tölz. Abb. 249: Barocker Eckschrank in der Klosterapotheke. Die Regale sind mit vergoldeten Aufsätzen und einem Medaillonbild gekrönt. Die Standgefäße aus Holz, Zinn und Glas stammen aus der Zeit der Einrichtung, 1730.

251 Apothekenhaus aus dem 18. Jh. auf dem »Heiligen Berg« von Kloster Andechs bei Herrsching am Ammersee/Obb.

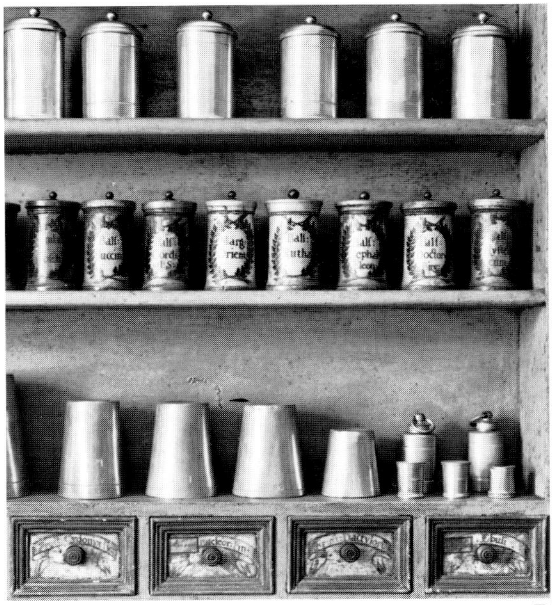

250

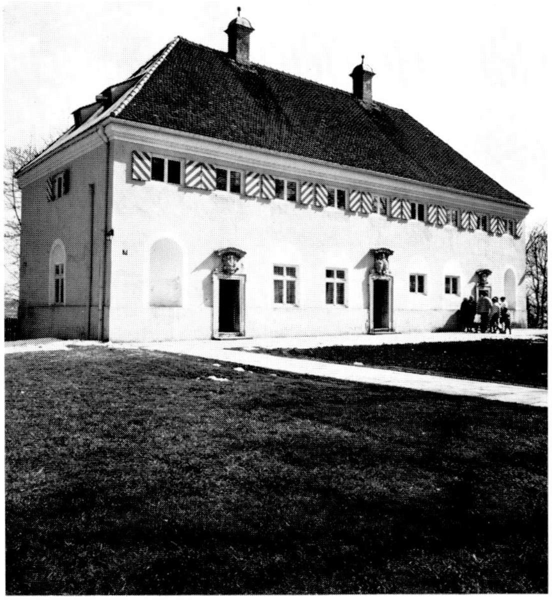

251 ▽

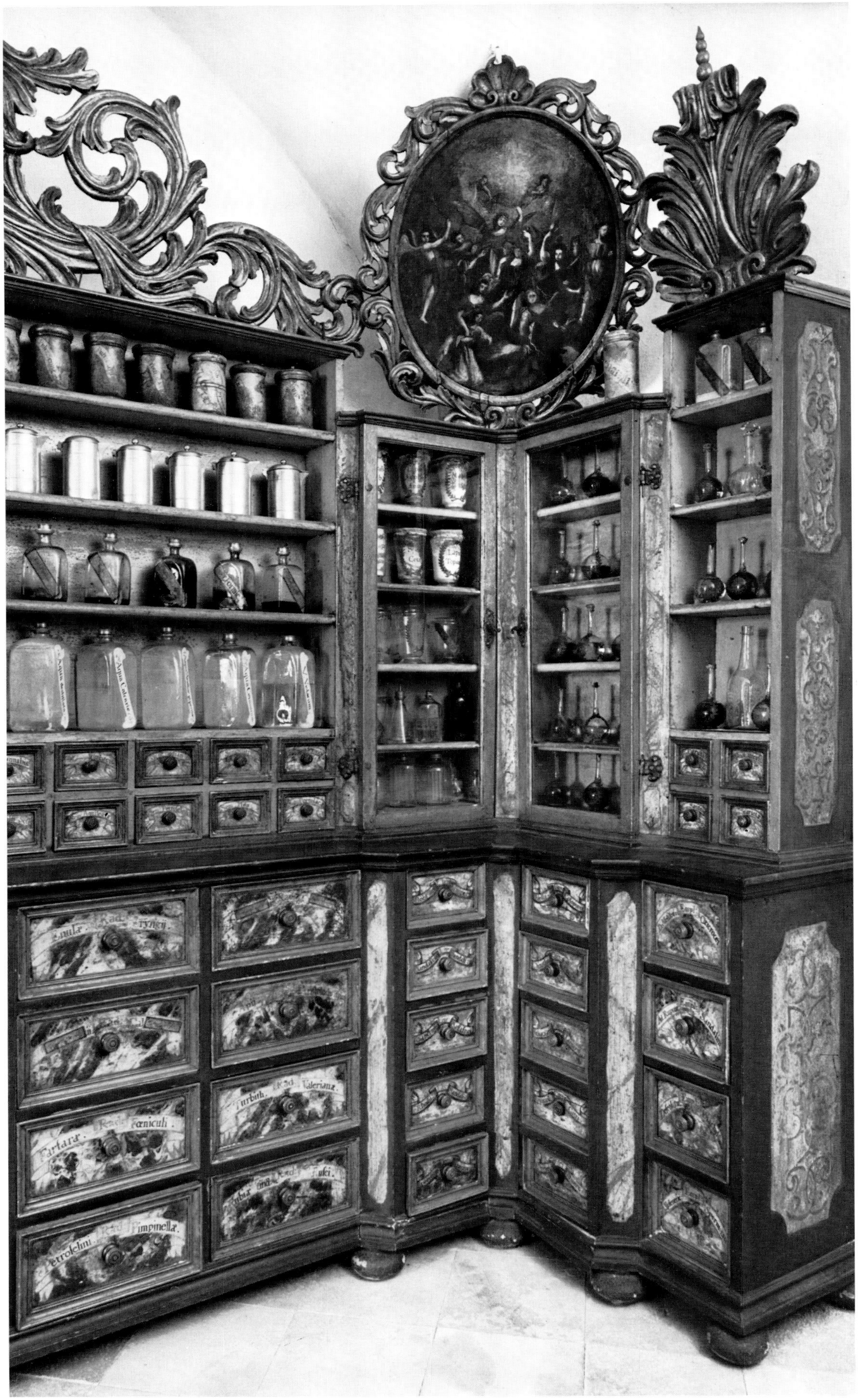

252 Offizin der Klosterapotheke des Klosters Reutberg bei Bad Tölz (s. Abb. 249, 250). In der Mitte Ovalbild mit Christus als Apotheker. ▷

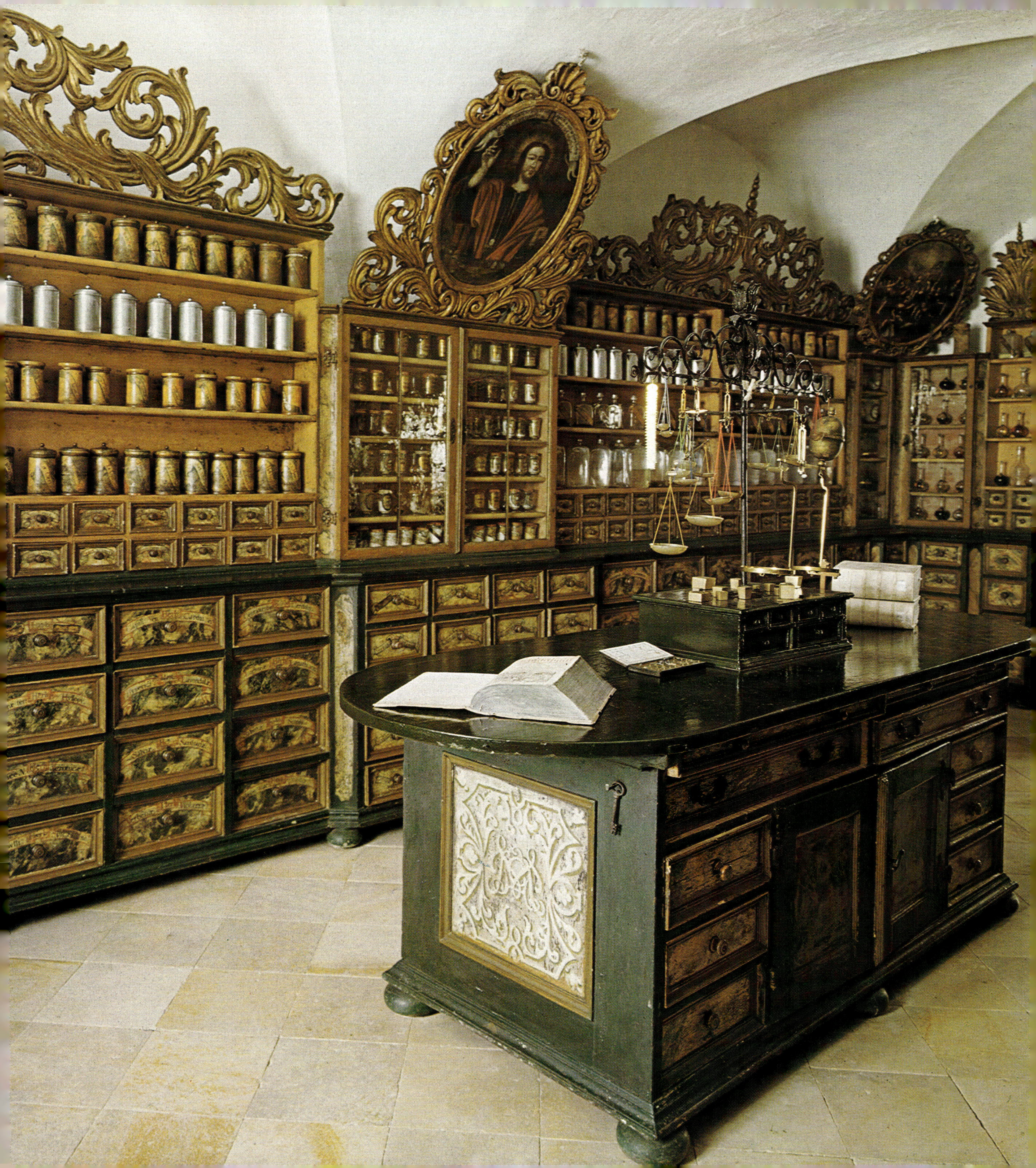

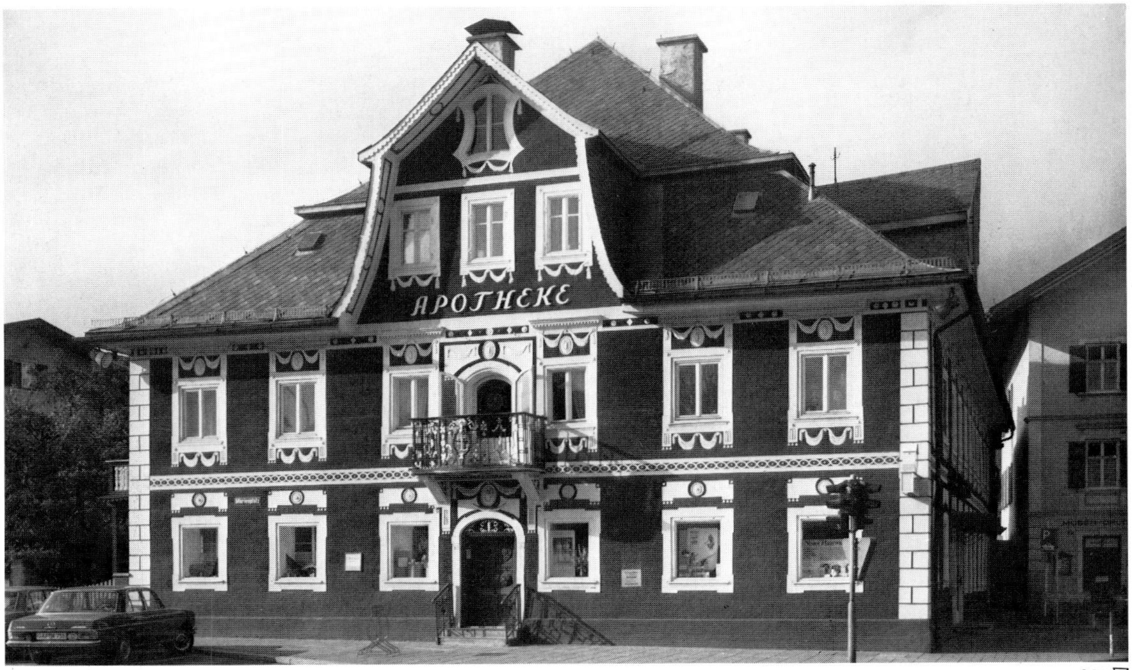

253 255 ▽

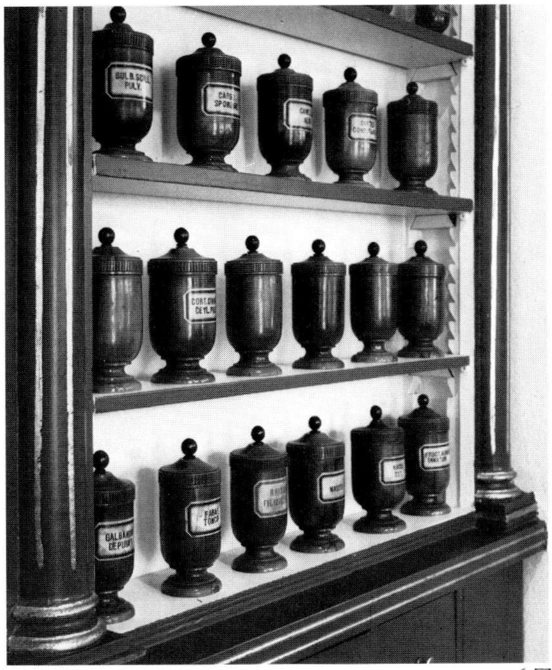

254 256 ▽

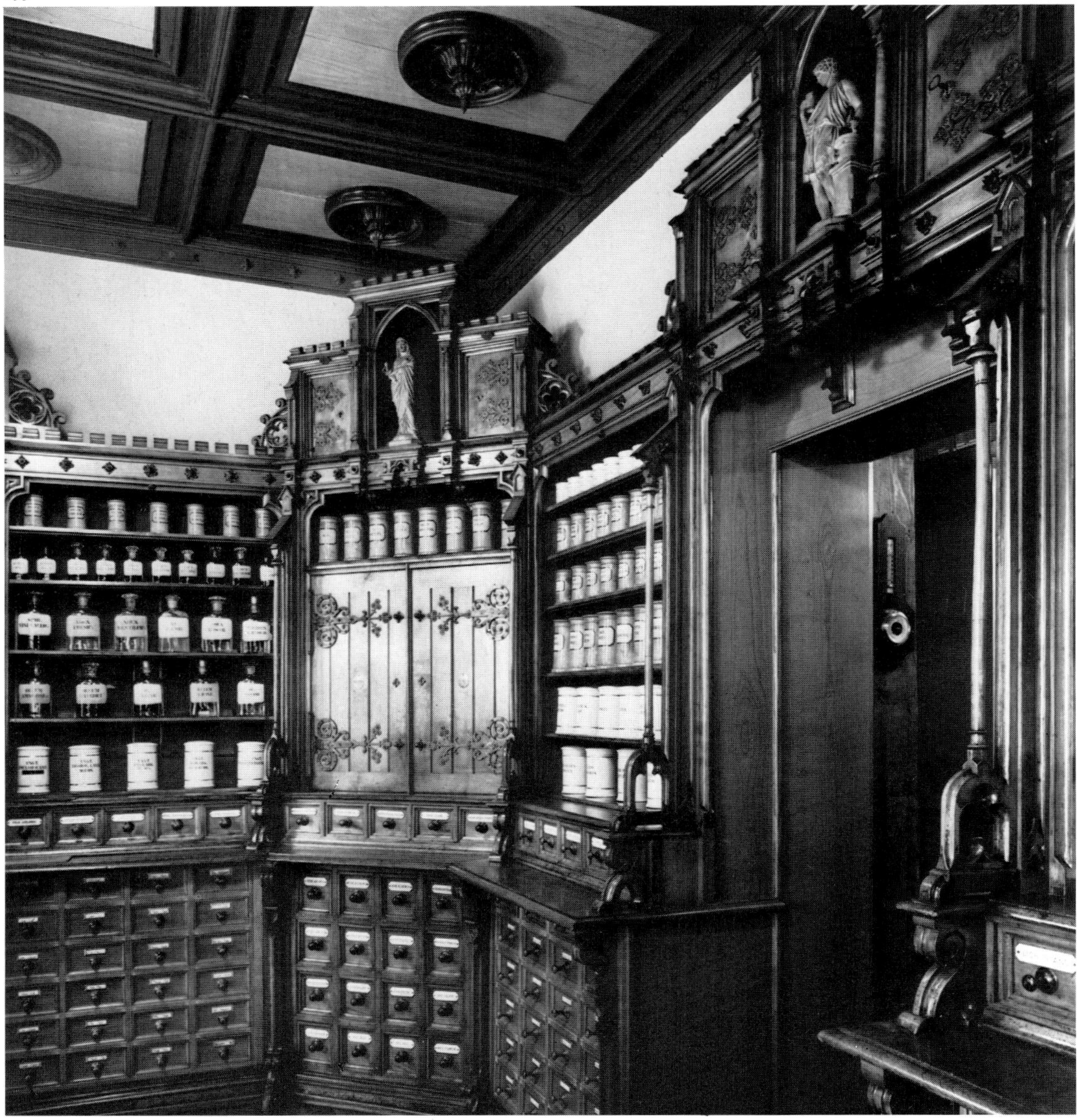

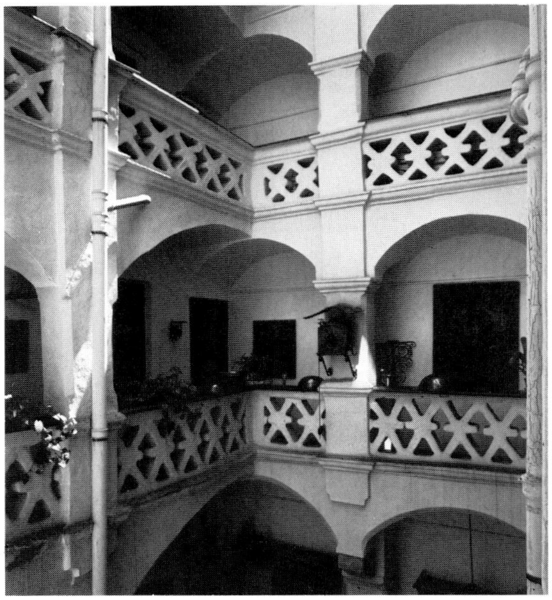

253, 254 Die Alte Apotheke in Garmisch, 1792–1797, im Empirestil italienischer Prägung erbaut, gehört wegen ihrer baulichen Abweichung vom Bodenständigen zu den Wahrzeichen des Ortes. – Abb. 254: Gedrechselte Holzbüchsen aus der Entstehungszeit.

255 Offizin der Hofapotheke mit neugotischem Mobiliar aus dem Jahre 1870.
Konstanz am Bodensee, Hofapotheke zum Malhaus

256 Arkadenhof der Marien-Apotheke Wasserburg a. Inn, 16./17. Jh.

257 Apothekenschrank aus der Kaufbeurer Stadtapotheke, ein Hochzeitsgeschenk des Magisters Johann Friedrich Hartleb aus Ulm an den Kaufbeurer Apotheker Johann Adam Schmidt. Auf den Innenseiten der Türen Ansichten der freien Reichsstädte Ulm und Kaufbeuren, in der Mitte Galenus und Hippokrates, außerdem die Wappen der Kaufbeurer Familien Heinzelmann und Schmidt (Detail s. Abb. 64, 65).
Kaufbeuren, Heimatmuseum

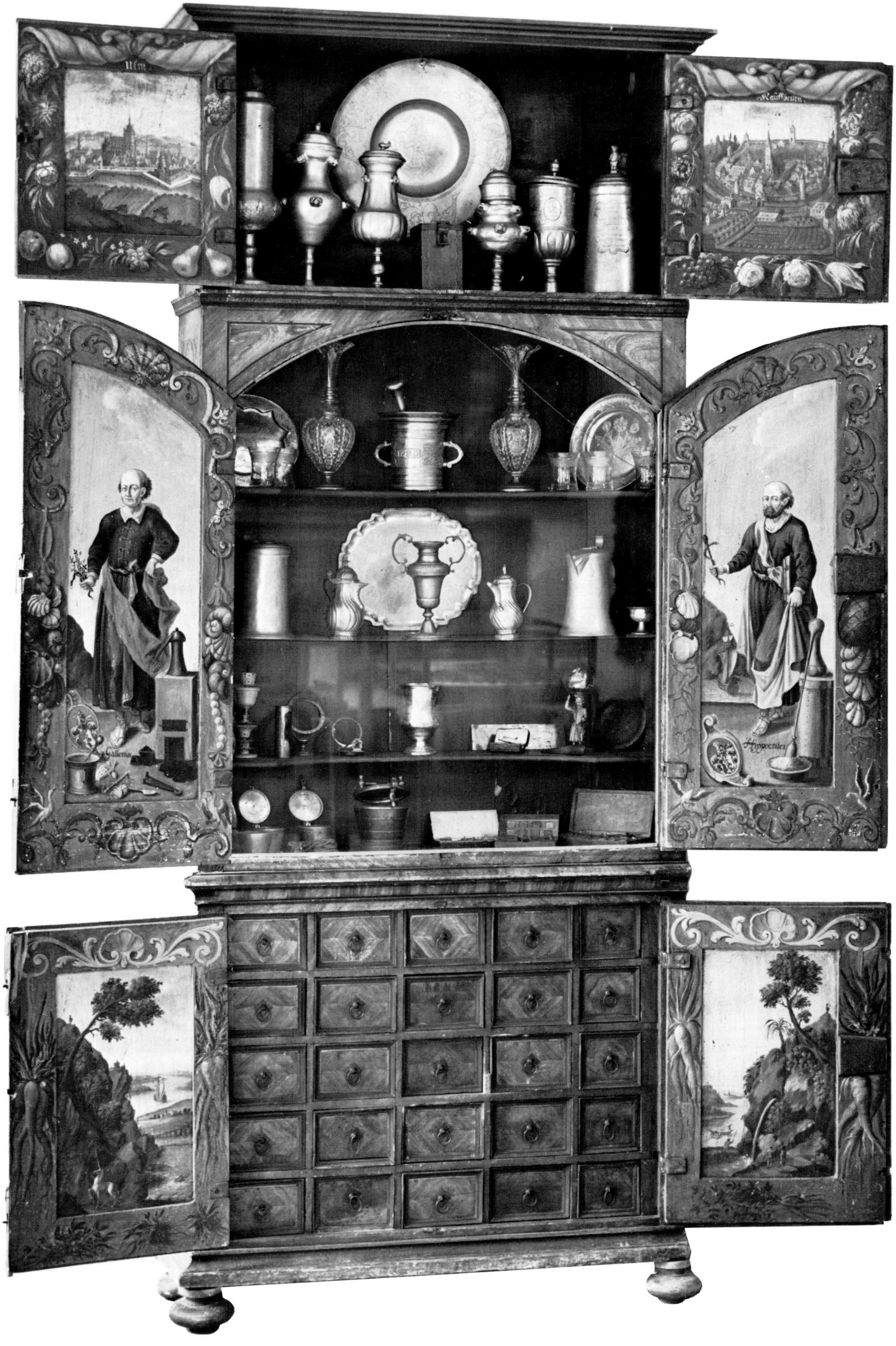

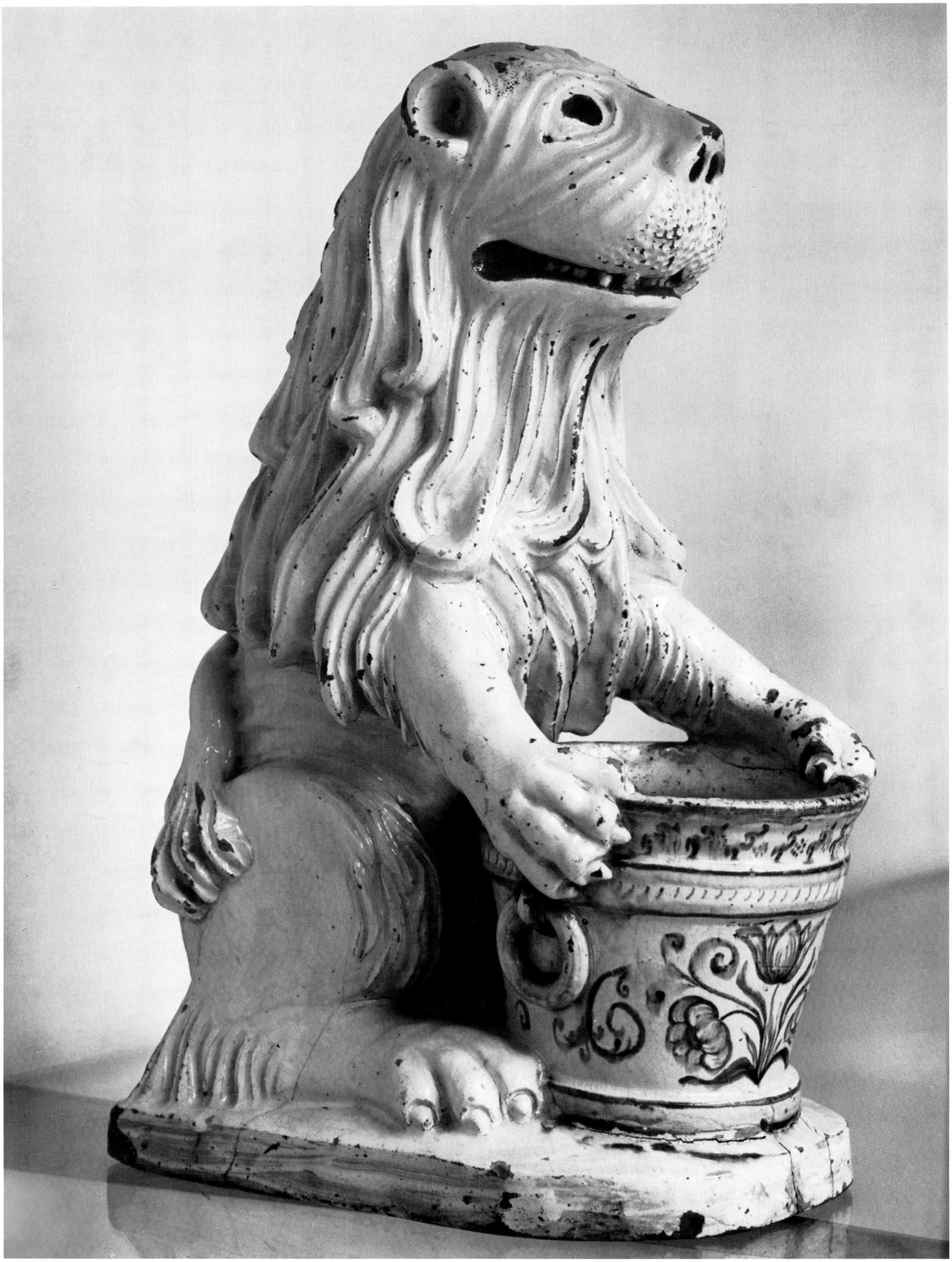

Schweiz

259 Vergoldeter schmiedeeiserner Rezepturtischaufsatz in einer Empire-Apotheke (um 1800) mit streng und feierlich wirkendem Mobiliar. Die grüngehaltenen Regalwände sind mit vergoldeten Zierleisten abgesetzt (vgl. auch Abb. 190). Basel, Schweizerisches Pharmazie-Historisches Museum

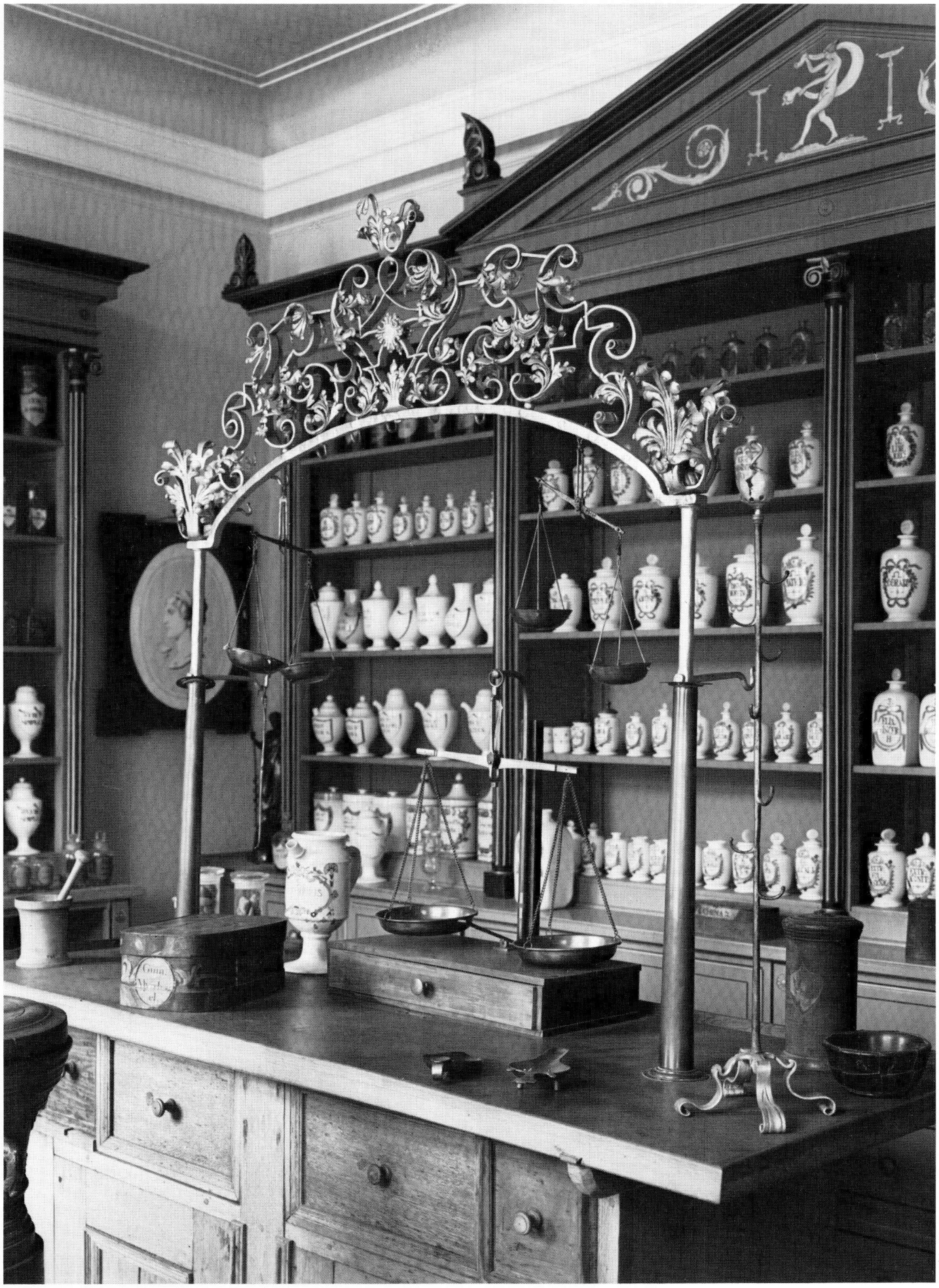

◁ 258 Weißer Löwe mit blaubemaltem Mörser als Emblem einer Löwen-Apotheke. Ostschweizerische Hafnerarbeit. 16. Jh. Basel, Schweizerisches Pharmazie-Historisches Museum

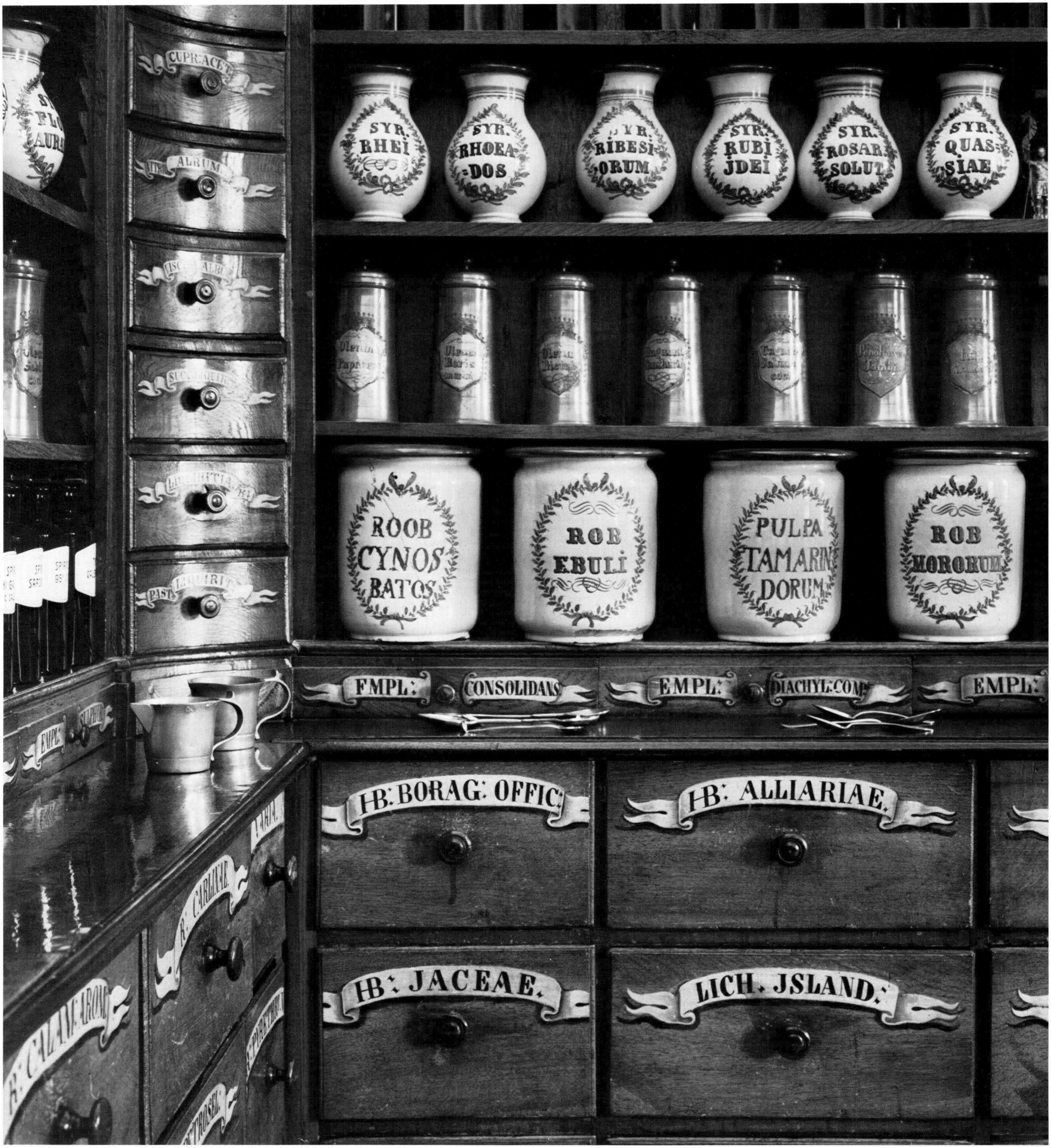
SYR. RHEI
SYR. RHOEA-DOS
RIBESI-ORUM
SYR. RUBI JDEI
SYR. ROSAR. SOLUT.
SYR. QUAS-SIAE
ROOB CYNOS BATOS
ROB EBULI
PULPA TAMARINDORUM
ROB MORORUM
FMPL: CONSOLIDANS
EMPL: DIACHYL: COMP
EMPL:
HB: BORAG: OFFIC:
HB: ALLIARIAE.
HB: JACEAE.
LICH. JSLAND.

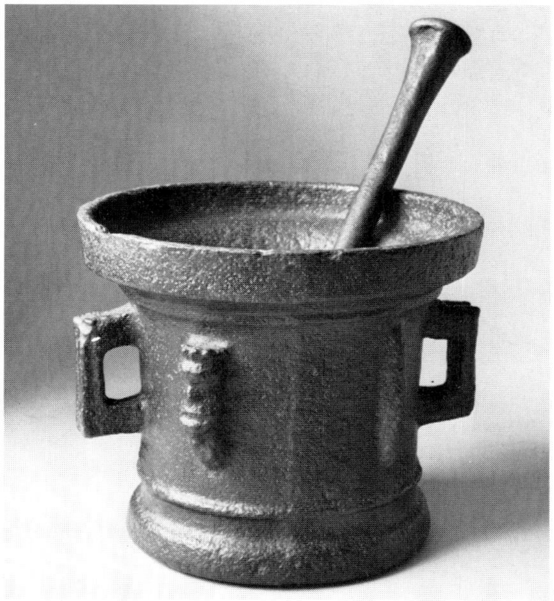

261 263 ▽

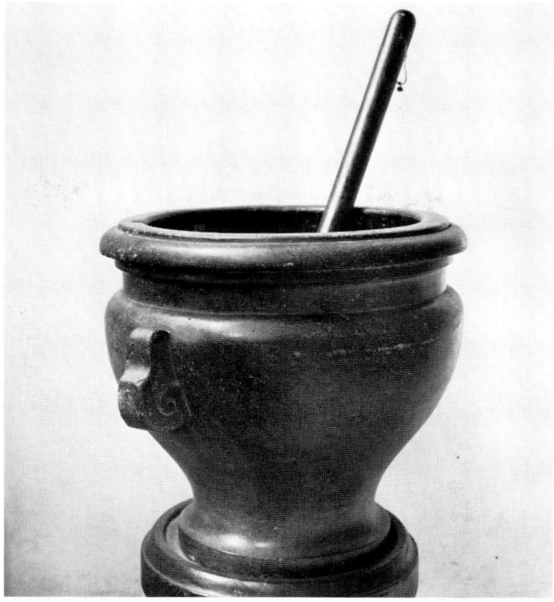

262 264 ▽

261 Zweihenkliger spanischer Eisenmörser mit Dornrippen. 16. Jh.
Köln, Einhorn-Apotheke

262 Steinmörser in Becherform. 18./19. Jh.
Haarlem, Frans-Hals-Museum

263 Regalschrank und Schreibtisch. Inschrift am Fenster: »Die gnädigen Herren und Obern verdingten am 12. Mai 1788 an den Schreiner Xaver Kueffer von Solothurn«. Seit 1788 unter der Leitung der Spitalschwestern von Solothurn.
Solothurn, Schweiz, Bürgerspital-Apotheke

264 Reichvergoldeter Rezepturtischaufsatz des Empire mit roten und blauen Blumen und grünen Ranken.
Solothurn, Schweiz, Bürgerspital-Apotheke

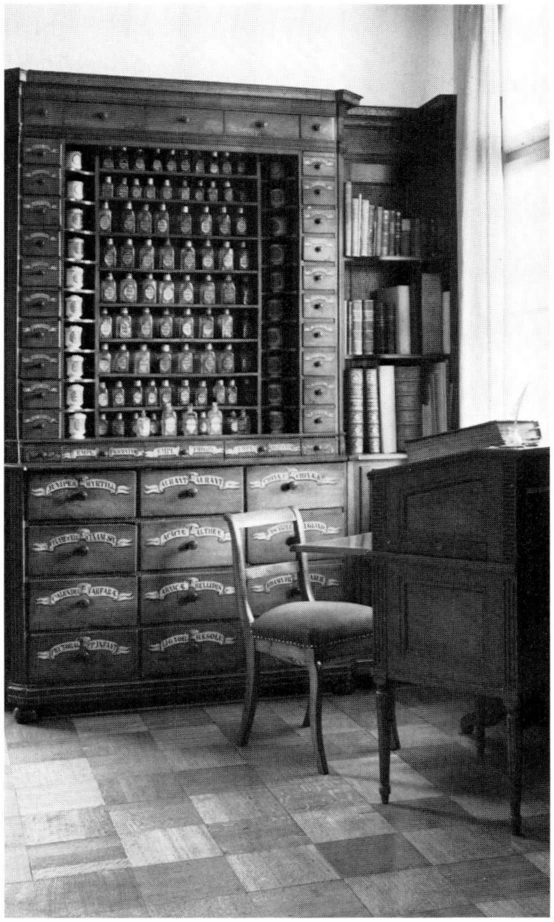

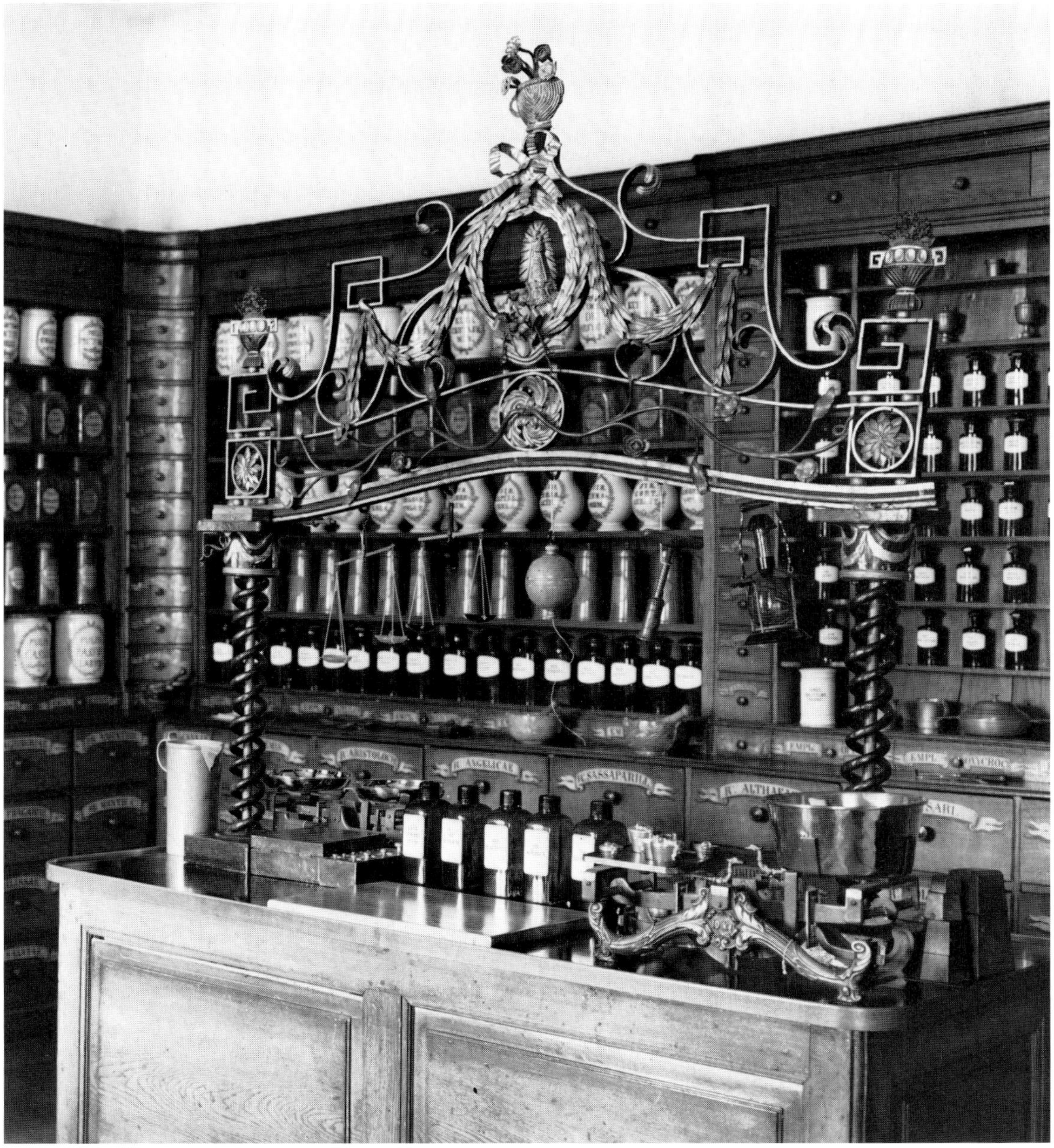

◁ 260 Eckregal mit bauchigen Fayencen, graulackierten Zinndosen und großen Fayencetöpfen mit blauen Laubkränzen um die Inschrift zur Aufbewahrung von Pflanzenmusen (Roob). Holzarbeiten um 1790.
Solothurn, Schweiz, Bürgerspital-Apotheke

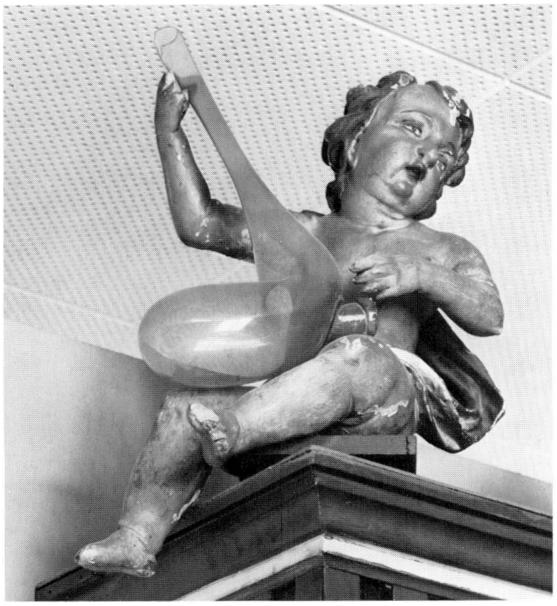

265 *Putto auf Apothekenregal mit gläserner Retorte, Detail aus Abb. 266 und 272.*

266 *Apotheke aus dem 18. Jh. mit Kugelfisch und Krokodil an der Decke; Rezepturtischaufsatz aus zwei Schlangen gebildet mit Handwaage und Glasgeräten.*
Zürich, Medizinhistorisches Institut der Universität

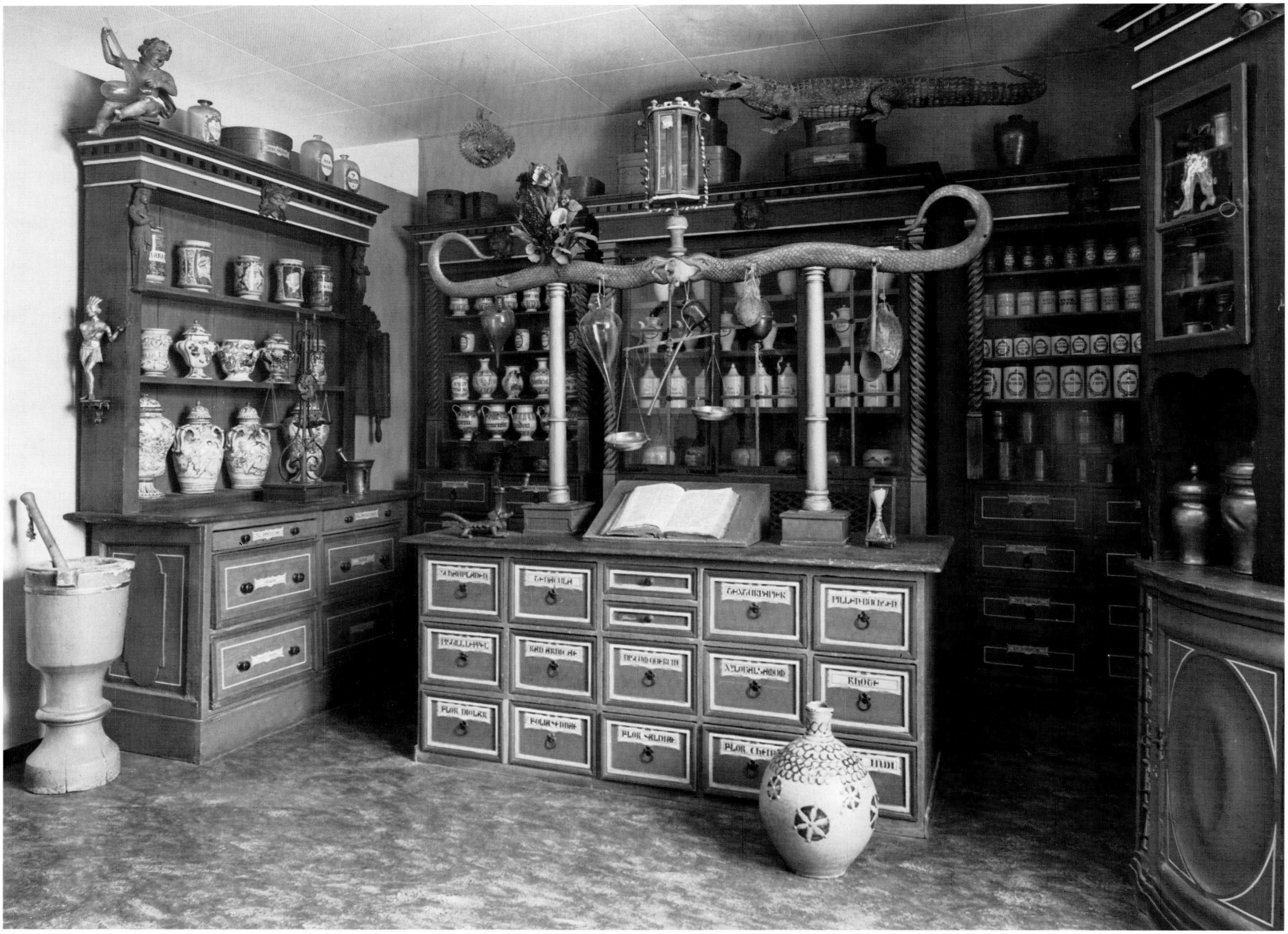

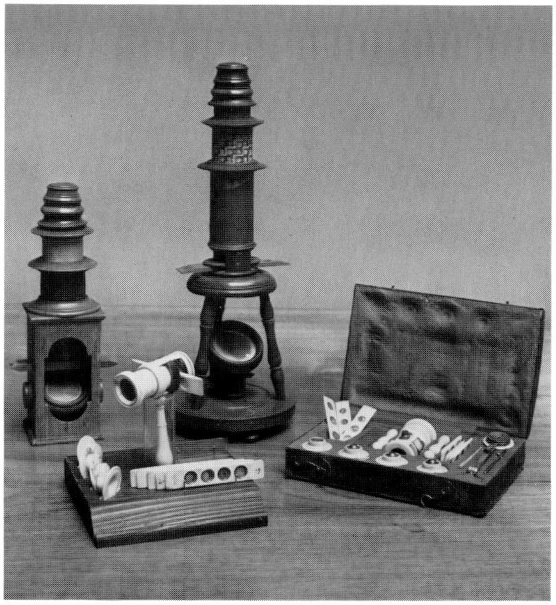

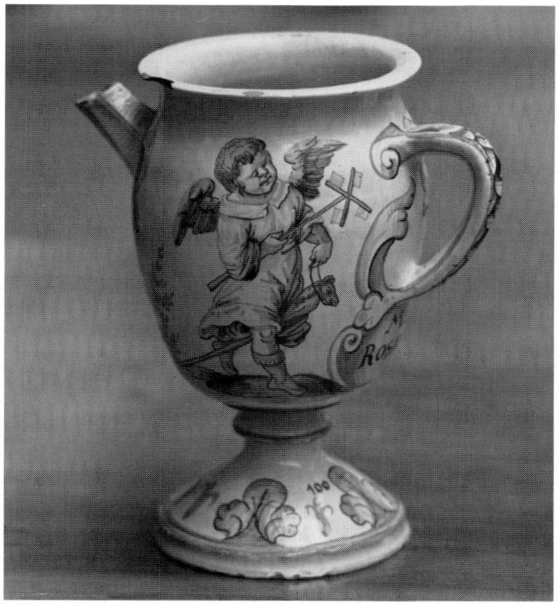

268

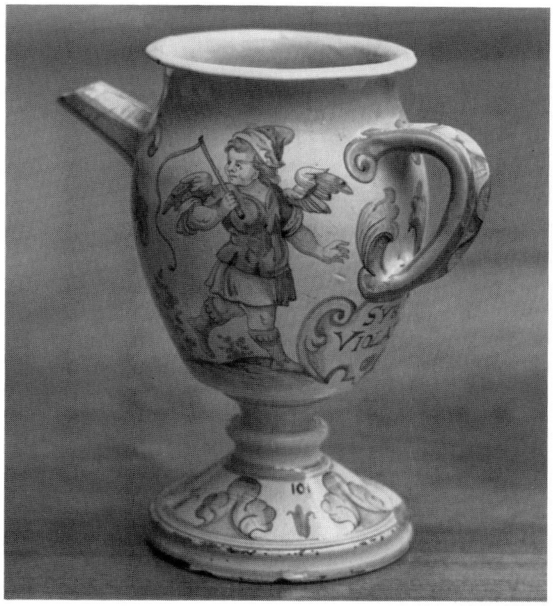

269

*267 Nürnberger Pappmikroskope und Lupen aus Elfenbein mit verschiedenen Linsen und Präparaten. Um 1750.
Basel, Schweizerisches Pharmazie-Historisches Museum*

*268, 269 Sirupgefäße (Chevretten) aus der Werkstatt Pfau, Winterthur, mit spielenden Putten. 2. Hälfte 17. Jh.
Basel, Schweizerisches Pharmazie-Historisches Museum*

*270 Rezepturtisch, 16. Jh., mit schmiedeeisernem Aufsatz, um 1690, und Madonna als Schutzpatronin auf der Weltkugel.
Basel, Schweizerisches Pharmazie-Historisches Museum*

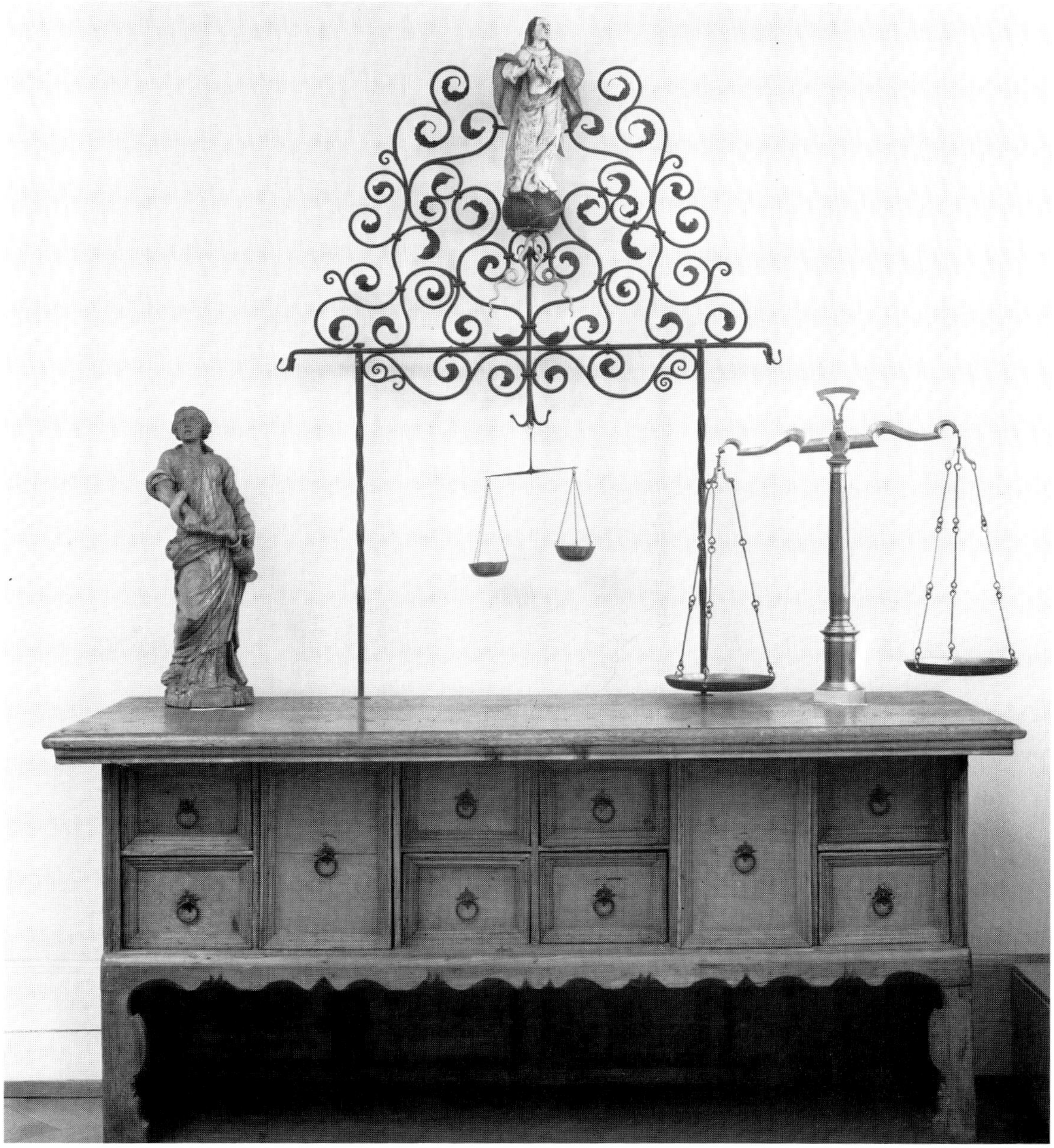

Zu Seite 158, 159:
*271 Holzgeschnitzter Bär mit Mörser als Wahrzeichen einer Schweizer Bären-Apotheke. Um 1750.
Heidelberg, Deutsches Apotheken-Museum*

*272 Seitenwand aus der Apotheke Abb. 266 mit verschiedenen, ursprünglich nicht zugehörigen Gefäßen aus italienischen Manufakturen.
Zürich, Medizinhistorisches Institut der Universität*

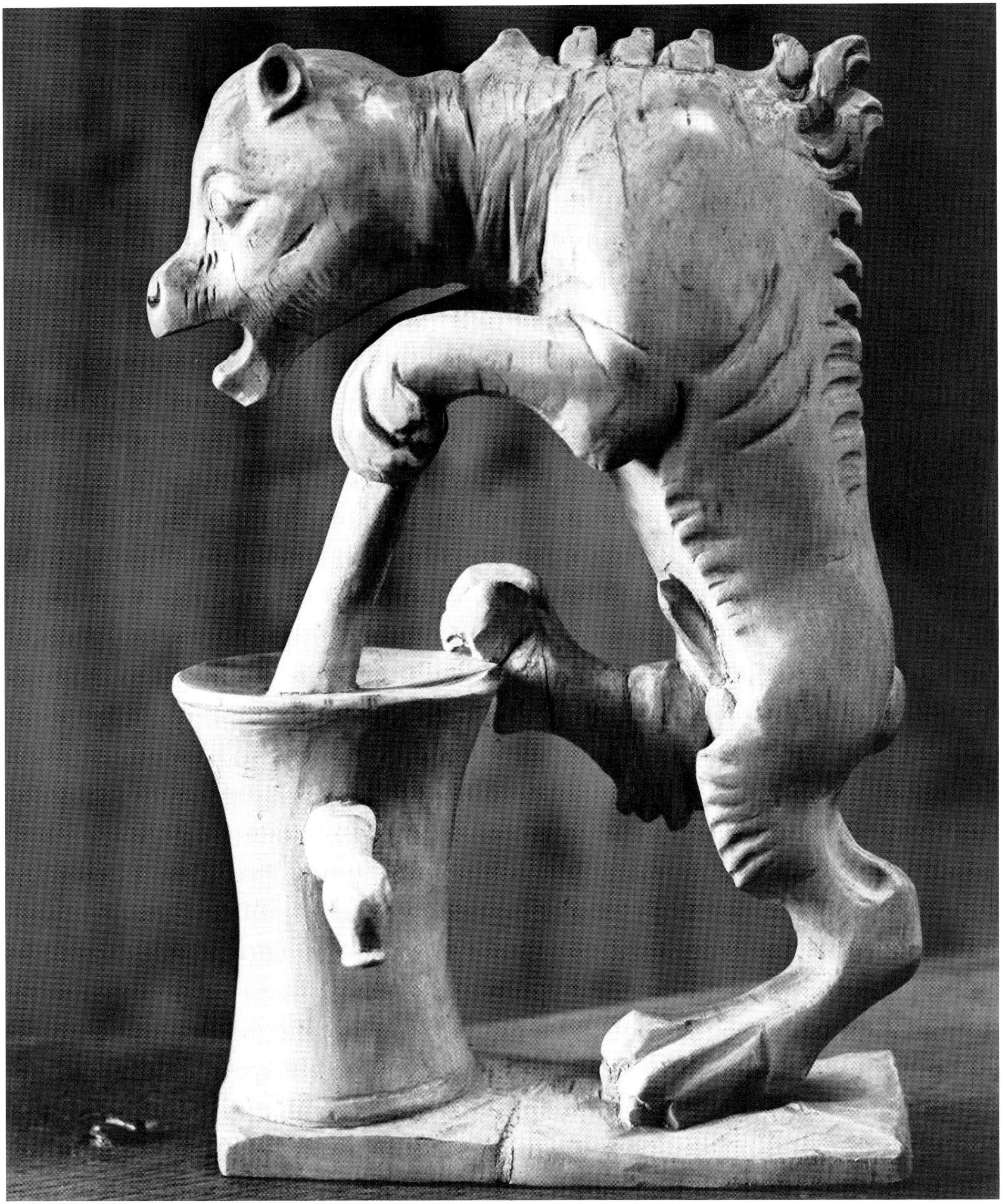

271

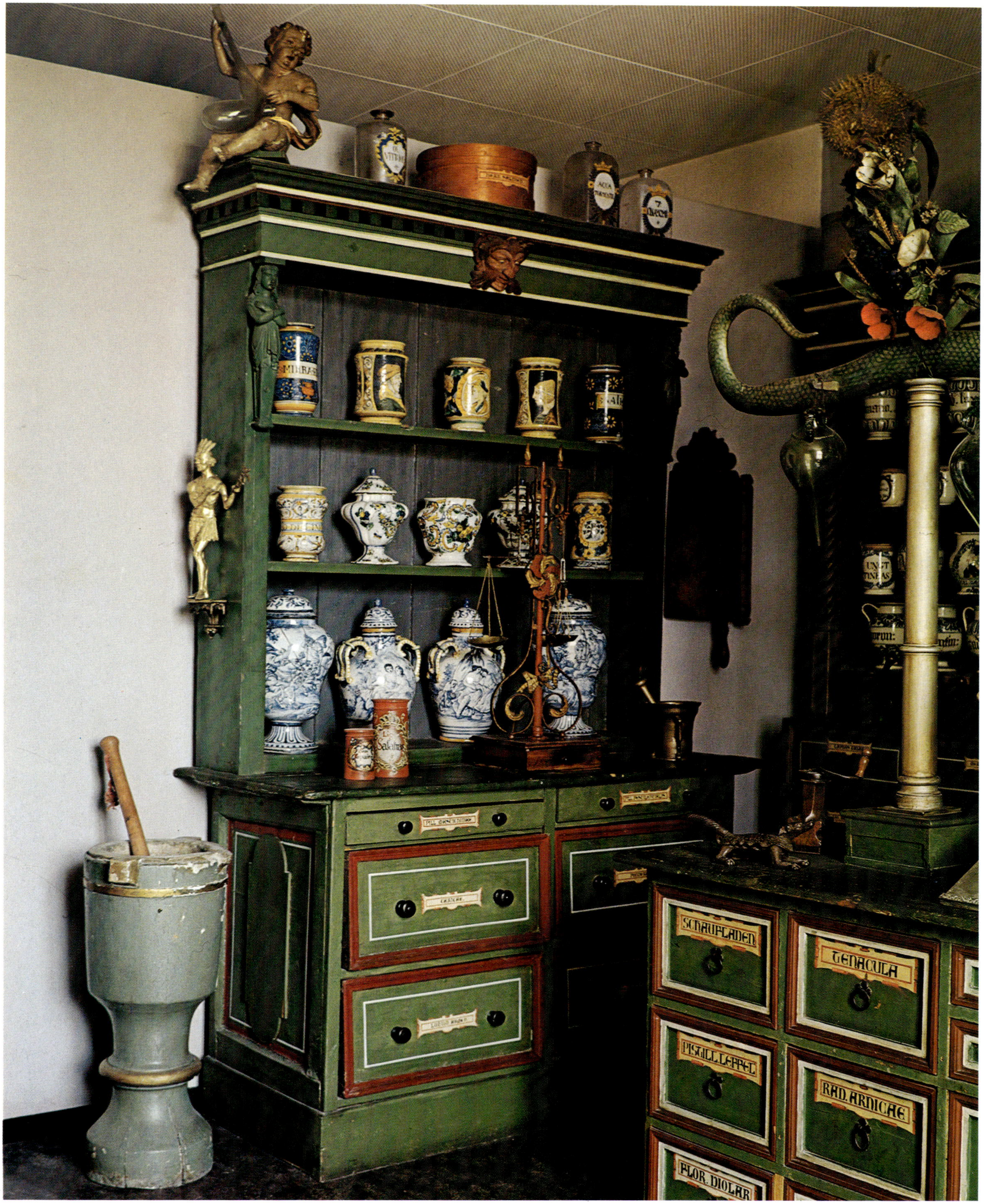
SCHAUFLADEN
TENACULA
PISTILL LEFFEL
RAD. ARNICAE
FLOR. VIOLAR

272

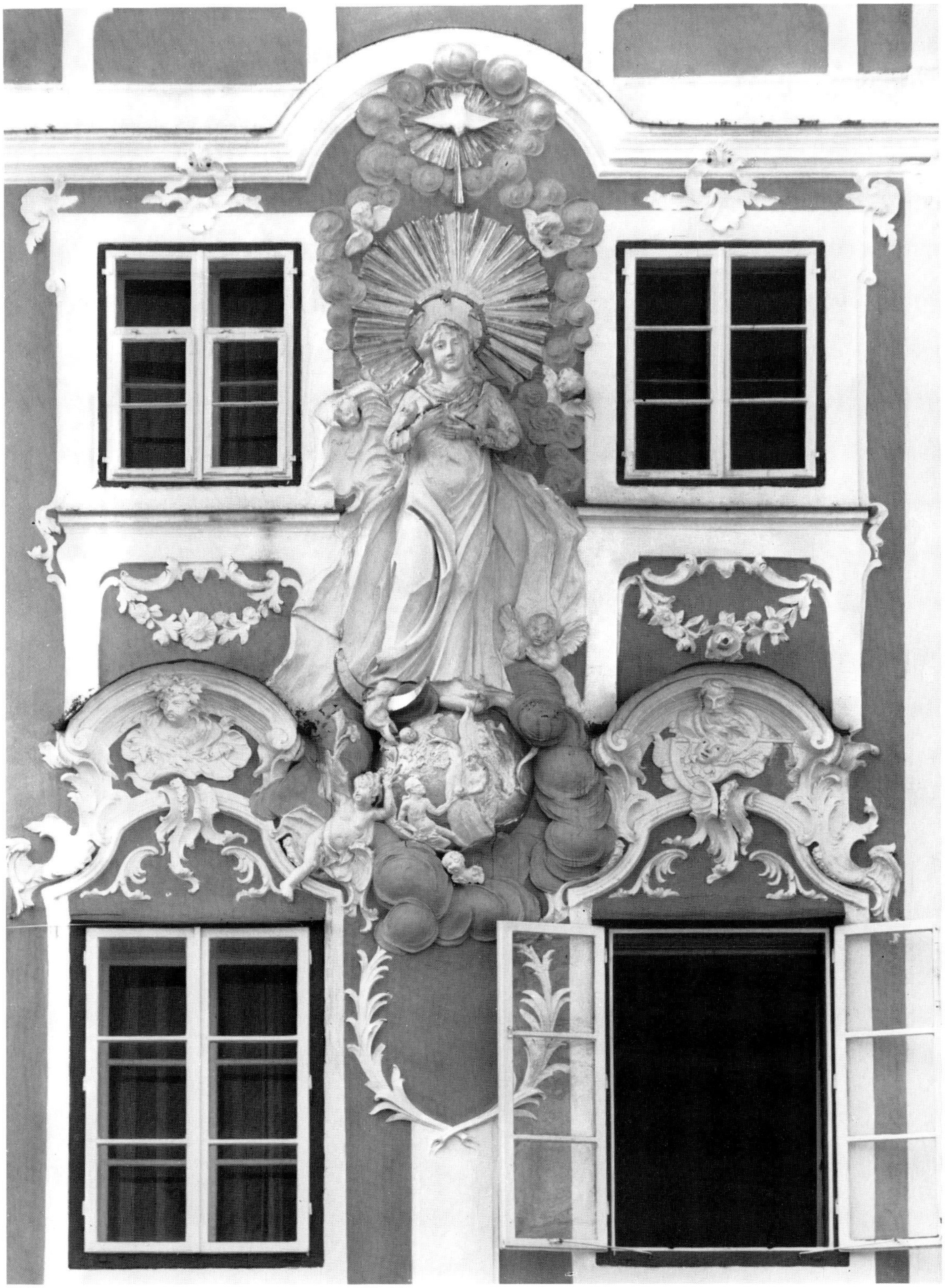

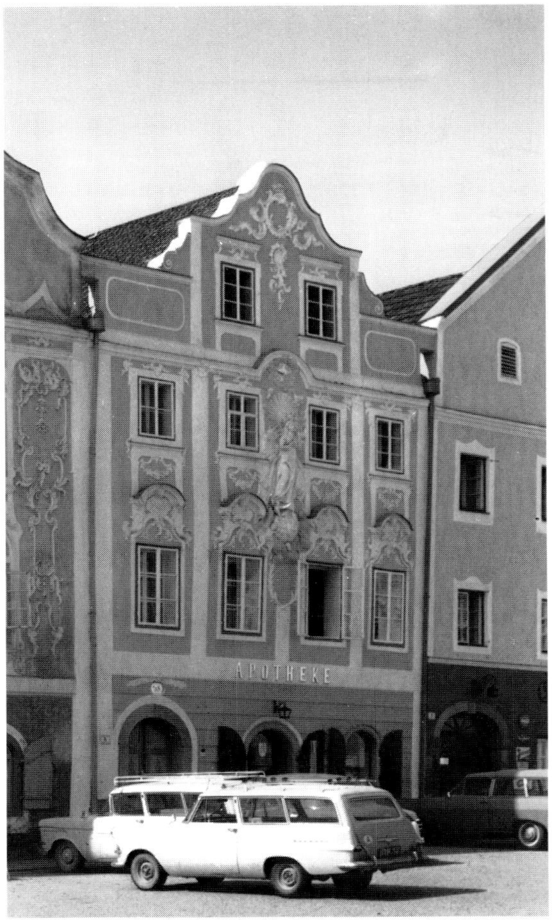

273, 274 Obernberg am Inn, Österreich. Abb. 273: Detail aus der Rokokofassade des Apothekenhauses »Zur Heiligen Jungfrau«. Die Muttergottes von Engeln umgeben auf der Weltkugel mit der Darstellung des Sündenfalles. Die Köpfe in den Fenstergiebeln verkörpern die vier Jahreszeiten. Rechts neben der Madonna Meister Modler als Winter. Die übrigen Jahreszeiten seine Söhne Kaspar, Melchior, Balthasar. – Abb. 274: Gesamtansicht der Apotheke. Stuckarbeiten von Johann Baptist Modler. Um 1735. Im Inneren Arkadenhof der Renaissance.

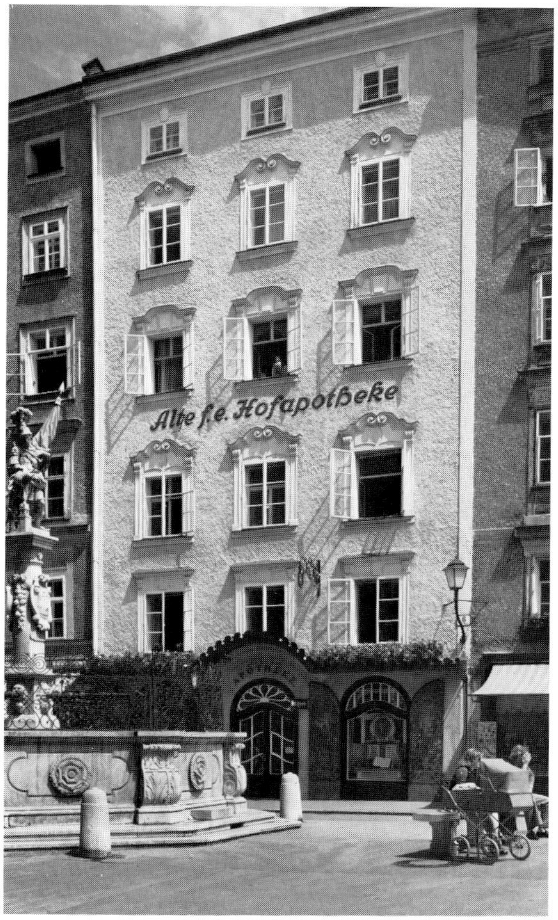

275–277 Alte fürsterzbischöfliche Hofapotheke, Salzburg, gegr. 1591. Abb. 275: Fassade am Alten Markt. – Abb. 276: Apothekenschild mit Äskulap-Stab. – Abb. 277: Schaufenster mit dem Bildnis von Theophrastus Paracelsus im Kostüm der 2. Hälfte des 18. Jh. und im holzgeschnitzten Rahmen der Zeit. Die Läden sind mit Arzneipflanzen bemalt, im 20. Jh. erneuert.

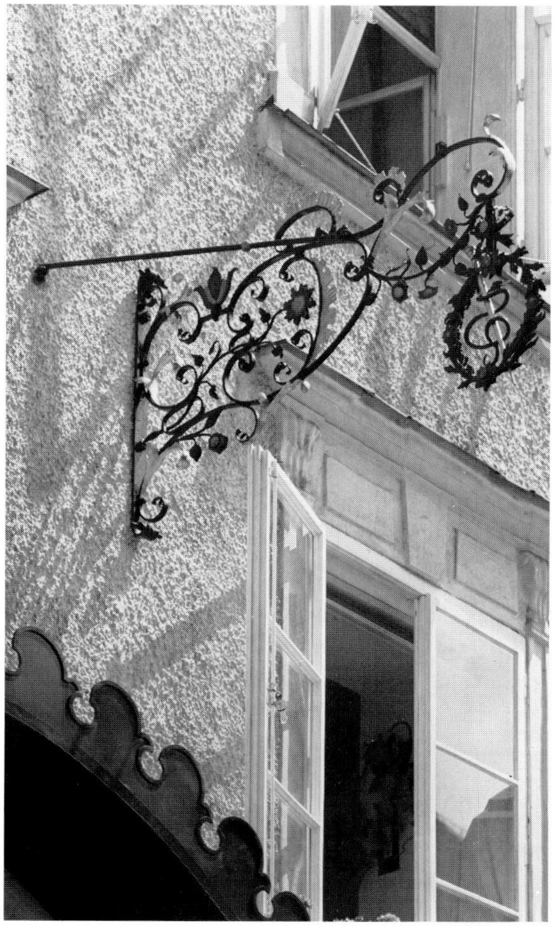

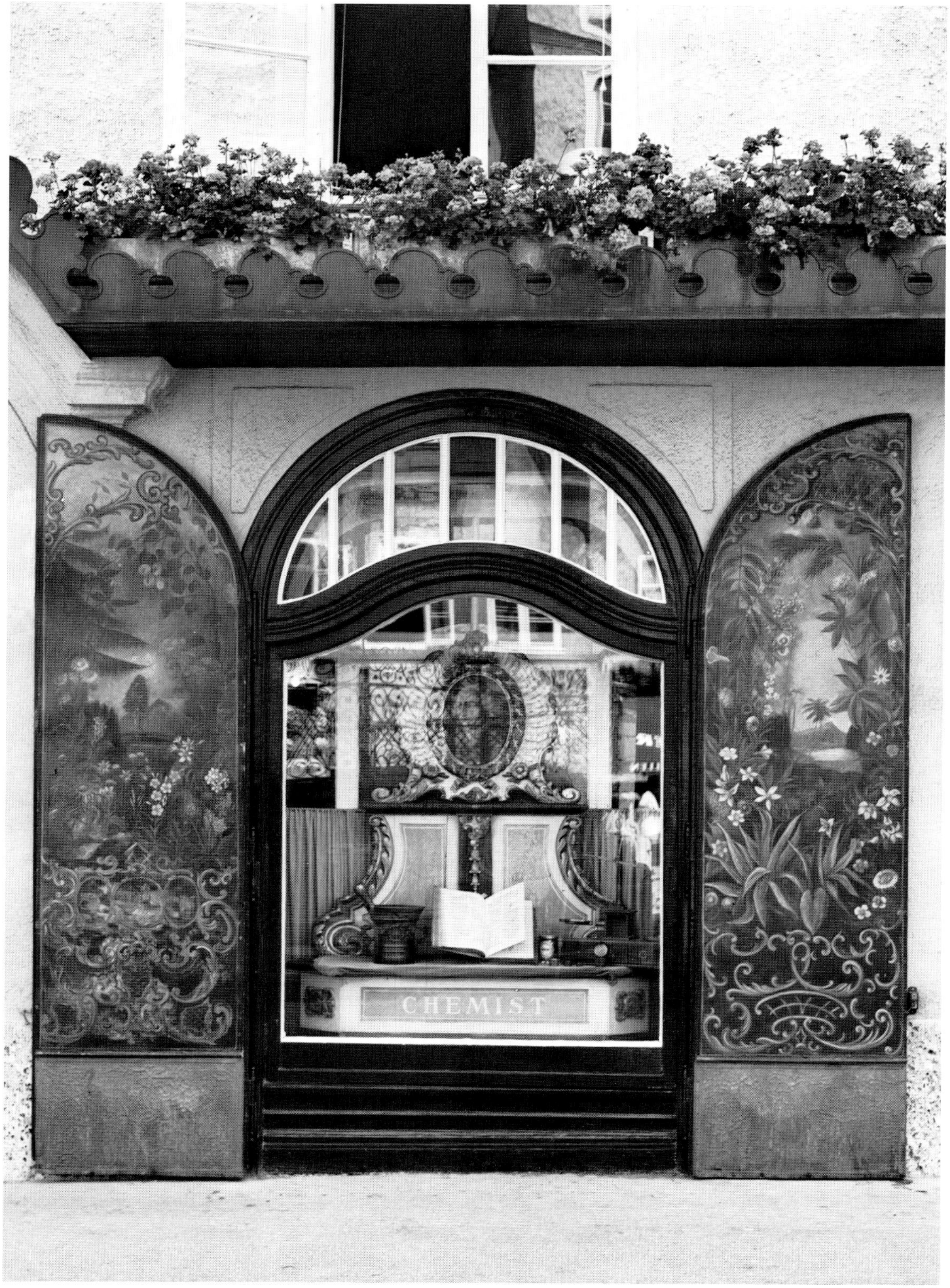

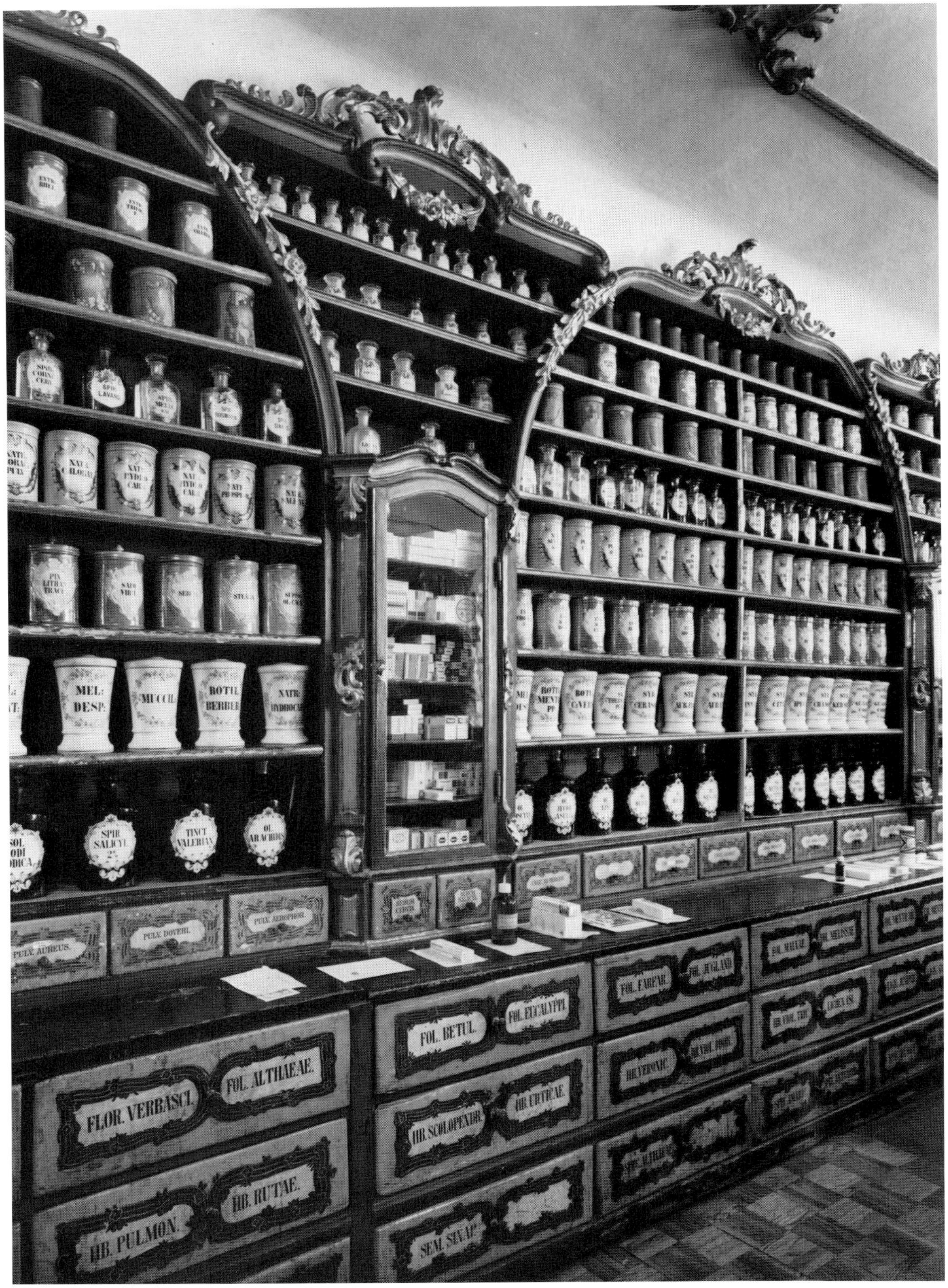

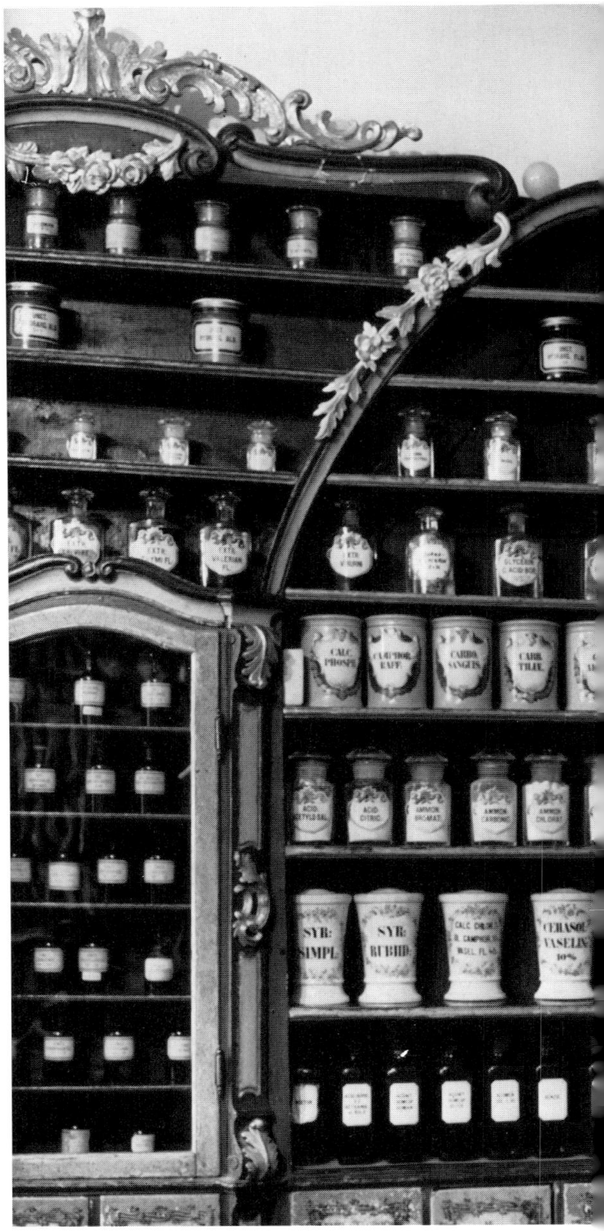

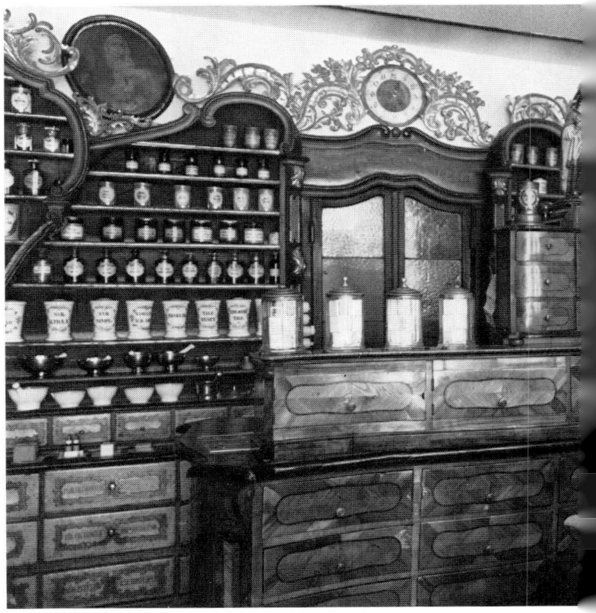

278–281 Alte fürsterzbischöfliche Hofapotheke, Salzburg, gegr. 1591. Abb. 278, 279: Rokoko-Offizin, um 1760. Regalwand mit vergoldeten Schnitzereien, Unterbau mit bemalten Schubladen. Die Flaschen aus Braunglas sind Neuanfertigungen nach alten Mustern. Die übrigen Standgefäße aus Porzellan, Glas, Holz und einige wenige aus Zinn aus der Zeit der Einrichtung und noch in Gebrauch. – Abb. 280: Rezepturtisch mit schmiedeeisernem Aufsatz und aufgehängten Waagen. – Abb. 281: Ehemalige Kasse direkt neben dem Eingang zur Offizin. In dem mit vergoldeten Rokoko-Ornamenten verzierten Rundbogen alchemistische Zeichen für die vier Elemente, die sieben Metalle, Schwefel und Phosphor, und Apothekengewichte (von links).

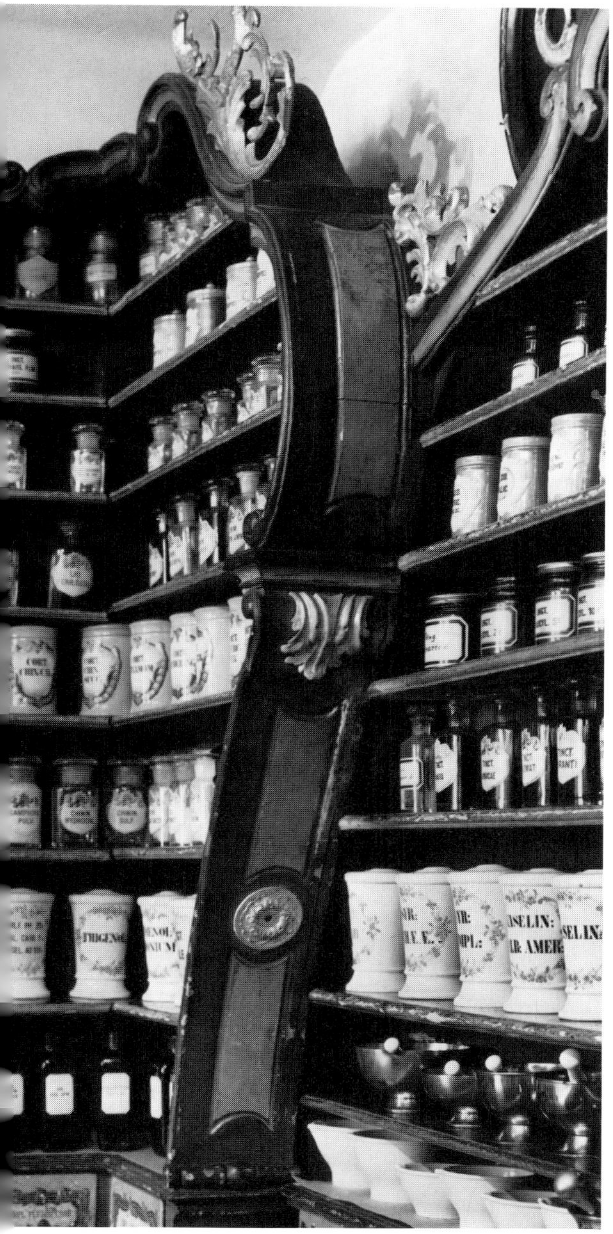

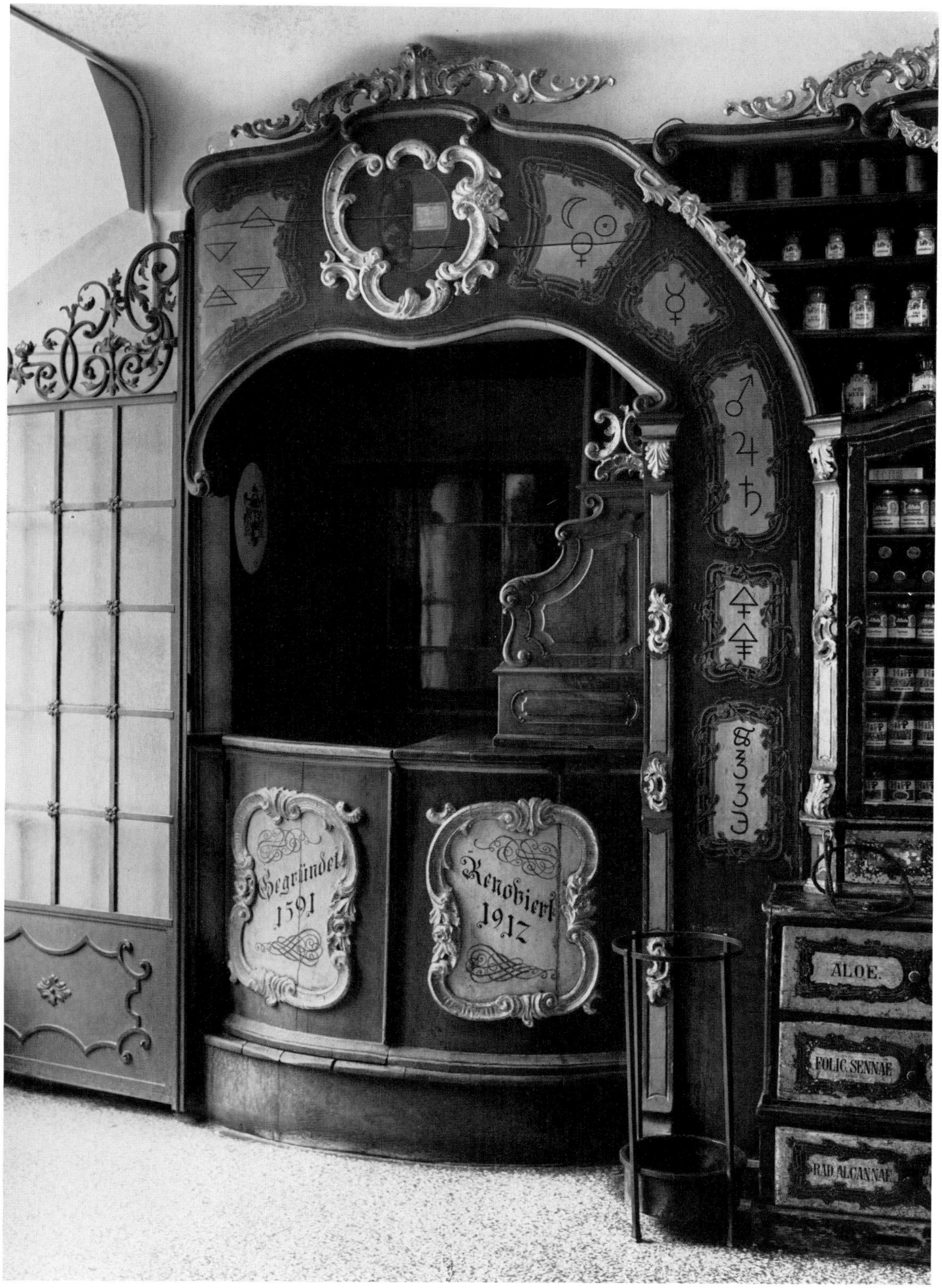
Gegründet 1591
Renoviert 1917
ALOE.
FOLIC. SENNAE
RAD. ALCANNAE

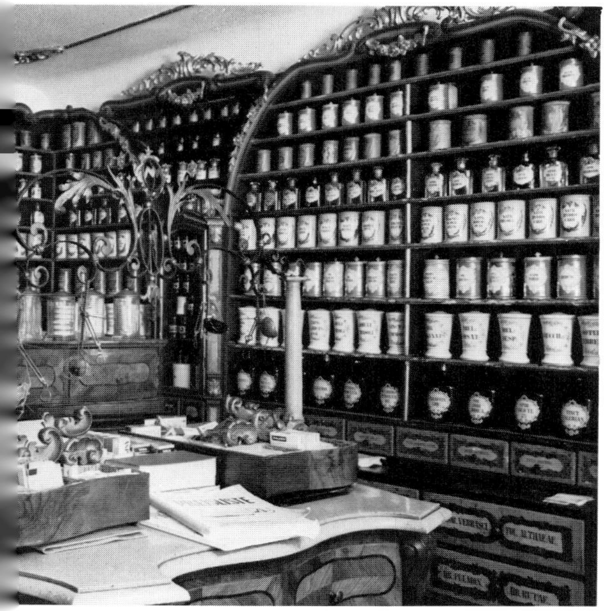

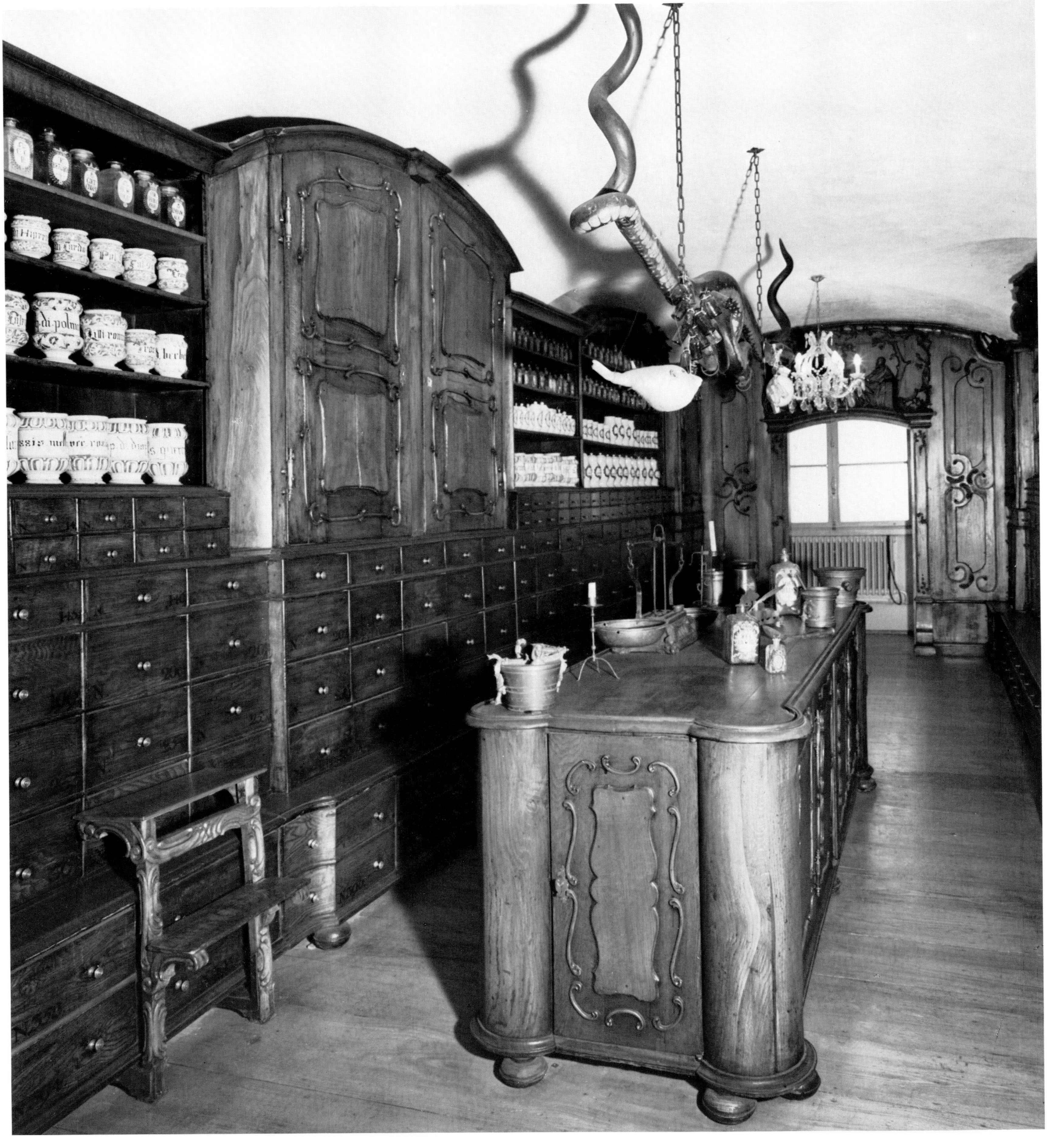

283, 285 Ehem. Offizin aus dem Ursulinen-Kloster zu Klagenfurt. In der Bekrönung die Jahreszahl 1730. In den durch Voluten und durch vergoldetes Laub- und Bandelwerk gegliederten Repositorien Fayencen und Porzellangefäße aus italienischen und deutschen Manufakturen, die Milchglasgefäße aus böhmischen Glashütten.
Heidelberg, Deutsches Apotheken-Museum

284 »Bezoar« (Nachbildung), Ballen im Magen oder Darm von Säugetieren. Nach persischer Heilmittellehre geheimnisvolles Schutz- und Heilmittel gegen Vergiftungen. Noch im 18. Jh. verwendet.
Wien, Krankenhaus der Elisabethinen

286 »Einhorn« (Narwalzahn), Ranken- und Muschelwerk mit Korallen als Abschluß eines Regals.
Basel, Schweizerisches Pharmazie-Historisches Museum

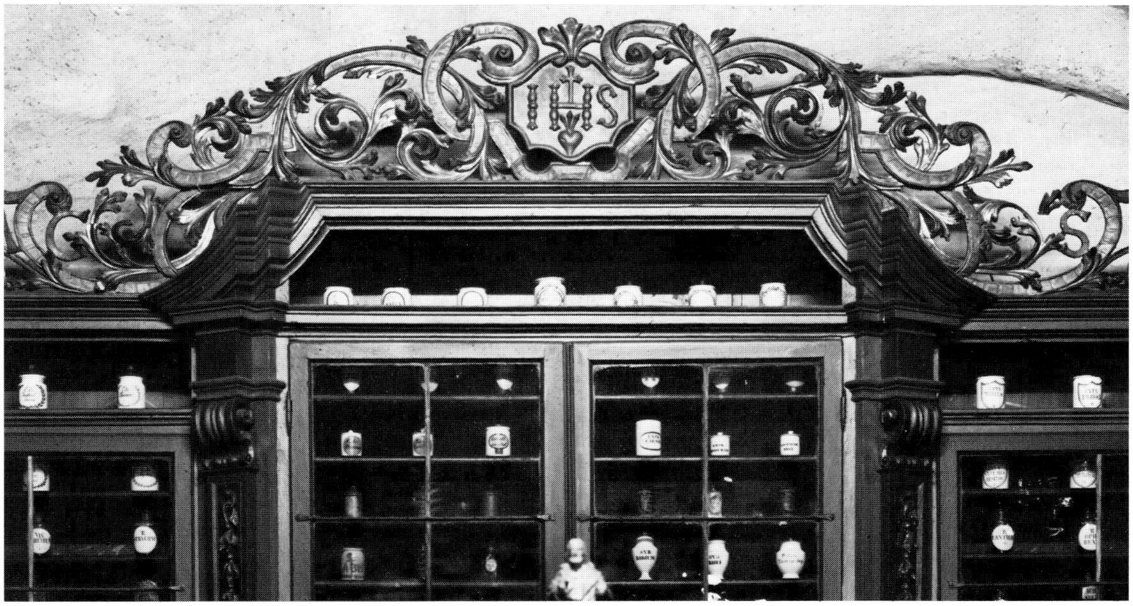

283

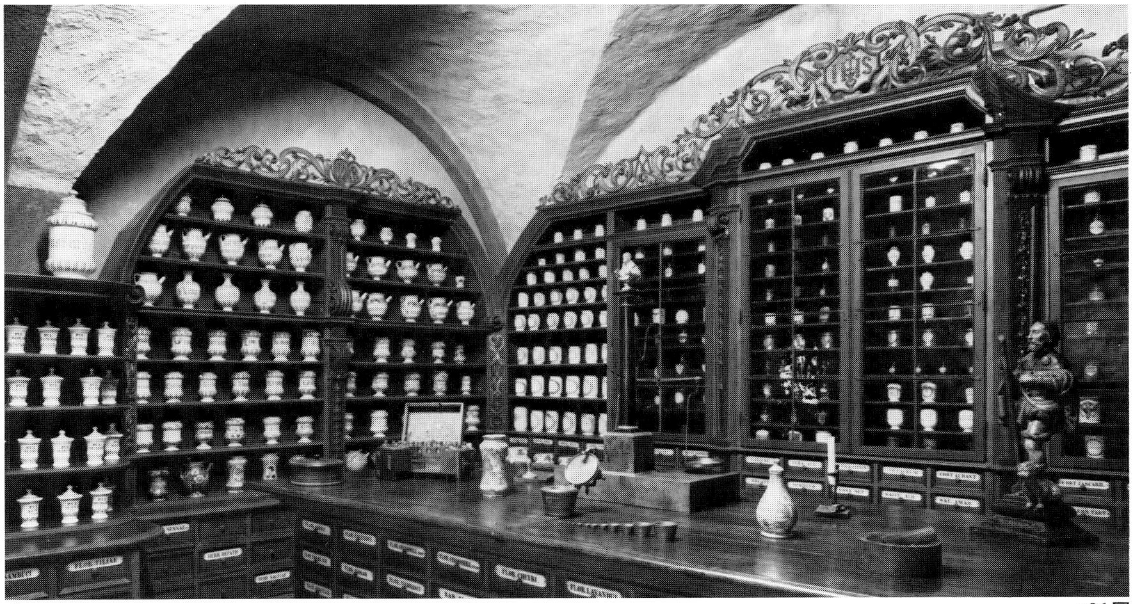

285

286 ▽

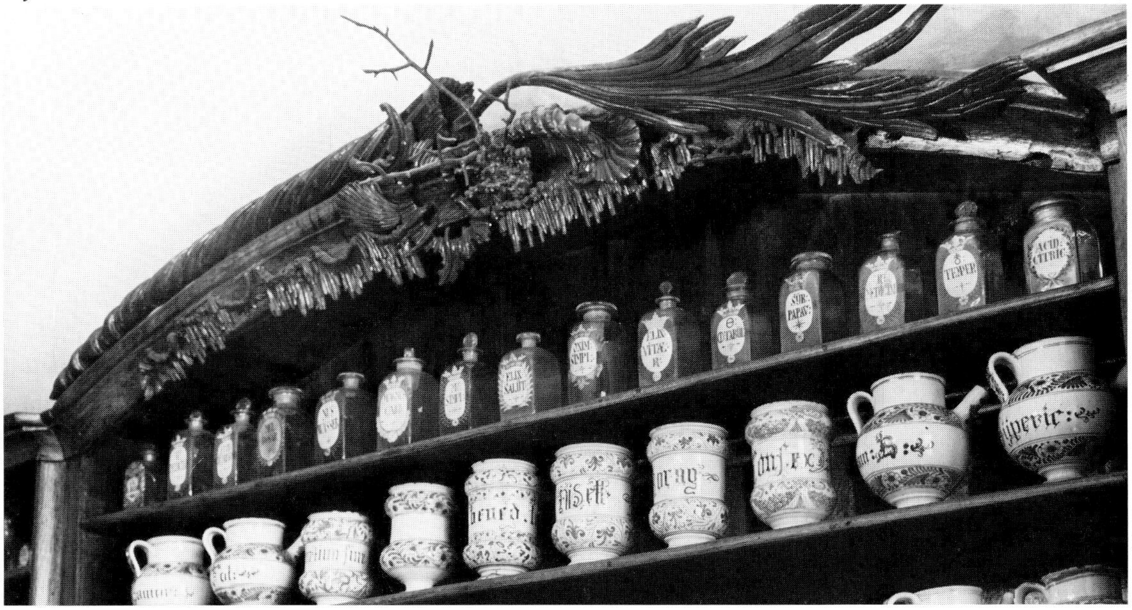

◁ 282 Mobiliar aus dunkelbraunem Eschenholz der ehem. Hofapotheke in Innsbruck aus der Zeit Maria Theresias. Vor 1750. Über dem Rezepturtisch zwei hölzerne Schlangen (Äskulapnattern).
Basel, Schweizerisches Pharmazie-Historisches Museum

287 Apotheke aus Schloß Weinheim im Mühlviertel/Kefermarkt der Grafen von Thürheim. Die Apotheke wurde von Maria Franziska Michaela Gräfin von Thürheim, geb. Gräfin von Kuefstein (1669–1751) gegründet. Barocker Rezepturtisch. Ende 17. Jh. Nashorn (Einhorn) und Elchfuß, wichtige Ingredienzen in der Volksmedizin.
Linz (Donau), Oberösterreichisches Landesmuseum (Schloßmuseum)

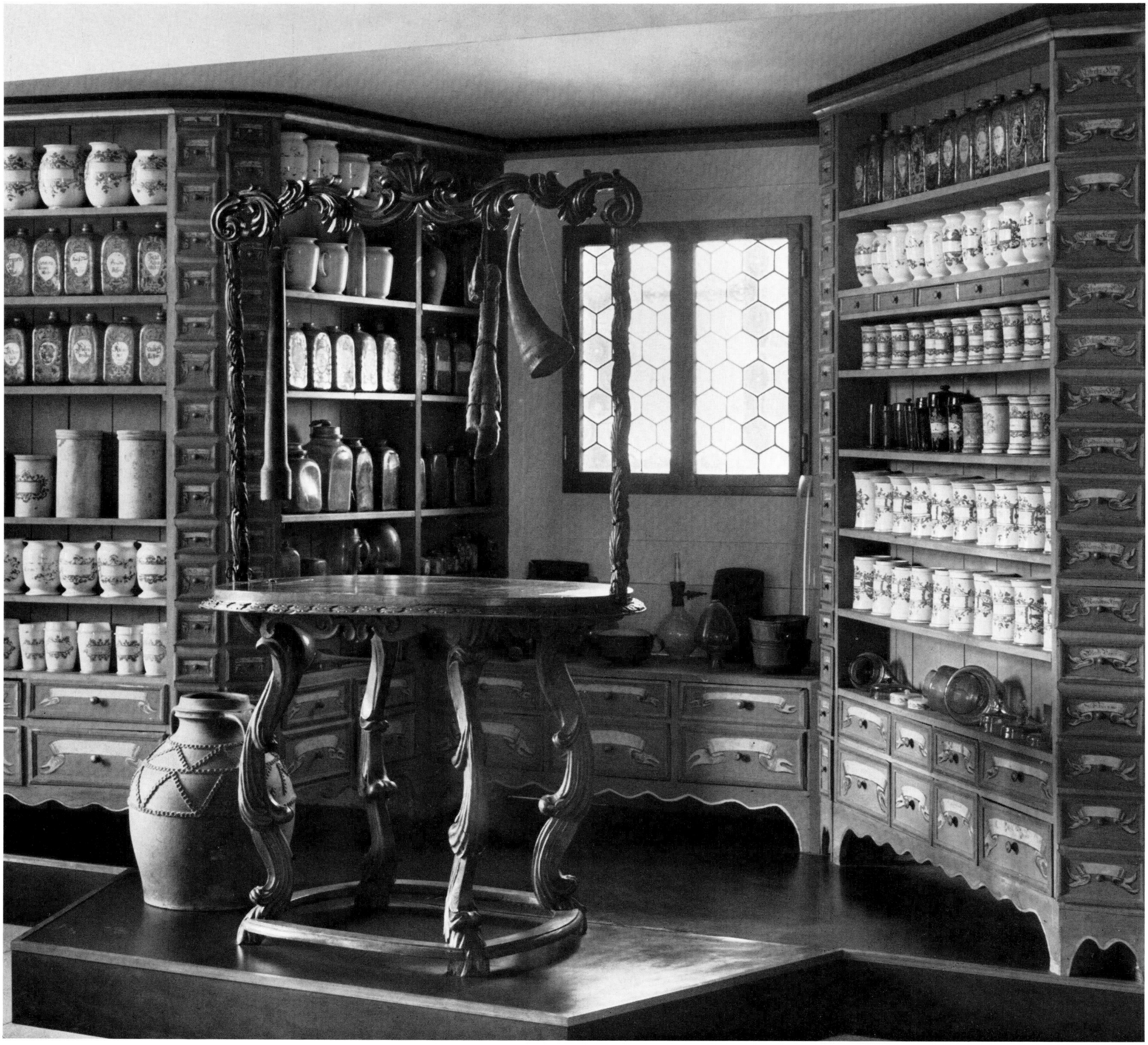

288 Weißgefaßte Holzbüchse mit Rankendekor und Krone mit Inschrift: Fol(ia) Matico, Maticoblätter oder Soldatenkraut, zum Blutstillen bei Lungen- und Darmblutungen.
Lüneburg, Raths-Apotheke

289 Regale und Schubladenunterbau mit Doppelinschriften auf den zweifächrigen Schubladen der ehem. Hausapotheke des Ursulinen-Klosters in Wien. 2. Viertel 18. Jh. Verglasung sekundär.
Wien, Österreichisches Museum für Volkskunde, Sammlung religiöse Volkskunst im ehem. Wiener Ursulinen-Kloster

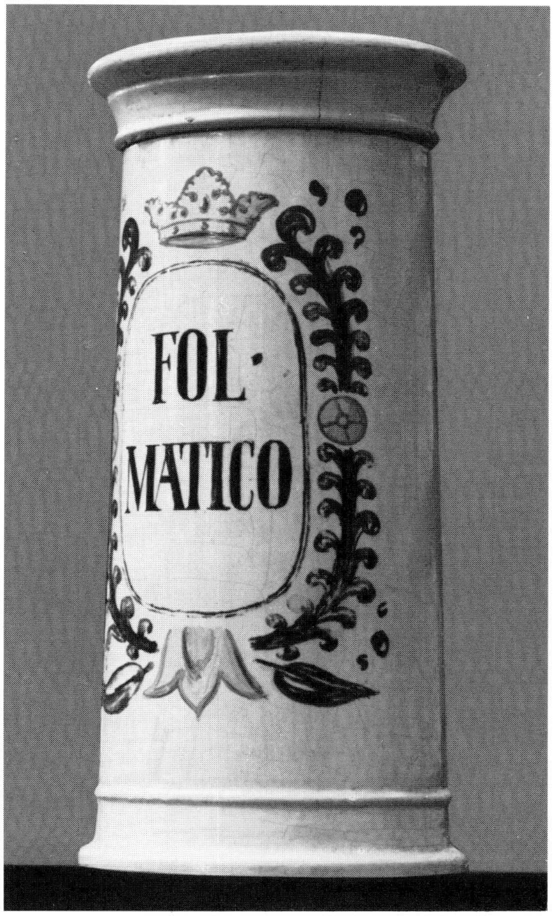

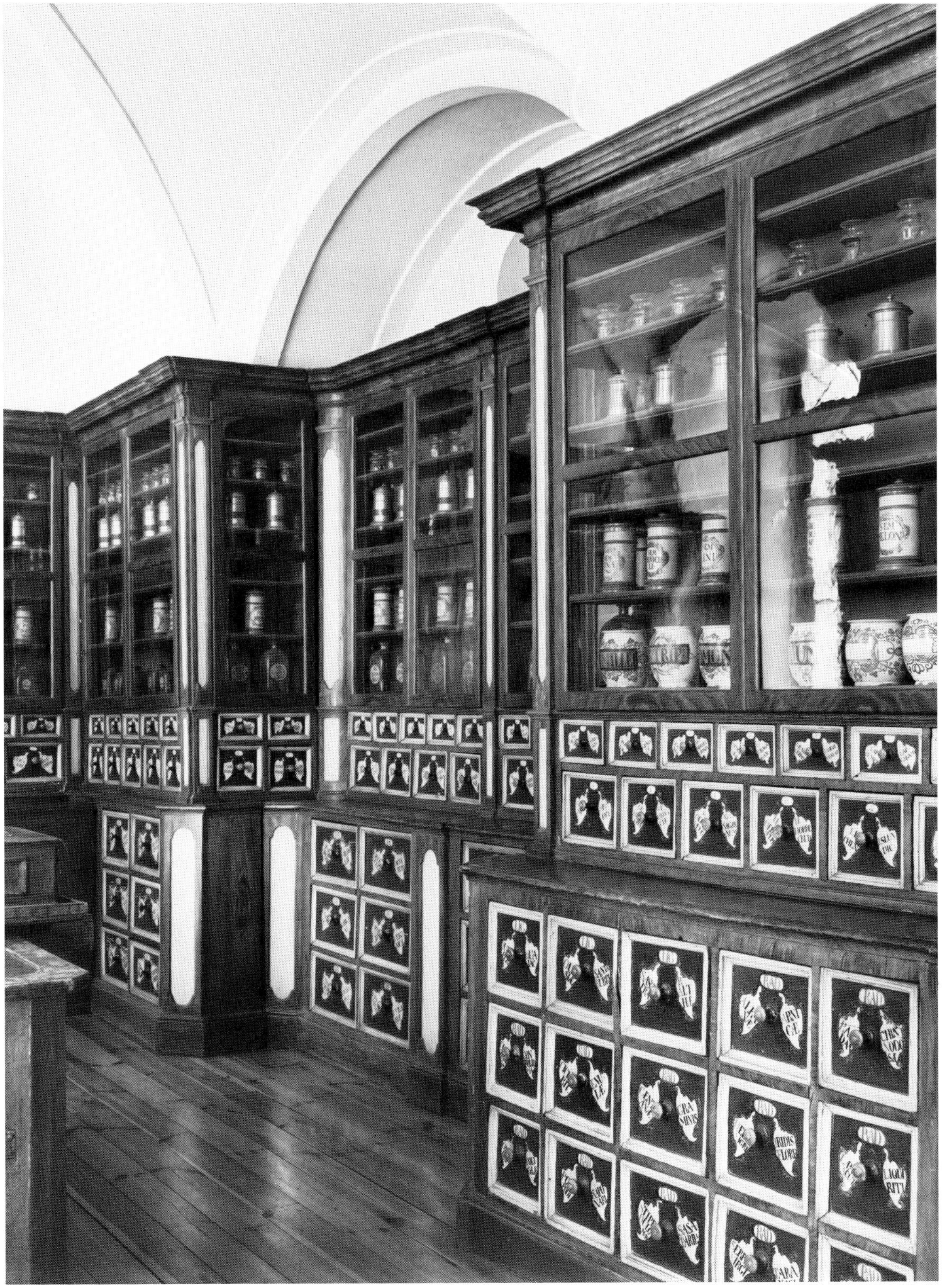

290–293 Wien, Kloster der Barmherzigen Brüder. Abb. 290: Regalaufsatz aus vergoldetem und rotgefaßtem Schnitzwerk mit Muschelwerk und Blumenvasen. – Abb. 291: Fassade mit Eingang zur Apotheke (vgl. Abb. 24). – Abb. 292: Mit gemalter Stuckimitation überzogene Decke der heutigen Materialkammer. Um 1740. Die Gemälde haben allegorische Beziehungen zur Pharmazie und Heilkunde. – Abb. 293: Negerfürstin mit Einhorn; prachtvolle al-fresco-Malerei an der Decke der Materialkammer, darunter das Wahrzeichen des Ordens, ein rotglühender Granatapfel.

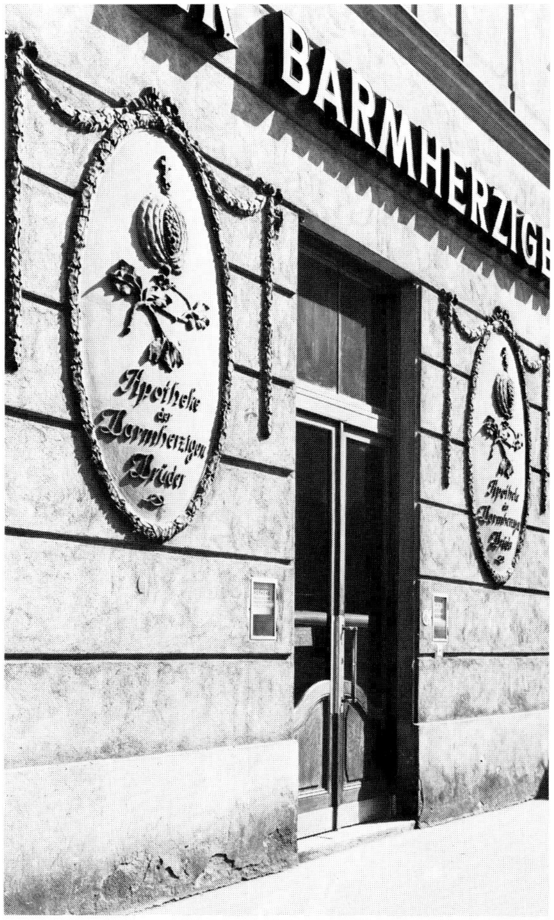

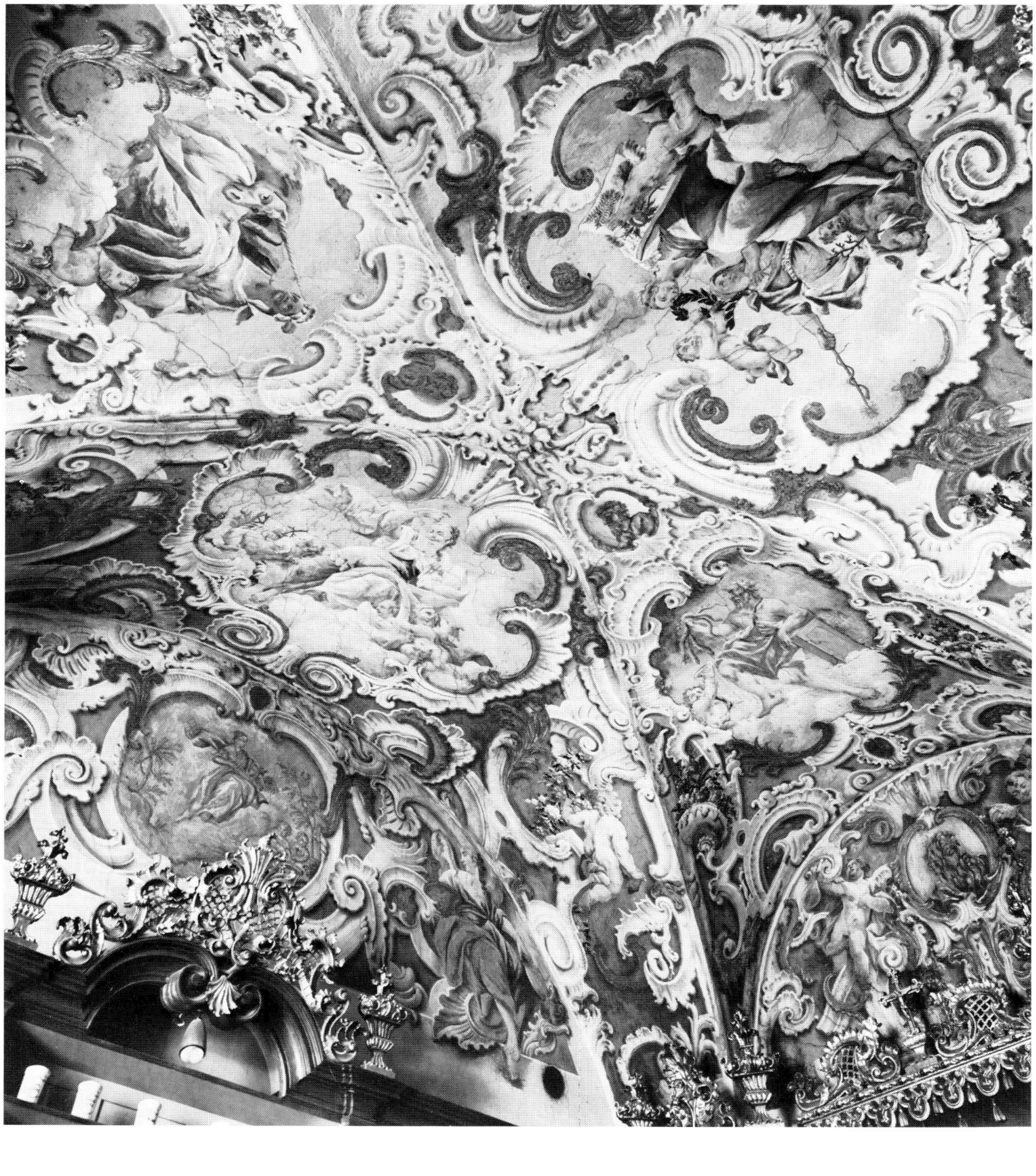

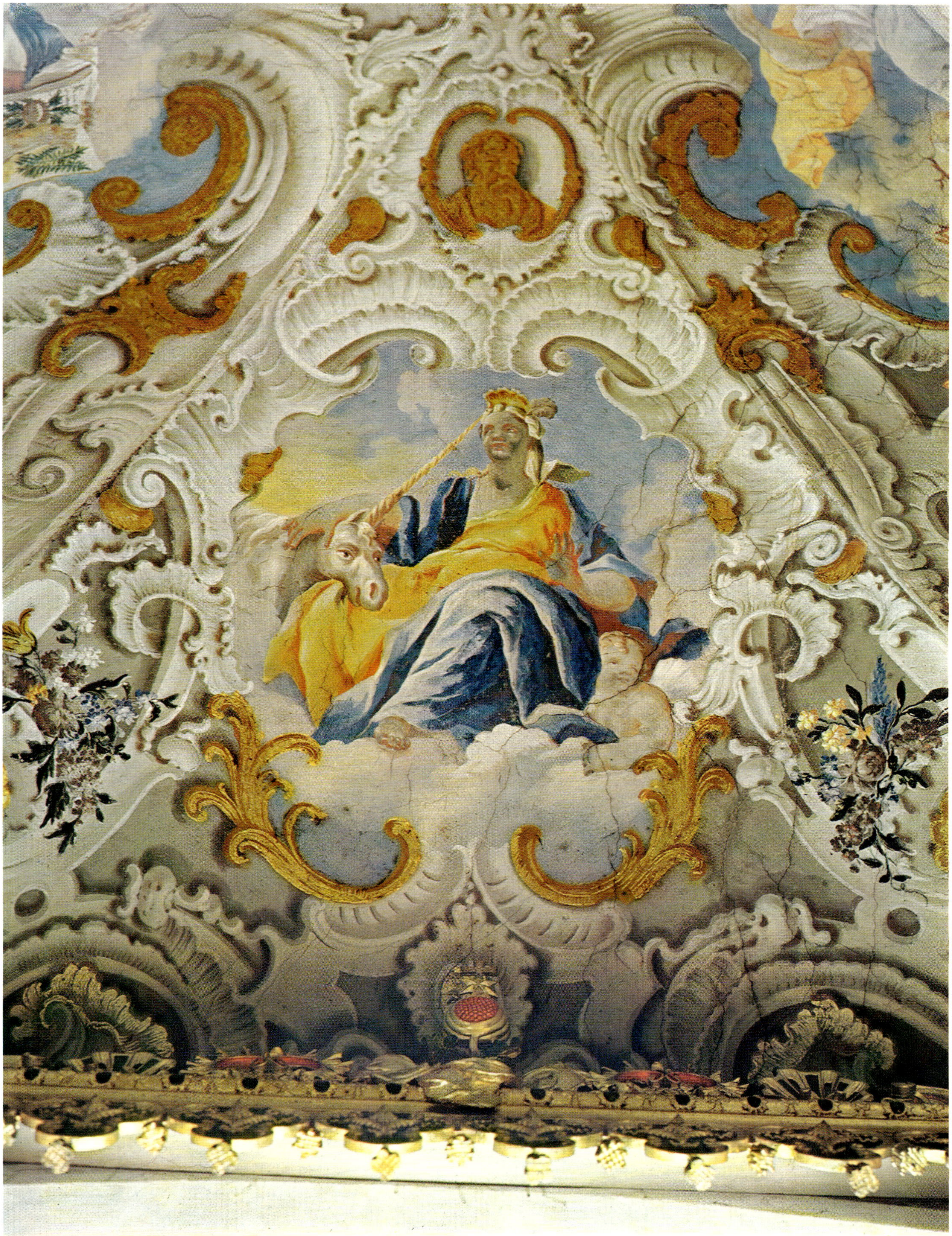

293

294–297 Wien, Krankenhaus der Elisabethinen. Abb. 294: Wandregal mit Holzbüchsen, Glasflaschen und Fayencen. 18. Jh. – Abb. 295: Zinnbüchsen mit auswechselbaren Anbindesignaturen. – Abb. 296: Wandschränke und Rezepturtisch. Um 1750. Die 1748 gemalten Deckenfresken zeigen religiöse und pharmazeutische Themen; hier: Christus heilt einen Kranken. – Abb. 297: Einer der damals bekannten vier Erdteile, hier Amerika.

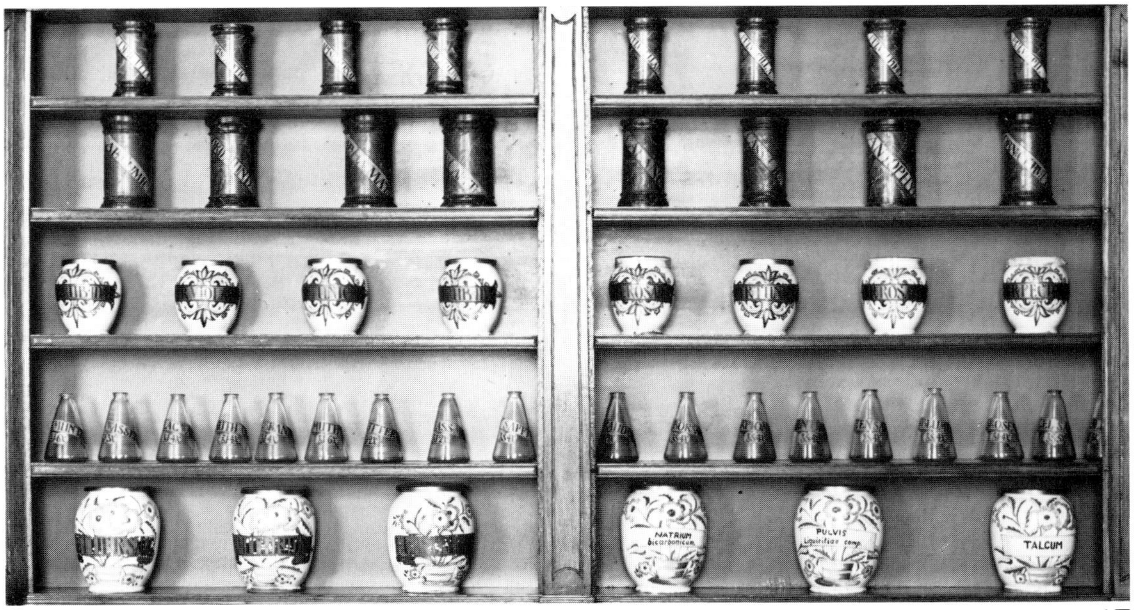

294

296 ▽

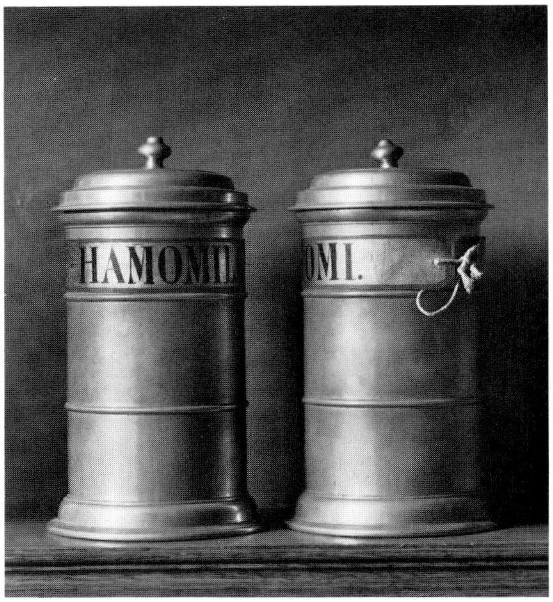

295

297 ▽

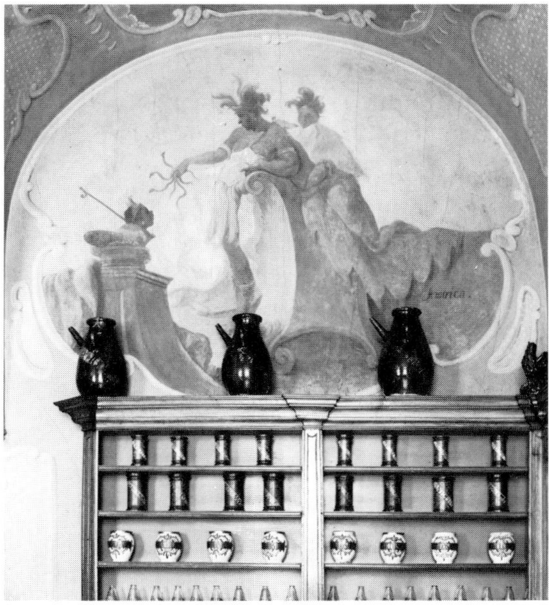

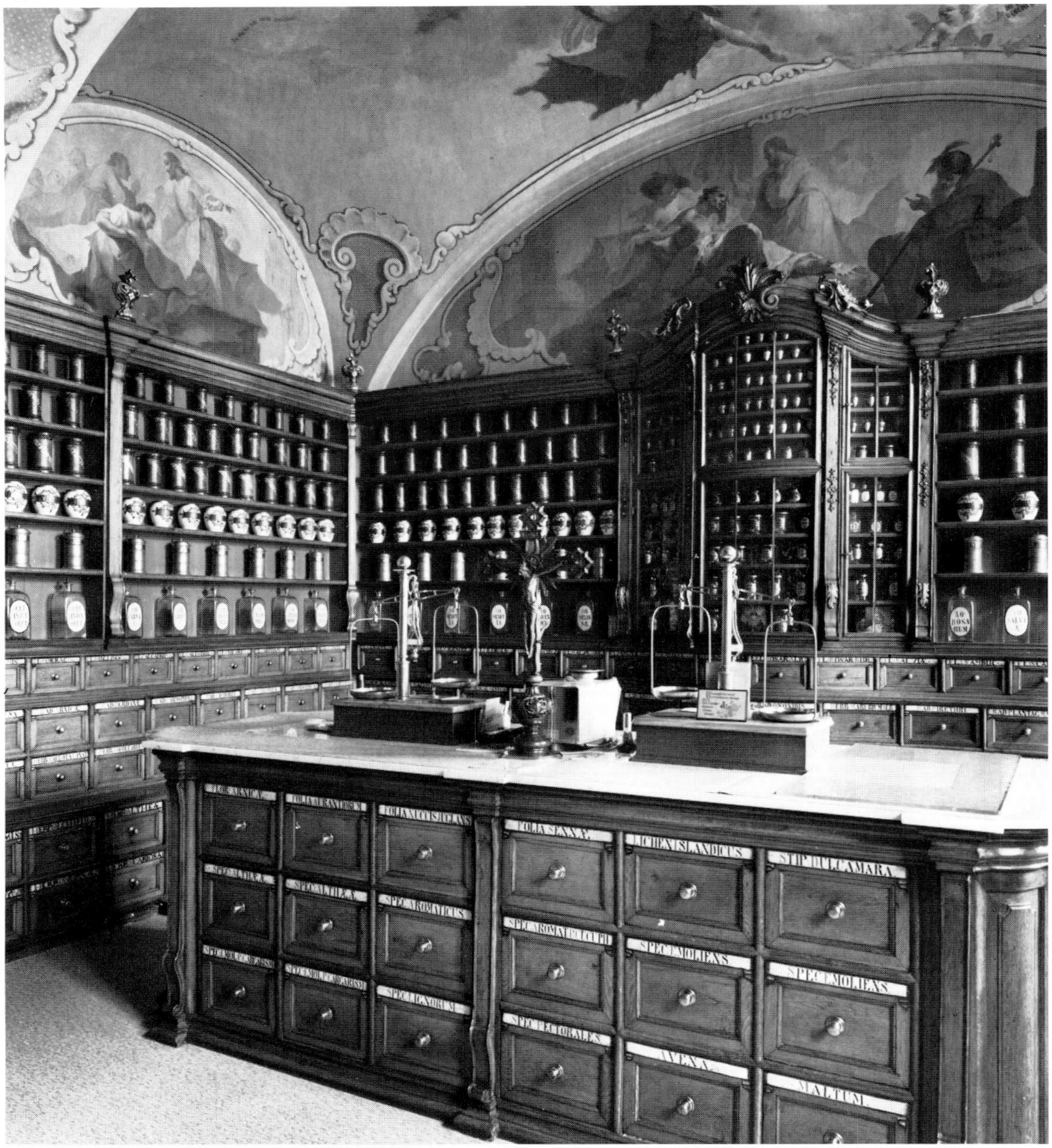

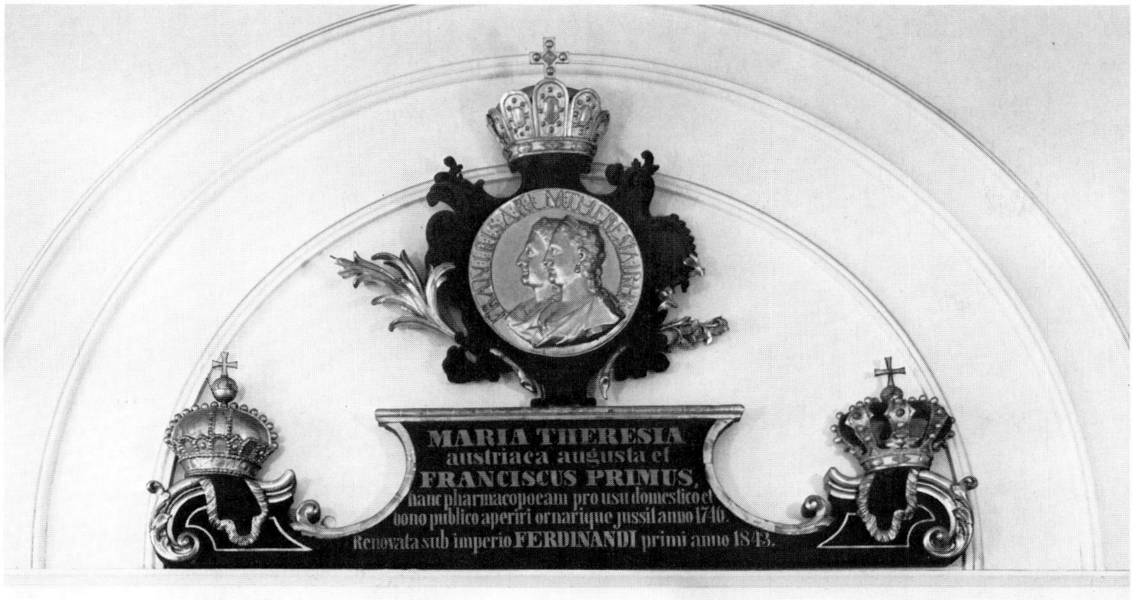
MARIA THERESIA
austriaca augusta et
FRANCISCUS PRIMUS,
hanc pharmacopoeam pro usu domestico et
bono publico aperiri ornarique jussit anno 1746.
Renovata sub imperio FERDINANDI primi anno 1843.

298–300 Wien, Alte Hofapotheke. Abb. 298: Bekrönung aus der Offizin. Der Text besagt, daß Maria Theresia und Franz I. die Apotheke 1746 zum Gebrauch des Hofes und zum Wohl des Volkes eröffnet haben und daß sie unter Ferdinand I. 1843 erneuert wurde. – Abb. 299: Rezepturtisch mit schmiedeeisernem Gitter und kostbarer Standwaage (vgl. Abb. 144). – Abb. 300: Abstelltisch mit dem Doppeladler.

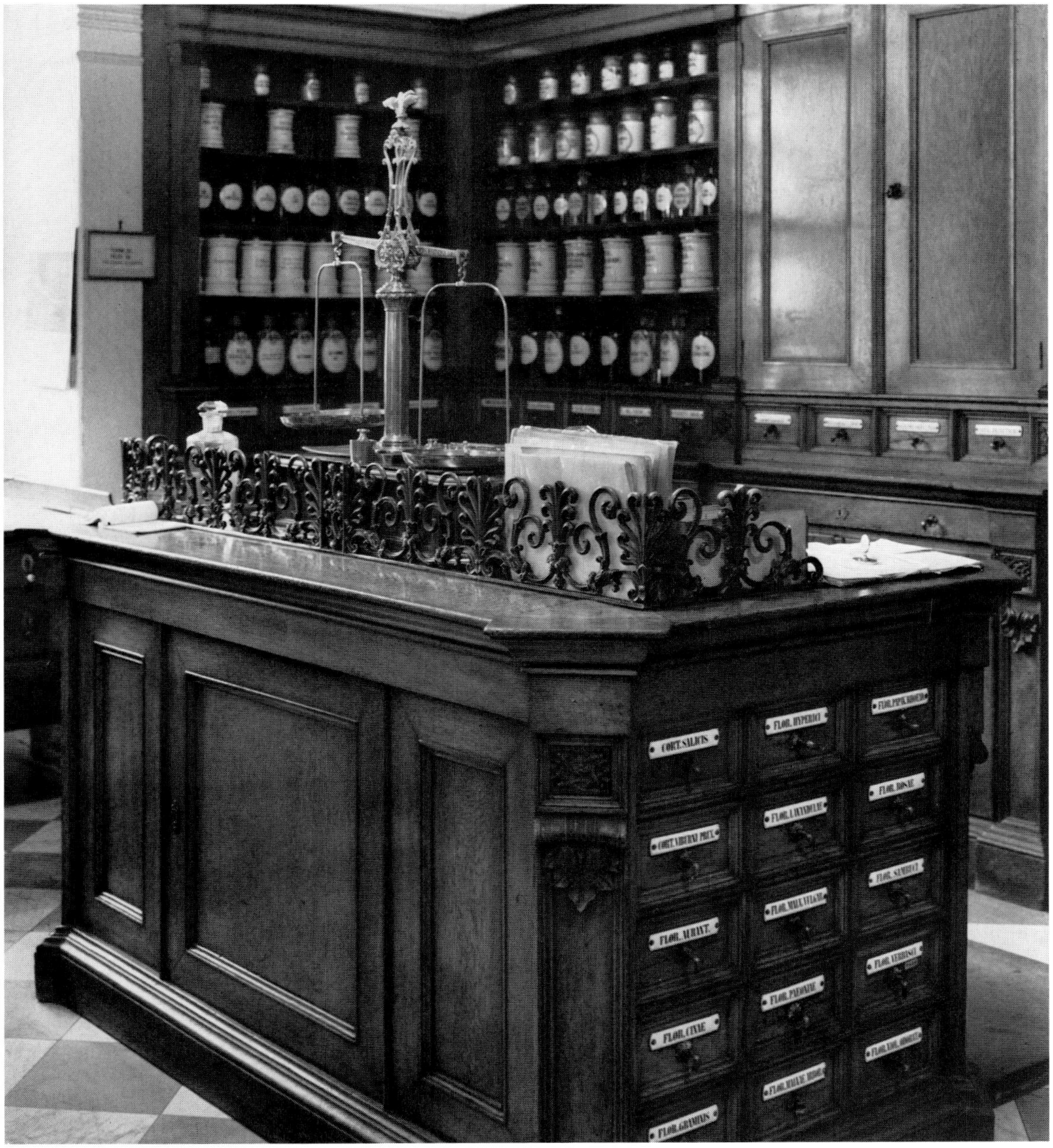

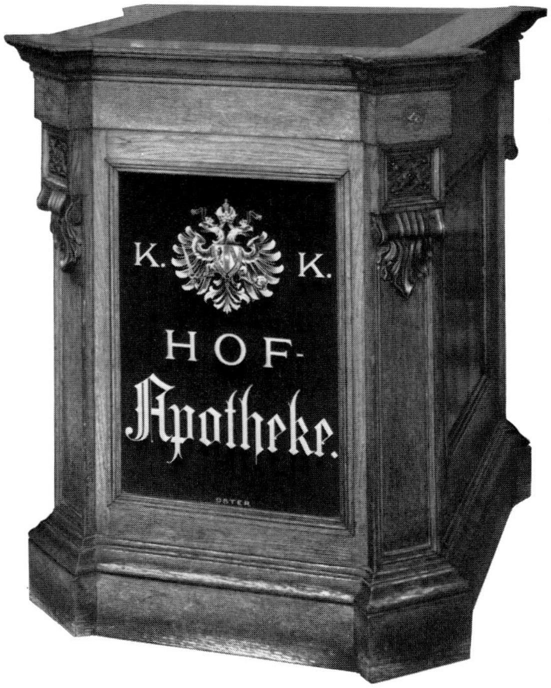
K. K.
HOF-
Apotheke.

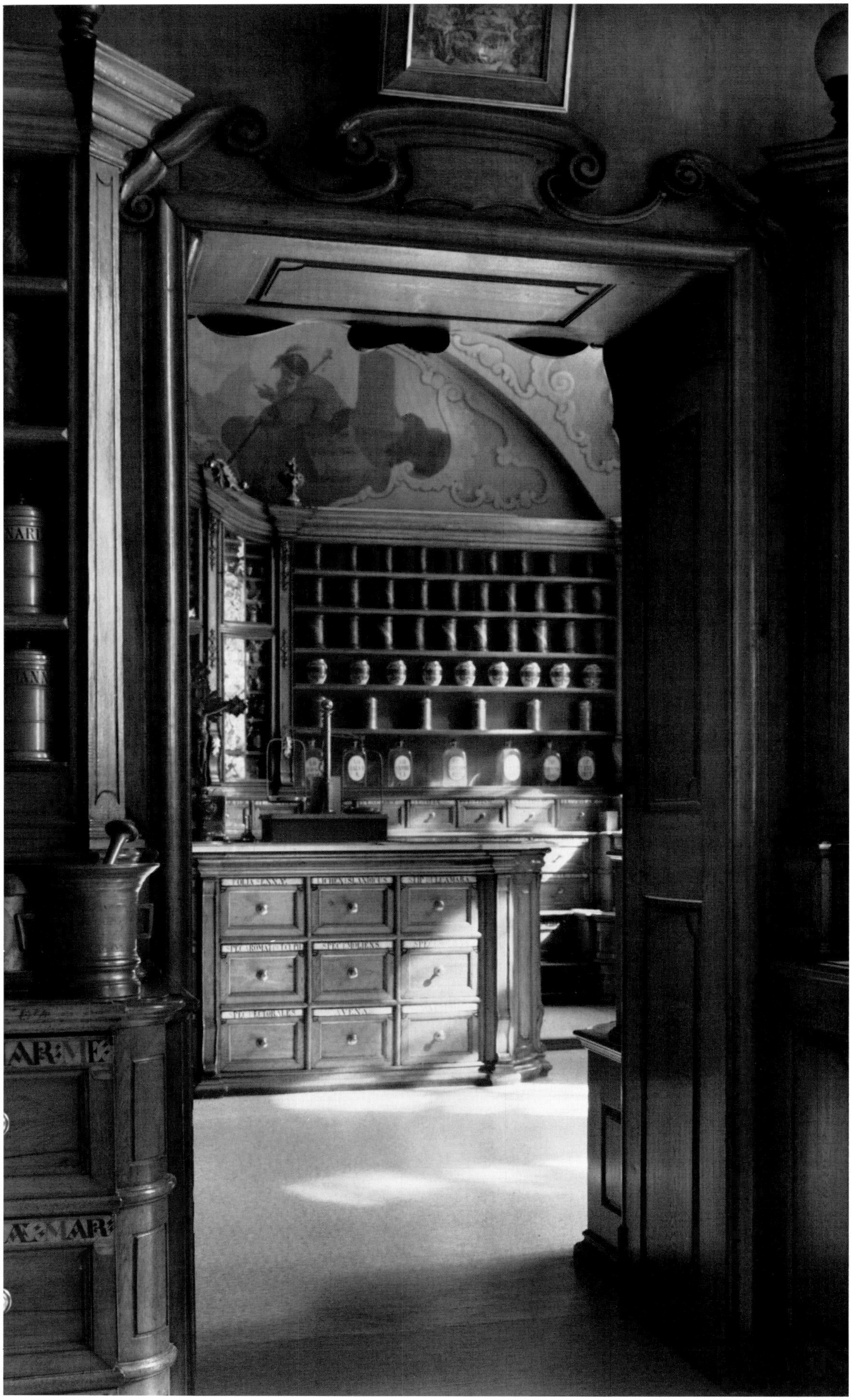

301–304 Wien, Krankenhaus der Elisabethinen. Abb. 301: Durchblick von der Materialkammer zur Offizin. – Abb. 302: Deckenfresko mit hl. Franziskus. Um 1750. Schriftbänder mit frommen Mahnsprüchen im Wiener Dialekt jener Zeit: »Franciscus rucht die Rossen gern, die er am Creutz angreift mit Ehrn. Creutz Leyden warr nur sein begehrn, wir alle sollen dieses lehrn.« – »Daß Laster kan die Sinn verblenden, drum thu ich mich zum Leyden wenden.« Vor St. Franziskus die Allegorie des Lasters. – Abb. 303: Deckenfresko: Die hl. Theresia, Namenspatronin der Kaiserin Maria Theresia, einer großen Wohltäterin des Klosters, schreibt, inspiriert von

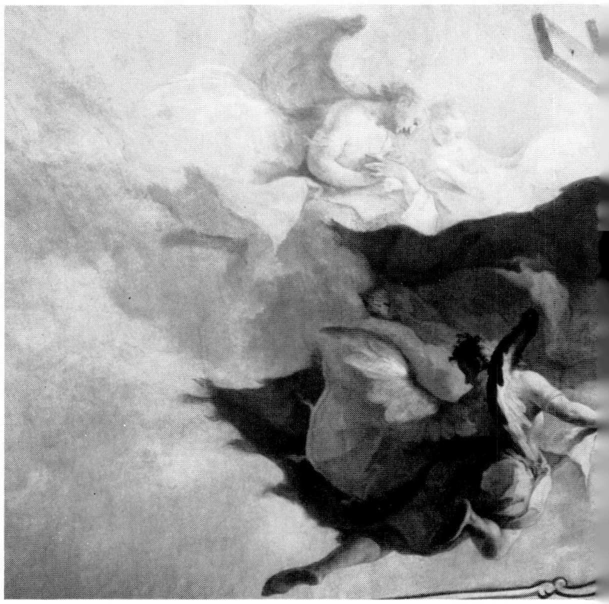

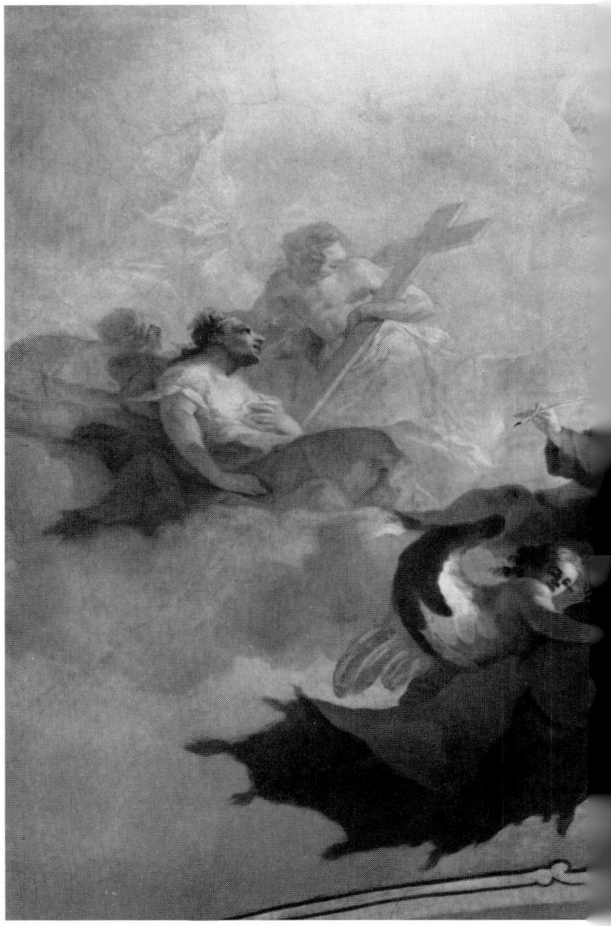

der Taube des Hl. Geistes, in einem Kräuterbuch. Spruchbänder: »Der Geist spricht hör die liebe mein«, »lieb gott hülff deinem Nächsten hier, so gibt dir gott die CRON *dafür«. Die gesamten Fresken vermutlich aus dem Umkreis von Franz Anton Maulpertsch (1724–1796). 1975 restauriert. – Abb. 304: Regalwände mit Spanschachteln, Glasflaschen und Holzgefäßen. Darüber Fresken mit der Darstellung der vier Erdteile. Um 1750.*

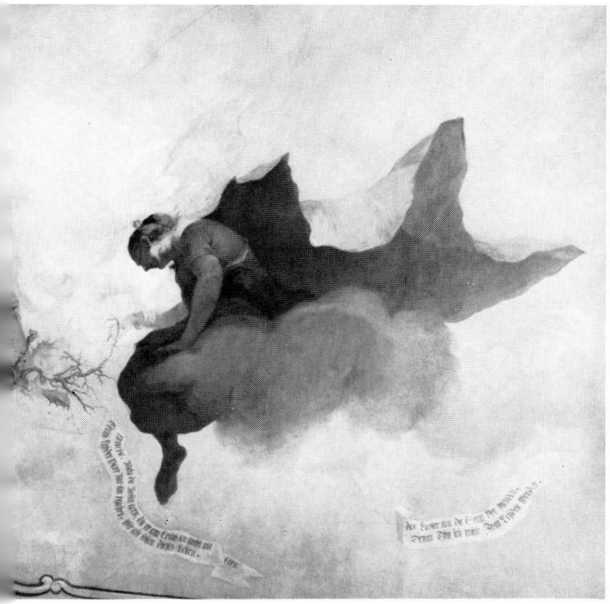

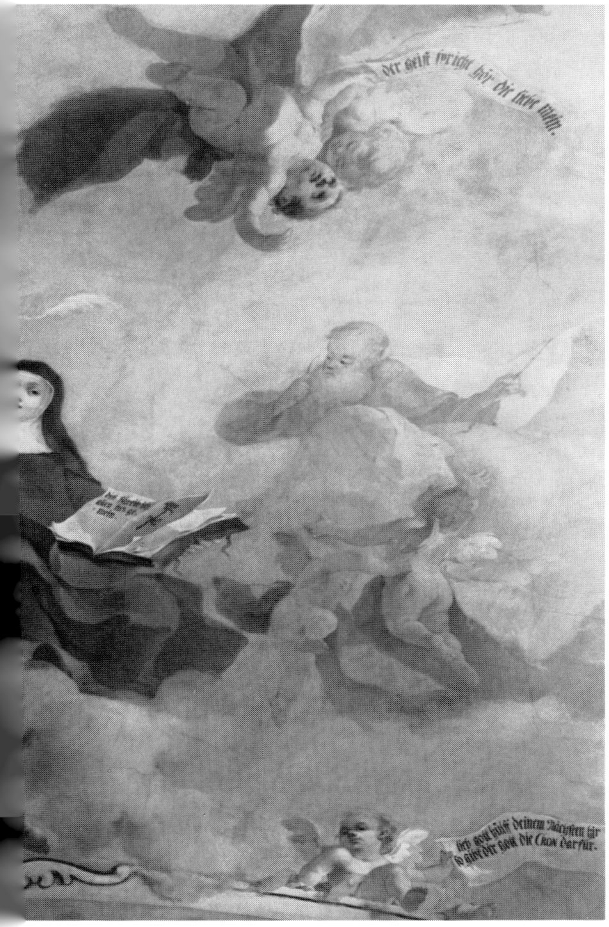

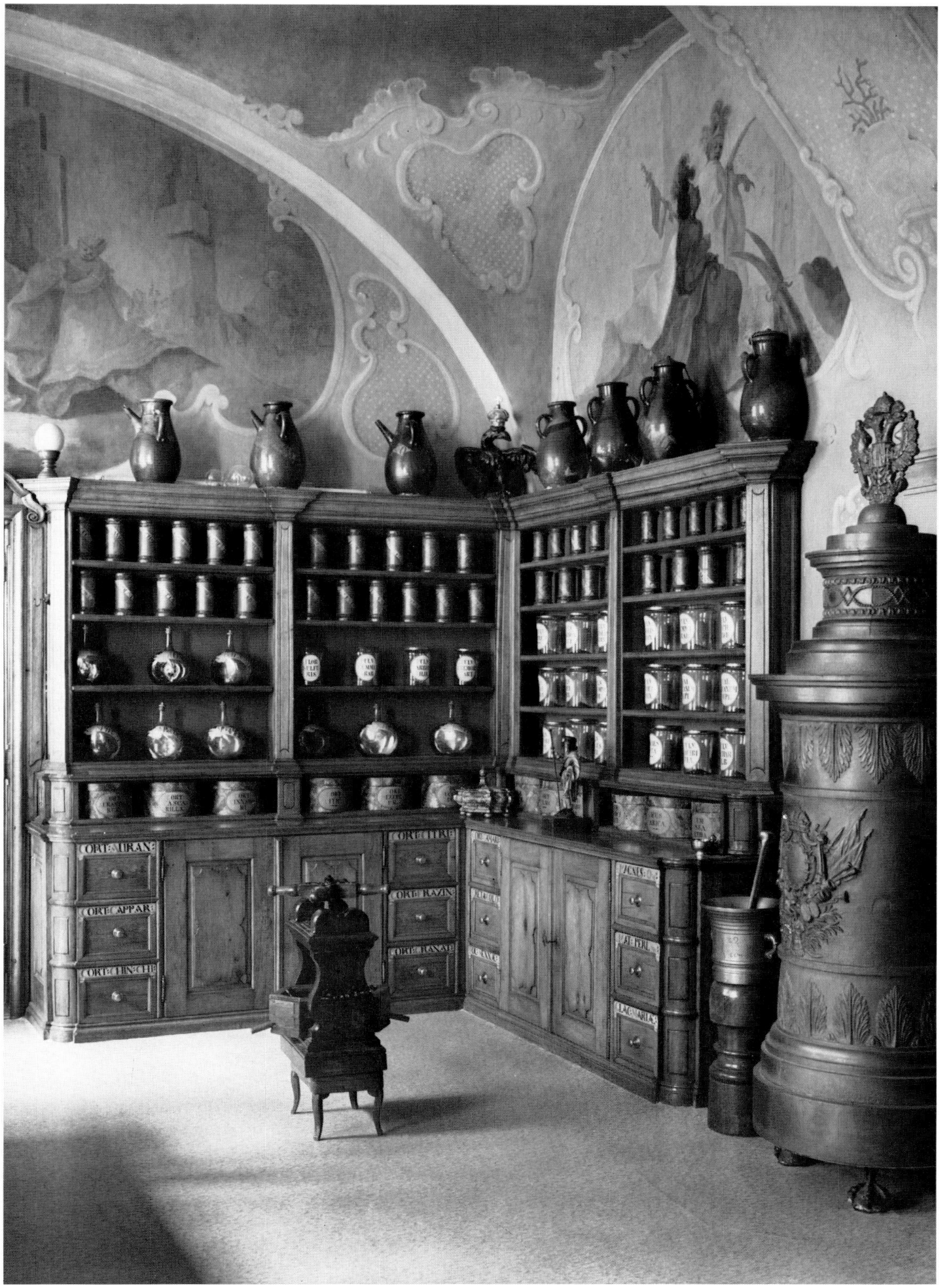

305–307 Wien, Kloster der Barmherzigen Brüder. Abb. 305: Klassizistische Einrichtung. Anfang 19. Jh. Auf den Regalen vergoldete Schmuckgefäße mit Darstellungen aus der griechischen Sagenwelt, vergoldete Büsten. – Abb. 306: Statue des Arztes Äskulap mit Stab und Schlange. – Abb. 307: Vergoldetes Schmuckgefäß als Regalaufsatz.

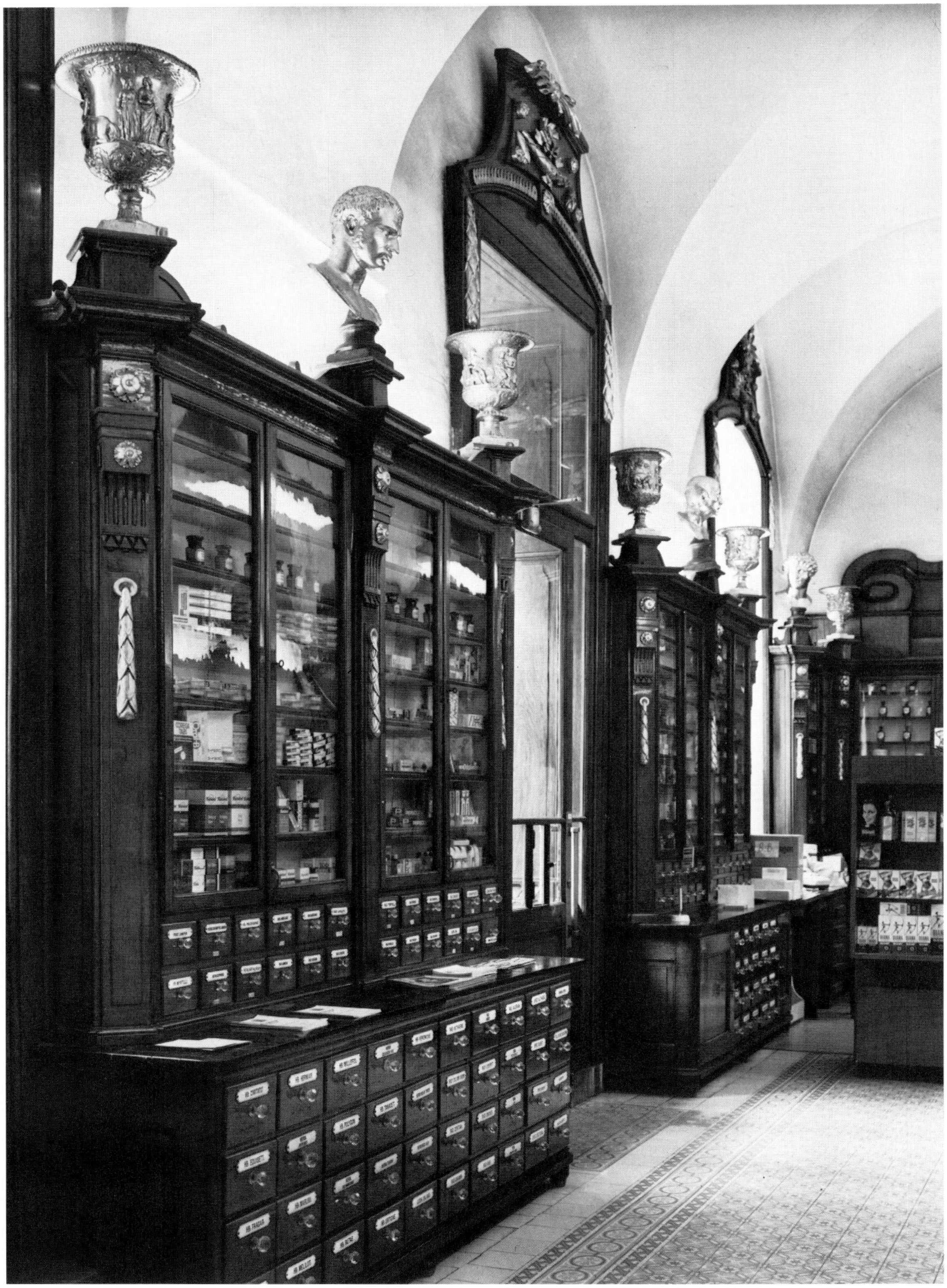

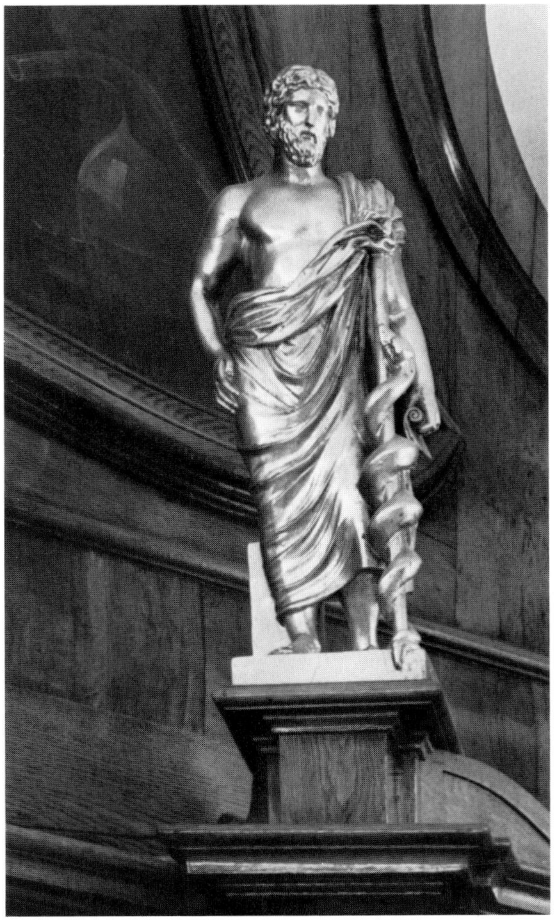

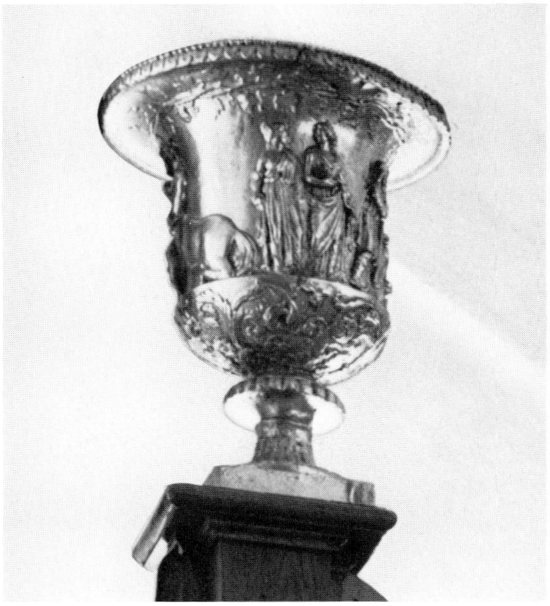

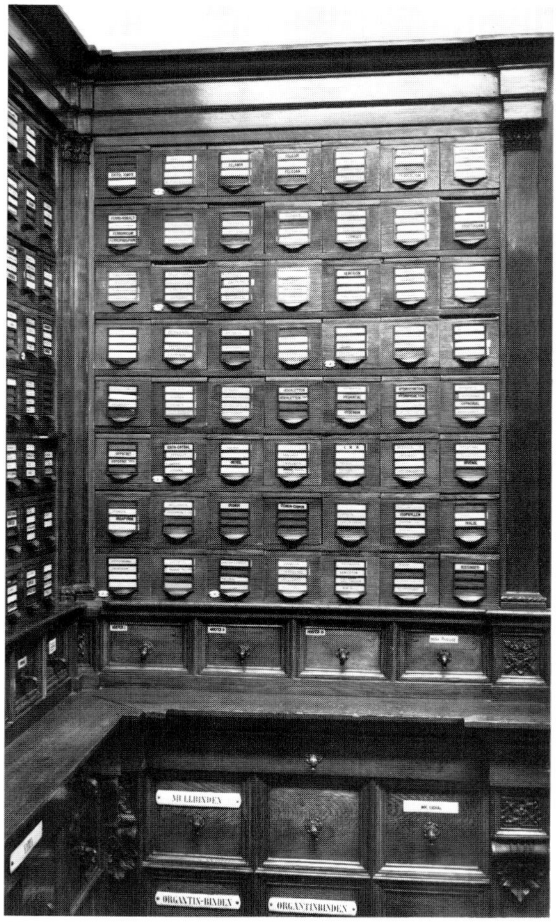

308 In das Mobiliar der Alten Hofapotheke in Wien eingepaßte moderne Tablettenschubladen.

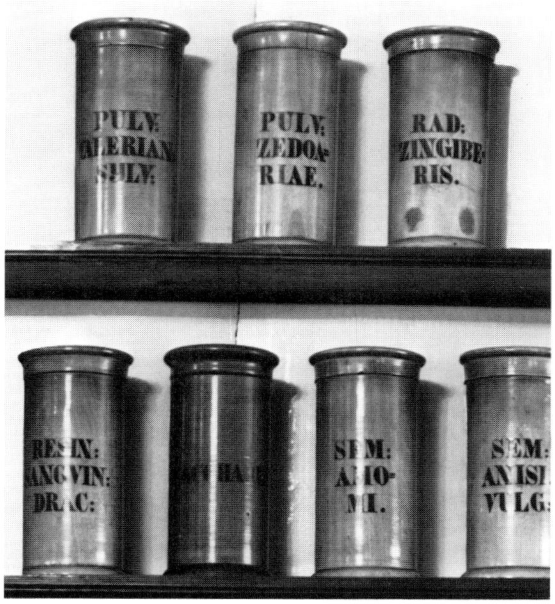

309 Arzneibüchsen aus Buchsbaumholz. Wien, Apotheke zum Römischen Kaiser

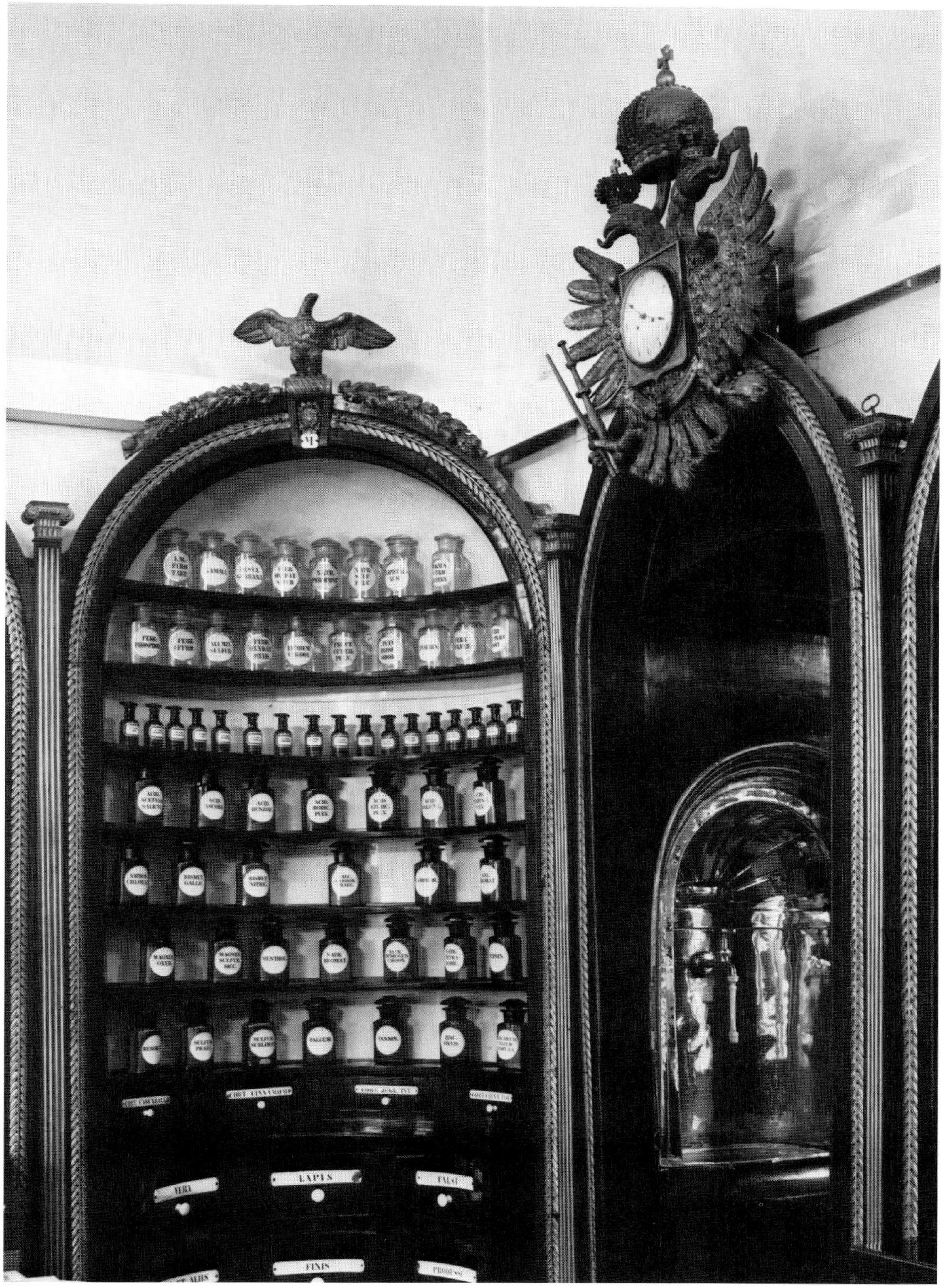

310 Empireeinrichtung mit Messingwaschbecken im Durchgang; rechts oben Doppeladler mit österreichischer Kaiserkrone. Wien, Apotheke zum Römischen Kaiser

Ungarn und Tschechoslowakei

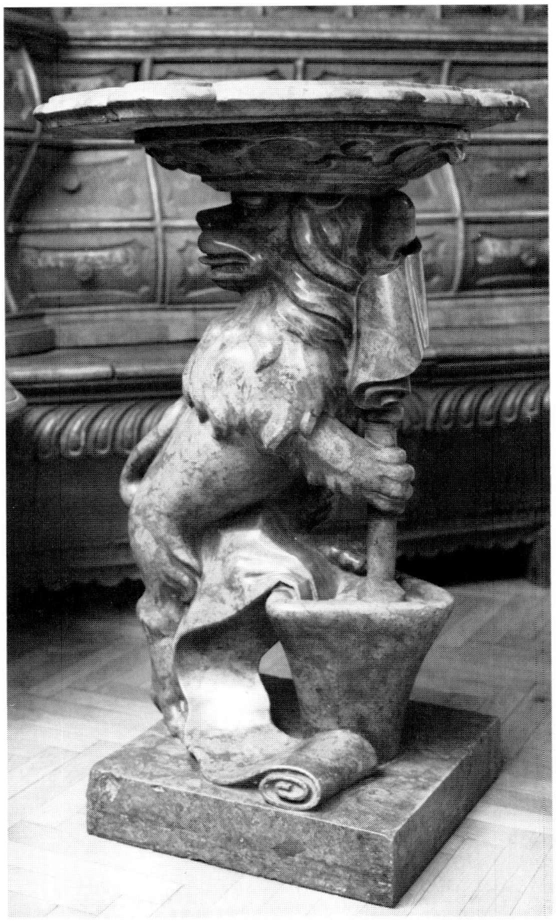

312, 313 Tischchen aus rotem Marmor mit Löwenfiguren als Unterbau aus der ehem. »Städtischen Apotheke« von Buda. Ende 17. Jh.
Budapest, Museum für Kunstgewerbe

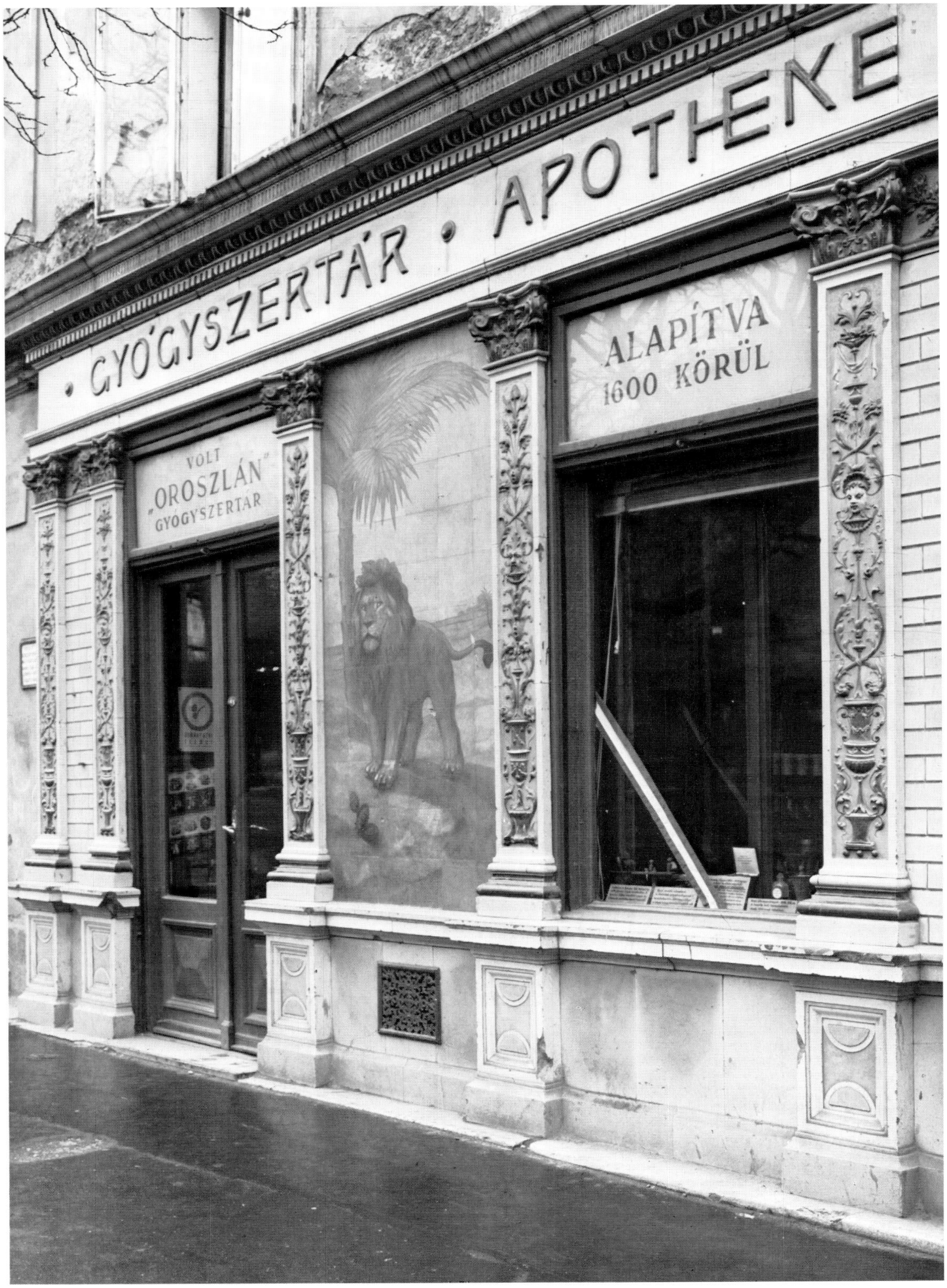

◁ 311 Die 1600 gegründete Löwen-Apotheke mit der Front aus Zsolnay-Keramikfriesen mit Vasen- und Blumenornamenten aus der Manufaktur Pécs. 1878. Das Apothekenwahrzeichen, ein Löwe unter Palme, ist ebenfalls aus farbigen Zsolnay-Kacheln zusammengesetzt.
Sopron, Ungarn, Löwen-Apotheke

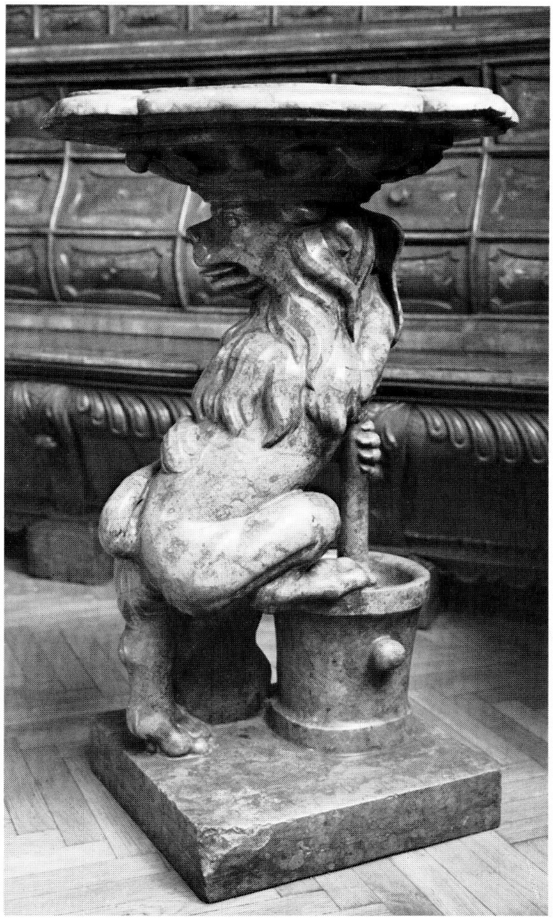

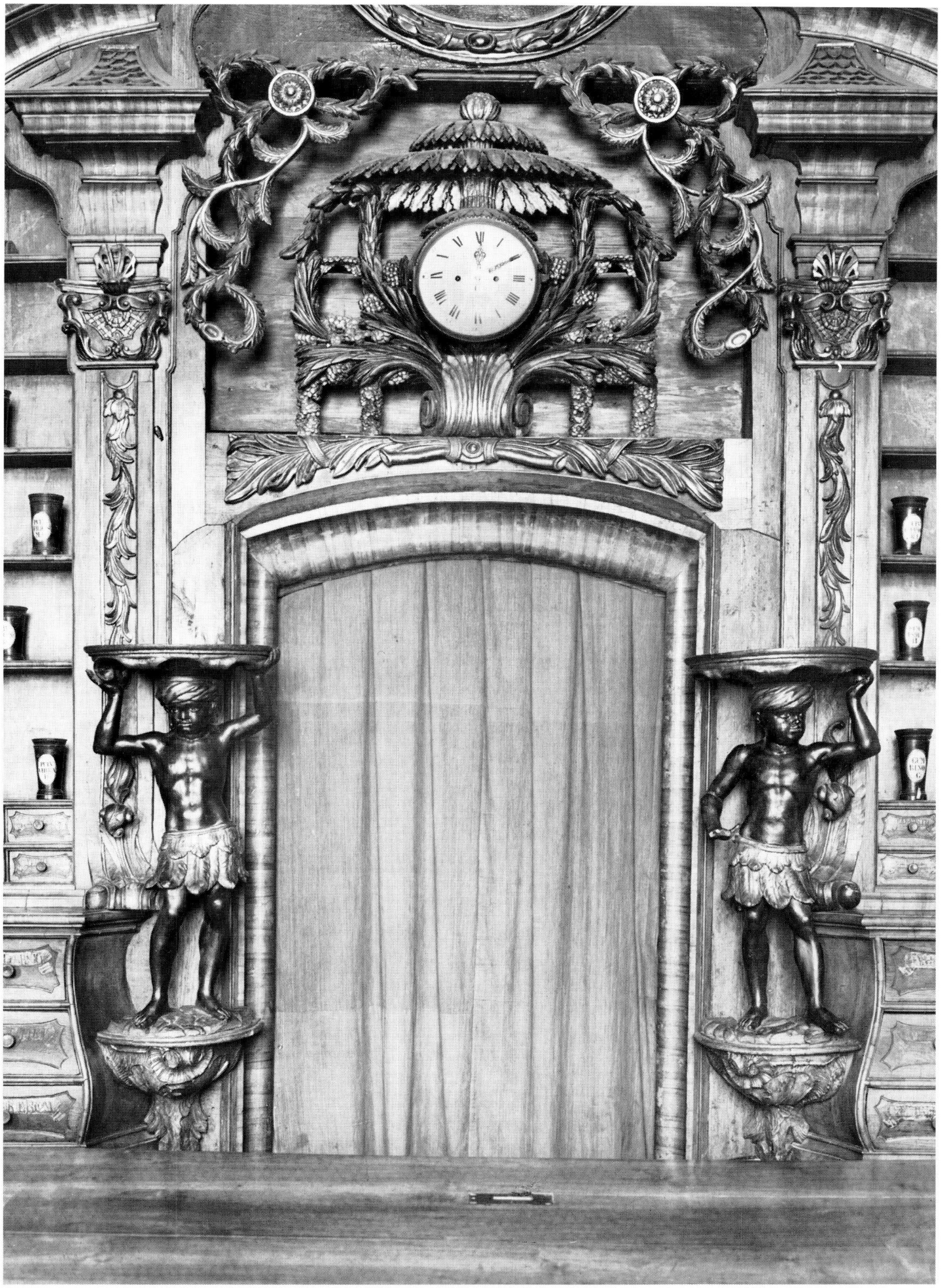

314 Reichgeschnitzte Portalumrahmung mit Palmblättermotiven und Blattgirlanden aus der ehem. Jesuiten-Apotheke von Köszeg. Mitte 18. Jh. Zu beiden Seiten der Tür Mohren als Tablett-Träger.
Budapest, Museum für Kunstgewerbe ▷

315–317 Cerveny Kamen (ung. Vöröskö, deutsch Biebersburg), CSSR, ehem. Burgapotheke, heute Museum Cerveny Kamen. Abb. 315: Mobiliar, bez. 1752, mit gemaltem Krieger in Barockrüstung an einer Seitenwand; Sirupkannen mit blauen Barockornamenten, sog. Habanerfayencen aus Kosolna, um 1670. – Abb. 316: Apothekenkrug mit Pflanzendekor und Gesichtsmaske unter dem Ausguß. Pesaro, Ende 17. Jh. – Abb. 317: Mehrteiliger Ölbehälter aus Zinn mit Hähnen für Leinöl, Baumöl und Rosenöl. Mitte 18. Jh.

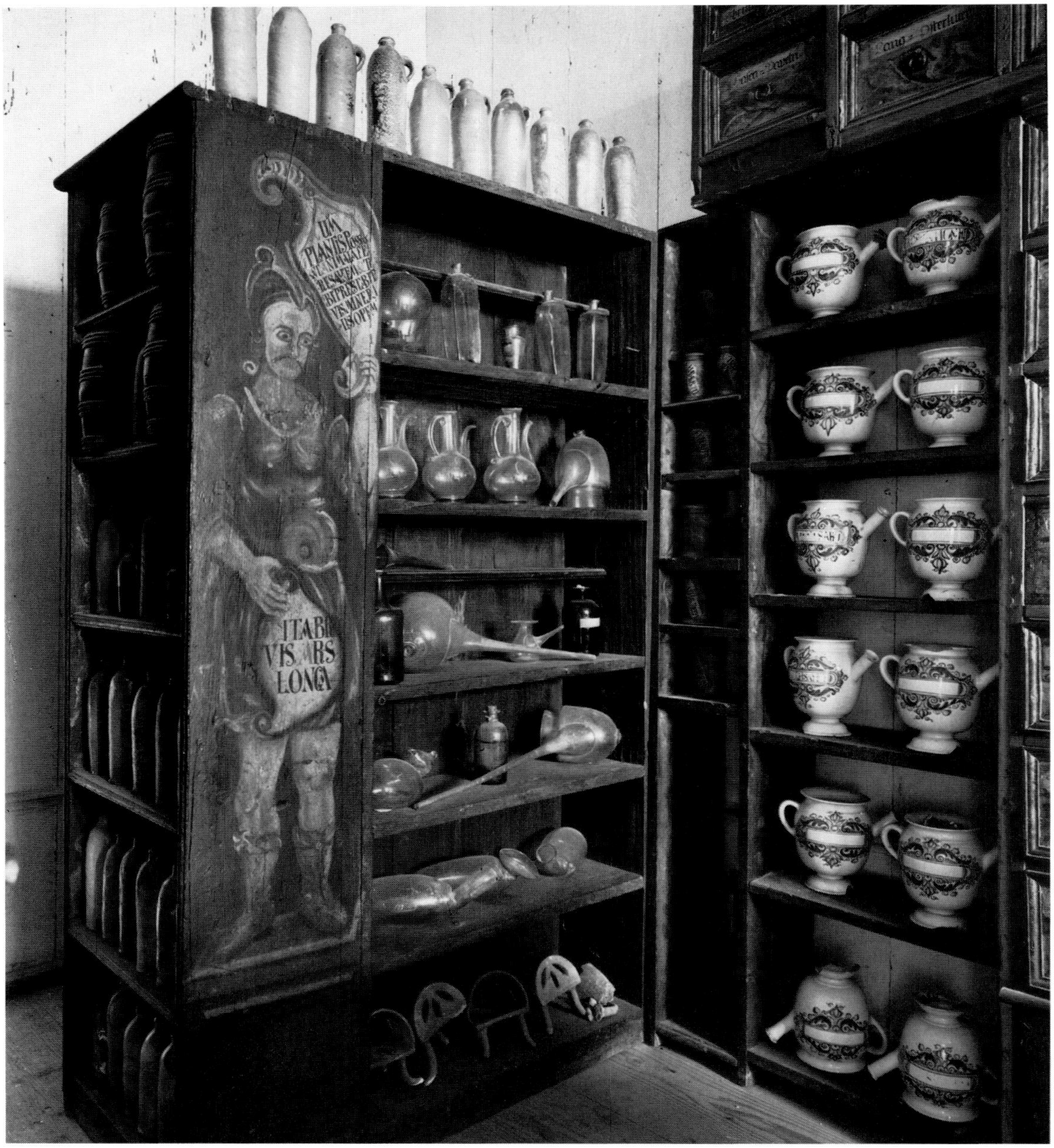

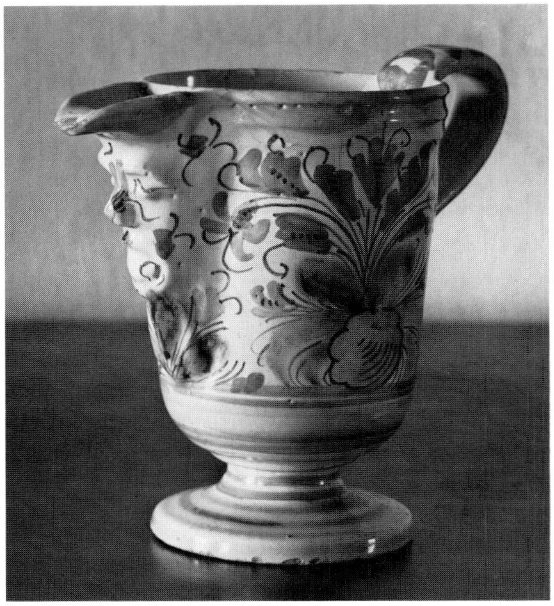

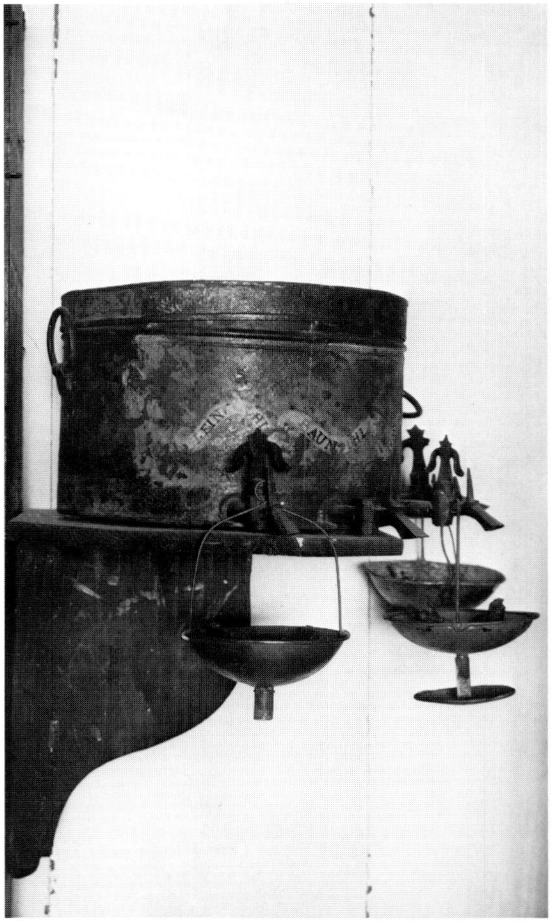

318 Apothekenregal mit Schubladen für Pflaster, bemalten Glasgefäßen aus Böhmen und würfelförmigen Teebüchsen aus Zinn mit deutscher Beschriftung.
Cerveny Kamen (ung. Vöröskö, deutsch Biebersburg), CSSR, ehem. Burgapotheke, heute Museum Cerveny Kamen

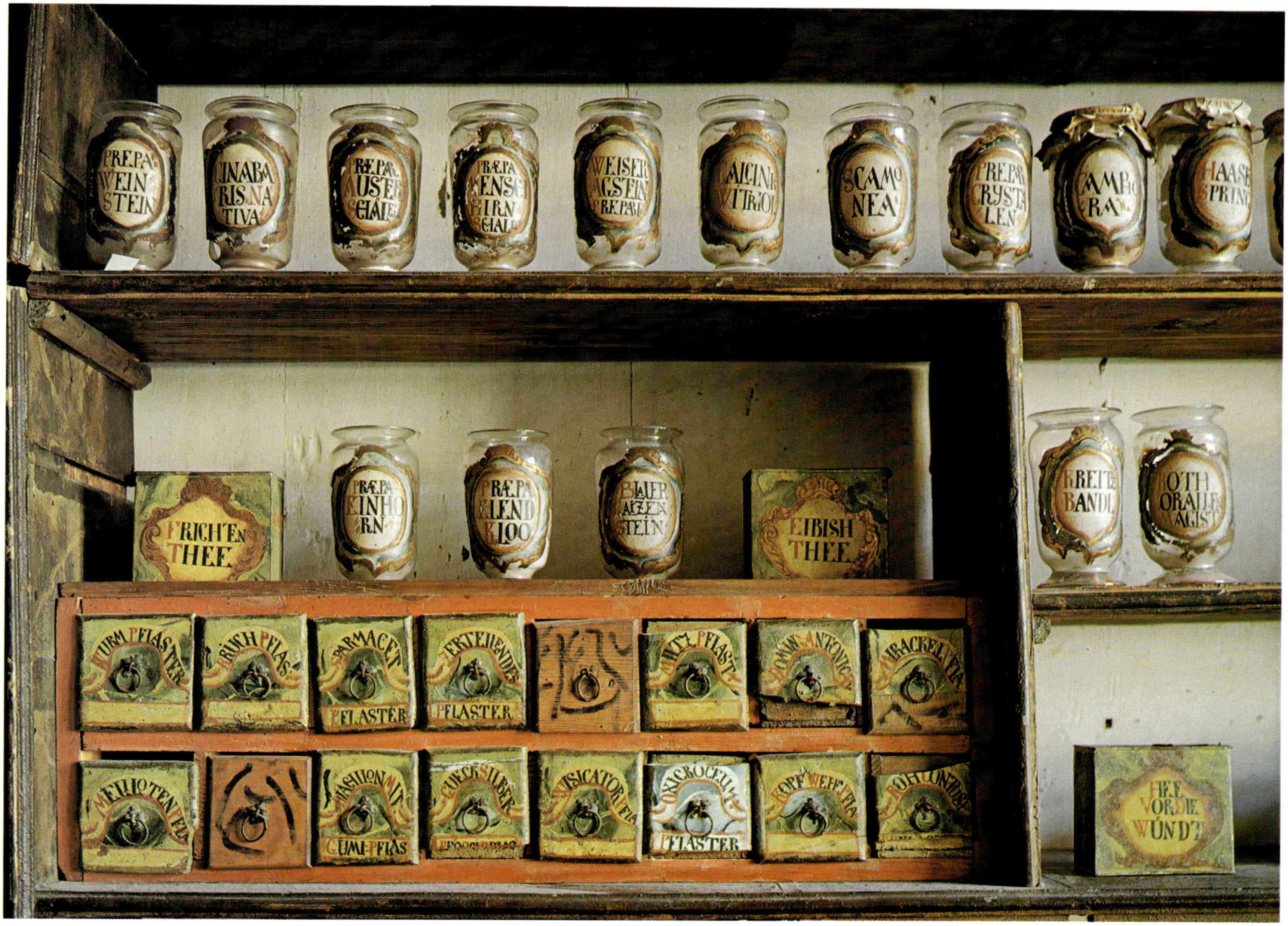

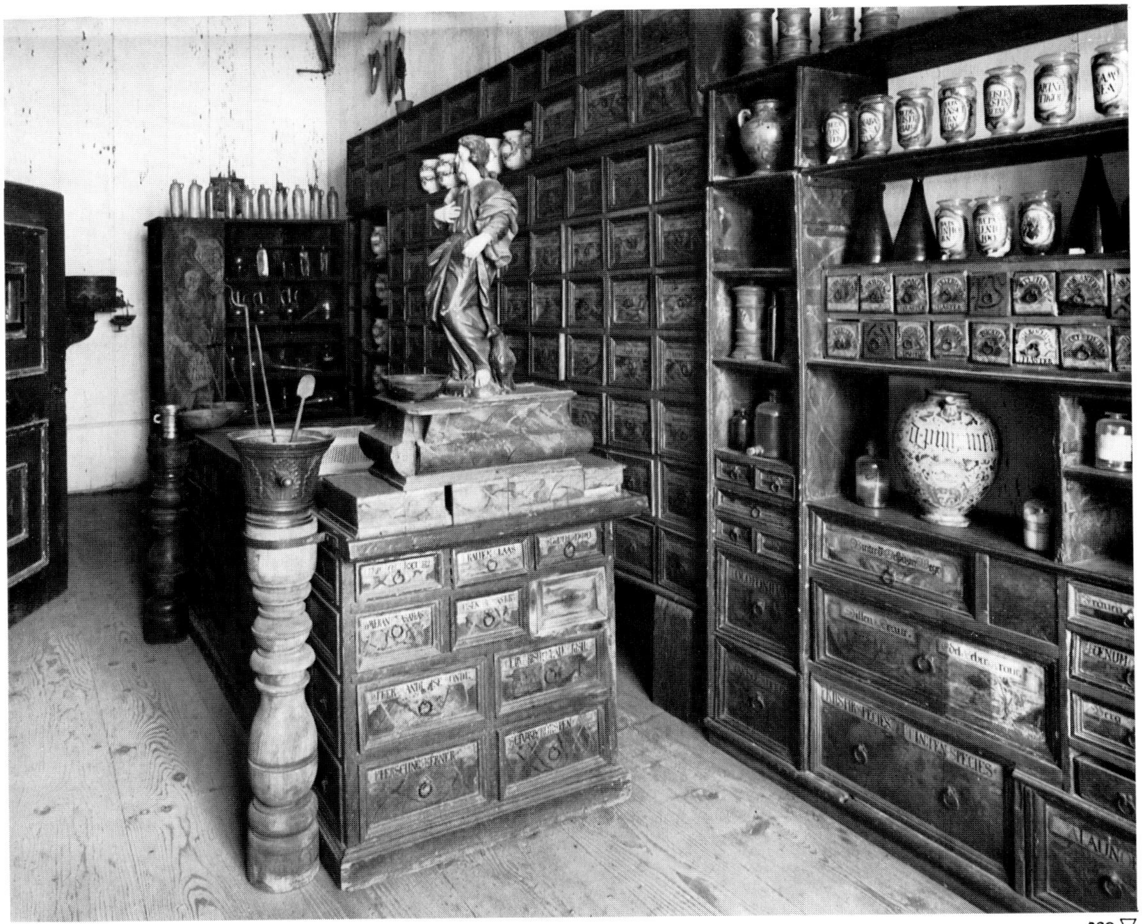

319

320 ▽

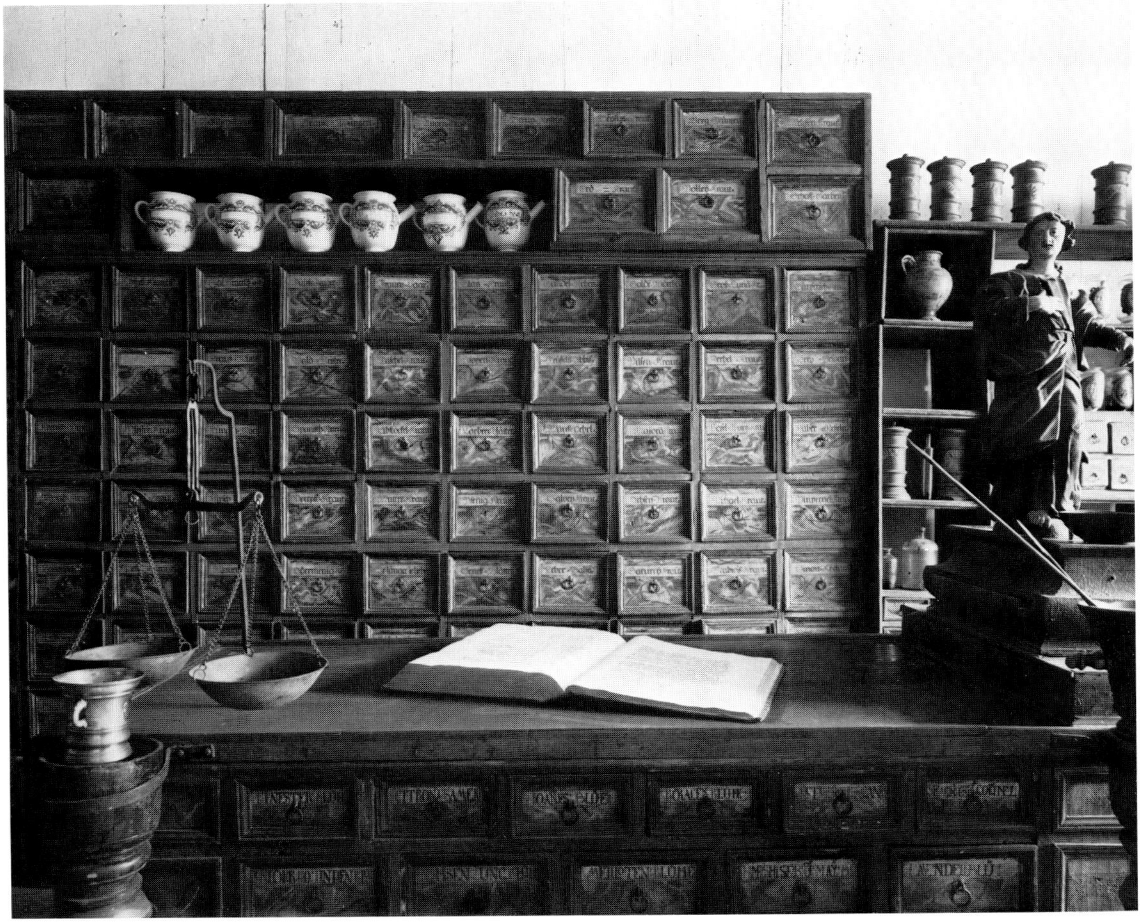

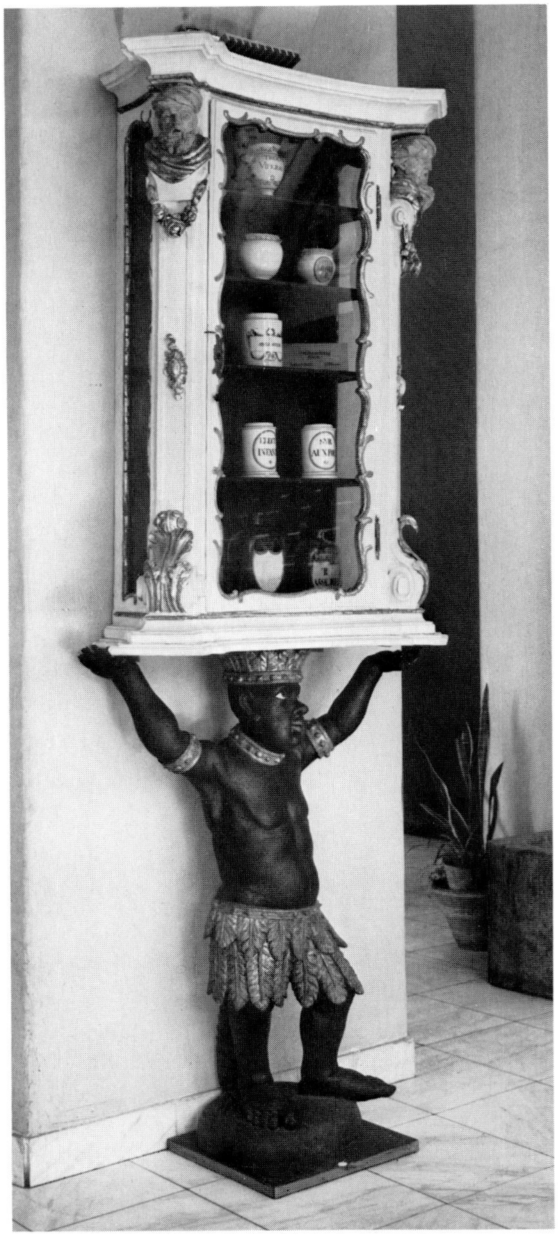

319, 320 Schrankwand mit buntbemalten Schubladen, wie sie in vielen Apotheken Europas im 17. Jh. vorkommen (vgl. Abb. 377, 388). Auf dem Rezepturtisch (bez. 1752) Barockfigur des Evangelisten Johannes.
Cerveny Kamen (ung. Vöröskö, deutsch Biebersburg), CSSR, ehem. Burgapotheke, heute Museum Cerveny Kamen

321 Zierlicher Giftschrank des Rokoko aus der ehem. Jesuiten-Apotheke von Györ, von einem Mohren, dem beliebten Ausstattungsstück von Apotheken in vielen Ländern, gekrönt.
Györ, Ungarn, Széchenyi-Apotheke

322 Üppig verzierte barocke Stuckdecke der Offizin der ehem. Jesuiten-Apotheke, 17. Jh., mit farbiger Wiedergabe verschiedener Heilpflanzen (vgl. auch Abb. 27 und 28); im mittleren Deckenfresko Mariä Himmelfahrt, in den Zwickeln Heilkräuter, dazwischen Putti mit den Attributen der Jahreszeiten. Györ, Ungarn, Széchenyi-Apotheke

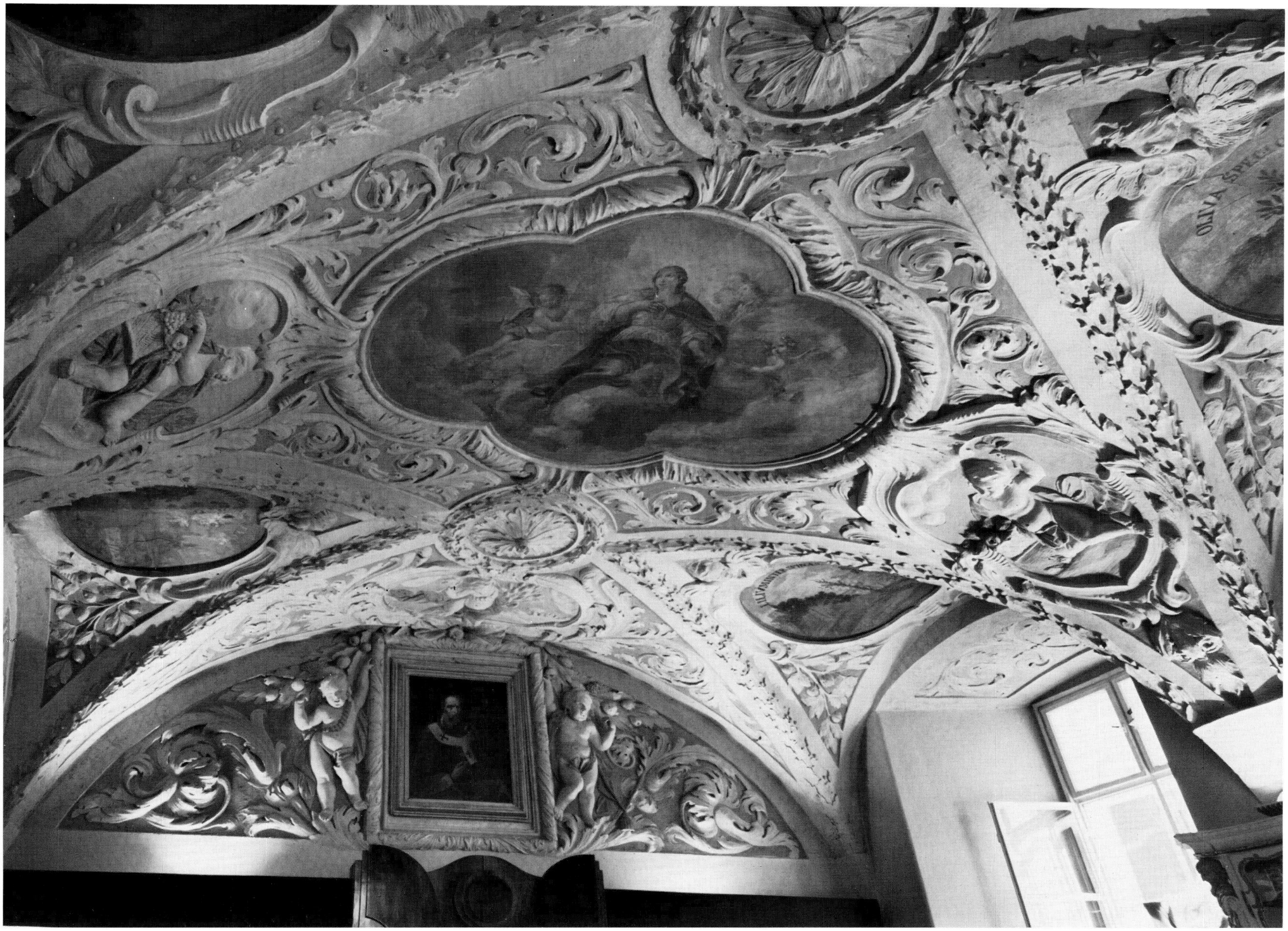

323–326 *Bratislava (Preßburg), CSSR, heute Pharmazeutisches Museum. Abb. 323: Supraporte von der ehem. Apotheke »Zum Roten Krebs«. Das schmiedeeiserne Firmenzeichen ist von schön gearbeiteten Rosetten und zwei Äskulapschlangen mit Arzneischale umgeben. – Abb. 324: Eckregal aus der ehem. Apotheke »Zum Roten Krebs« im Empire-Stil, um 1830, mit zierlichen Halbsäulen und Gefäßen aus Wiener Porzellan. – Abb. 325: Apothekenoffizin des ehem. Elisabethinen-Spitals in Preßburg, Mitte 18. Jh. – Abb. 326: Offizin der ehem. Apotheke »Zum Roten Krebs«, um 1830. Mit grünem Blattwerk ge.chmückte Gefäße auf Wiener Porzellan.*

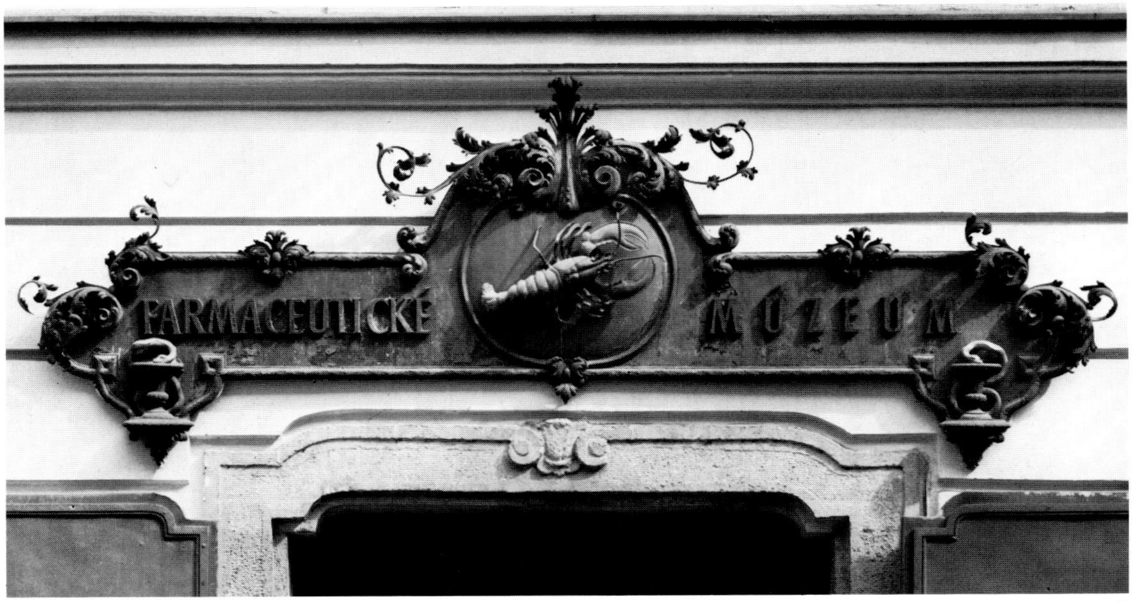

323

324 ▽

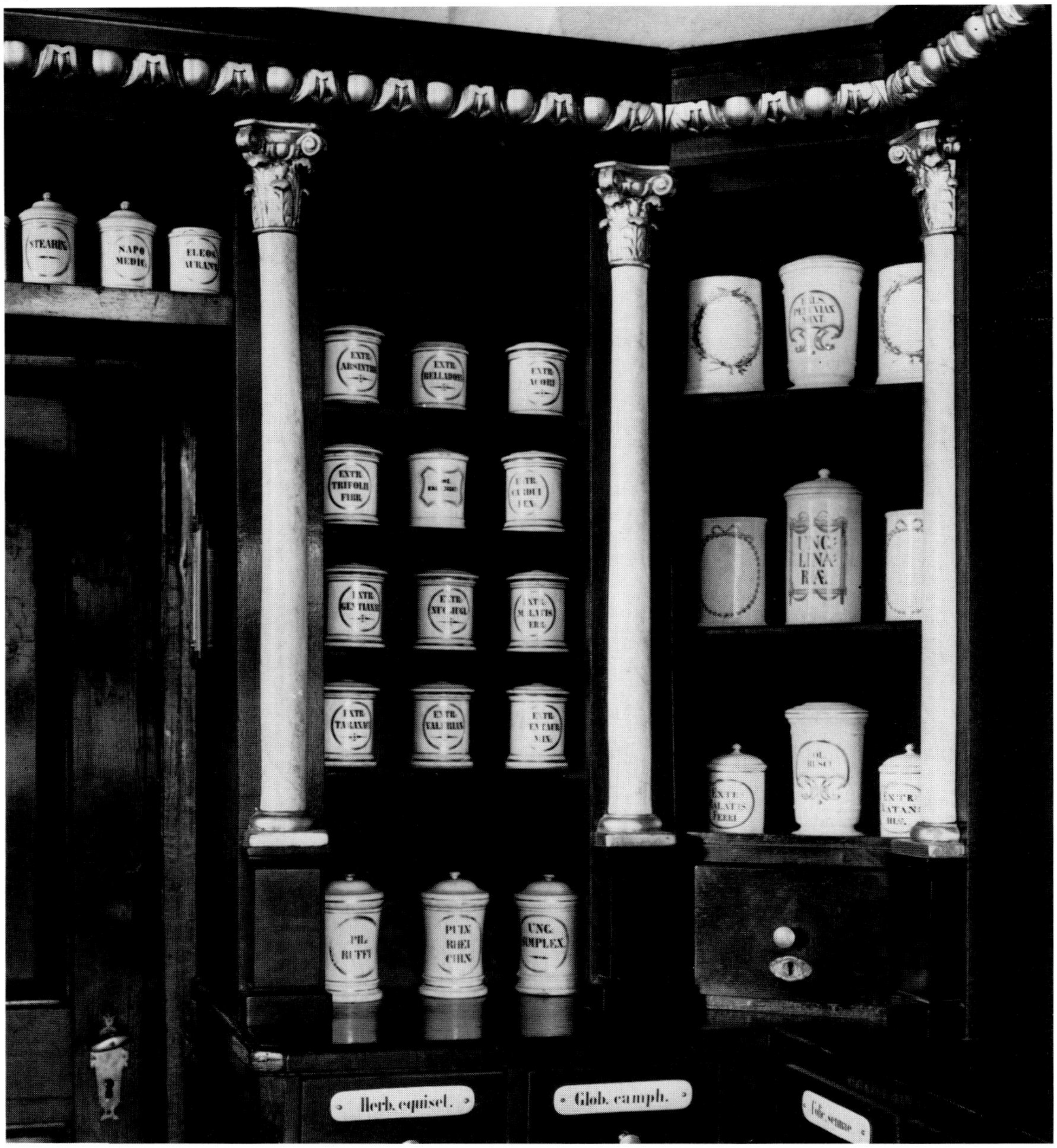

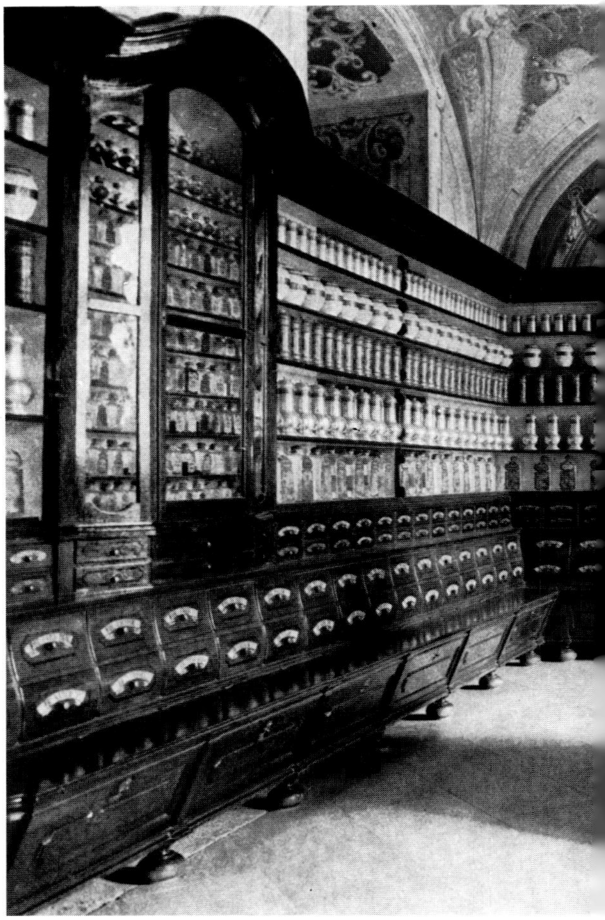

325

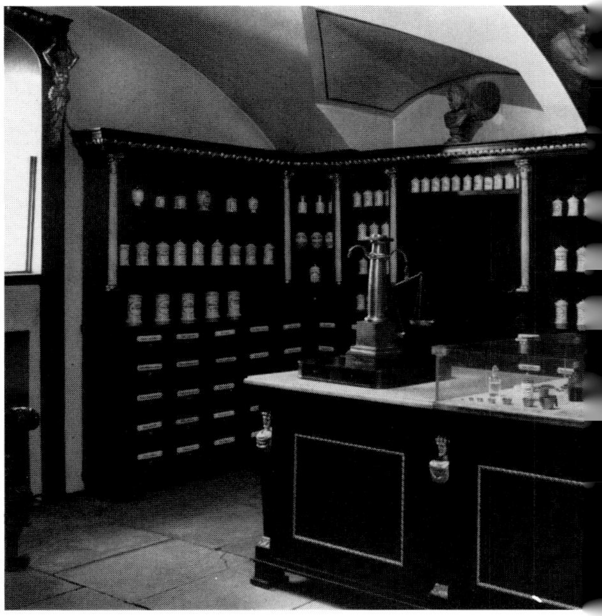

327–329 Bratislava (Preßburg), CSSR, Salvator-Apotheke. Abb. 327: Rezepturtisch mit marmornen Löwen als Stützen. 2. Hälfte 19. Jh. (vgl. auch Abb. 330). – Abb. 328: Stuckdecke mit Darstellungen verschiedener wissenschaftlicher Disziplinen in Gestalt von spielenden Putten. – Abb. 329: Fassade mit Salvator Mundi, Asklepios und Hygieia. 2. Hälfte 19. Jh.

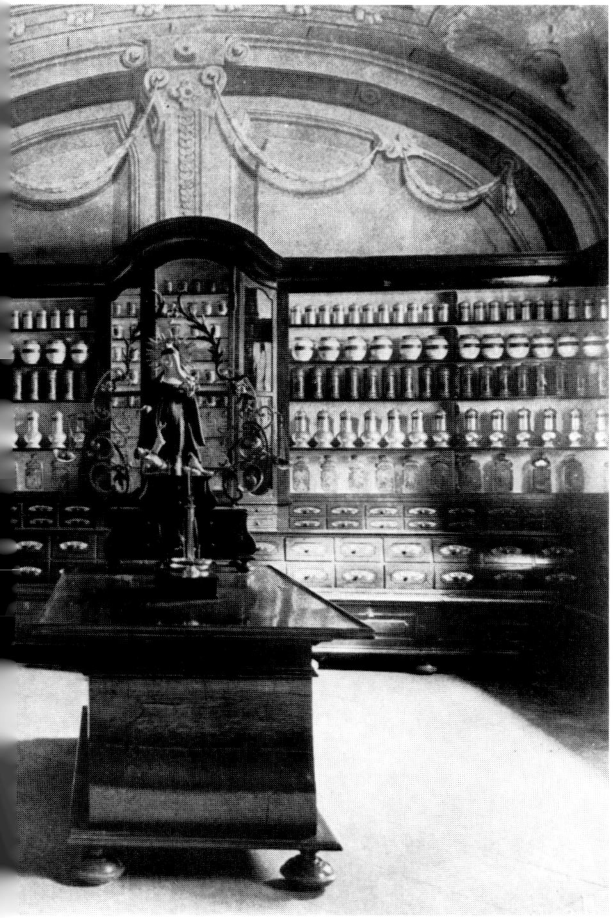

326 ▽

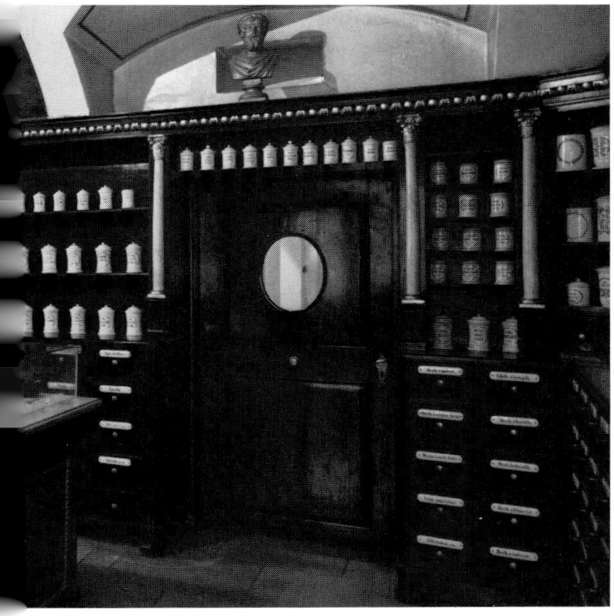

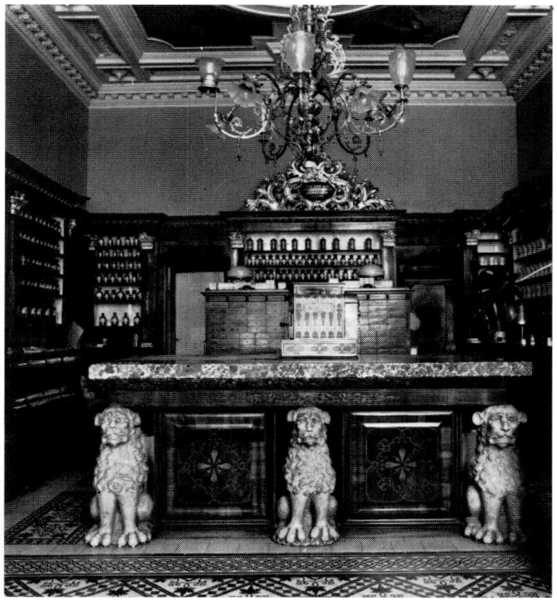

327

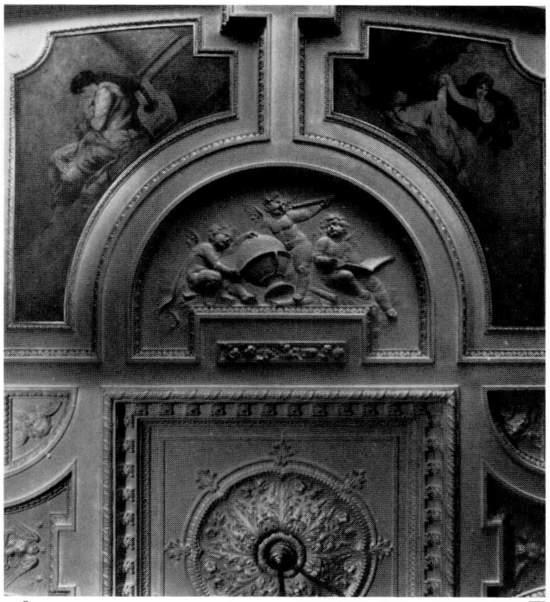

328

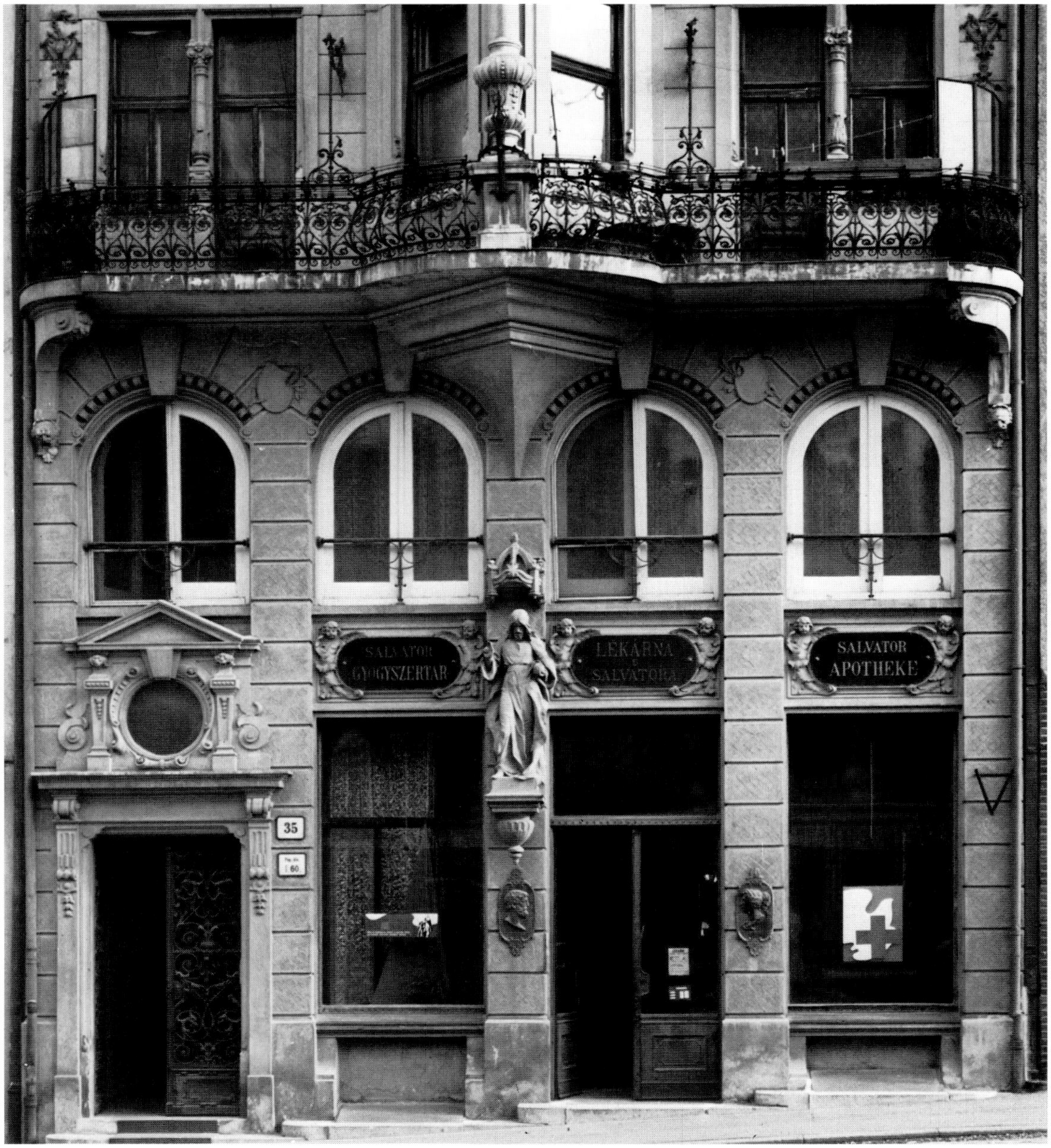

329 ▽

330, 331 Prag, Altstadt-Apotheke. Abb. 330: Offizin von 1887 mit der Pracht der »Gründerzeit«, ähnlich der Salvator-Apotheke in Bratislava (Preßburg) (vgl. Abb. 327). – Abb. 331: Front der Apotheke mit Hermenpilastern neben der Eingangstür. Darüber Kaiserkrone und Doppeladler.

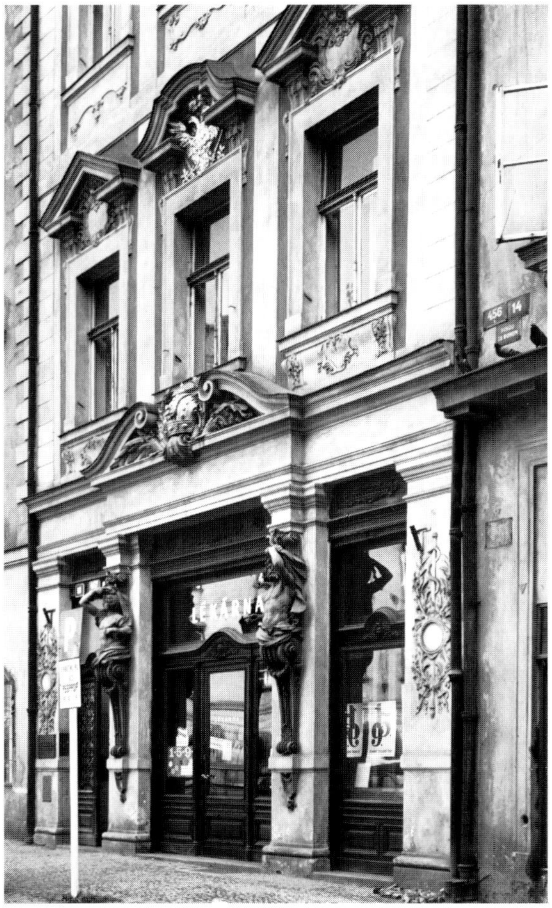

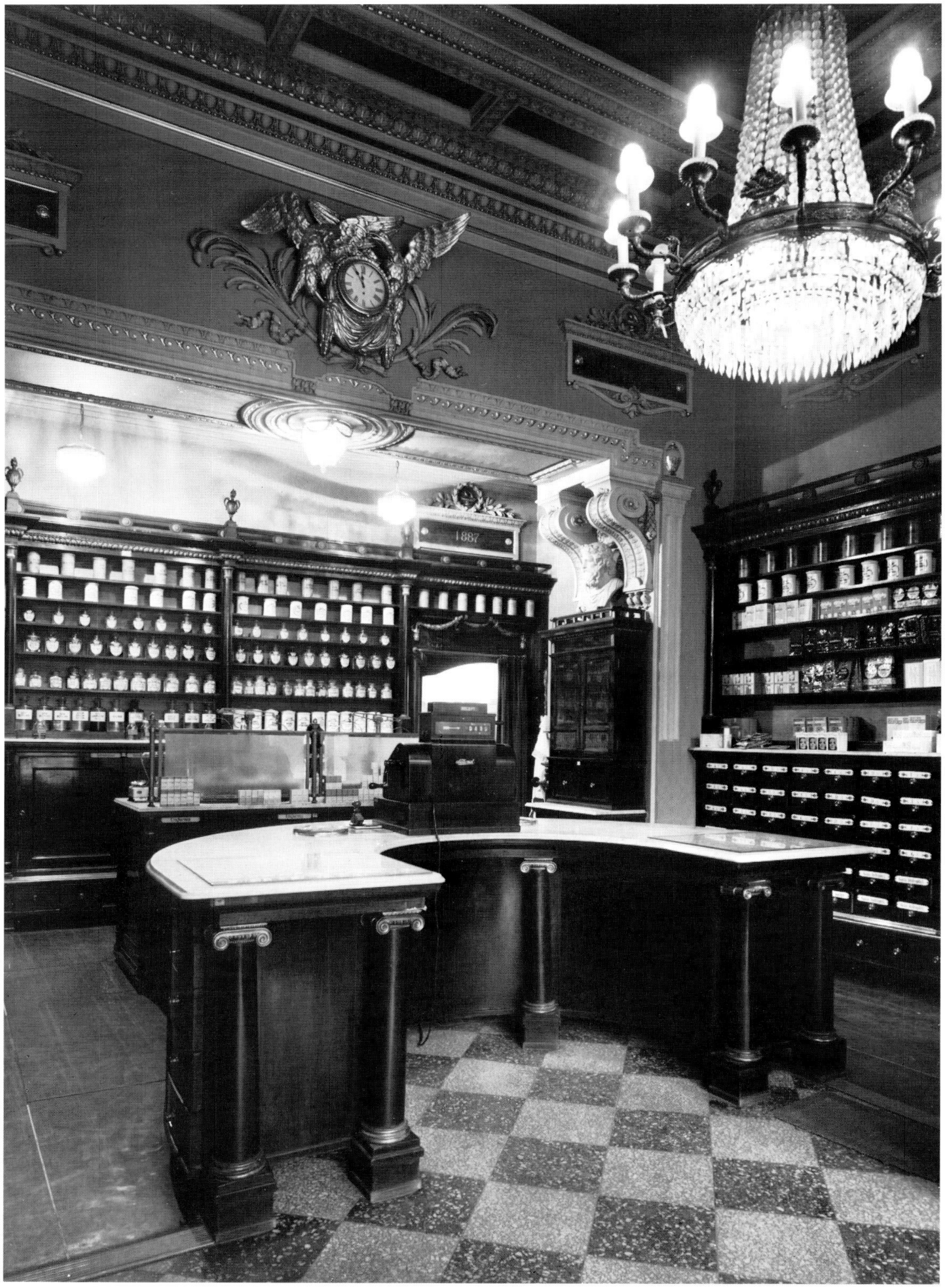

332–335 *Prag, Altstadt-Apotheke. Abb. 332: Supraporte mit Putti und Fruchtkorb. – Abb. 333: Hygieiabüste. – Abb. 334: Uhr mit Apothekenwahrzeichen. – Abb. 335: Äskulapbüste.*

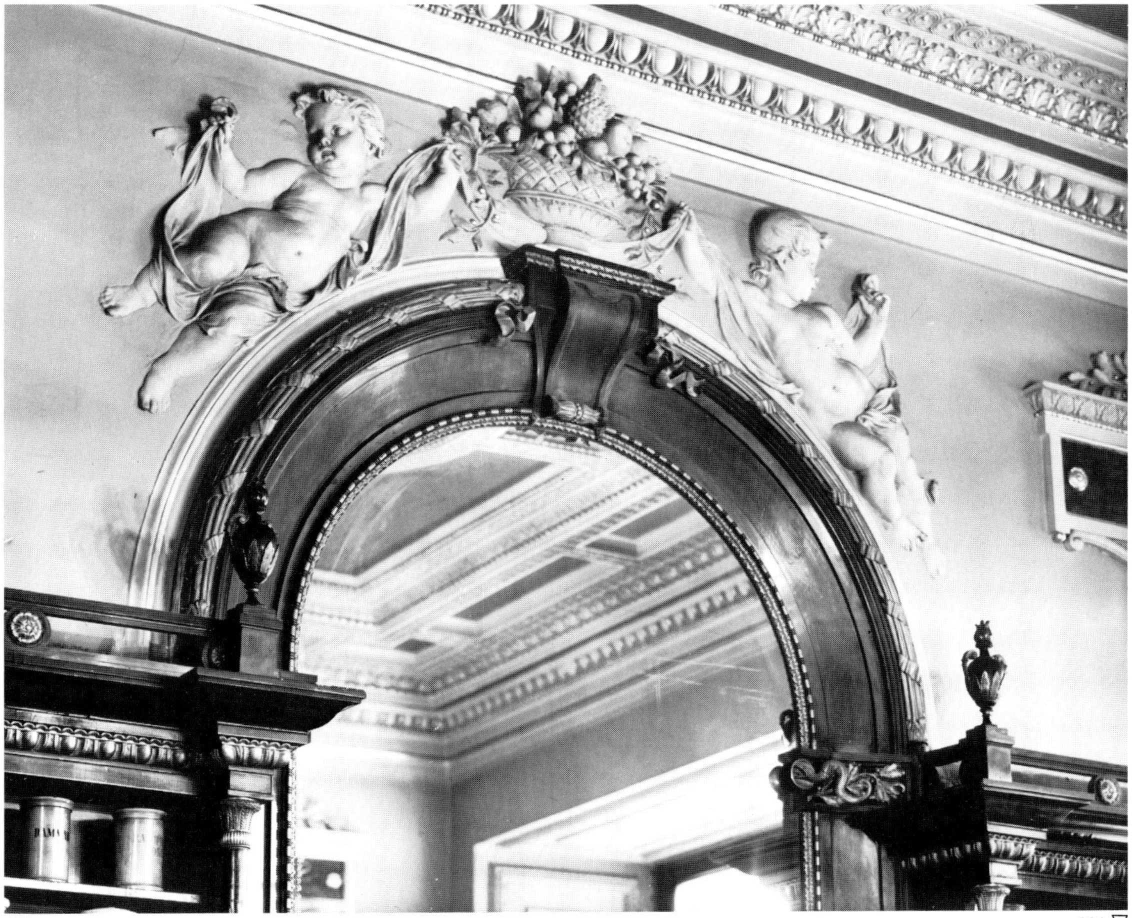

332

334 ▽

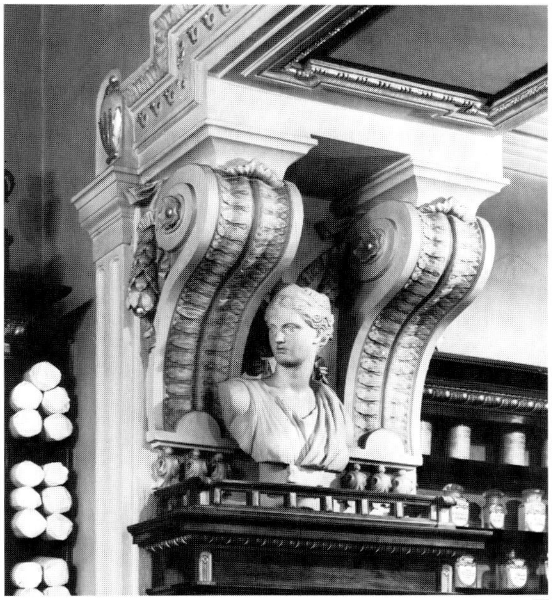

333

335 ▽

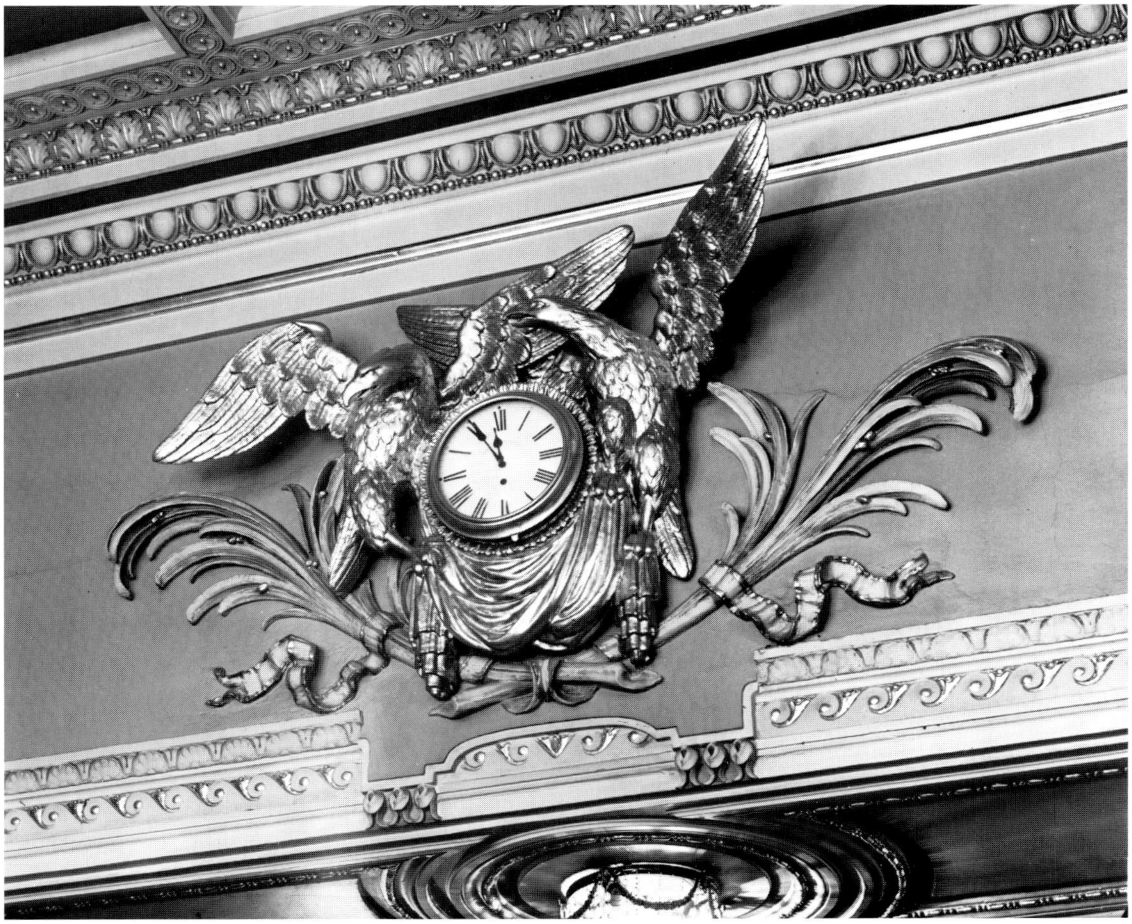

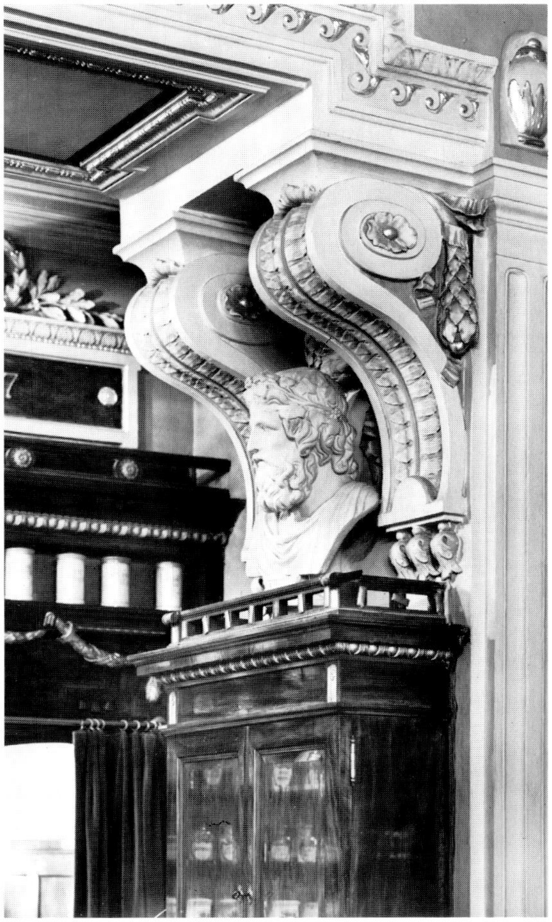

336–338 Klatovy (Klattau), CSSR. Abb. 336: Fassade, um 1800. – Abb. 337, 338: Offizin mit bewegten, vor- und zurückschwingenden Wänden und massiven gedrehten Säulen. Durch die Spiegel Illusion eines größeren Raumes. 1. Hälfte 18. Jh. Auf geschwungenem Arzneischrank St. Michael, flankiert von Mohren.
Klatovy (Klattau), CSSR, ehem. Jesuiten-Apotheke, heute »Zum weißen Einhorn«

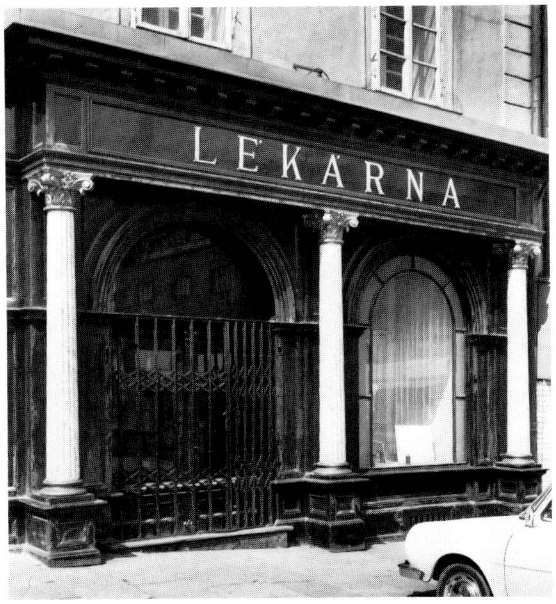

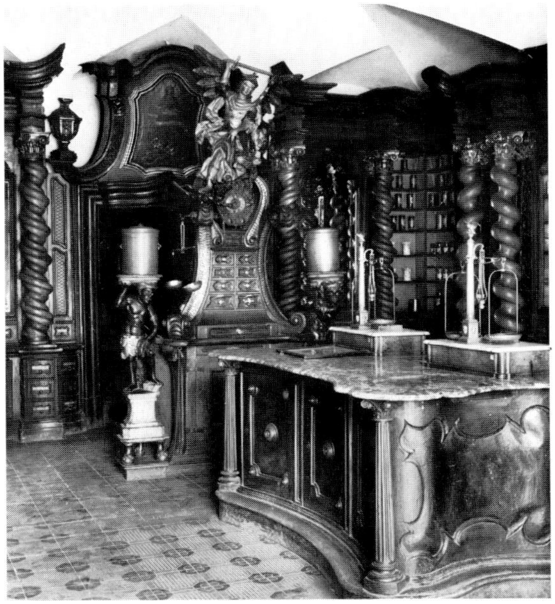

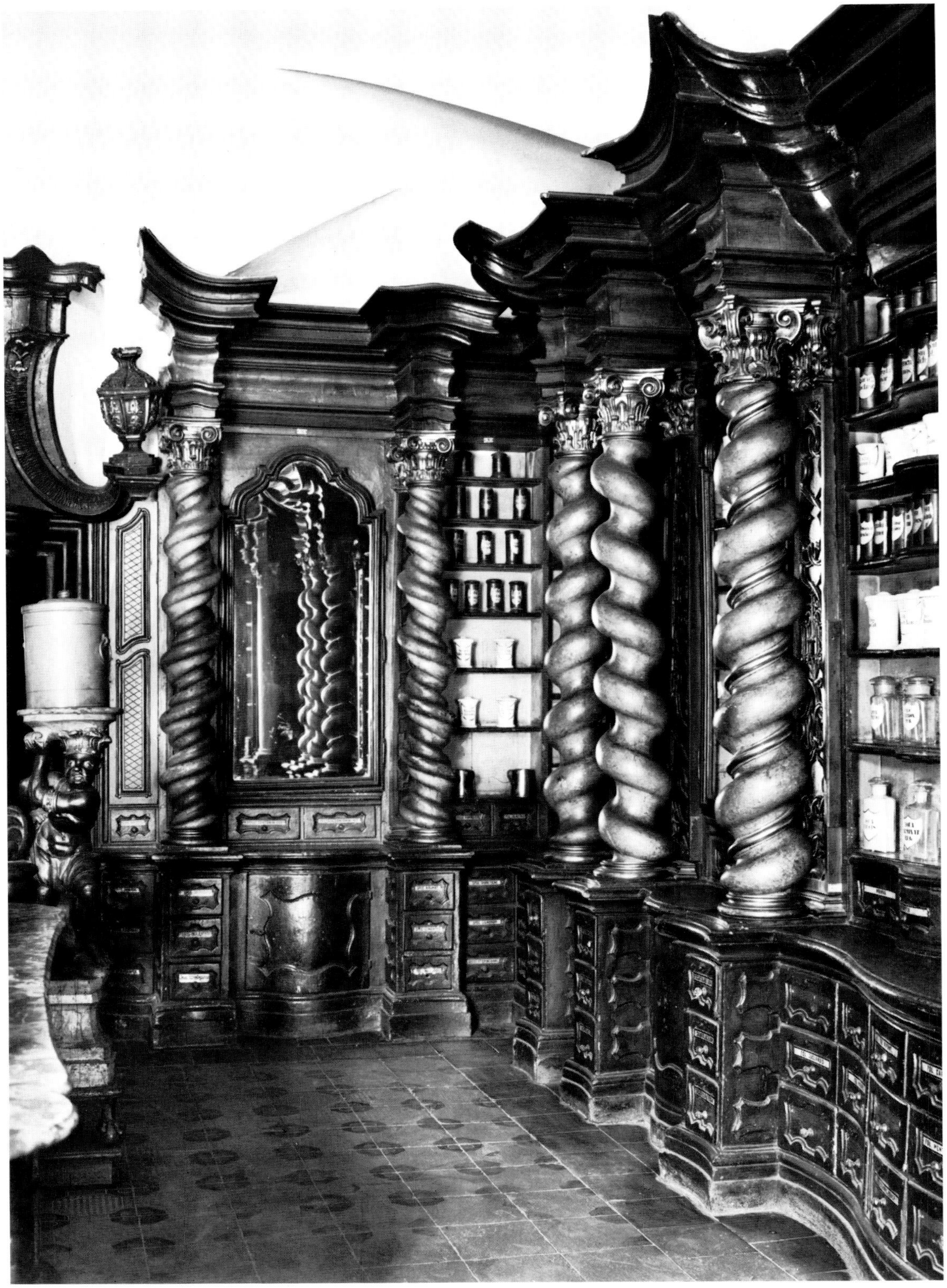

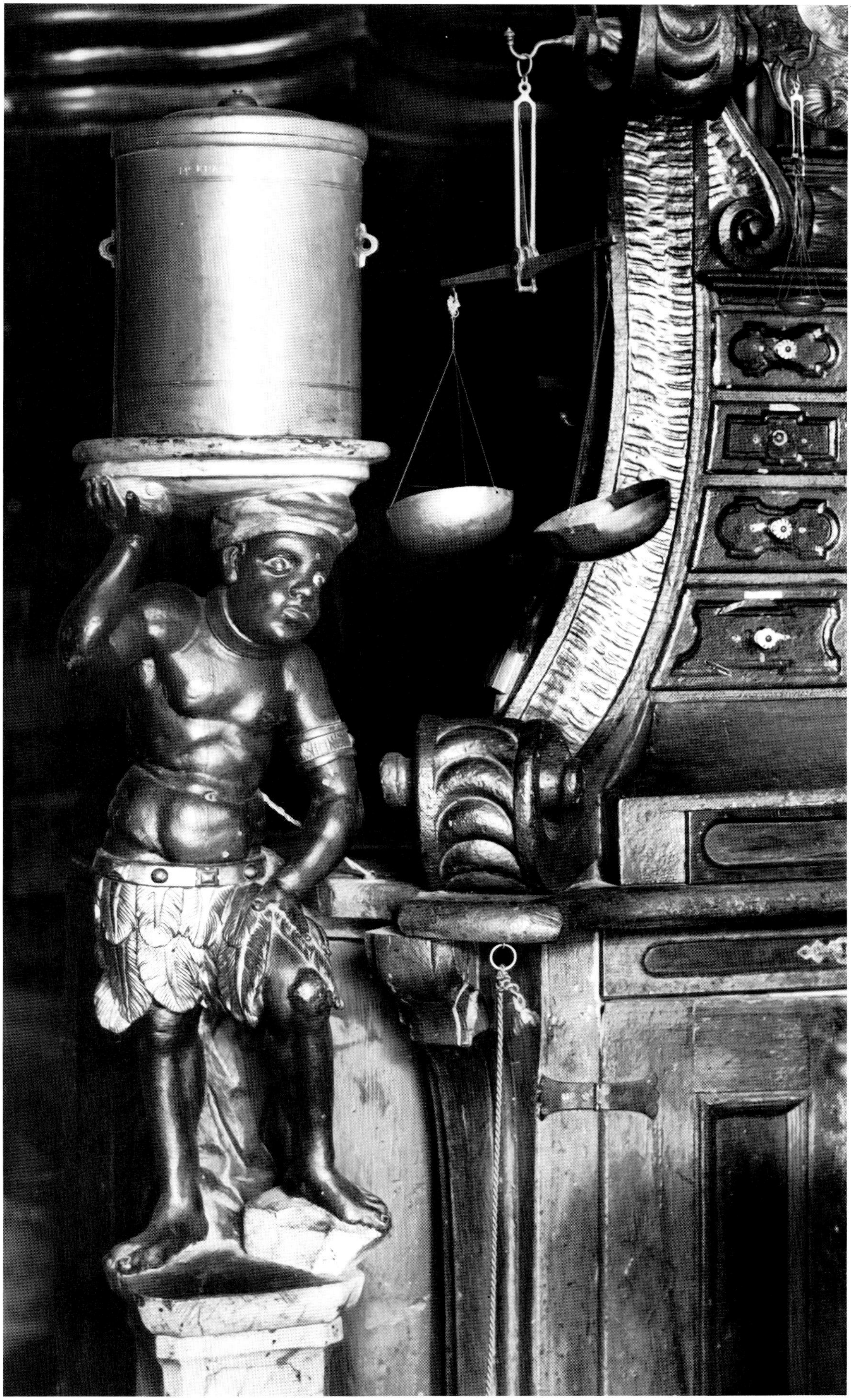

339 Das beliebte Requisit der Apotheken, der Mohr im Federrock als Träger, hier einer Zinnbüchse, ein Hinweis auf die Herkunft der Drogen.
Klatovy (Klattau), CSSR, ehem. Jesuiten-Apotheke, heute »Zum weißen Einhorn«

340 St. Michael im Kampf gegen den Höllendrachen, der die Hand auf der Zeit, einer zierlichen Rokoko-Uhr, hält.
Klatovy (Klattau), CSSR, ehem. Jesuiten-Apotheke, heute »Zum weißen Einhorn«

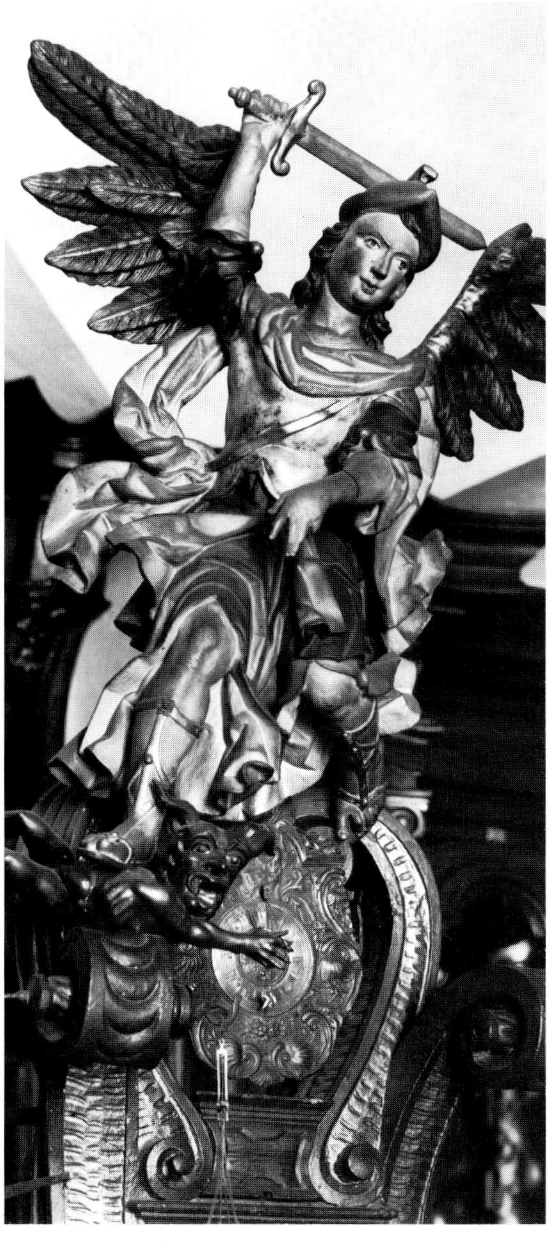

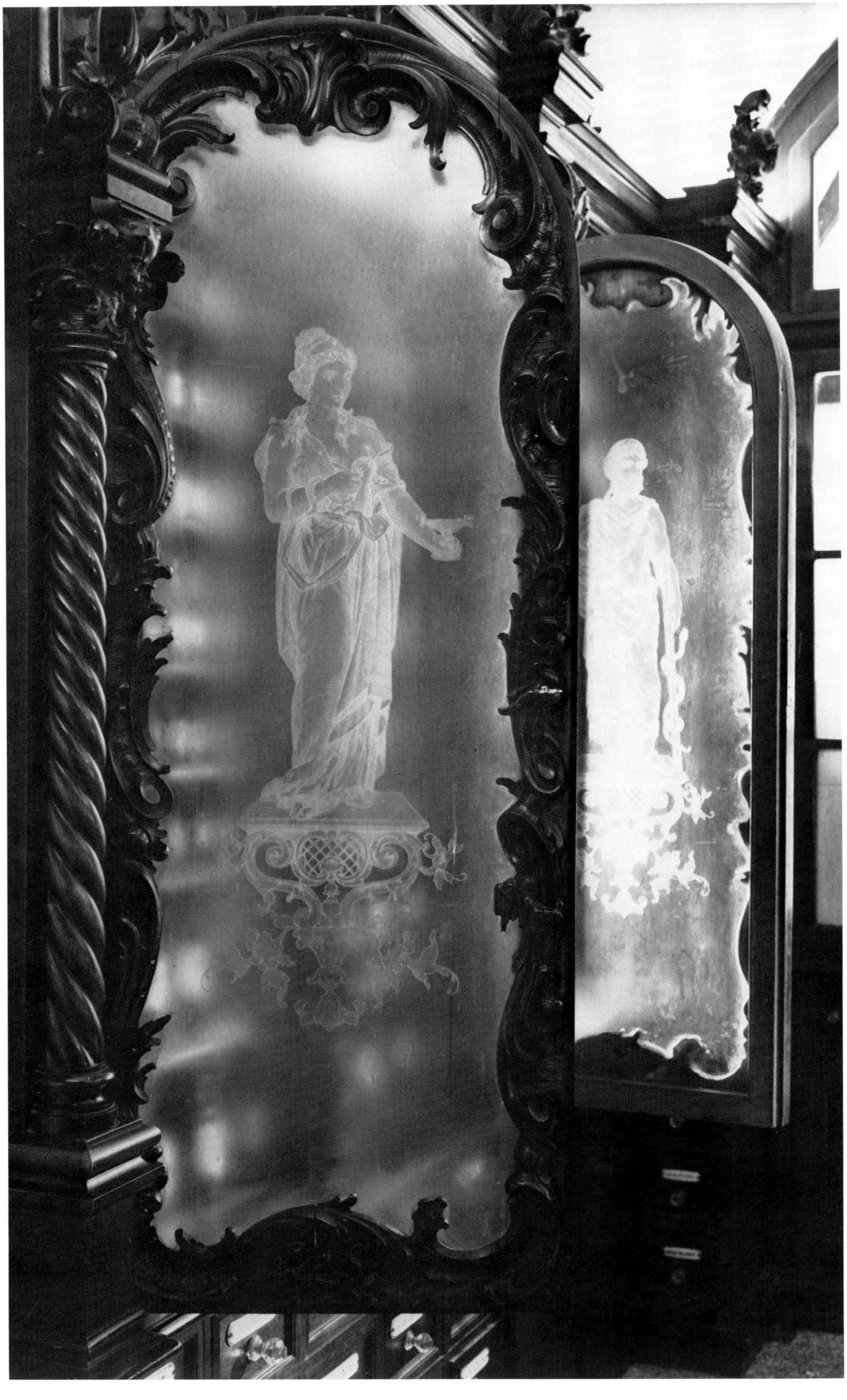

Italien

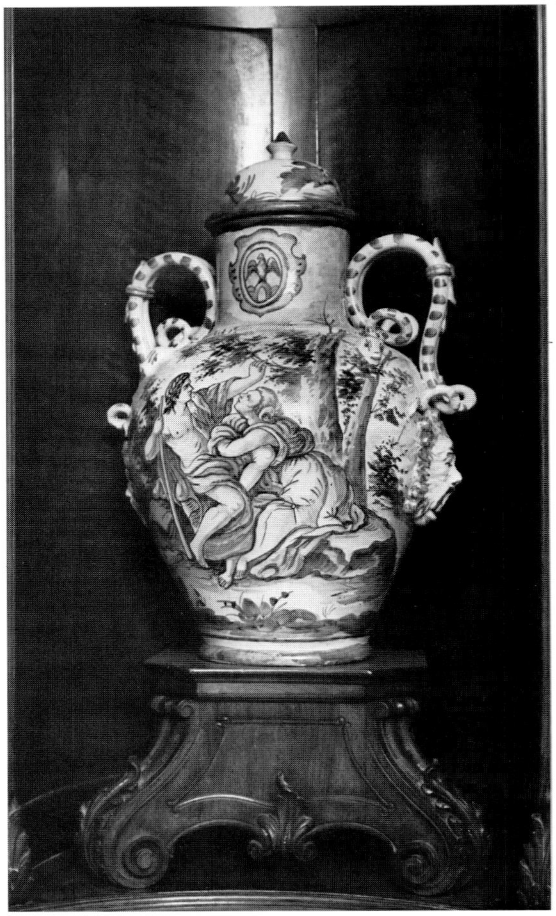

◁ 341 Schranktüren mit Figuren: vorne Hygieia mit Schlange und Arzneischale, dahinter Äskulap mit Stab und Schlange, 2. Hälfte 19. Jh.
Bozen, Farmacia alla Madonna (Apotheke zur Madonna)

342 Schaugefäß mit Schlangenhenkeln, Masken und Schäferszene, Italien, 17. Jh. (vgl. Abb. 349).
Bozen, Farmacia Aquila Nera (Apotheke zum Schwarzen Adler)

343 Madonna mit Kind in Strahlengloriole als Apothekenwahrzeichen; links von der Uhr das Gründungsjahr der Apotheke 1443 und rechts das Jahr der Ausstattung 1897 (vgl. auch Abb. 341 u. 347). Schnitzereien von Franz Tavella.
Bozen, Farmacia alla Madonna (Apotheke zur Madonna) ▷

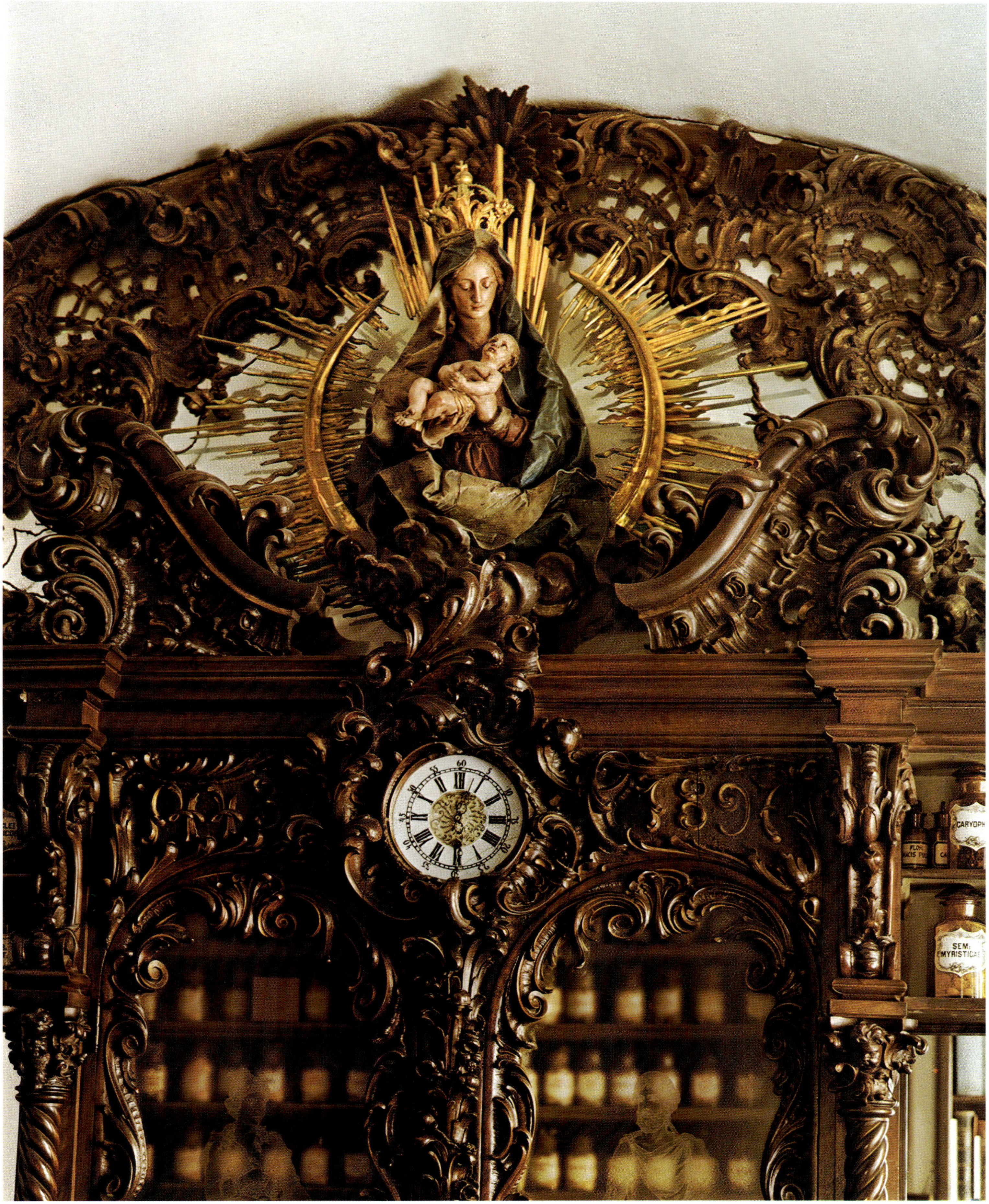
CARYOPH
SEM:
MYRISTICAE

344 Front der Farmacia alla Madonna (Apotheke zur Madonna) in Bozen.

345, 346 Apothekenschaugefäße mit Schäferszenen, italienisch. 17. Jh.
Zürich, Medizinhistorisches Institut der Universität

347 Offizin der Farmacia alla Madonna (Apotheke zur Madonna) in Bozen. Einrichtung von 1897. Schnitzereien von Franz Tavella aus Wengen in Südtirol (Details vgl. Abb. 341, 343).

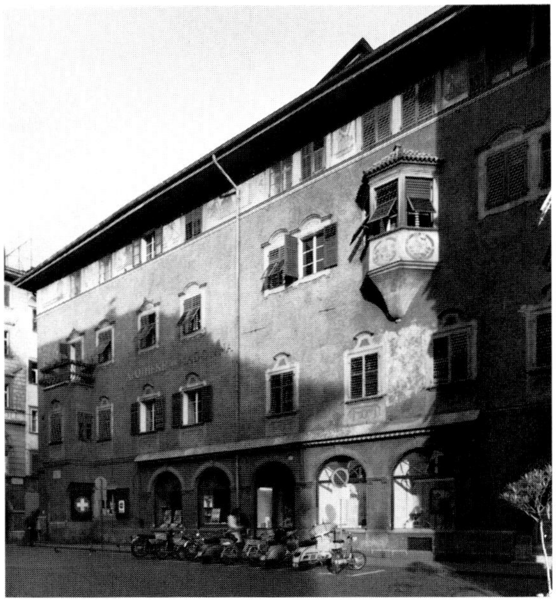

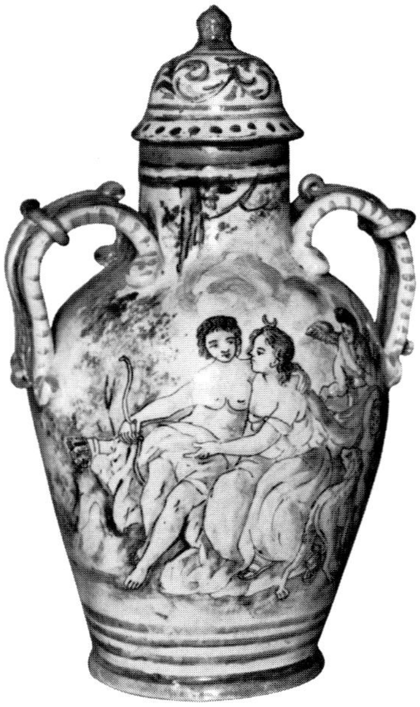

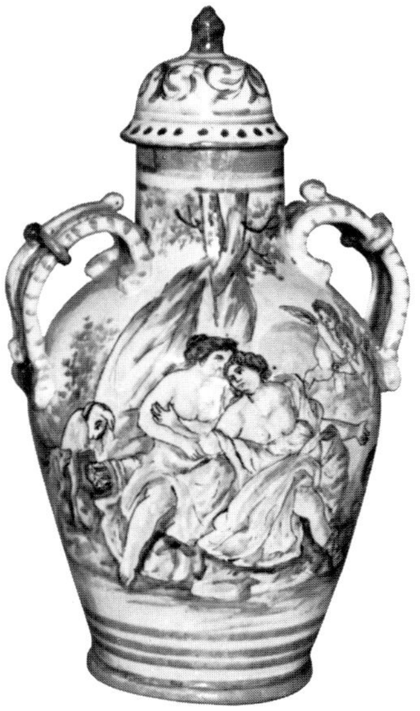

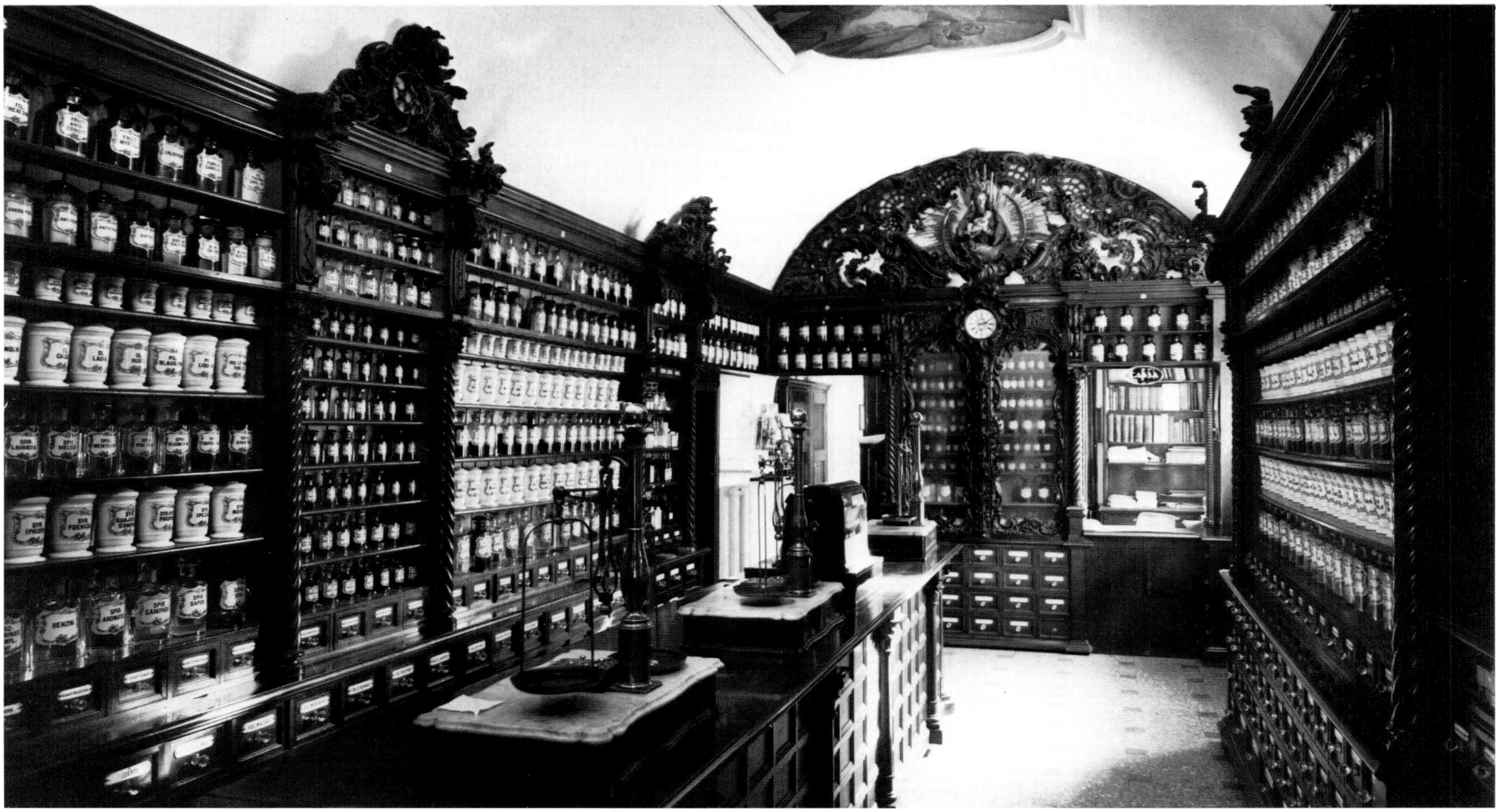

348, 349 Bozen, Farmacia Aquila Nera (Apotheke zum Schwarzen Adler). Abb. 348: Glastüre zum Eingang der Apotheke mit Jugendstilornamenten und Gründungsdatum. – Abb. 349: Eckregal mit kostbarem Schaugefäß (vgl. Abb. 342).

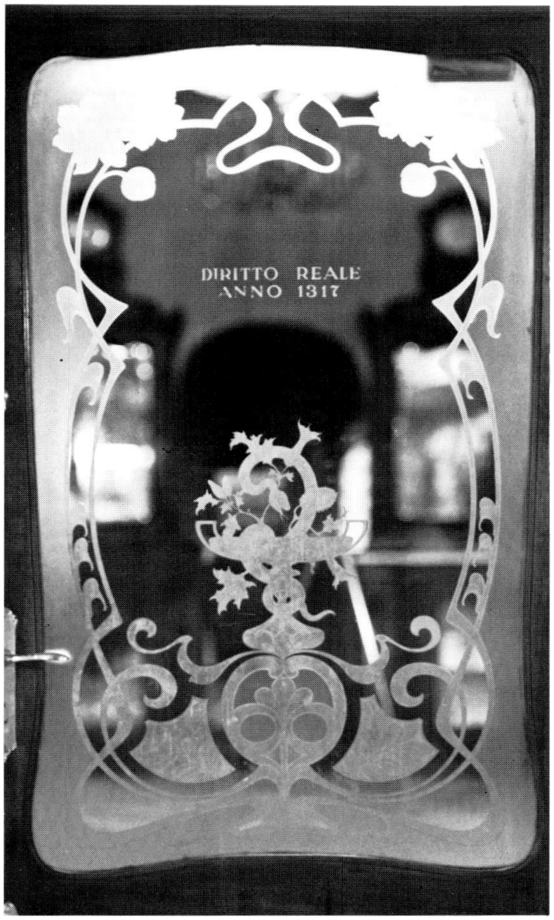

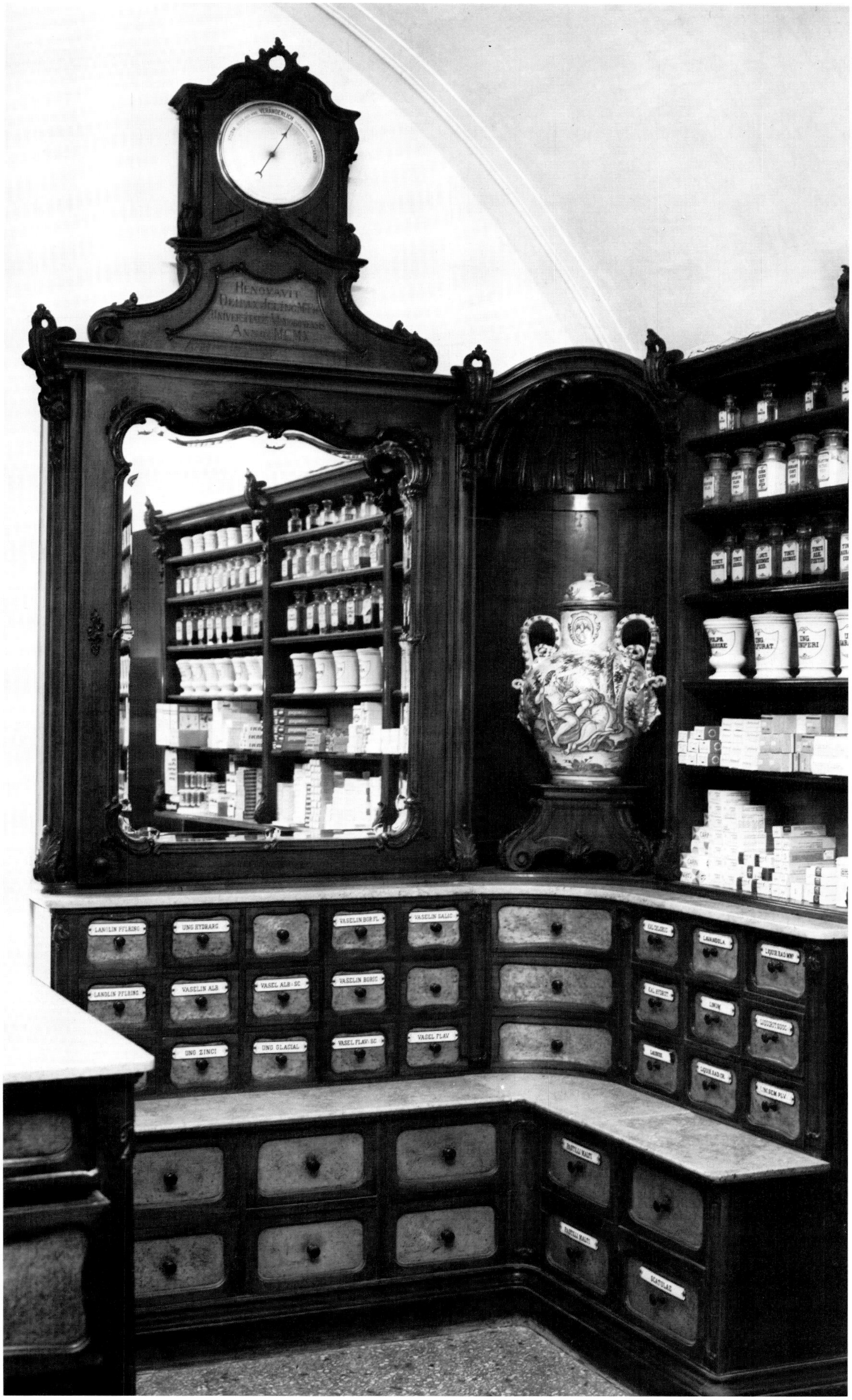

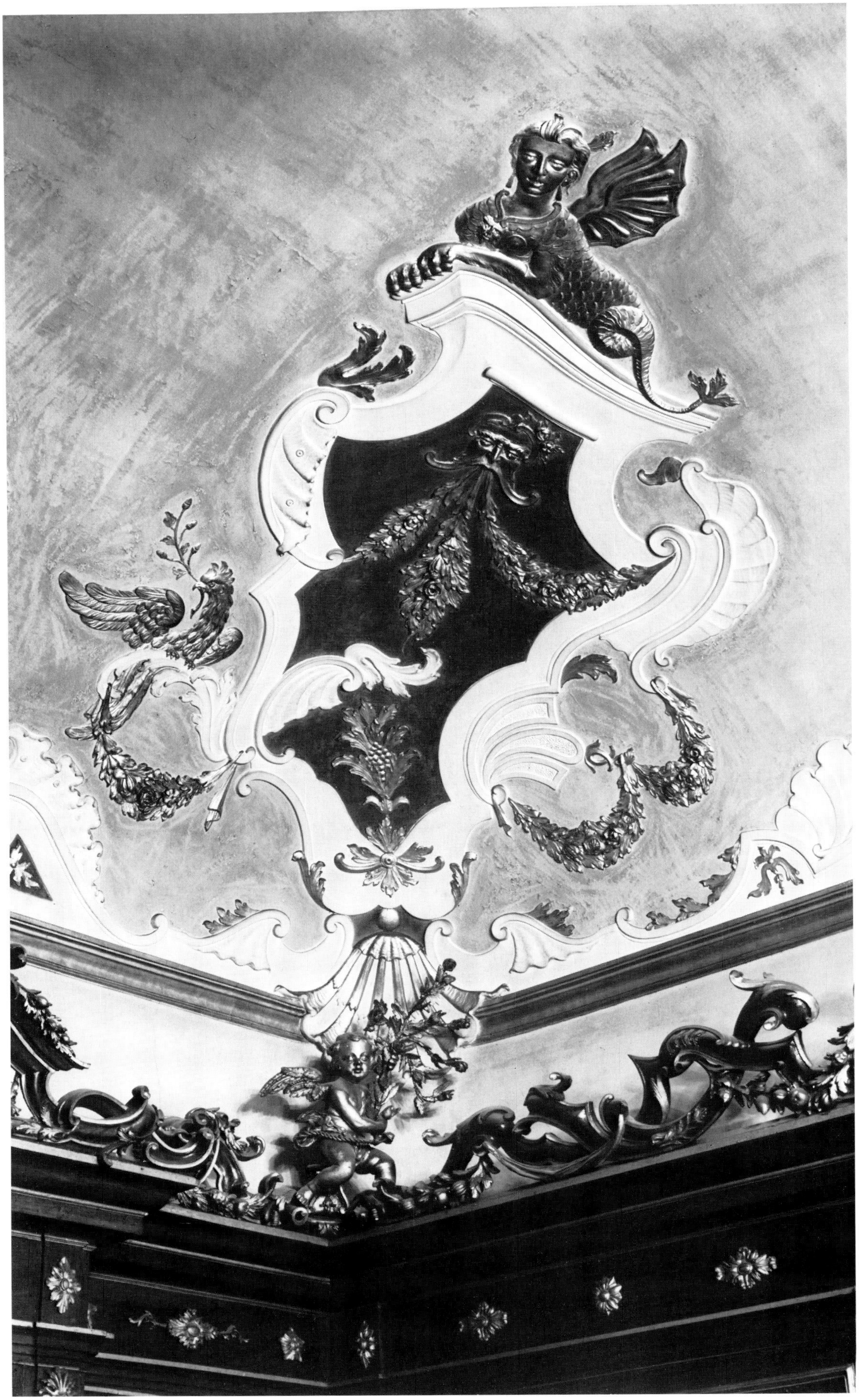

350 Farbenfrohe und lebhafte Dekoration am Deckengewölbe, mit Sphinx, Laub- und Fruchtgehängen, Vogel und Putto. Florenz, Farmacia Santa Maria Novella, ehem. Klosterapotheke

351 Prachtvoll ausgeschmückte Offizin, gegr. vor 1500, in der sich barocke Stilelemente mit denen des Rokoko mischen. Florenz, Farmacia Santa Maria Novella, ehem. Klosterapotheke

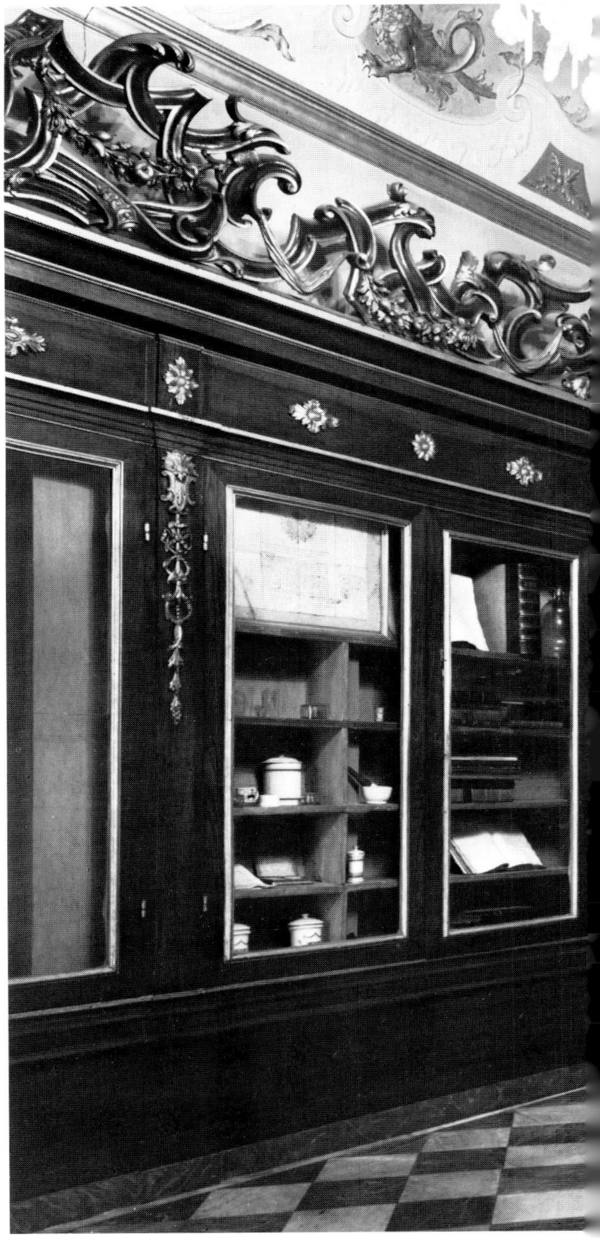

352 Albarello. Faenza. 1. Hälfte 16. Jh.
Cerveny Kamen, CSSR, Museum

353 Albarello aus Sizilien. Um 1600.
Köln, Einhorn-Apotheke

354 Albarelli mit Blumendekor und Klosterwappen. Venedig. Ende 16. Jh.
Cerveny Kamen, CSSR, Museum

355 Engel mit Füllhorn.
Florenz, Farmacia Santa Maria Novella, ehem. Klosterapotheke

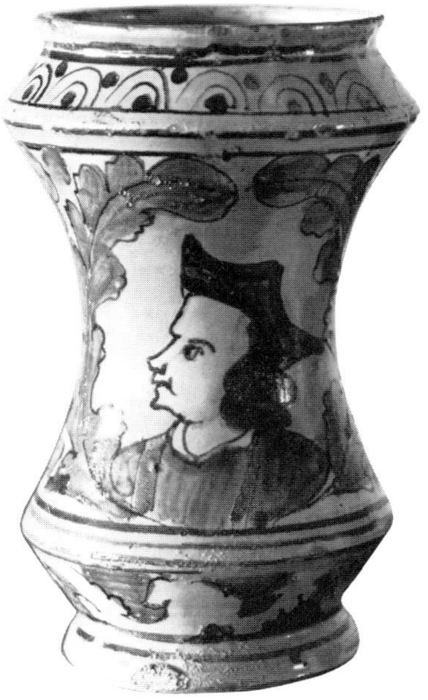

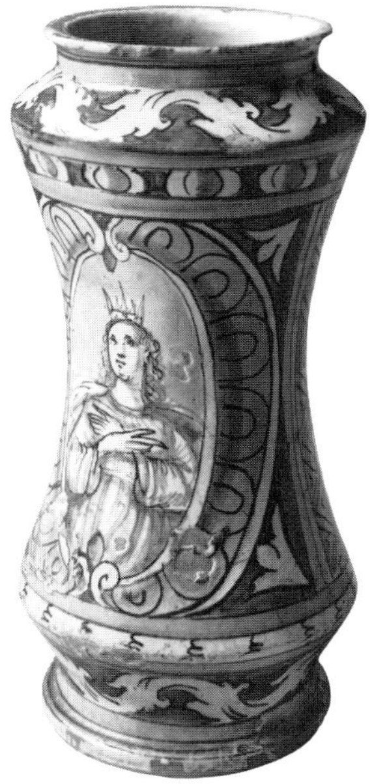

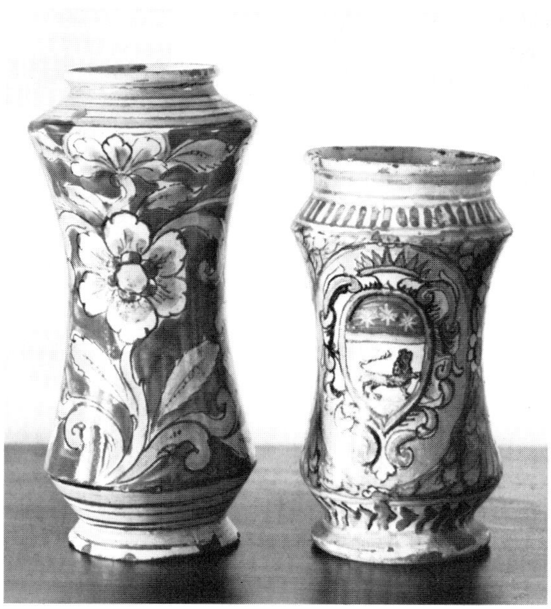

354

355 ▽

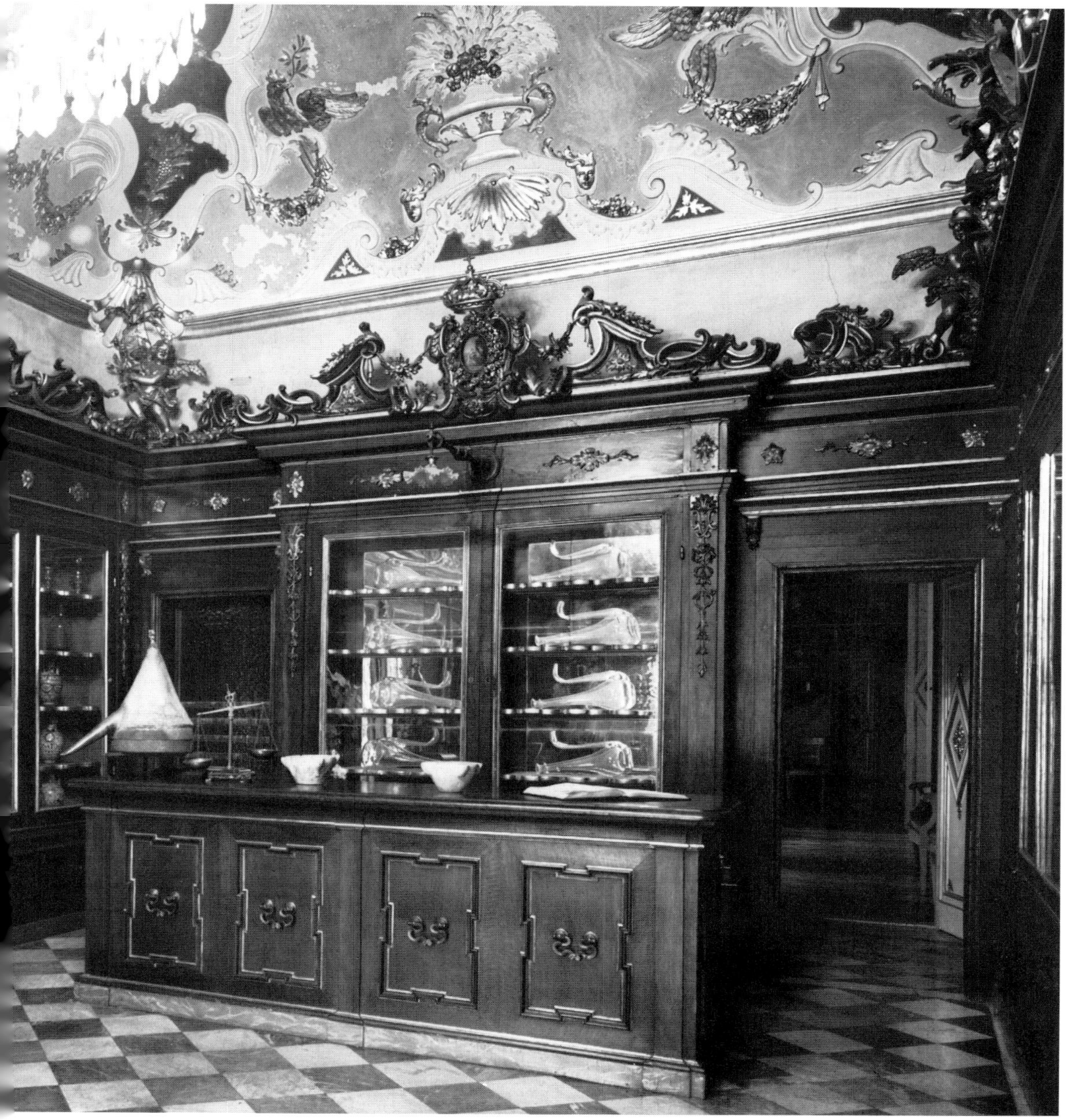

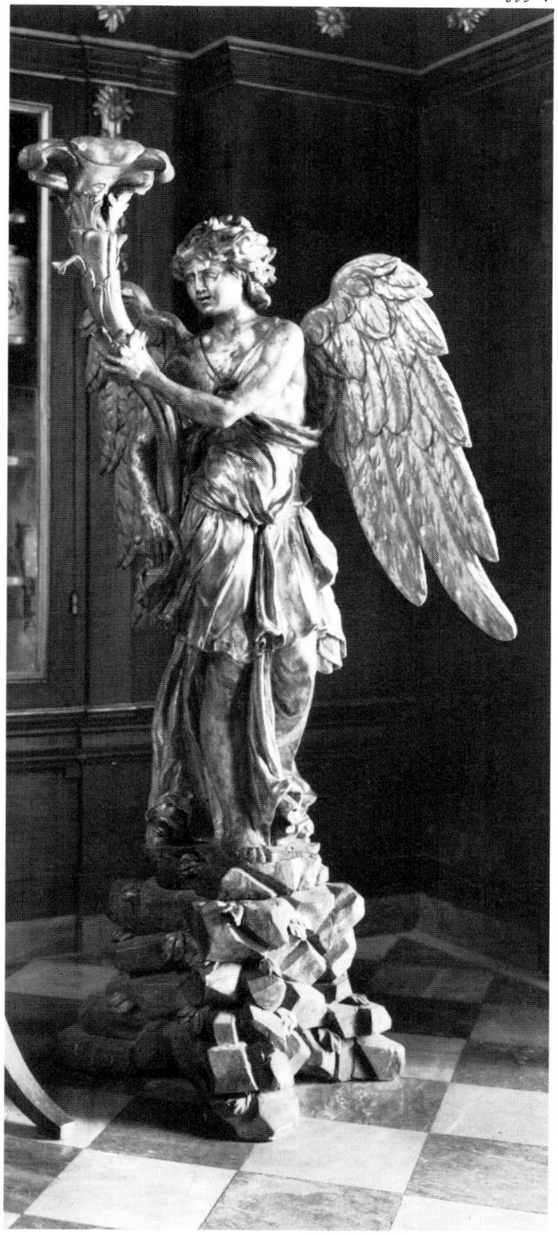

356 Barocker Regalaufsatz mit Salbentopf.
Florenz, Farmacia s. S. Annunciata

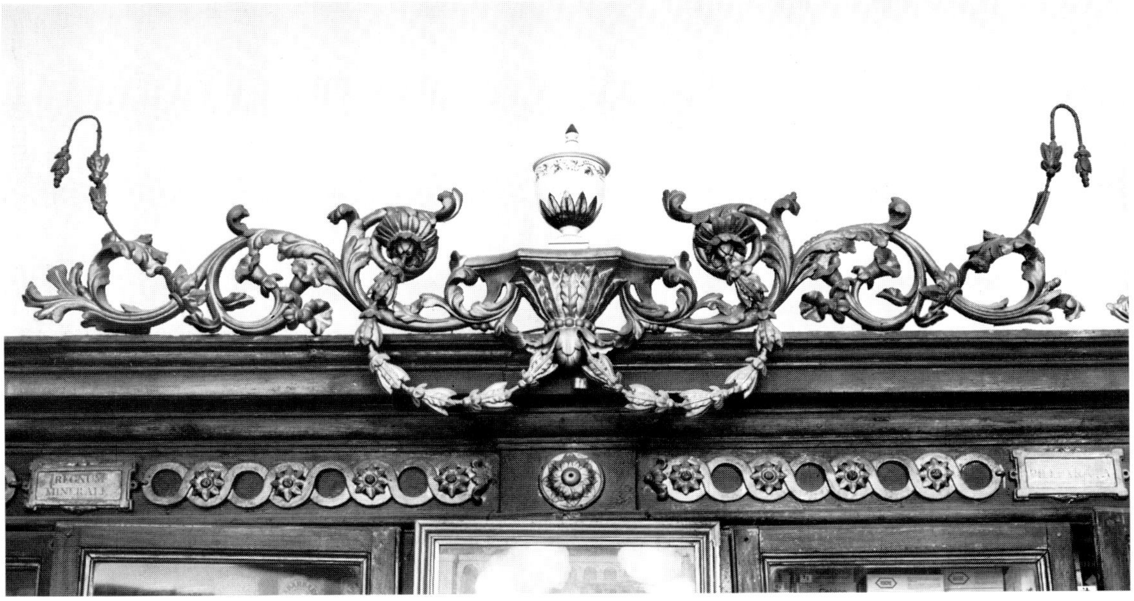

357 Barocker Schrankaufsatz aus der ehem. Klosterapotheke.
Florenz, Farmacia Santa Maria Novella

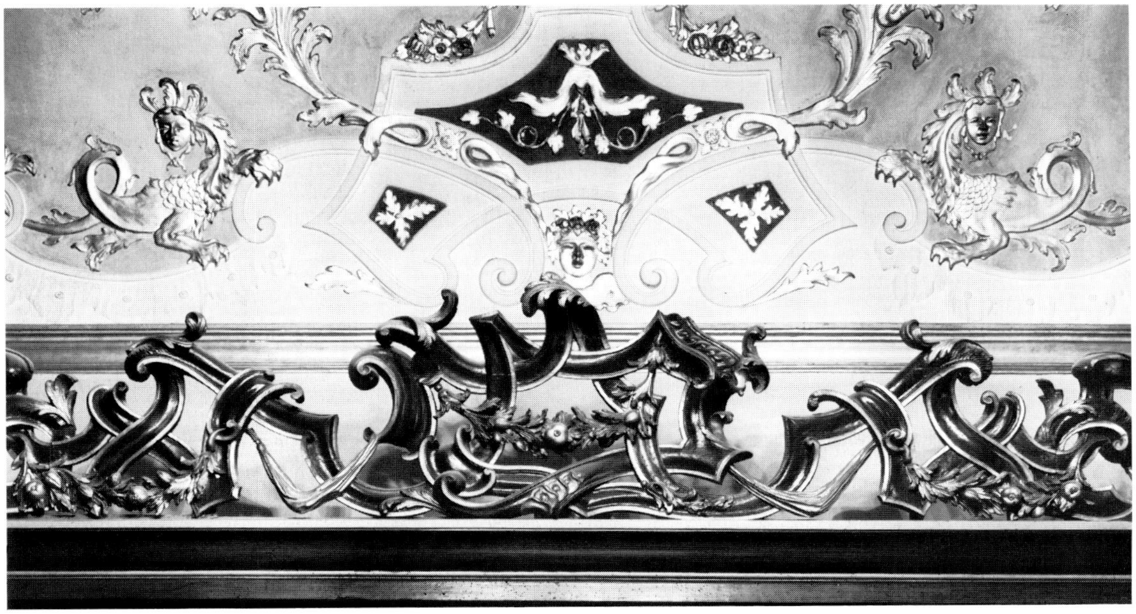

358 Reichverzierter Arzneischrank, darüber Deckenornamente.
Florenz, Farmacia Santa Maria Novella

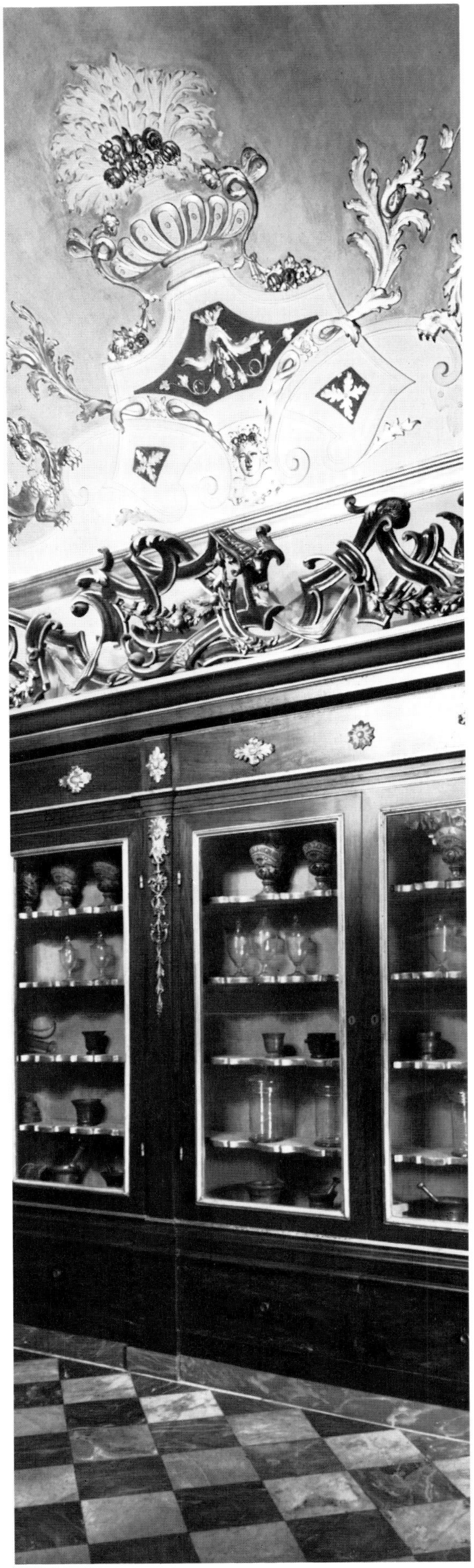

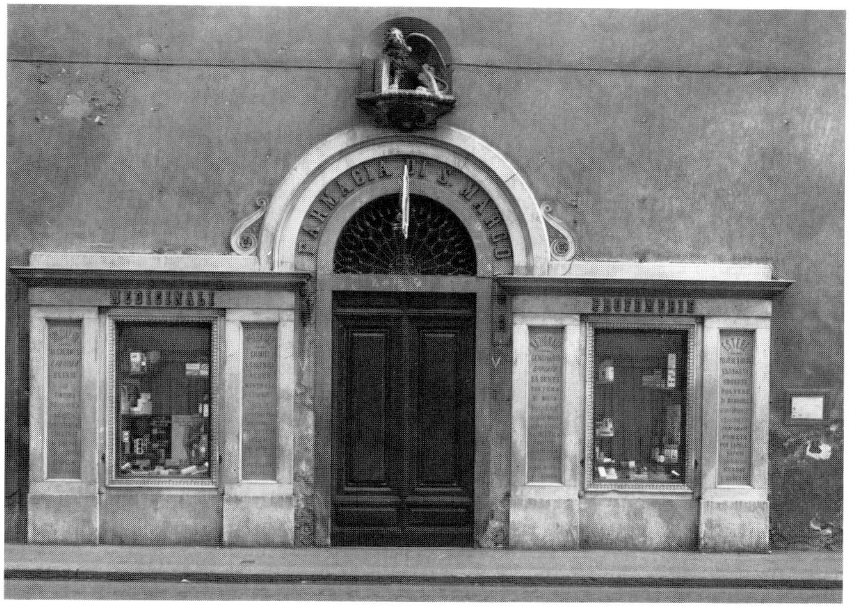

359 Streng gegliederte Marmorfassade mit dem Löwen des hl. Marcus im Scheitel des Bogens als Apothekenwahrzeichen.
Florenz, Farmacia di San Marco

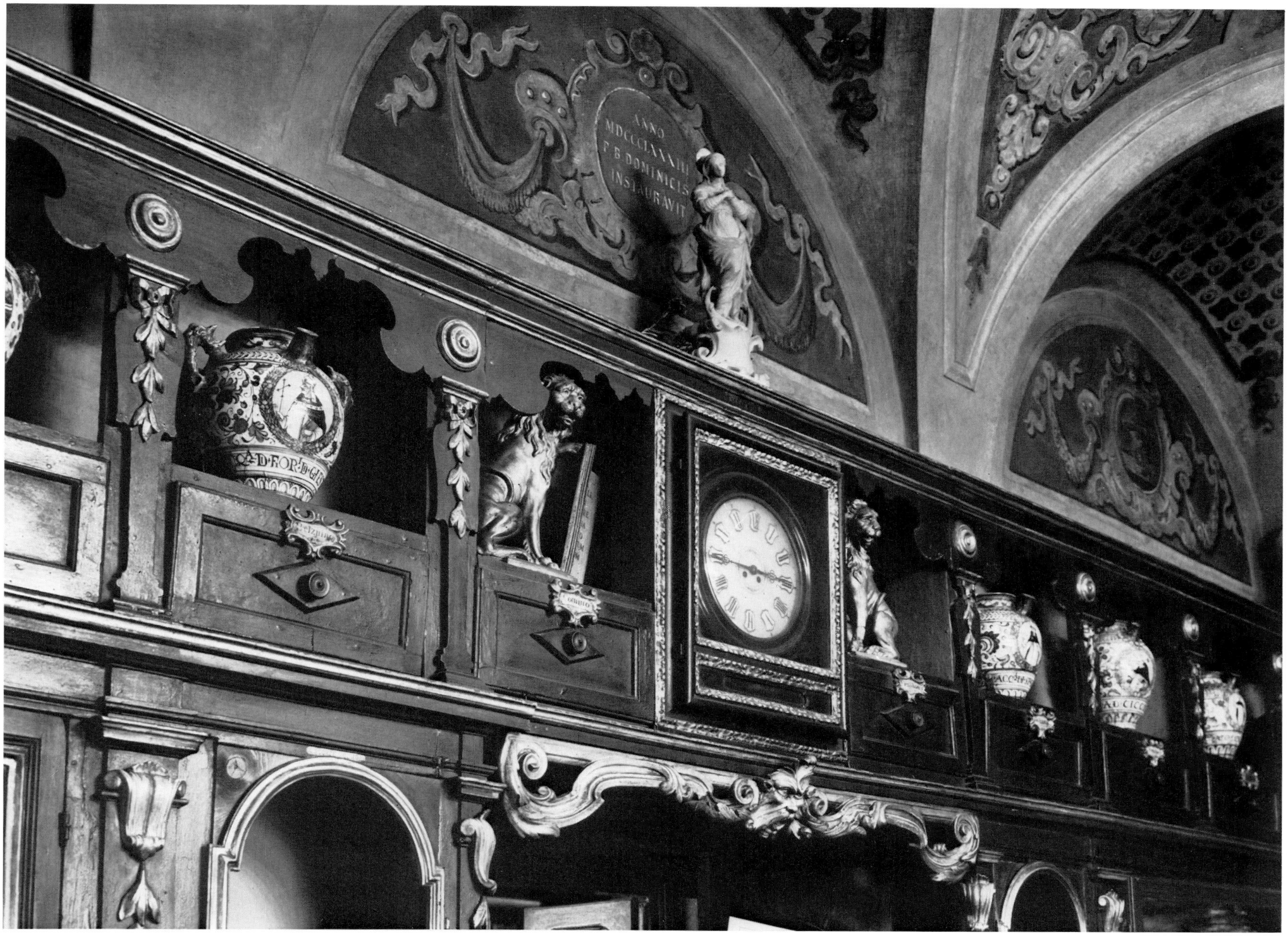

360 Regalabschluß unter dem Deckengewölbe; neben der Uhr zwei Löwen und kostbare italienische Schaugefäße. Eingerichtet 1883.
Florenz, Farmacia di San Marco

361 *Offizin der Apotheke im Kloster der Franziskaner auf einer Anhöhe des Apennin, La Verna (Prov. Arezzo).*

362 *Offizin mit kunstvoll geschnitzten Zierbögen über Regalen im neugotischen Stil. 2. Hälfte 19. Jh. Die Inschrift lautet: »Dolorem sedare divinum opus est« – Schmerz zu lindern ist göttliches Werk.*
Padua, Farmacia Al Duomo (Apotheke zum Dom)

363 *Apothekeneingang in einem Geschlechterturm der mittelalterlichen Stadt San Gimignano bei Siena, Italien.*

364 *Ausgestopftes Krokodil in der Apotheke; im Medaillon über der Tür Ölbild des Schutzpatrons der Apotheker »S. Damianus«.*
Camaldoli bei Florenz (Prov. Arezzo), Klosterapotheke

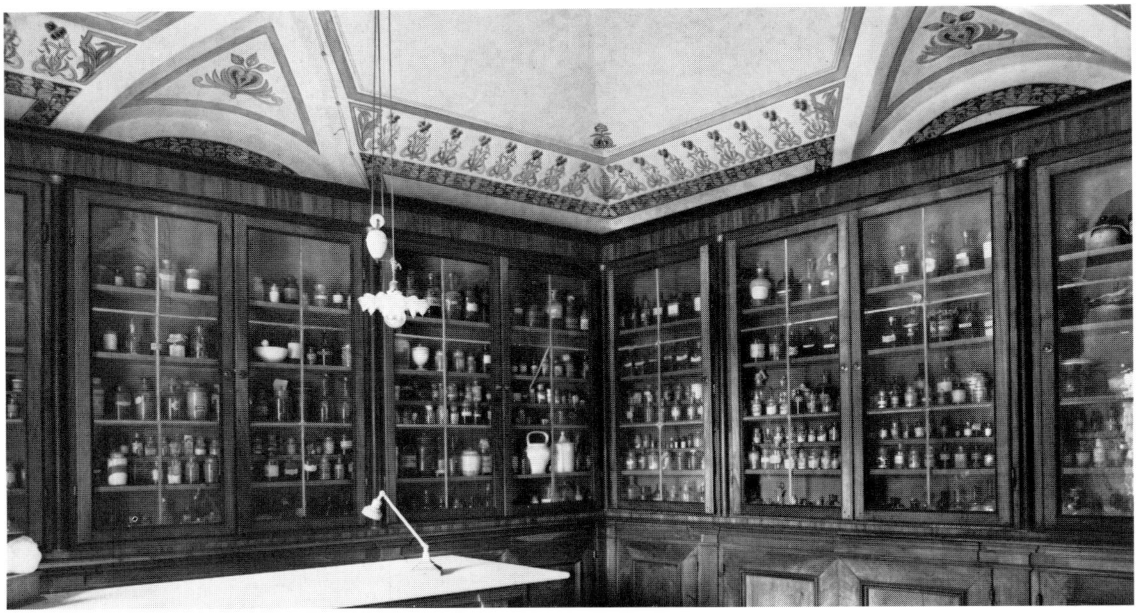

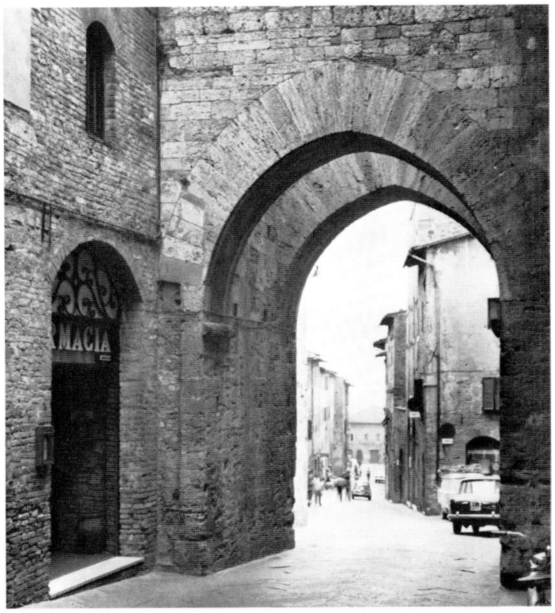

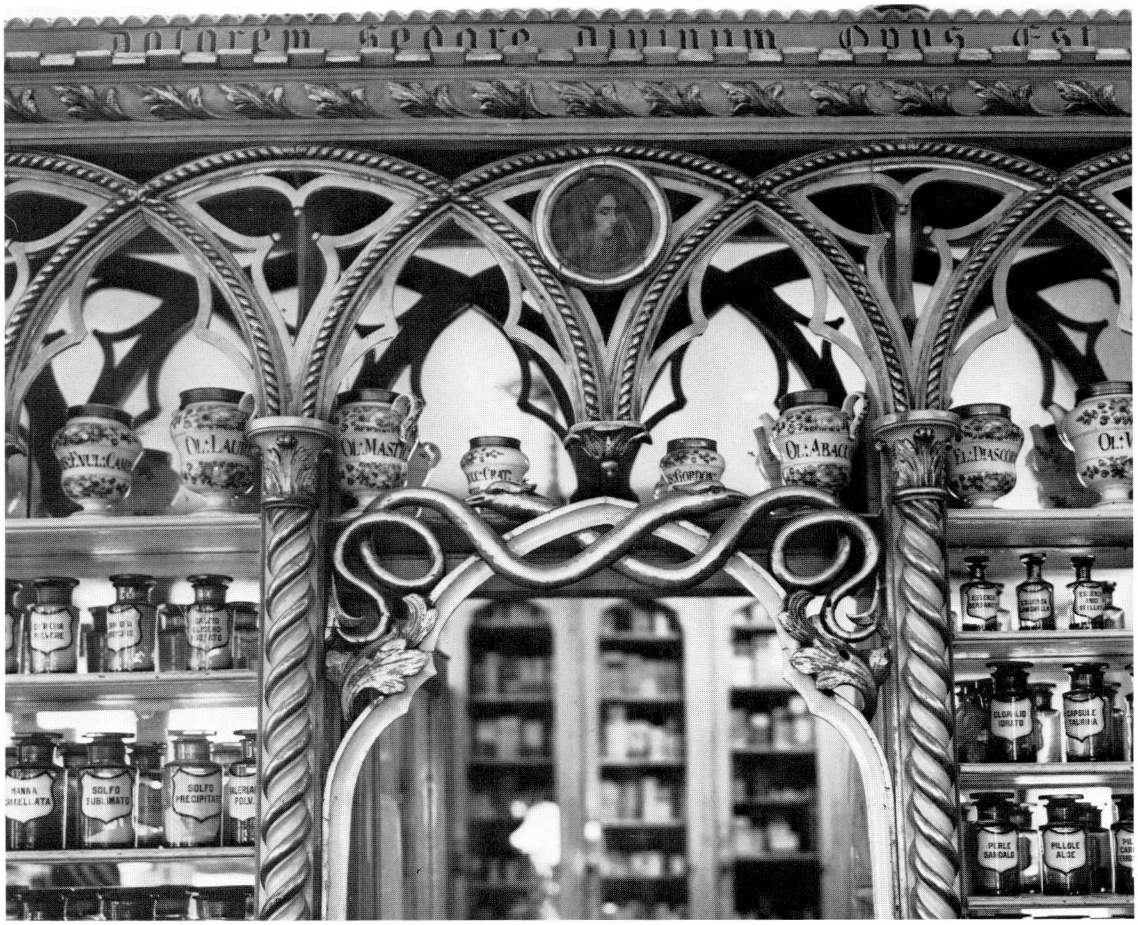

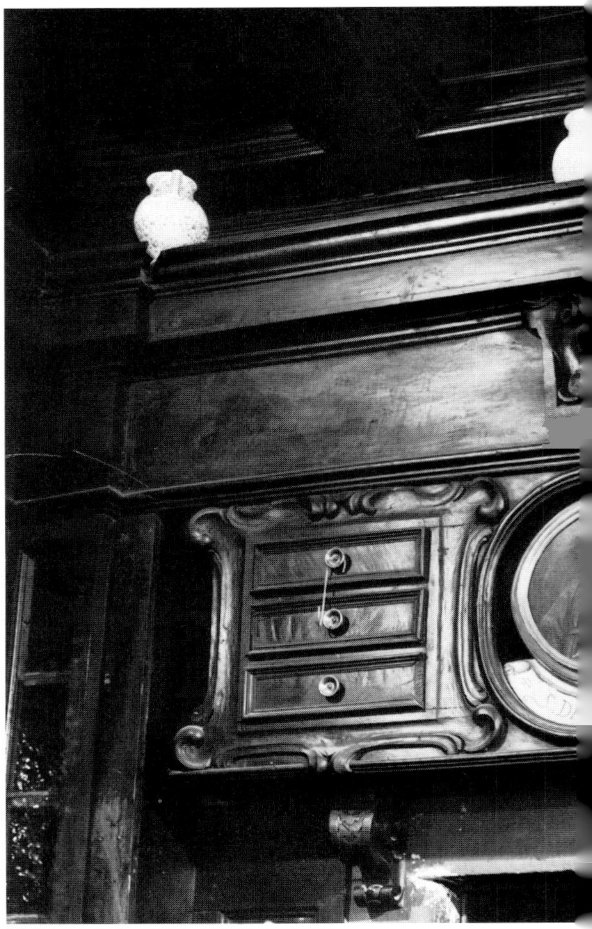

365 Arzneischrank mit barockgeschnitzten Türen aus der im 15. Jh. gegründeten Apotheke.
Camaldoli bei Florenz (Prov. Arezzo), Klosterapotheke ▷

Zu Seite 198, 199:
366 Renaissance-Offizin der zu Beginn des 14. Jh. gegründeten Farmacia mit kostbarer Intarsienarbeit am Rezepturtisch und an der Kassettendecke.
Florenz, Farmacia del Canto alle Rondini

367 Madonna von Luca della Robbia. Mitte 15. Jh.
Florenz, Or San Michele, Fassade

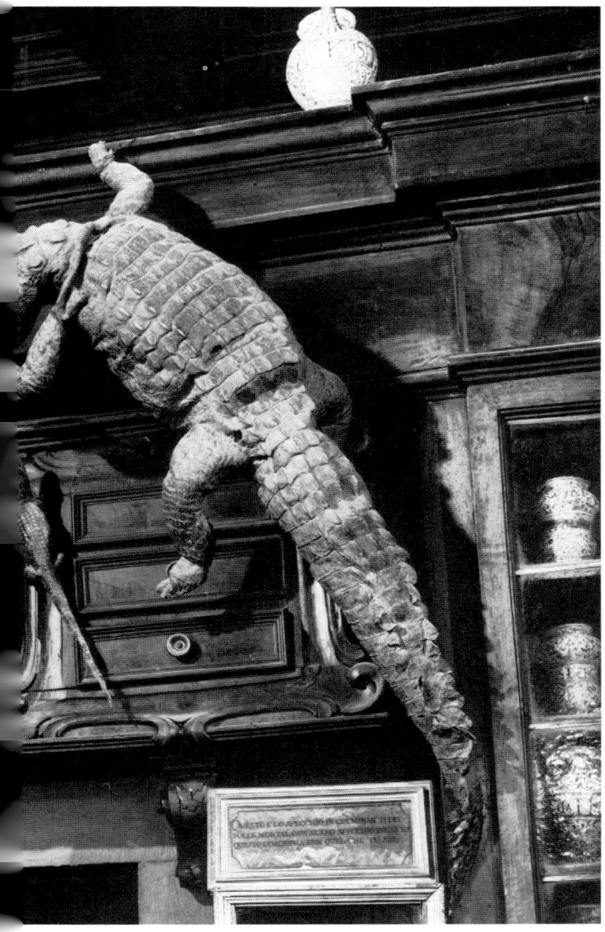

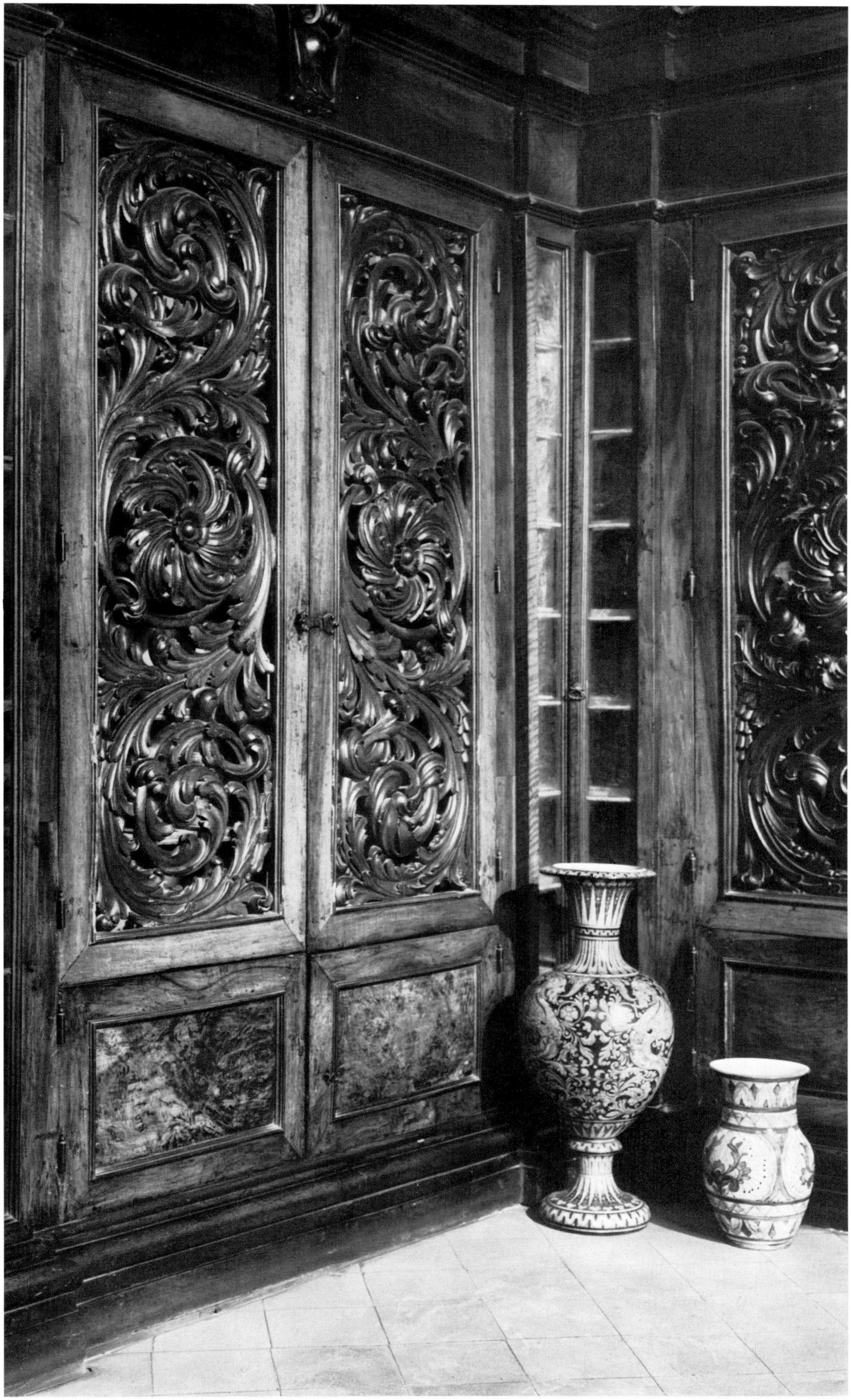

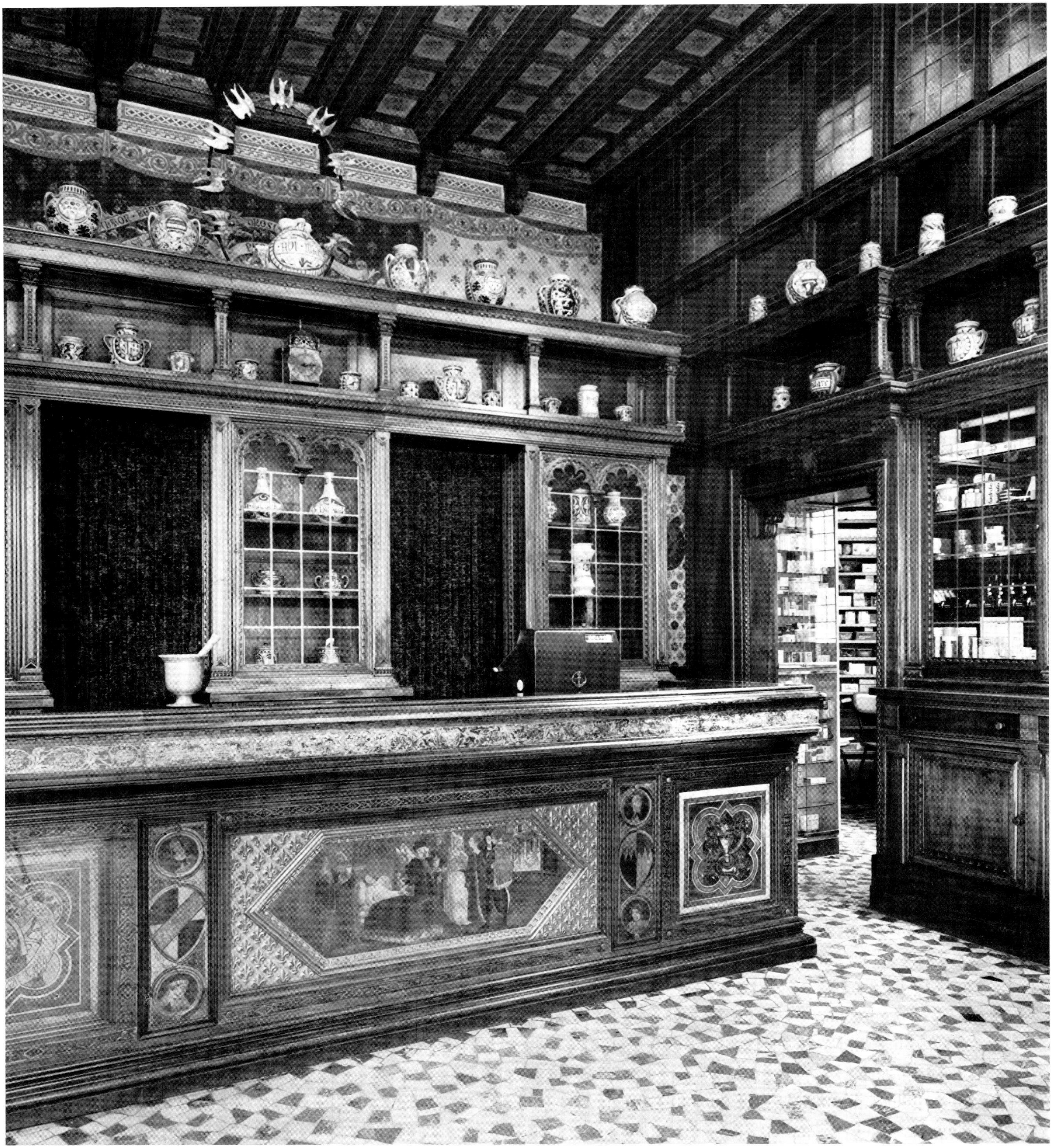

67

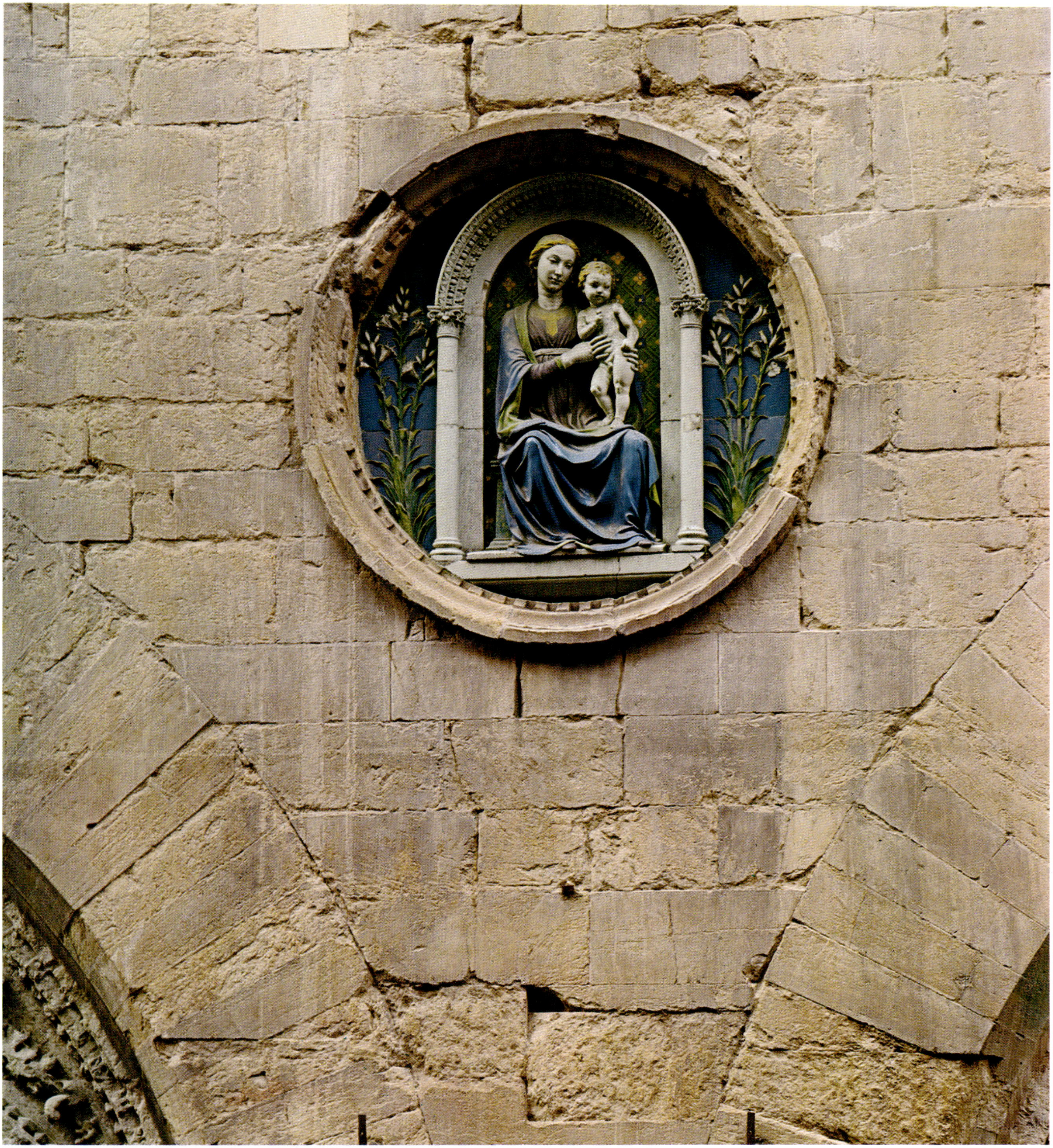

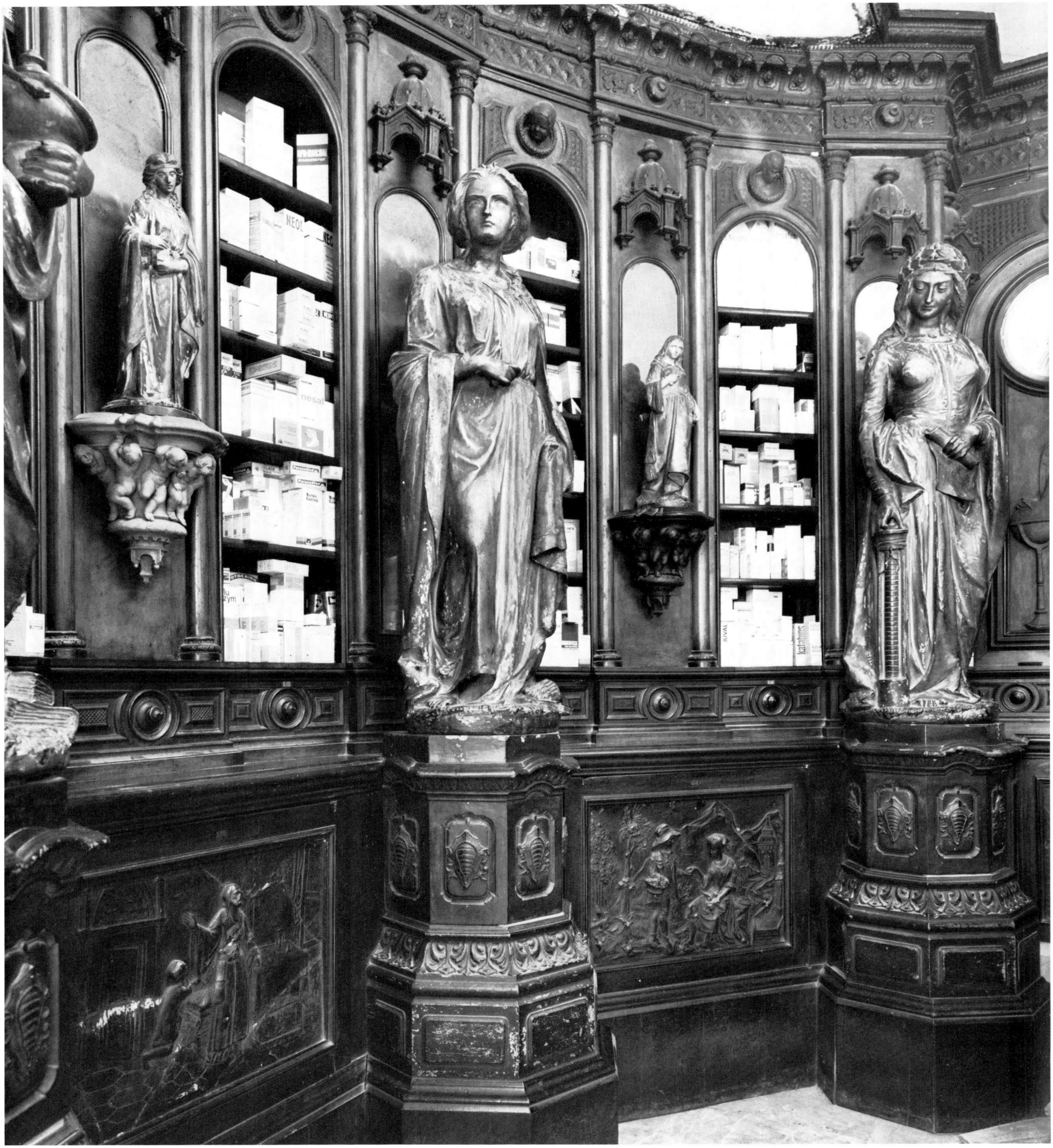

36

368–371 Venedig, Farmacia Italo-Inglese. Abb. 368: Detail aus der Offizin mit Statuen, die in Beziehung zur Heilkunde stehen. – Abb. 369: Front der Farmacia Italo-Inglese in Venedig. – Abb. 370: Offizin mit vier großen weiblichen Statuen, die die Botanik, Medizin, Chirurgie und Physik verkörpern. 2. Hälfte 19. Jh. – Abb. 371: Relief vom Verkaufstisch mit Darstellung einer Destillation zur Trennung von Flüssigkeitsgemischen.

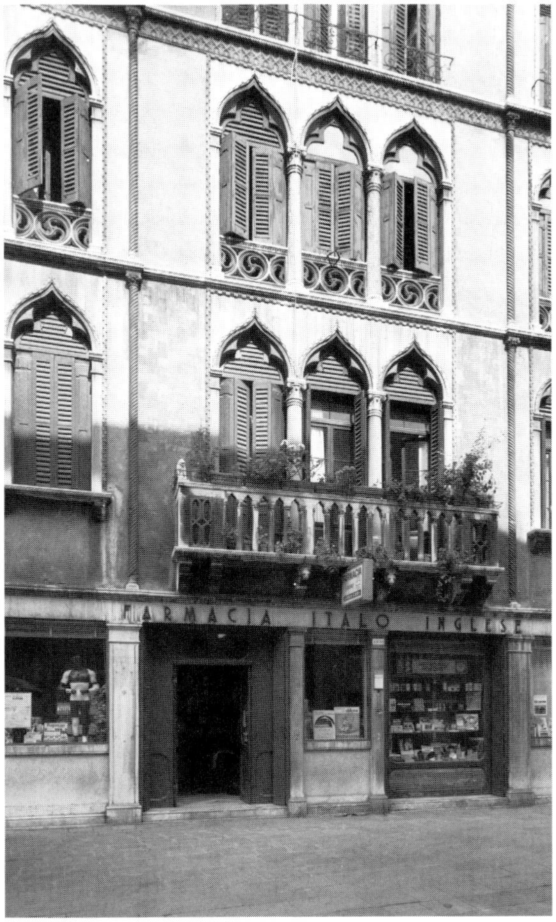

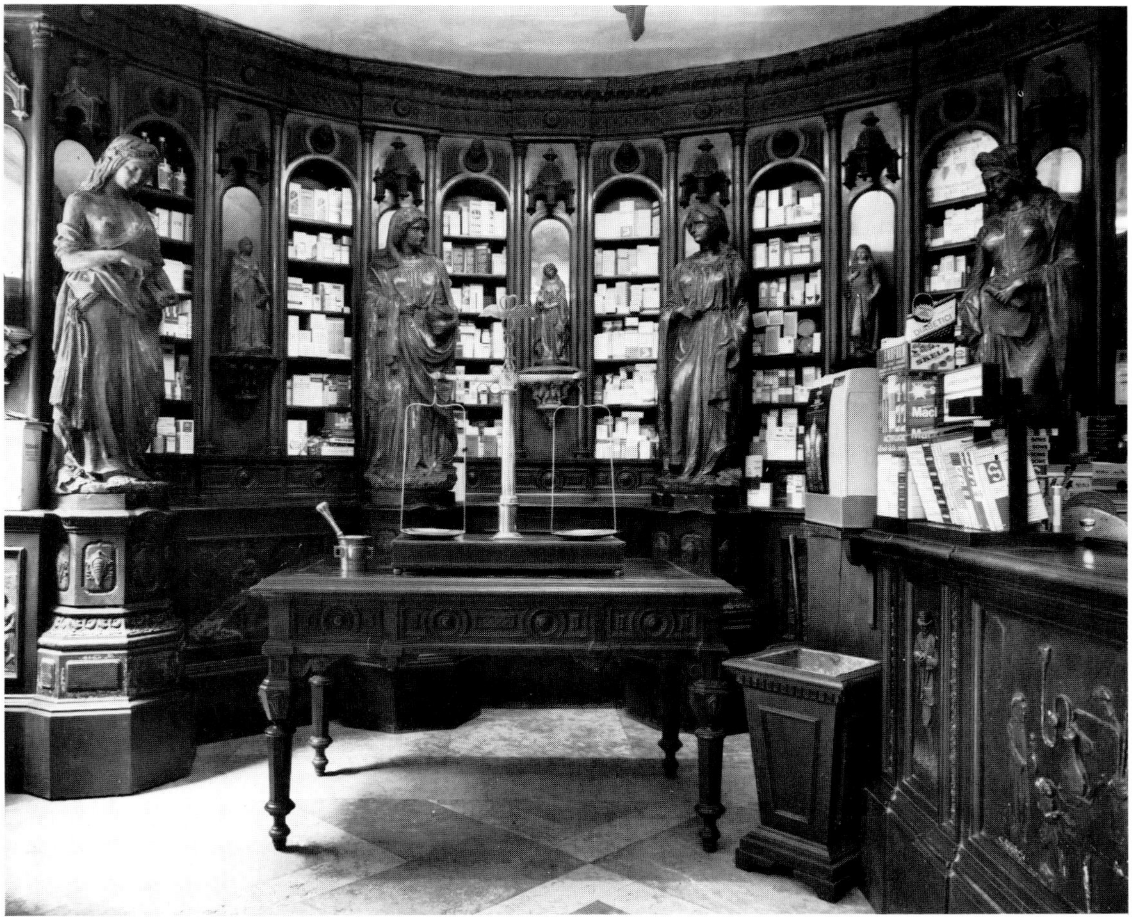

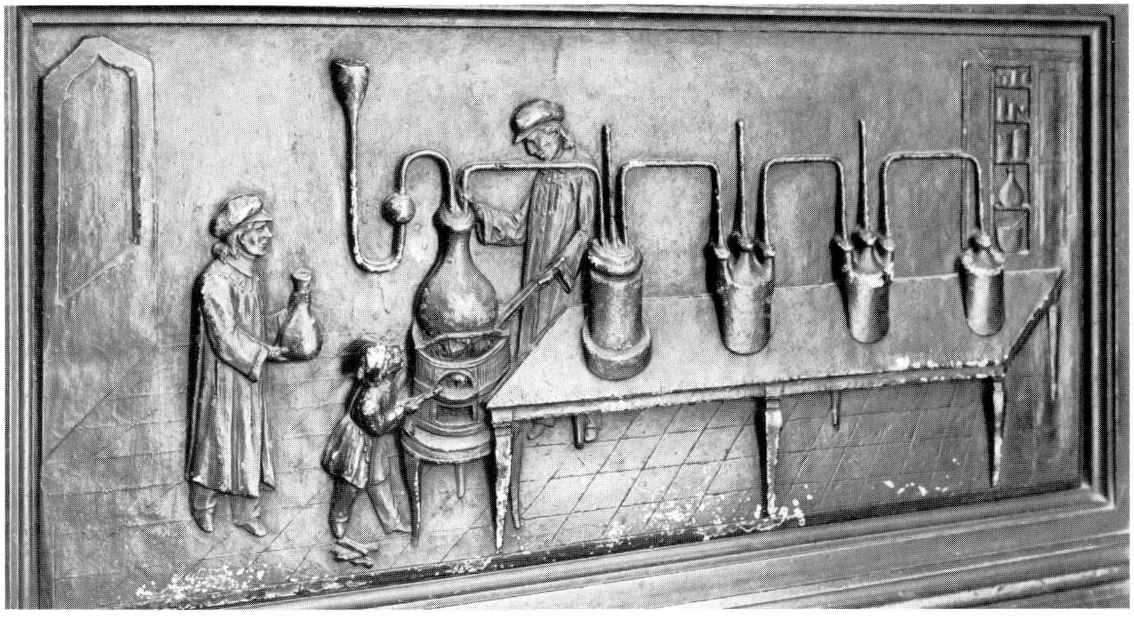

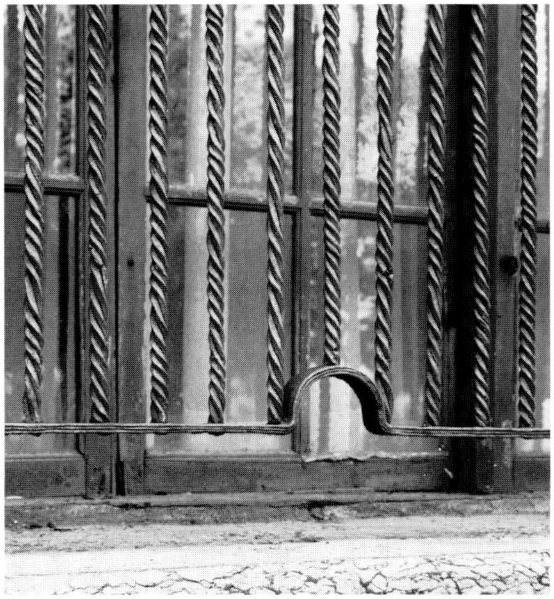

372, 373 Barcelona, Hospital de la Santa Cruz. Abb. 372: Öffnung für Medikamentenausgabe am Fuß des schmiedeeisernen Gitters. – Abb. 373: Kostbares schmiedeeisernes Renaissancegitter vor einem Fenster der Apotheke mit bekrönendem Kreuz als Wahrzeichen.

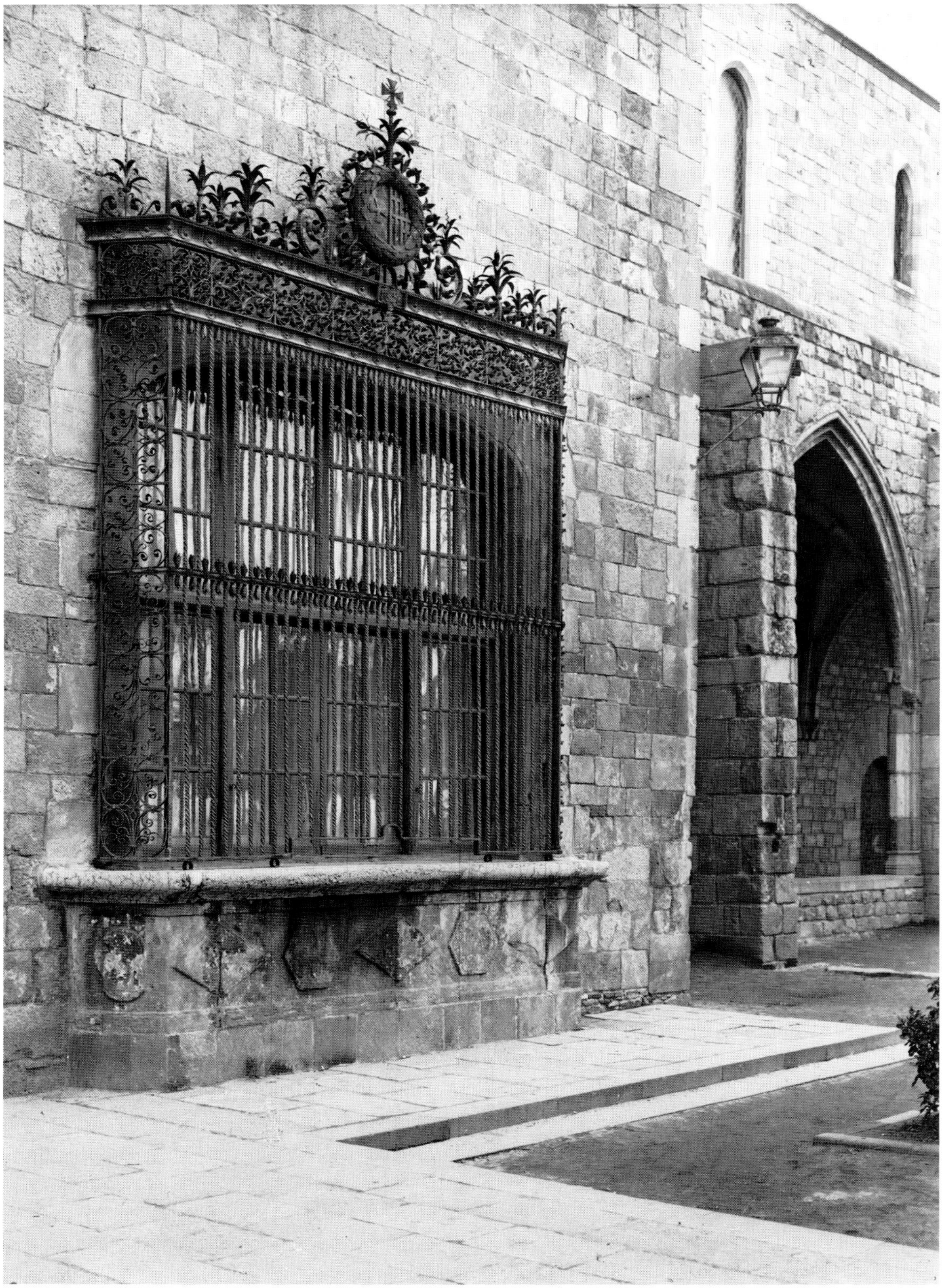

374, 375 Barcelona, Hospital de la Santa Cruz. Abb. 374: Regal aus der Apotheke mit Albarelli spanischer Herkunft (Katalonien) und vergoldeten Holzkästen für Pflanzendrogen mit bunten Landschaftsbildern. – Abb. 375: Verglaste Regalwand der Apotheke.

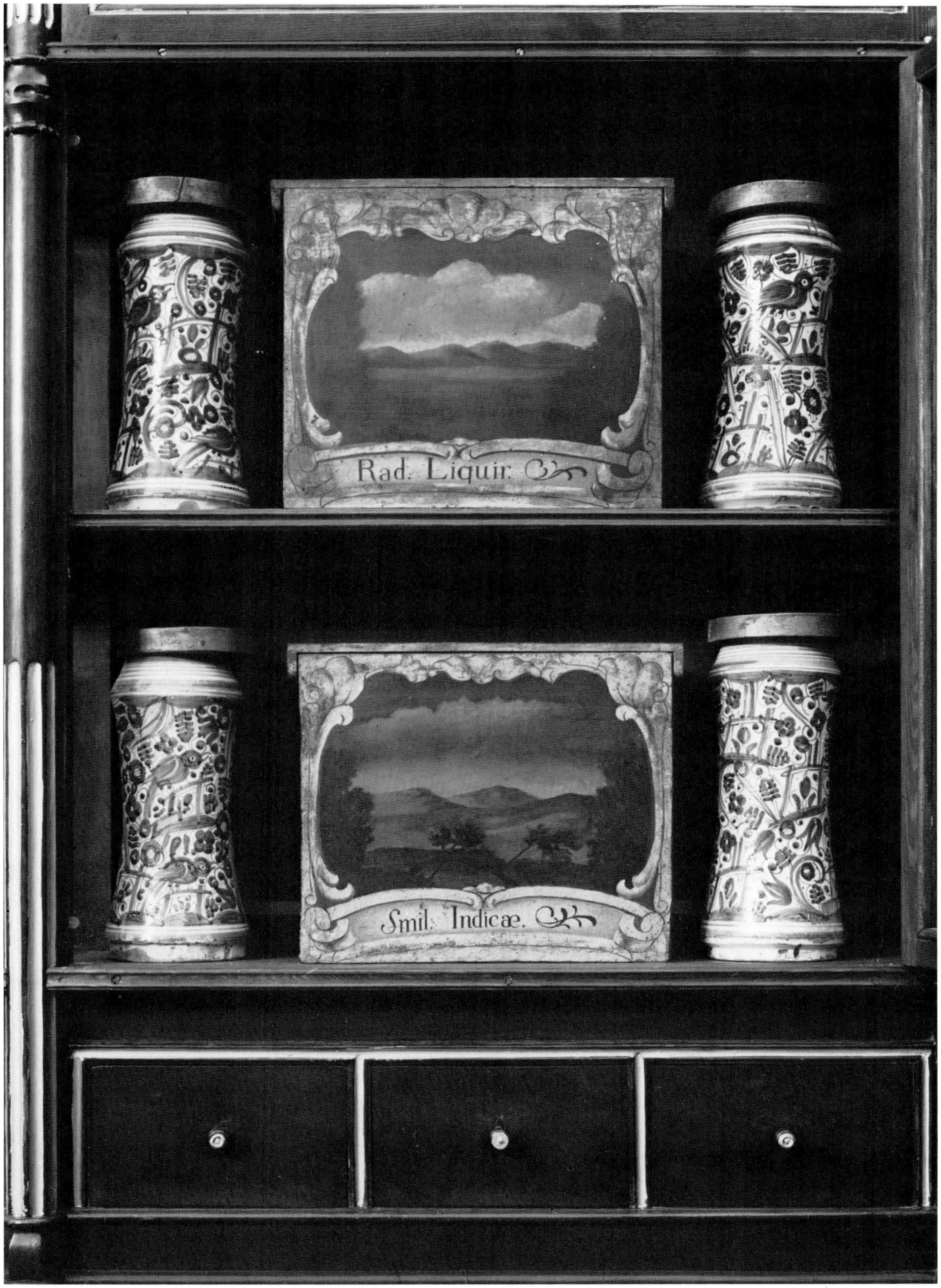

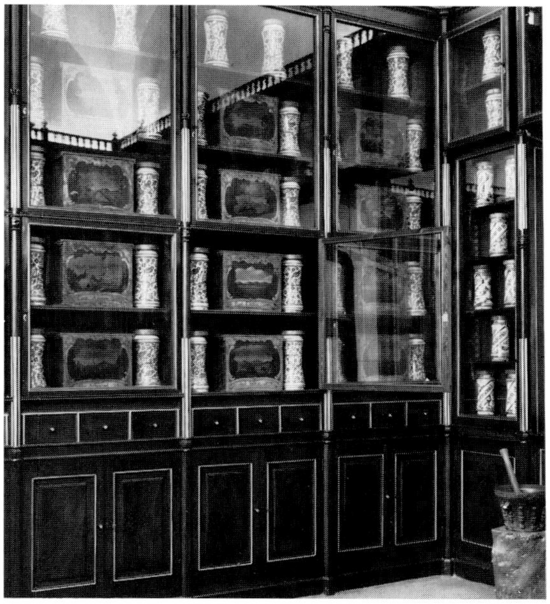

376 *Offizin der ehem. spanischen Landapotheke von Torredembarra (Katalonien) mit schön geschnitzten und bemalten Regalen und zahlreichen, mit grünen und blauen Ornamenten verzierten Gefäßen im katalanischen Stil.*
Madrid, Museo de la Farmacia Hispana

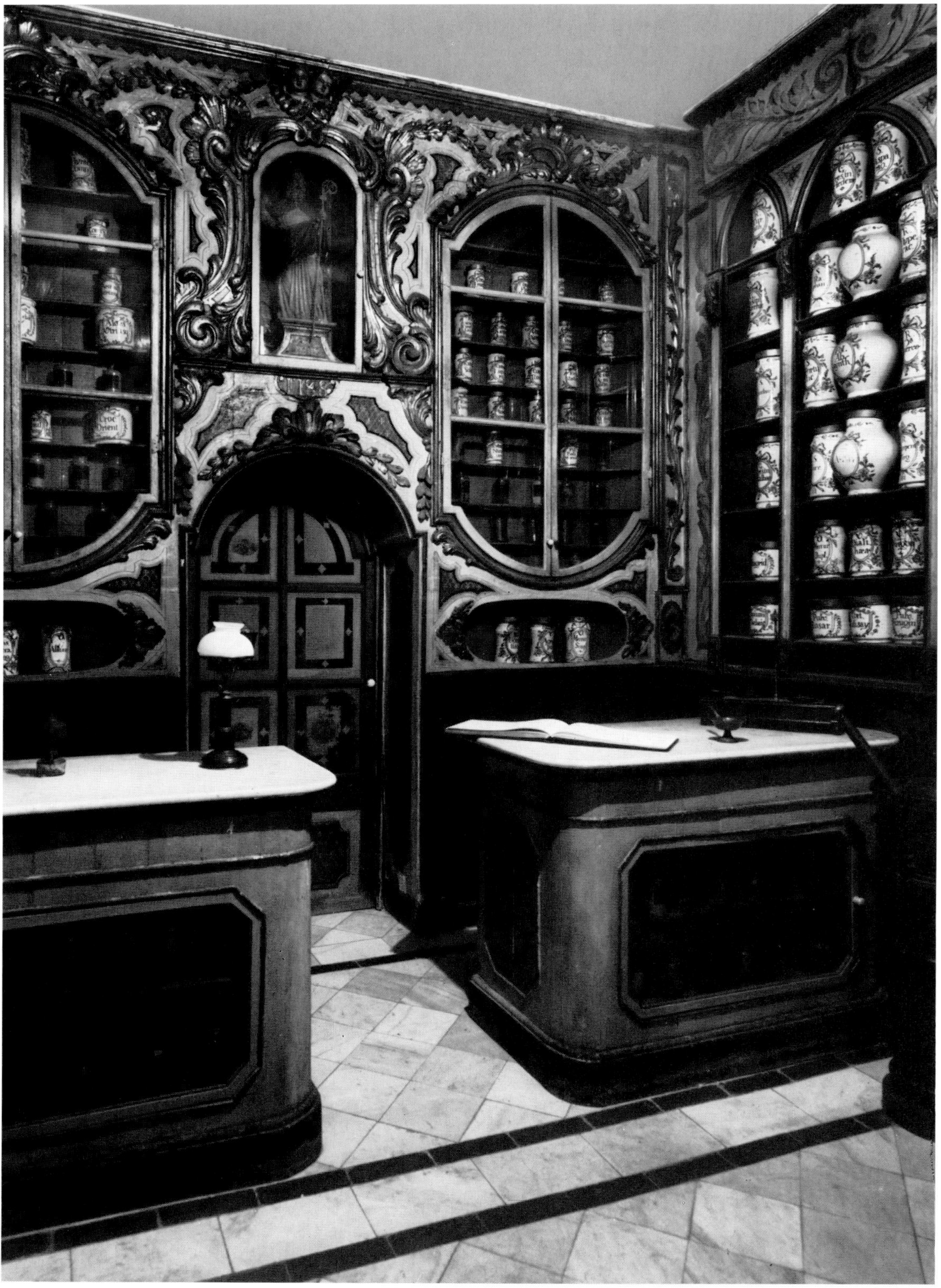

377 *»Auge des Apothekers« genannter, mit Gittertüren verschließbarer Apothekenschrank mit 68 buntbemalten Schubladen. In der Mitte ein mit bemalten Türen verschließbares Geheimfach für Edelsteine. Granat. Rubin, Smaragd u. a., als besonders kostbare Heilmittel.*
Toledo, Spanien, Hospital de Afuera (Spital Tavera)

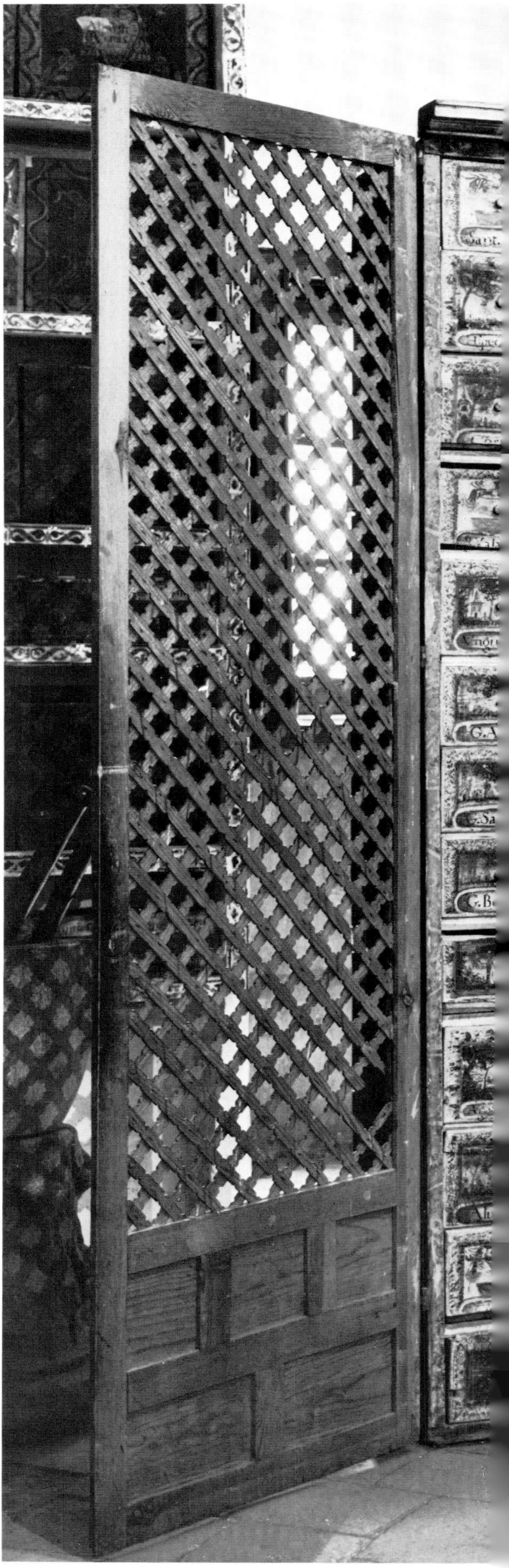

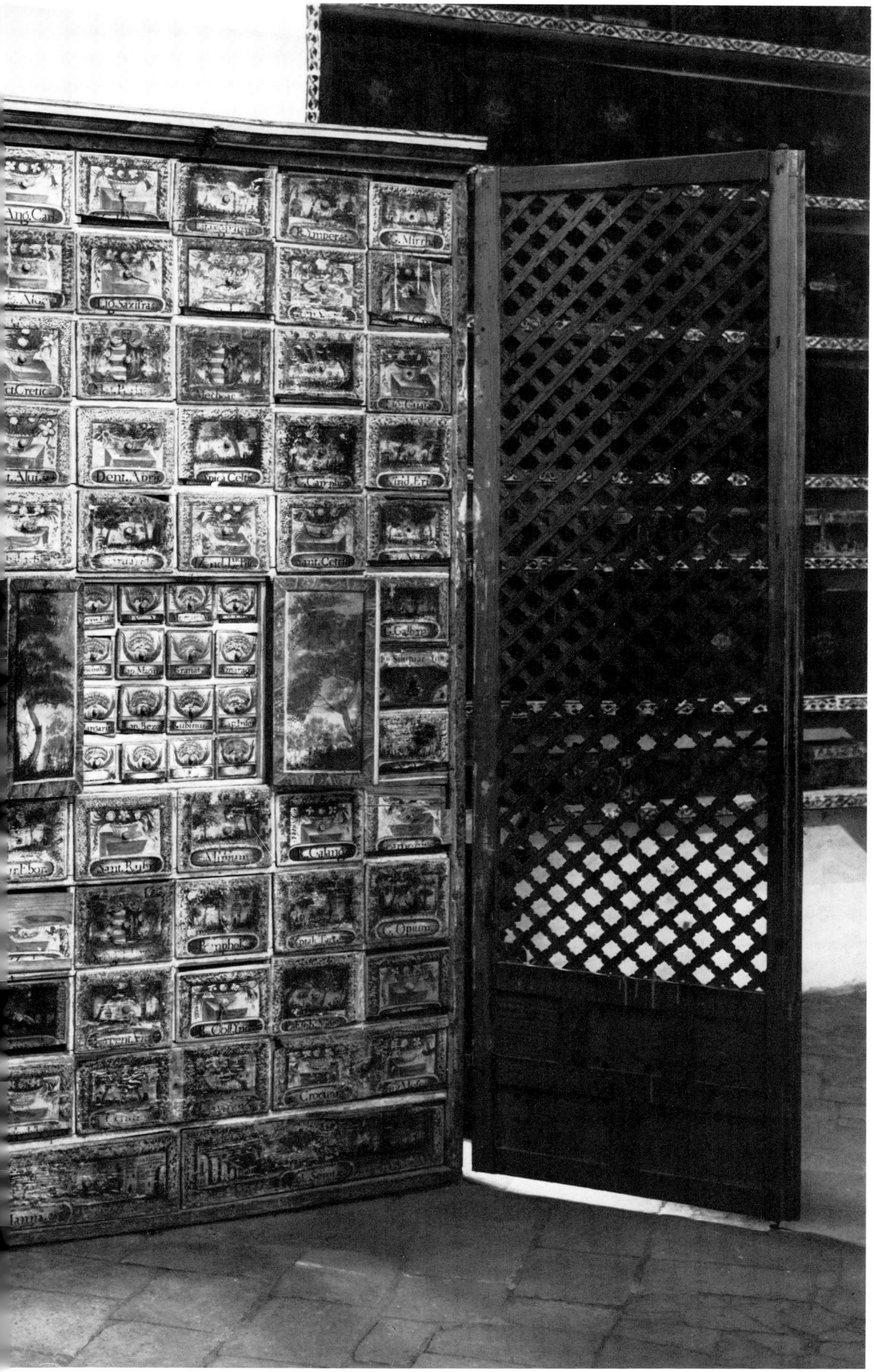

378 Spanische Fayencen mit großen monochromen blauvioletten Albarelli mit diagonal angebrachten Aufschriften sowie bauchigen Gefäßen mit Kreuz- und Wappendekor. Die Stirnseiten der Regalbretter sind mit kleinen Talavera-Fliesen verblendet (vgl. auch Abb. 209).
Toledo, Spanien, Hospital de Afuera (Spital Tavera)

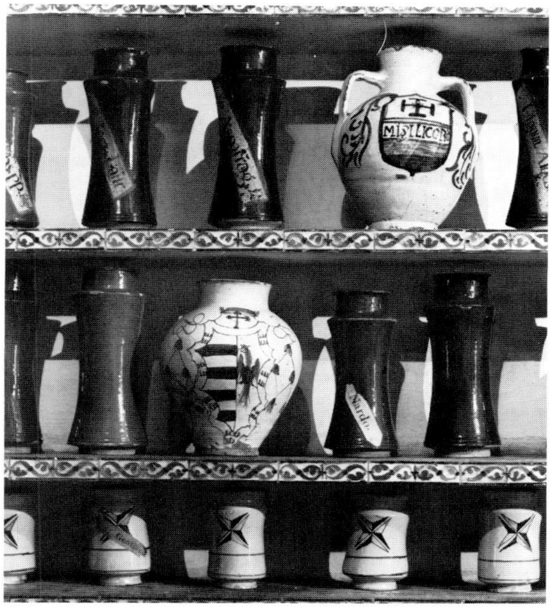

379 Mit Pflanzengirlanden bemalte numerierte Schubladen aus der ehem. Apotheke des Benediktinerklosters von »Santa Maria la Real de Najera«.
Masnou/Barcelona, Spanien, Laboratorios Cusi S.A.

380 Apotheke mit schön geschnitzter und bemalter Regalwand mit Fayencen aus Talavera. 1. Hälfte 18. Jh.
Burgos, Spanien, Abadia Benedictina Santo Domingo de Silos

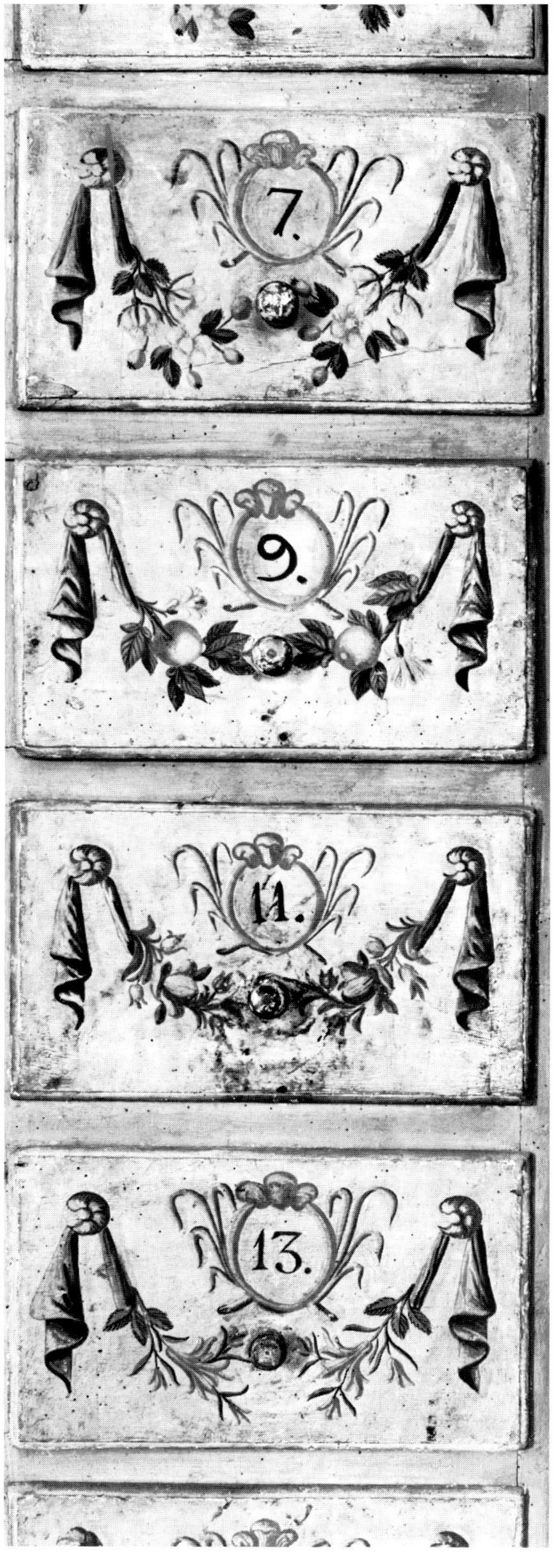

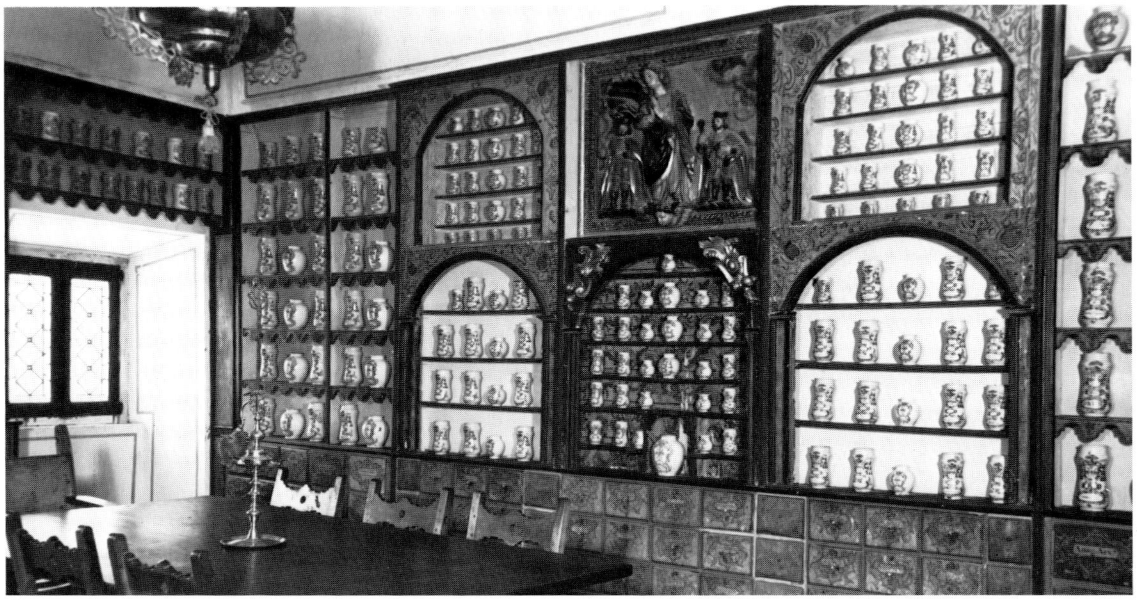

380

381 ▽

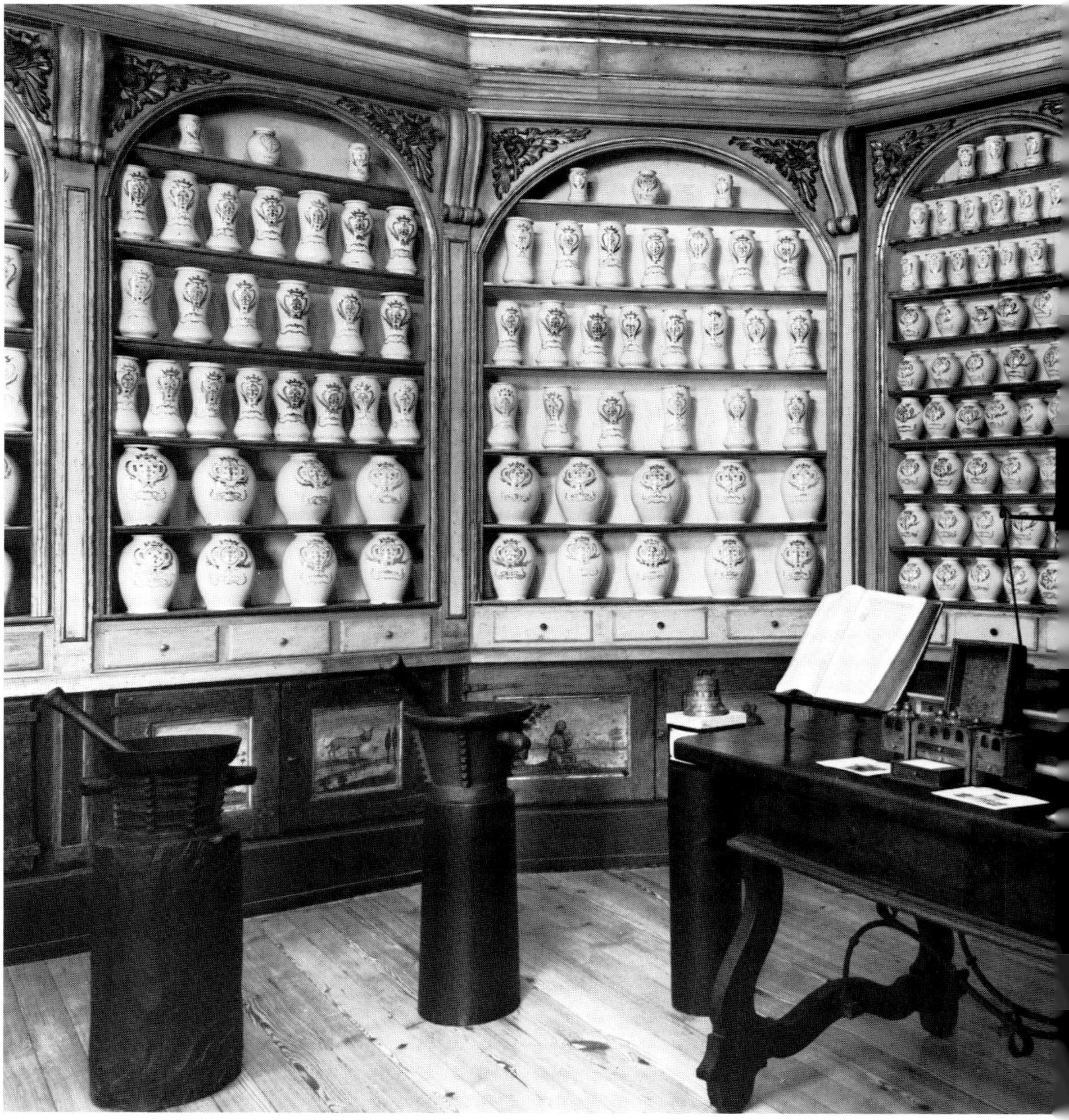

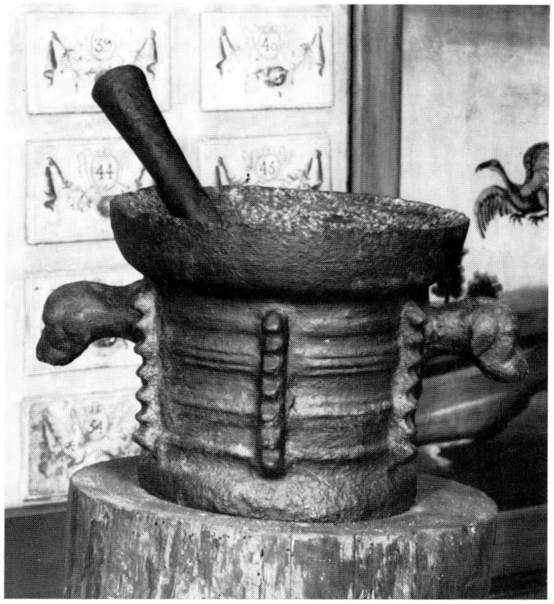

382

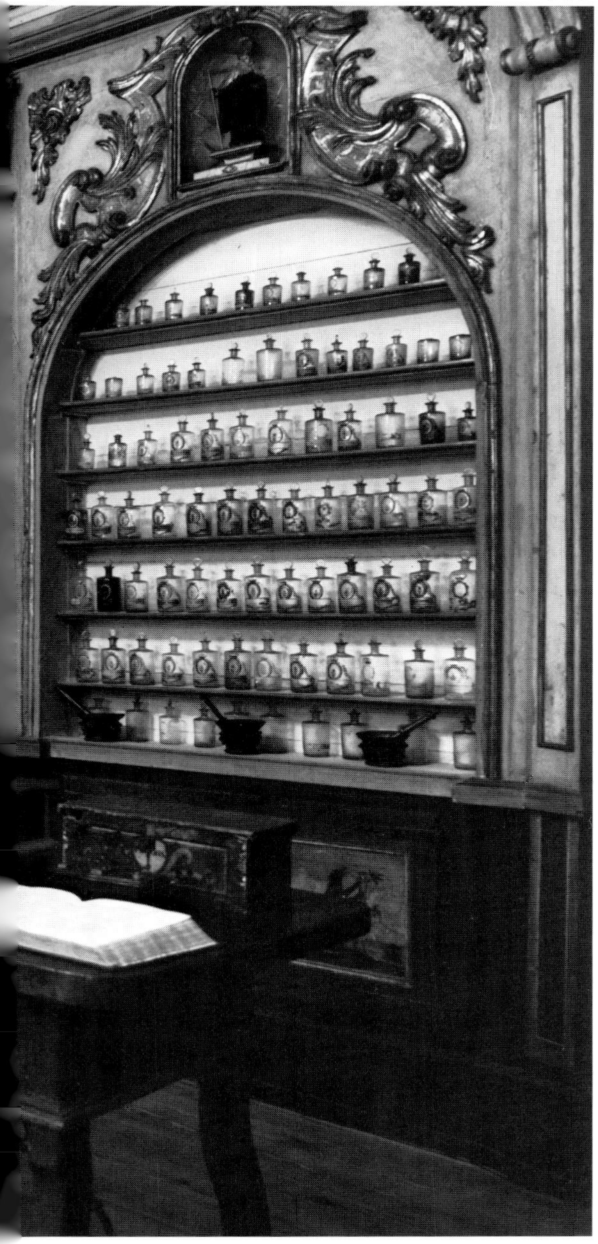

383 ▷

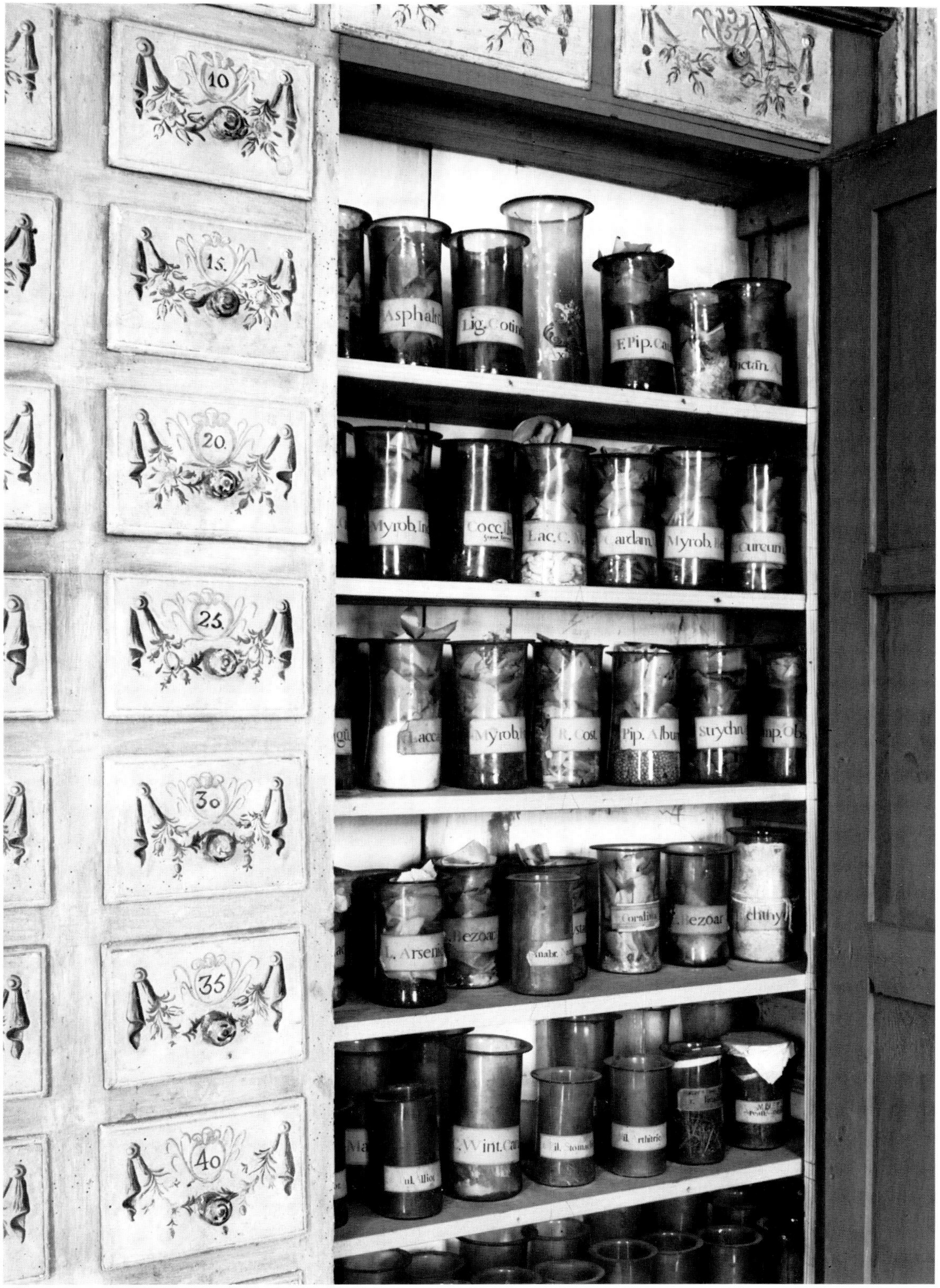

381 Offizin der ehem. Apotheke des Benediktinerklosters von »Santa Maria la Real de Najera«; die Apothekengefäße aus Talavera sind mit dem Wappen des Klosters, Königskrone und Lilien, geschmückt.
Masnou/Barcelona, Laboratorios Cusi S.A.

382 Spätgotischer Mörser mit Henkeln aus Hundeköpfen und kurzen Dornrippen.
Masnou/Barcelona, Laboratorios Cusi S.A.

383 Apothekenschrank mit weithalsigen zylindrischen Glasgefäßen (vgl. Abb. 379).
Masncu/Barcelona, Laboratorios Cusi S.A.

384 Apothekenschrank mit reicher barocker Schnitzerei aus der 1415 gegründeten Apotheke.
Llivia, Gerona, Spanien, heute Museum Farmacia del Siglo

385 Repositorium mit kostbaren blaubemalten katalanischen Albarelli und bauchigen Töpfen in seltener Einheitlichkeit. 17. Jh.
Gerona, Spanien, Apotheke des Provinzial-Hospitals

386 Gedrungene Albarelli in spanisch-maurischem Stil und Glasgefäße; im Vordergrund spätgotische Mörser (Detail aus Abb. 384).
Llivia, Gerona, Spanien, heute Museum Farmacia del Siglo

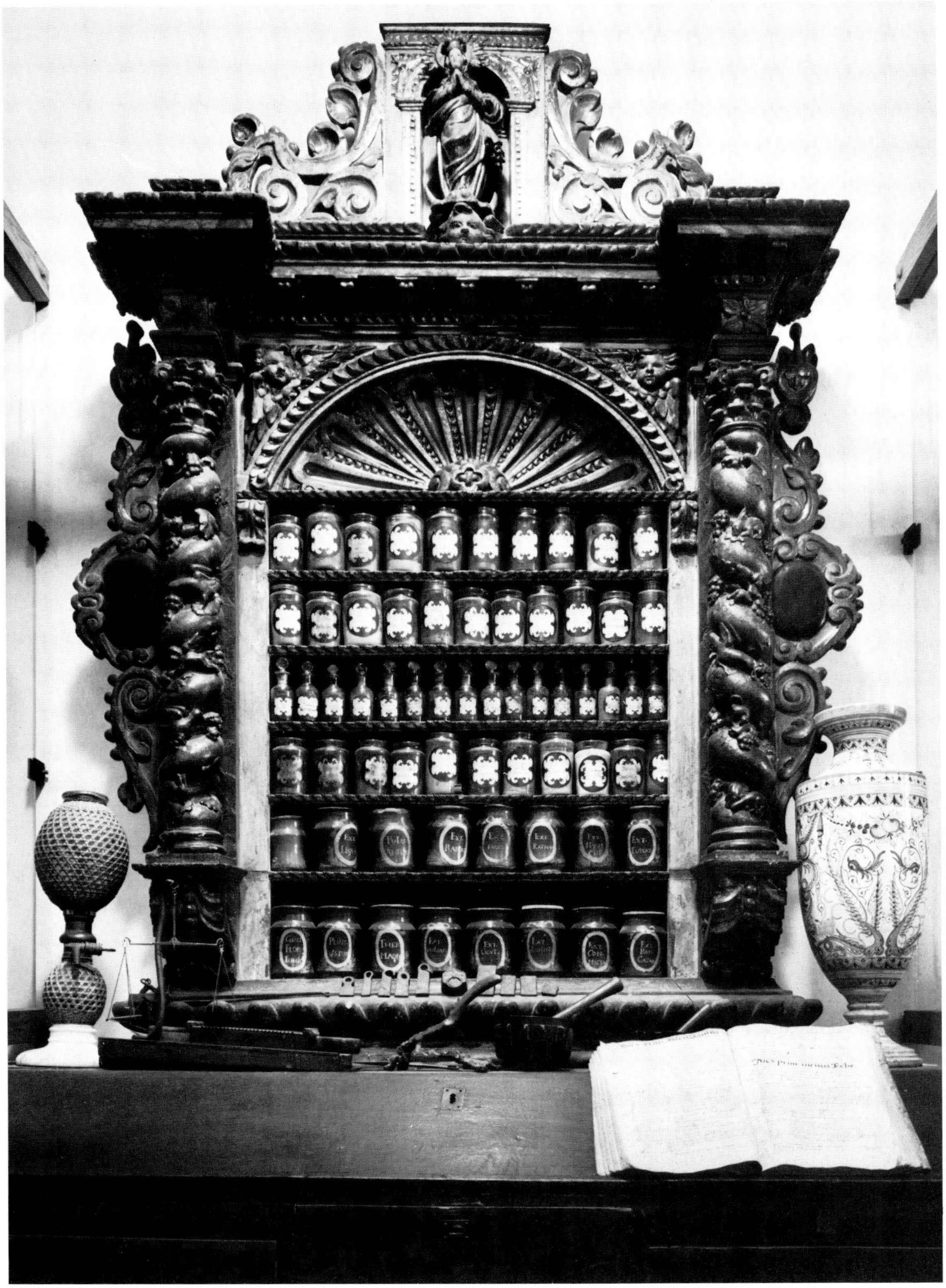

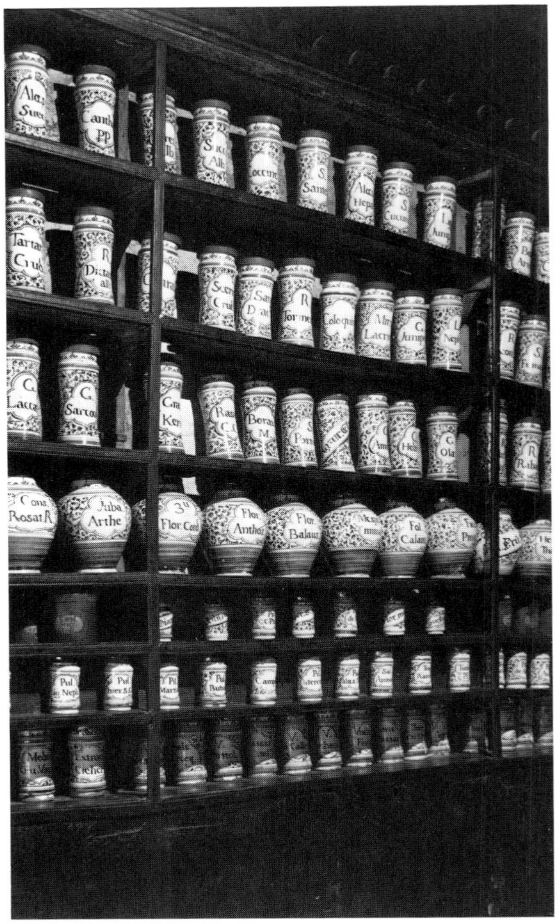

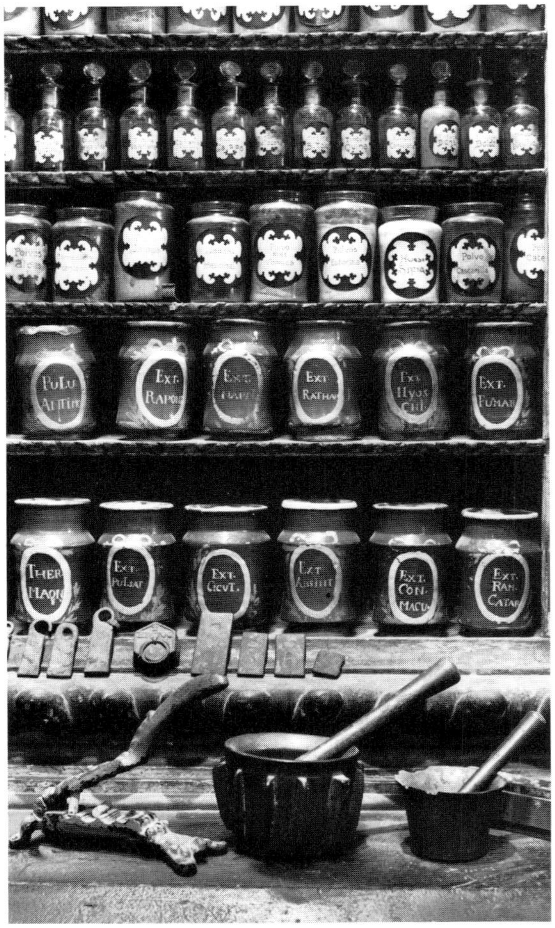

387 Mit Heiligenbildern bemalte Holzkästen für Arzneipflanzen, darunter katalanische Albarelli mit diagonal verlaufenden Inschriften.
Llivia, Gerona, Spanien, Farmacia del Siglo

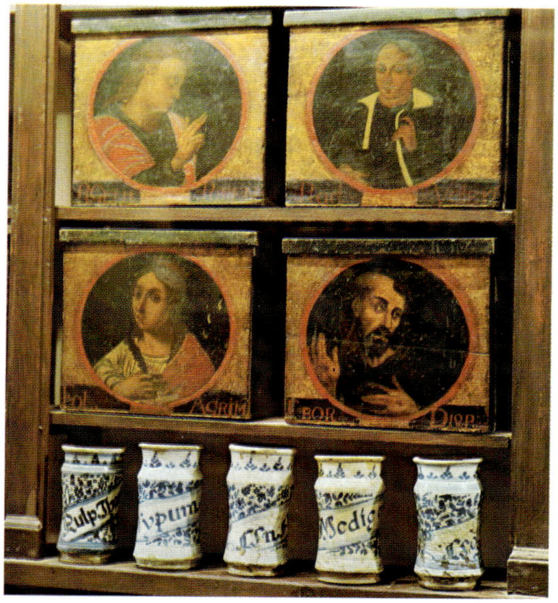

388 Schubladenregal zur Aufbewahrung von Arzneipflanzen, die Schübe sind mit Pflanzengirlanden bunt bemalt; in der Mitte separater Schrank mit Landschaftsmalerei auf den Türen.
Masnou/Barcelona, Laboratorios Cusi S.A.

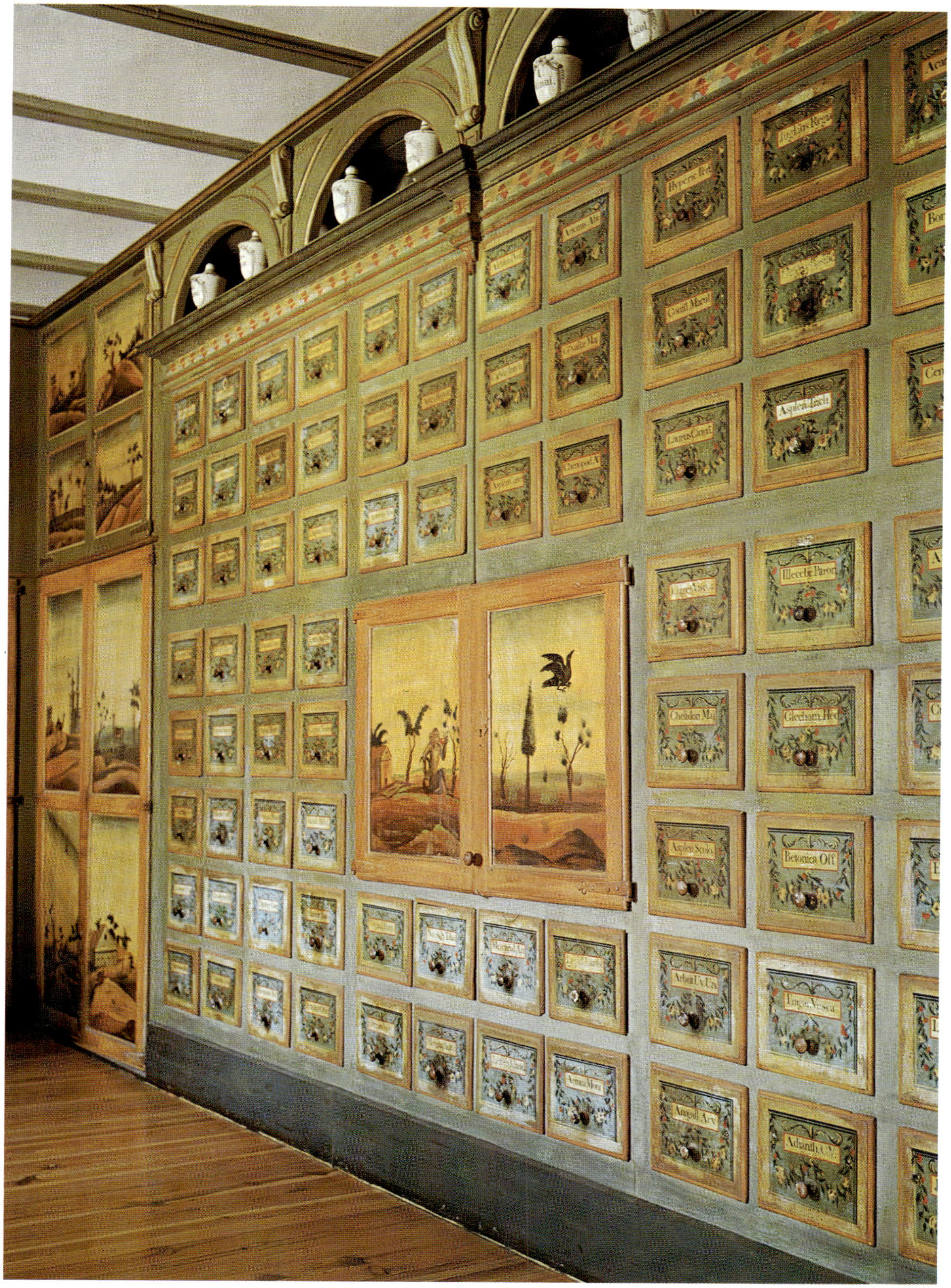

Frankreich

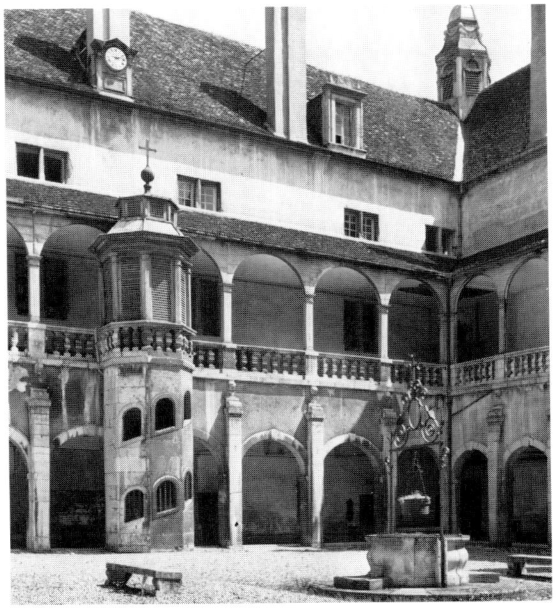

389 *Arkadenhof aus dem 16. Jh. mit Treppenturm und Ziehbrunnen, im Hintergrund Eingang zur ehem. Apotheke. Dôle, Franz. Jura, Ancien Hospital Pasteur*

390 *Detail eines Regals aus Eiche, Wende 16./17. Jh., einfache Glasgefäße mit goldunterlegten Etiketten (19. Jh.). Salins-les-Bains, Franz. Jura, Pharmacie de l'Hôpital*

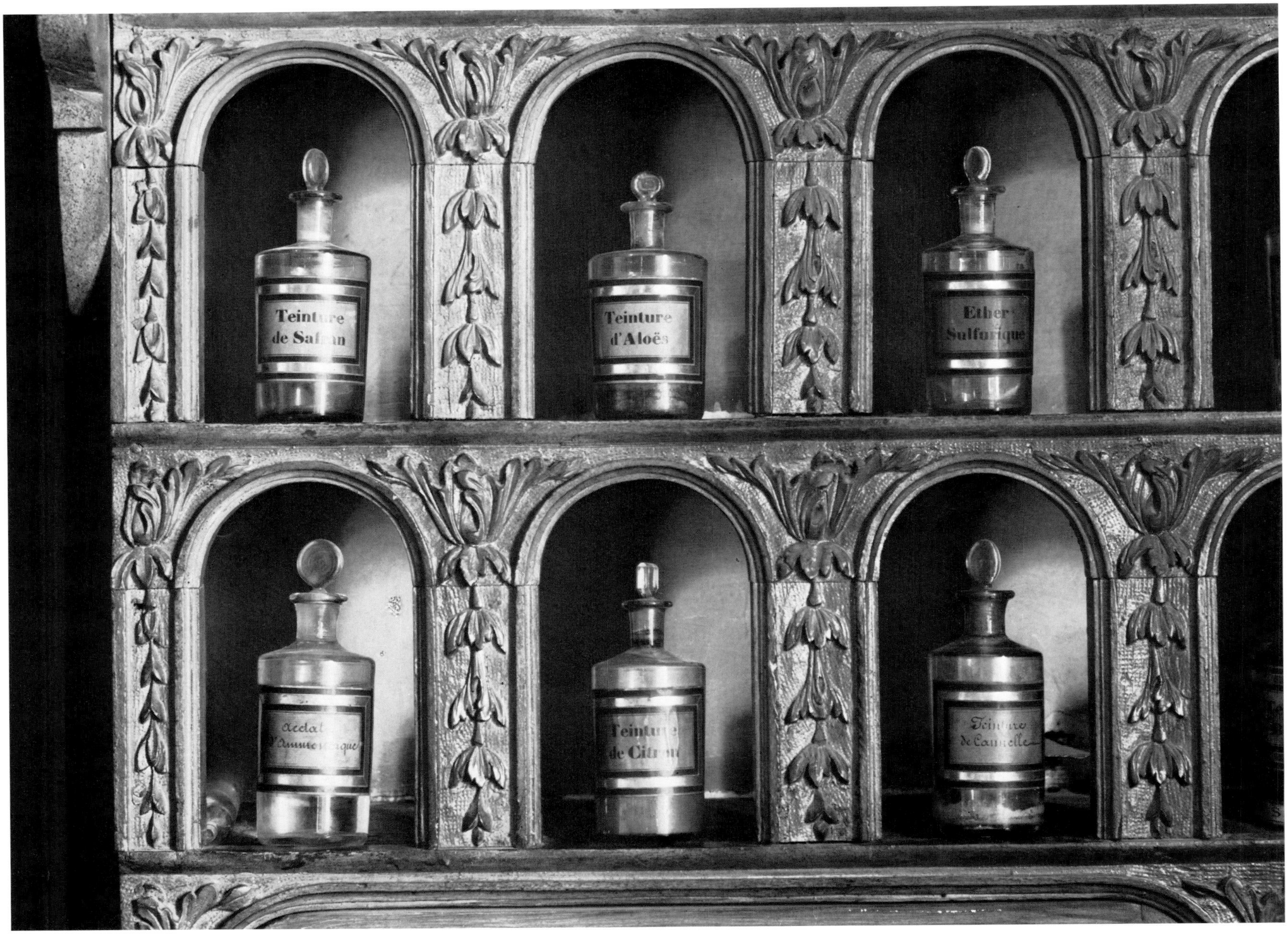

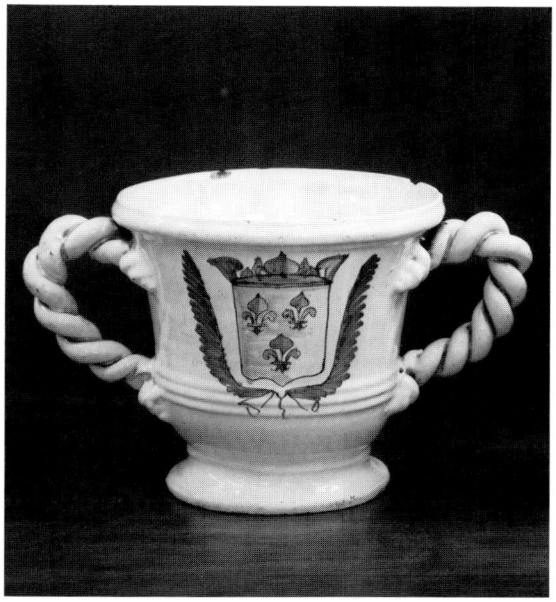

391 392 ▽

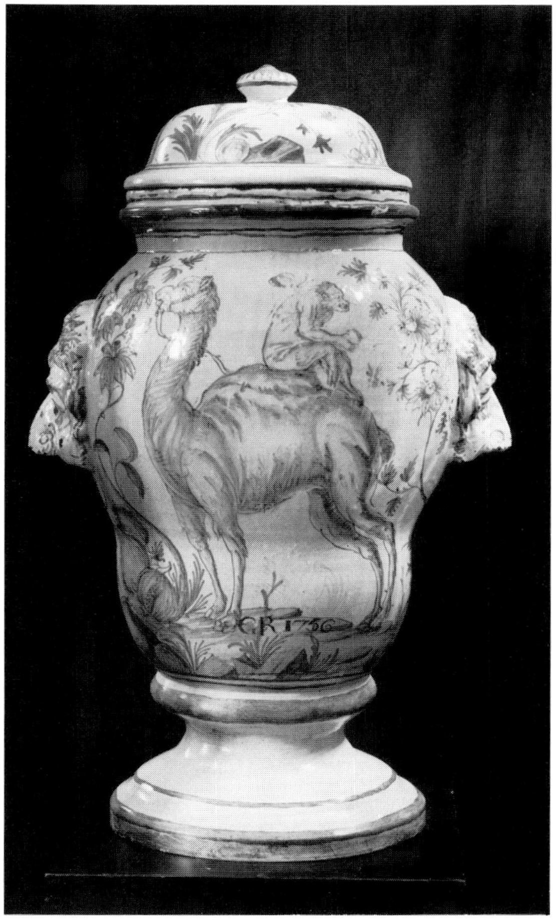

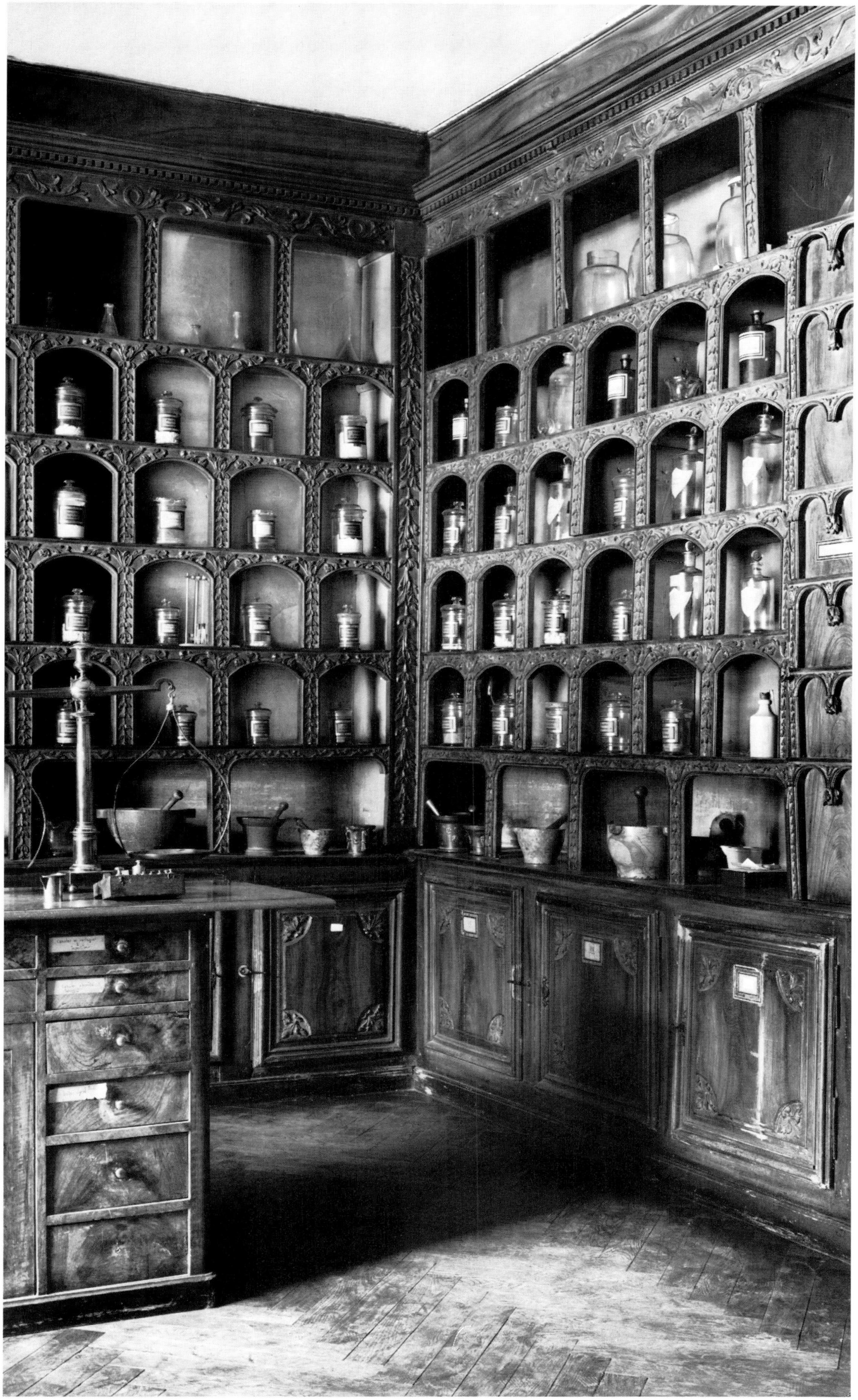

391 Fayencetopf in Form eines Mörsers mit gedrehten Henkeln und Lilienwappen. 17. Jh.
Lyon/Rhône, Musée des Hospices Civils, Hôtel-Dieu

392 Grotesk-Vase mit Köpfen als Henkel und Kamel mit hockendem Affen auf dem Rücken, signiert GR 1756 (Lyon).
Lyon/Rhône, Musée des Hospices Civils, Hôtel-Dieu

393 Schrankwand aus dem älteren Teil der Apotheke (vgl. Abb. 390). Türe mit aufgeblendeten Schubladen kaschiert.
Salins-les-Bains, Franz. Jura, Pharmacie de l'Hôpital ▷

394 Raum aus dem 18. Jh., der neuere Teil mit kleinen vergoldeten Kartuschen an der Stirnseite der Regalbretter. Die einheitlichen Fayencen mit blauem Rankendekor aus Nevers. Salins-les-Bains, Franz. Jura, Pharmacie de l'Hôpital

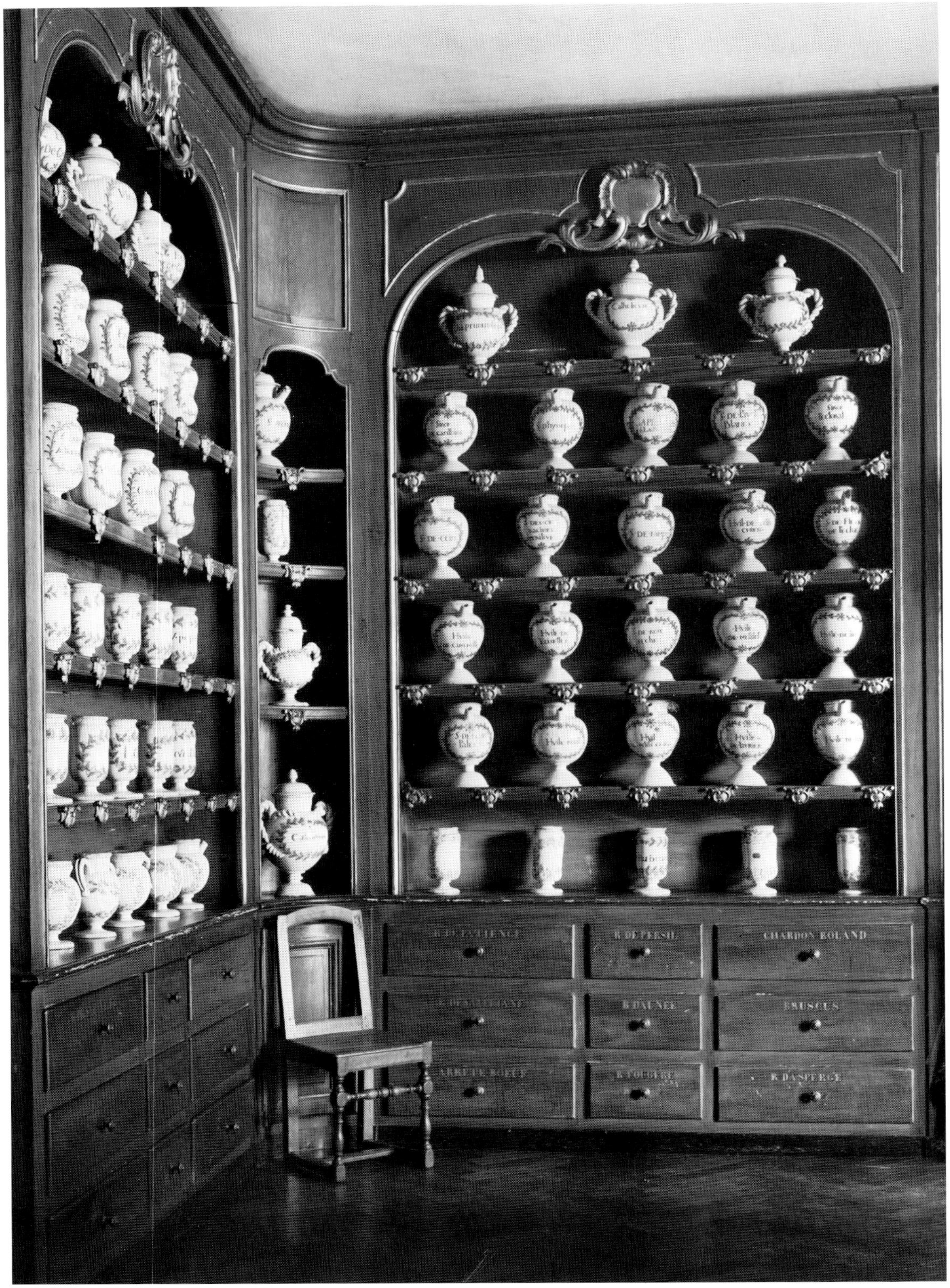

395 Arzneigläser aus der Manufaktur Poligny noch mit den alten Arzneistoffen gefüllt. Salins-les-Bains, Franz. Jura, Pharmacie de l'Hôpital

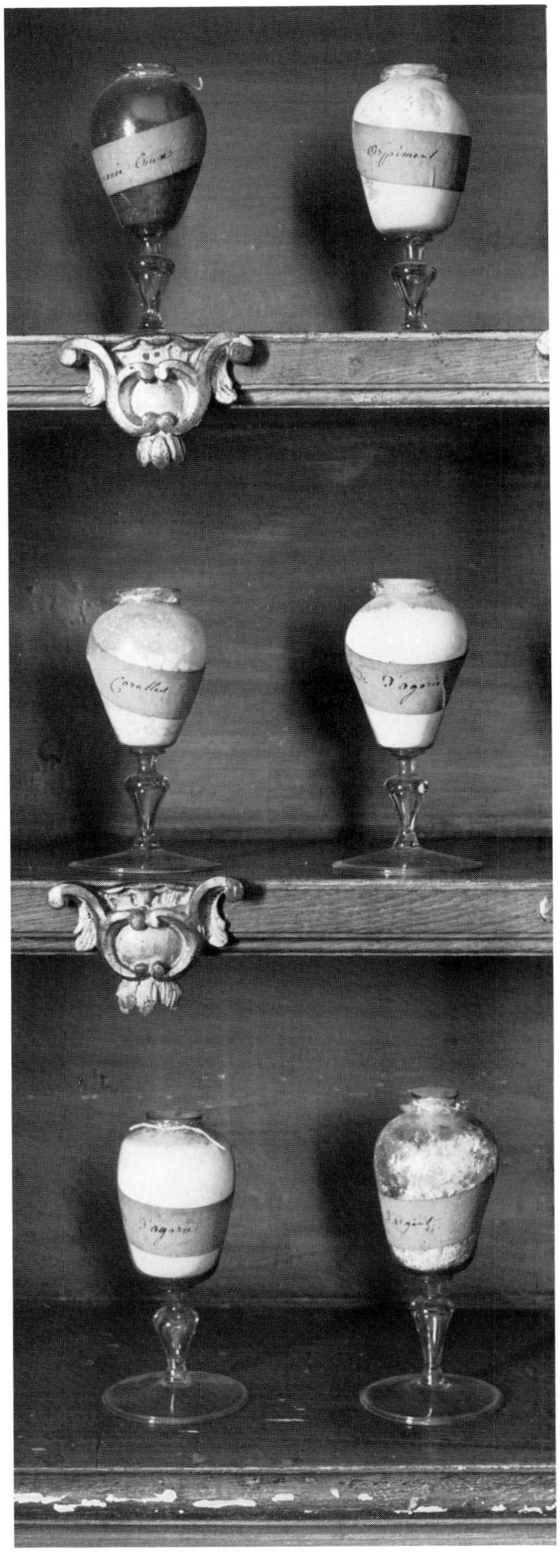

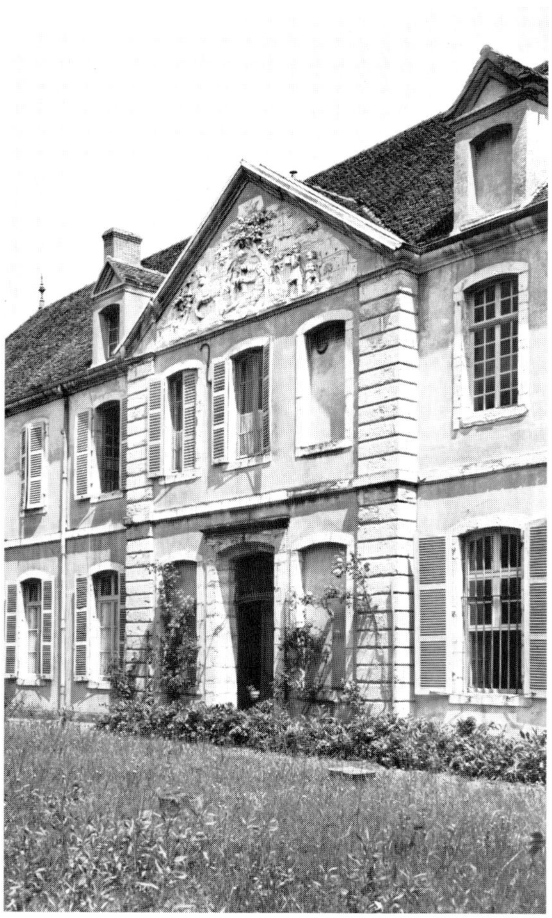

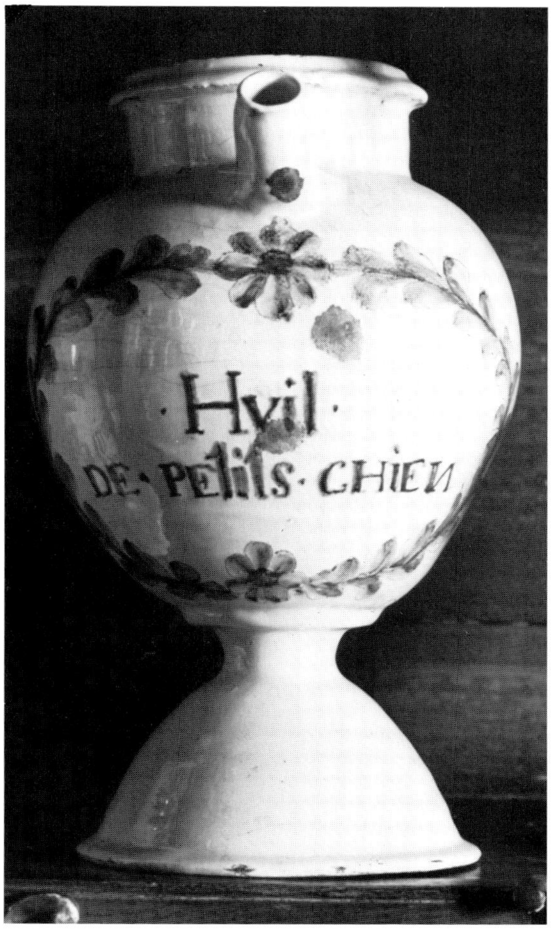

396 *Mittelrisalit mit Eingang zum Hospital vom Garten; im Giebel der »Barmherzige Samariter« (vgl. Abb. 4). Louhans, Saône-et-Loire, Pharmacie de l'Hôpital*

397 *Bauchige Kanne mit Ausguß (Chevrette) mit blauem Rankendekor und der Aufschrift »Huil(e) de petits chiens«, Öl von kleinen Hunden (Hundefett). Salins-les-Bains, Franz. Jura, Pharmacie de l'Hôpital*

398 *Hölzerne Regalwand aus kleinen Kolonnaden mit zierlich gedrechselten Doppelsäulen vor hellblauem Hintergrund; die eigenartig geformten Glasvasen mit grünen Spruchbändern enthalten noch die alten Arzneistoffe (vgl. auch Abb. 400). Louhans, Saône-et-Loire, Pharmacie de l'Hôpital*

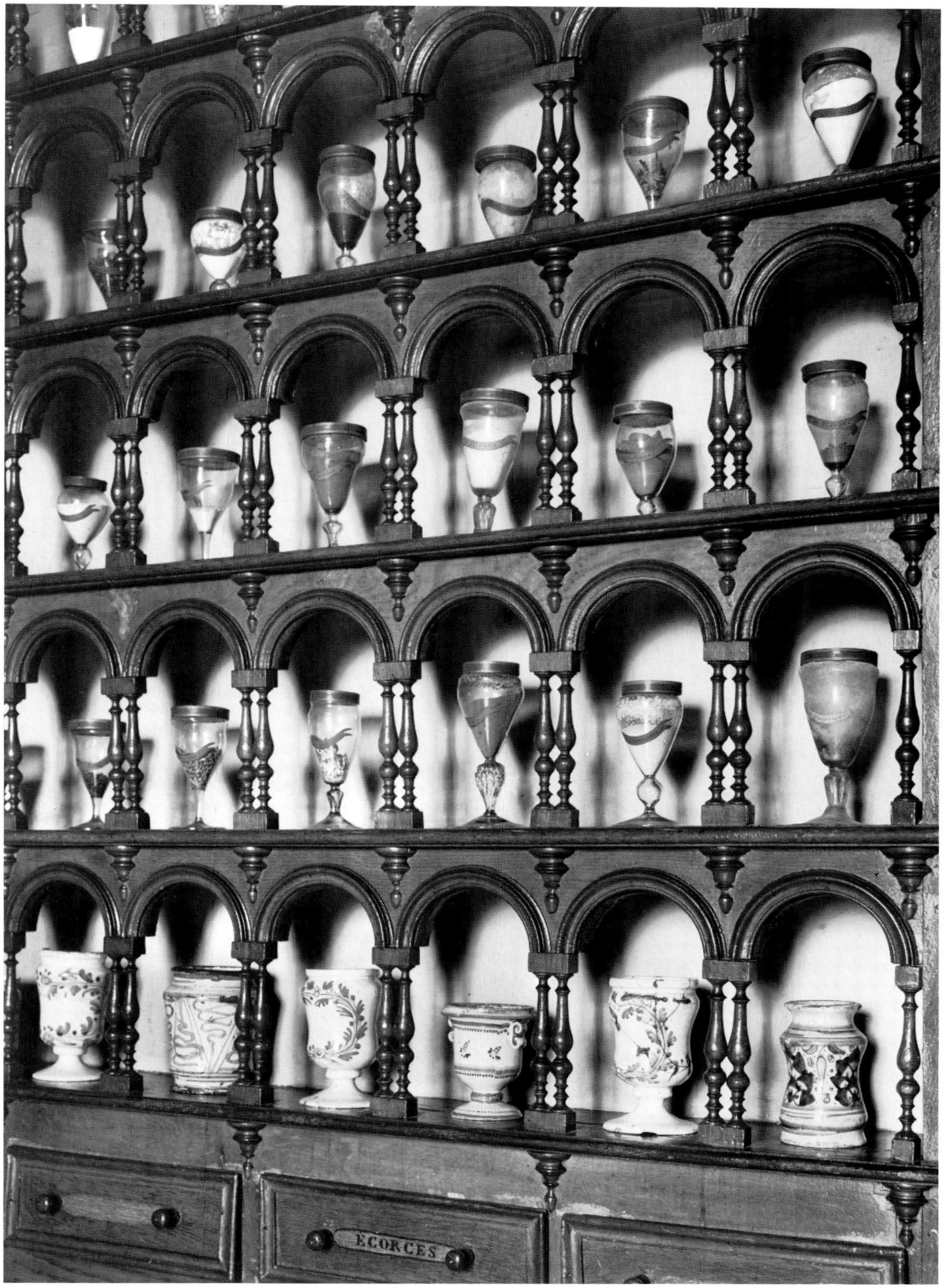

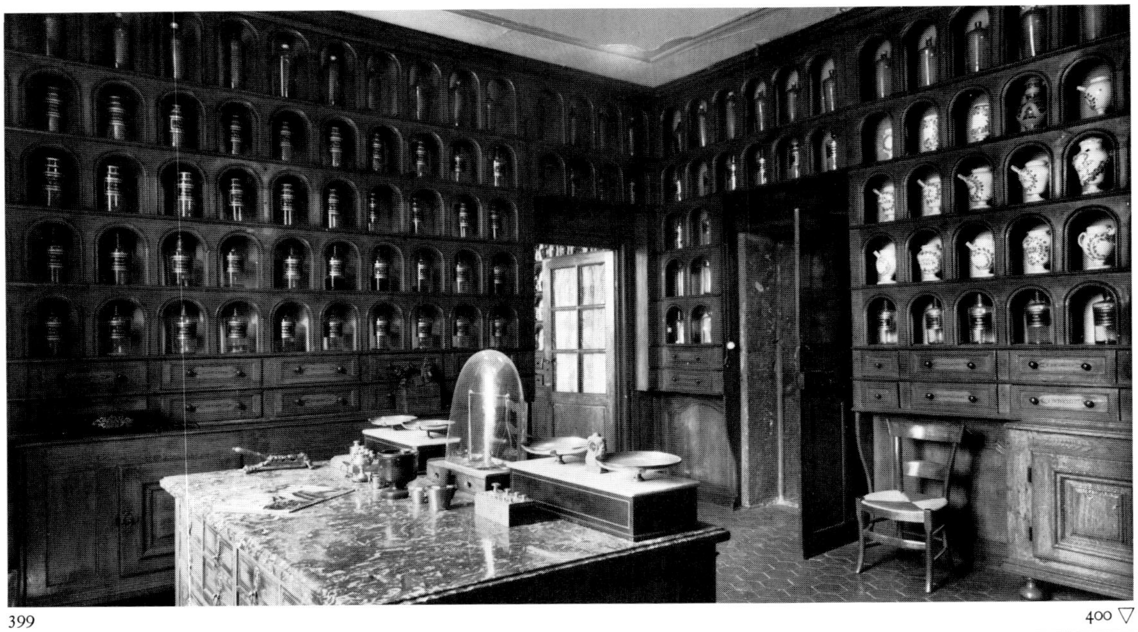

399

399 Der ältere Teil der Hospital-Apotheke von Louhans noch aus der Zeit Ludwigs XIII. mit einfachen Arkadenregalen und schmucklosen Glasflaschen.

400 Der neuere Teil der aus der Zeit Ludwigs XIV. stammenden Hospital-Apotheke von Louhans mit kleinen Kolonnaden vor hellblauem Fond; die kostbaren Fayencen mit blauem und gelbem Weinlaubdekor aus den Manufakturen Nevers und Lyon dienten vermutlich nicht dem Apothekengebrauch, sondern waren Geschenke bei der Entlassung zum Dank für die Pflege im Hospital. Spätgotische Pietà (vgl. Abb. 48).

Gegenüberliegende Seite:
401–403 Poligny, Jura, Apotheke des Hôtel-Dieu. Abb. 401: Stilleben auf den vier Eckregalen mit an blauer Schleife aufgehängten Emblemen der Heilkunst (Äskulapschlange, Arzneibücher, Lorbeerzweig). – Abb. 402: Offizin mit Vertäfelung aus Kirschbaumholz und baldachinartigen Nischen; die Fayencen stammen aus der Manufaktur Poligny. 18. Jh. – Abb. 403: Bauchige Apothekentöpfe aus der Manufaktur Poligny mit eingezogenem Fuß und zarten Blumengirlanden für Theriak und C(onfectio) Dhyasinte.

400 ▽

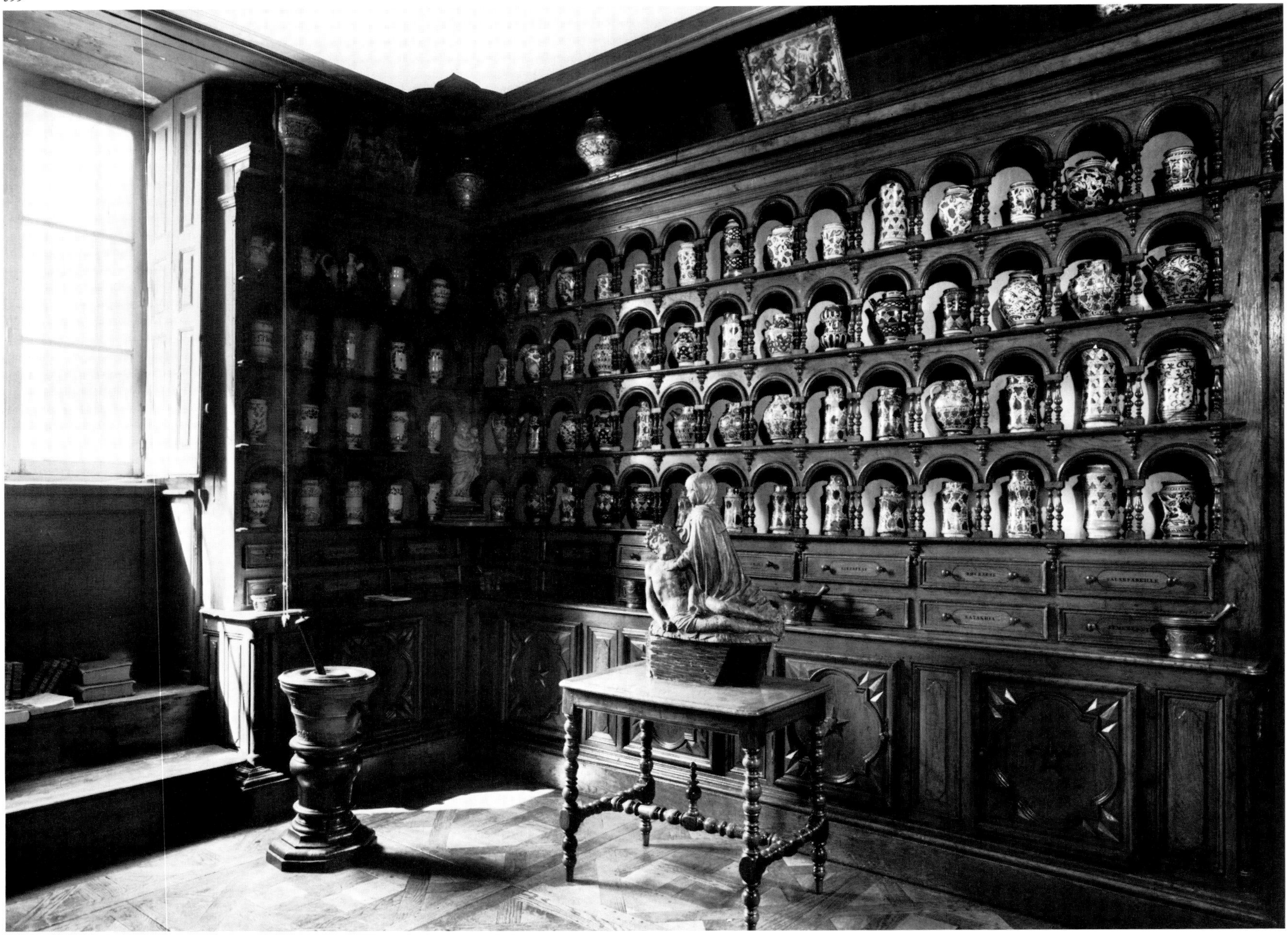

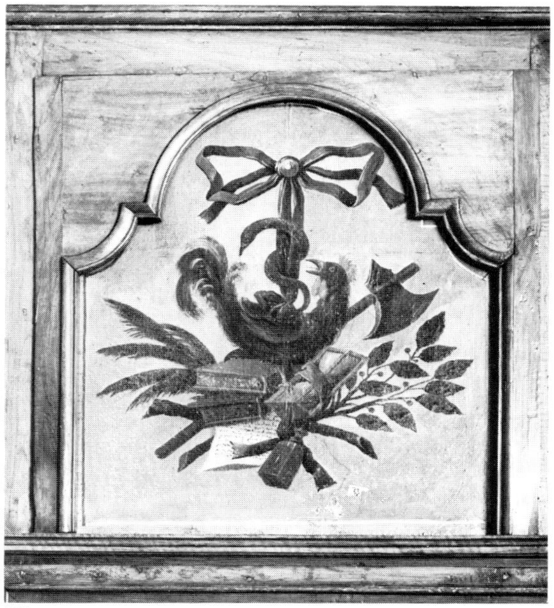

401

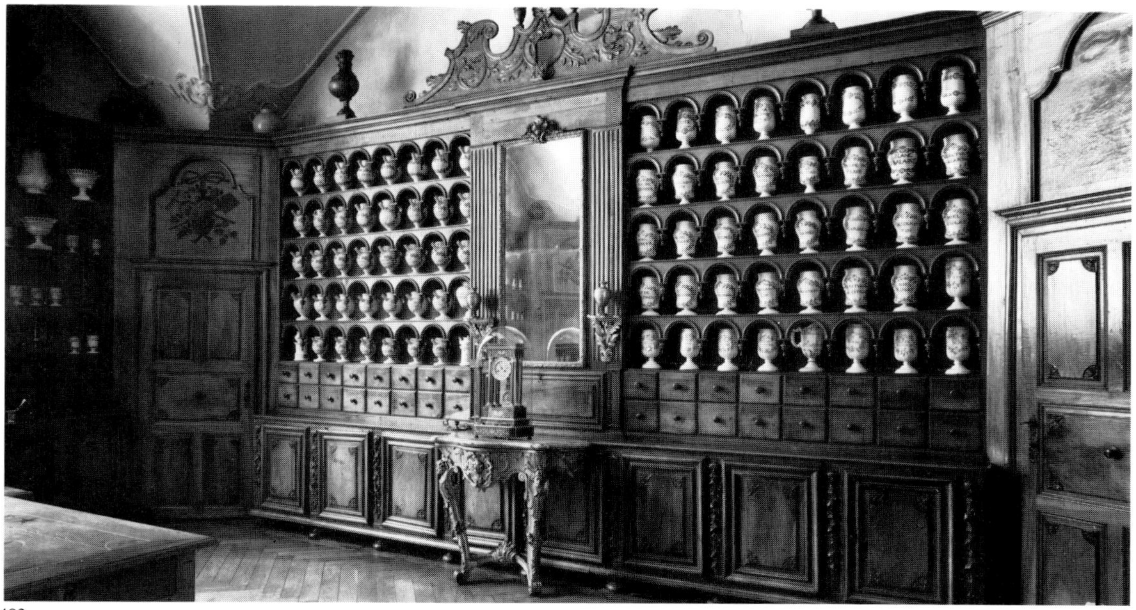

402

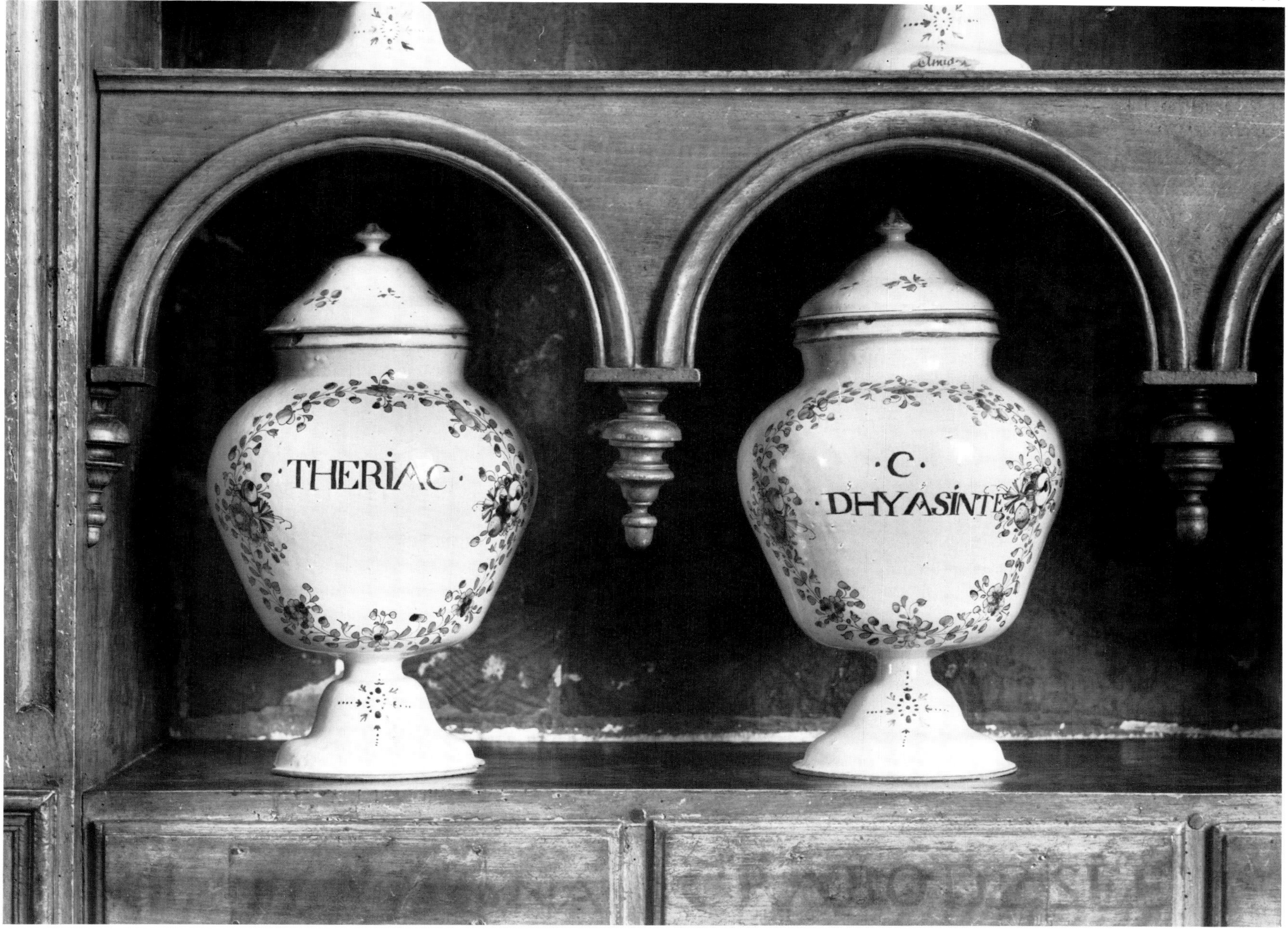

403 ▽

404 Offizin mit Nußbaumregal und verglasten Schränken. Mitte 17. Jh. Messingbänder mit Inschriften. Villefranche-sur-Saône, Apotheke des Hôtel-Dieu

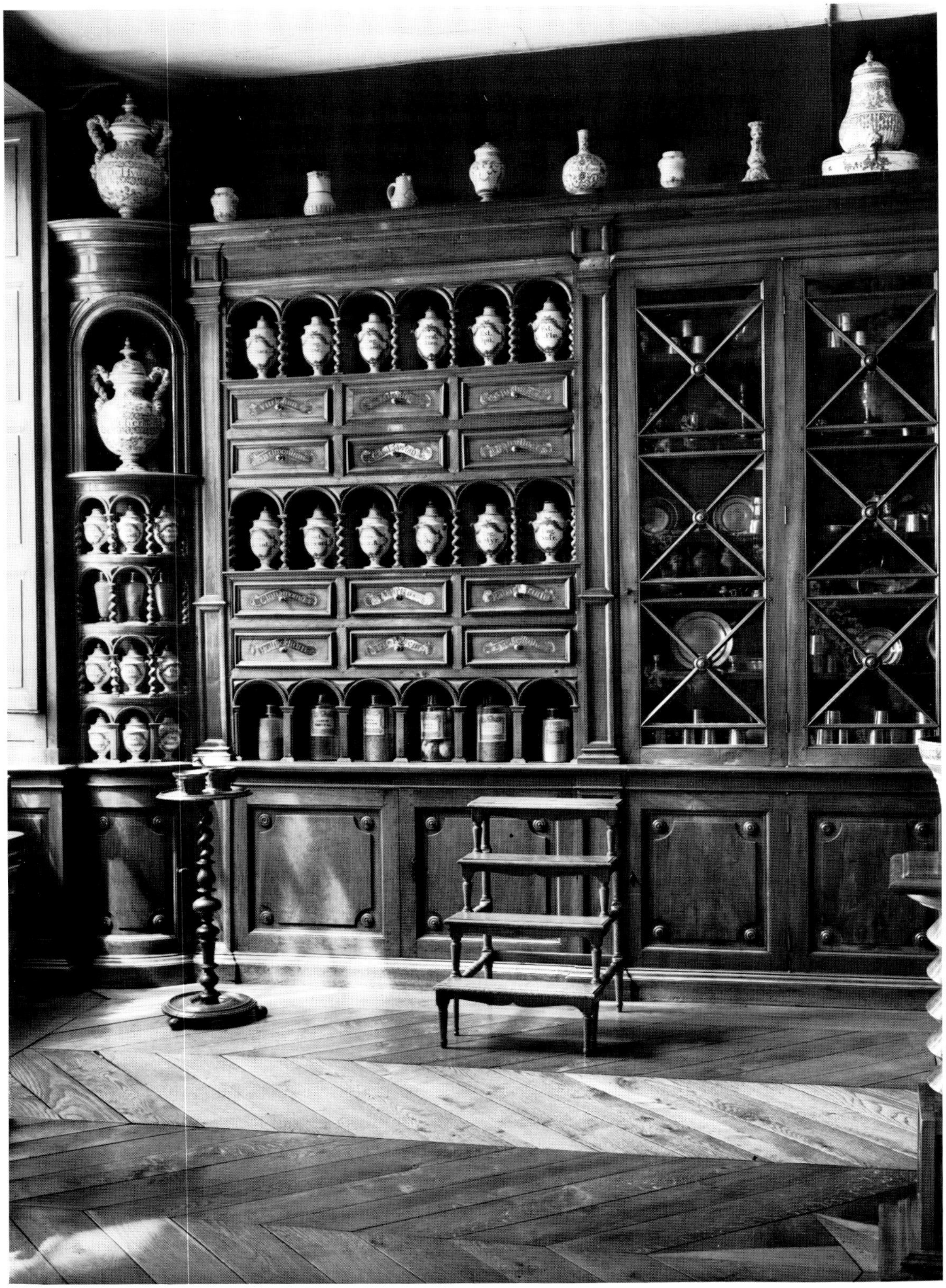

405 Detail aus der Regalwand Abb. 404.

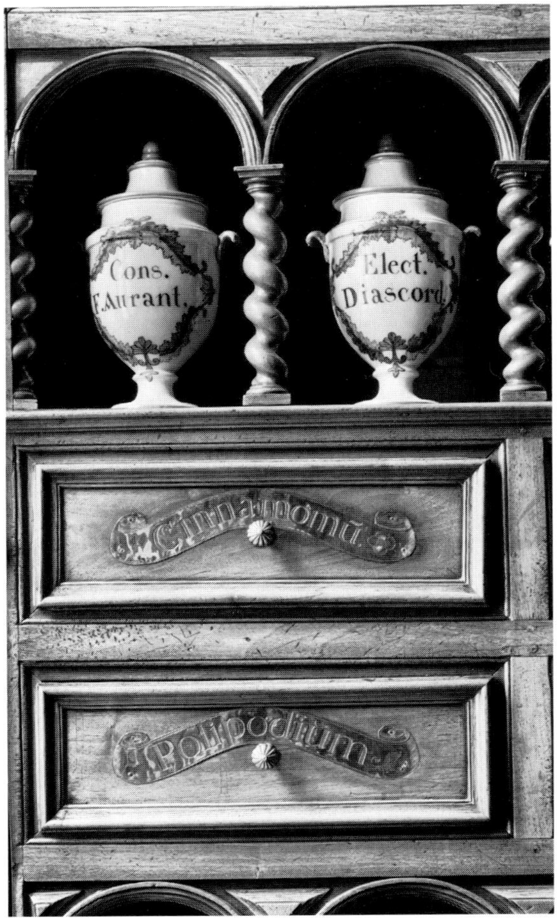

406 Supraporte mit vergoldeten Schnitzereien von Gartengeräten und Lorbeerzweigen im Louis-Quatorze-Stil. Lons-le-Saunier, Franz. Jura, Hospital-Apotheke

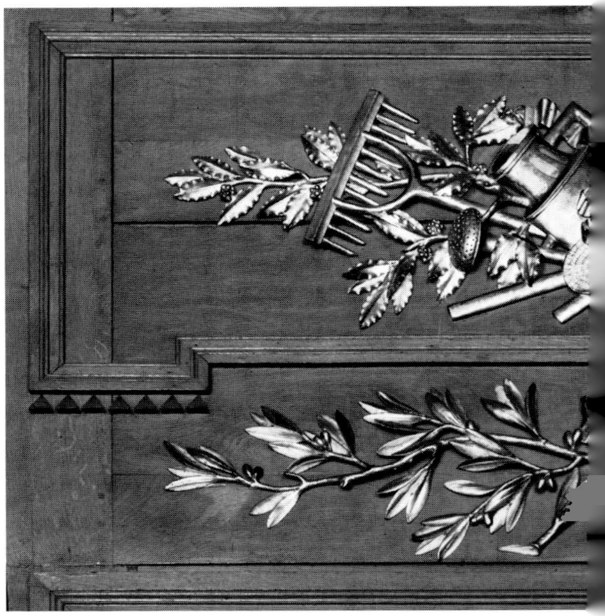

407, 408 Lons-le-Saunier, Hospital-Apotheke. Abb. 407: Arkadenregal mit gedrechselten Doppelsäulen aus Nußbaumholz, Zeit Ludwigs XIII. Schubladen mit grünen Schildchen; Fayencen aus Meillonas mit zarten Blumenranken um die Inschrift. – Abb. 408: Repositorium mit Schubladenunterbau im klassisch gemäßigten Barockstil (Louis-quatorze) mit einheitlich geformten und bemalten Fayencetöpfen mit eingezogenem Fuß, Vieux Nevers? 2. Hälfte 17. Jh.

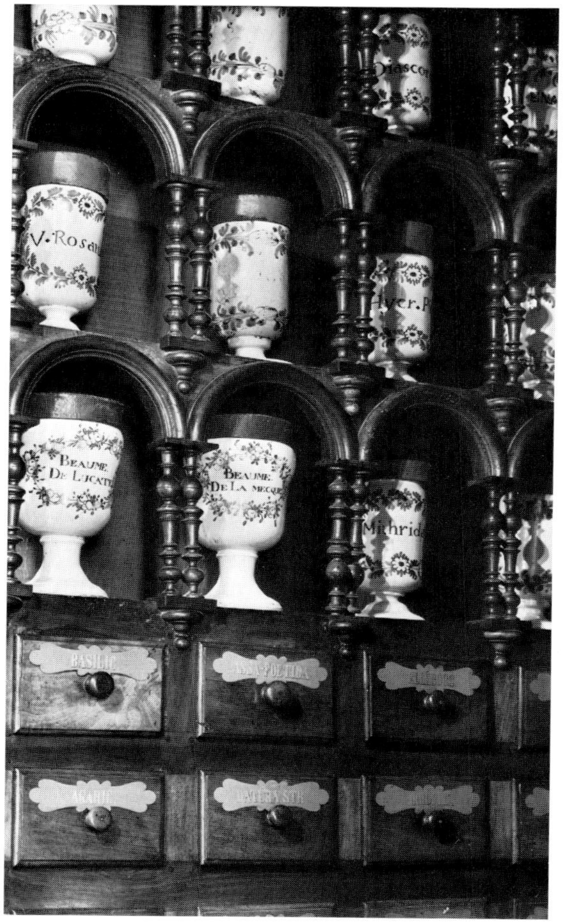

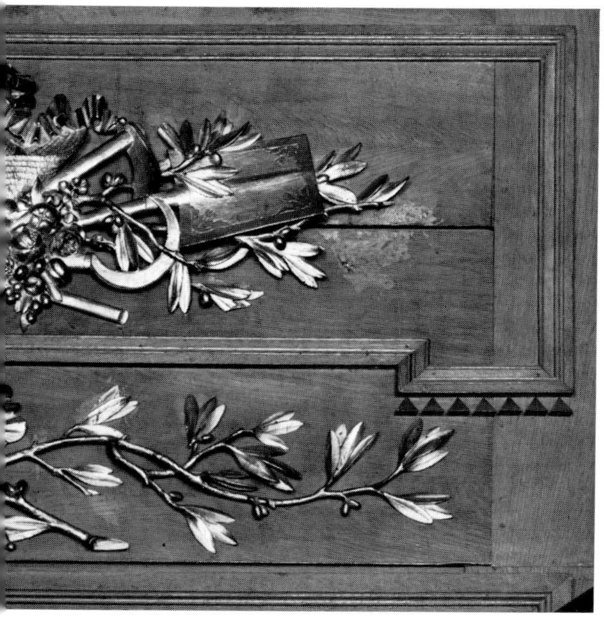

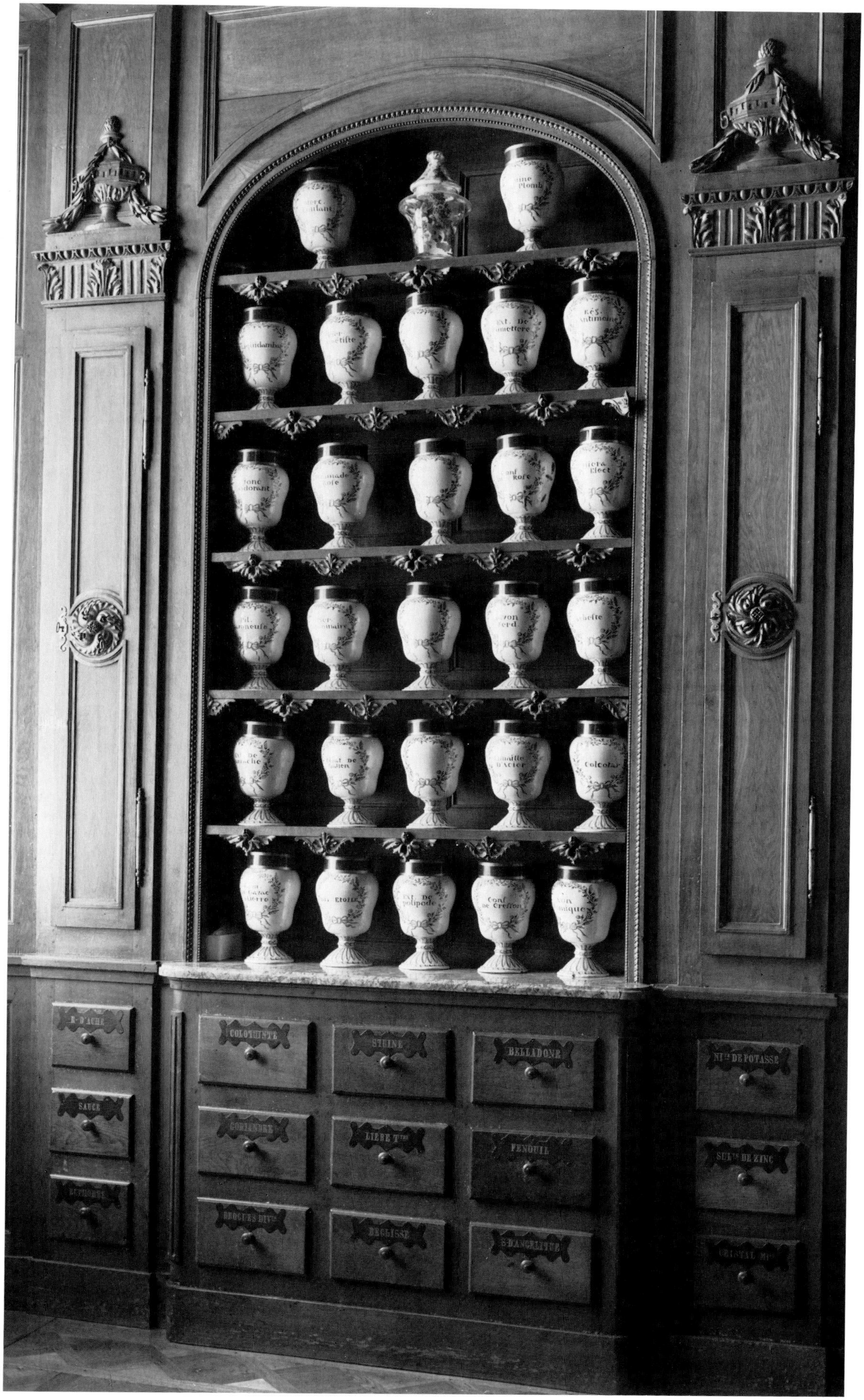

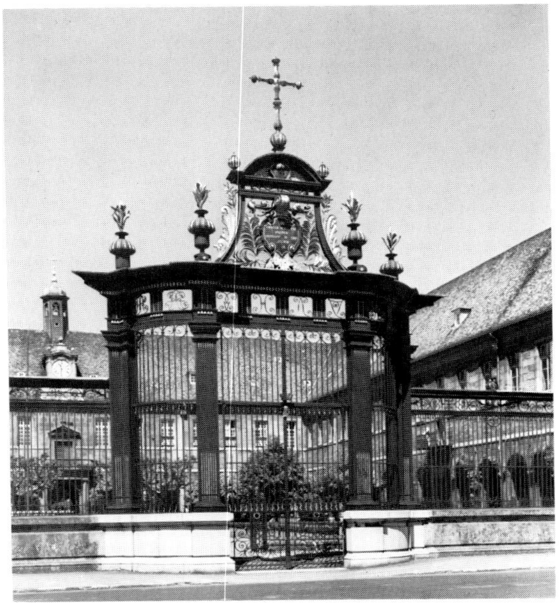

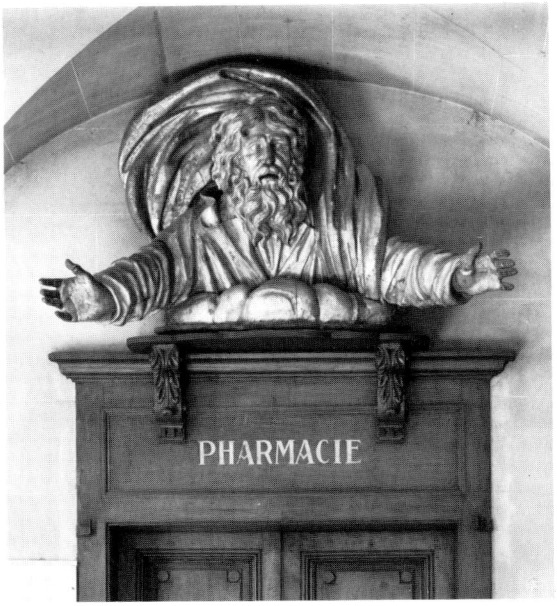

409–412 Besançon, Doubs, Hospital Saint-Jacques. Abb. 409: Großartiges schmiedeeisernes Eingangstor von Nicolas Chapuis. 1703. – Abb. 410: Gottvater als »Salvator mundi«; Plastik über der Eingangstür zur Apotheke. – Abb. 411: Offizin einer der schönsten Spital-Apotheken Frankreichs mit Privileg von Ludwig XIV. (vgl. Abb. 58). Die reichgeschnitzten, mit vergoldeten Arkadenbögen vor rotem Fond geschmückten Repositorien enthalten eine kostbare Sammlung von eleganten Standgefäßen mit blauem Dekor und gelben Blüten aus der Manufaktur Nevers. Ende 17. Jh. Zwei Glasschränke mit kostbar vergoldeter Täfelung und festlichem Aufbau unterbrechen die Reihung der Arkaden. – Abb. 412: Detail der Schrankwand Abb. 411.

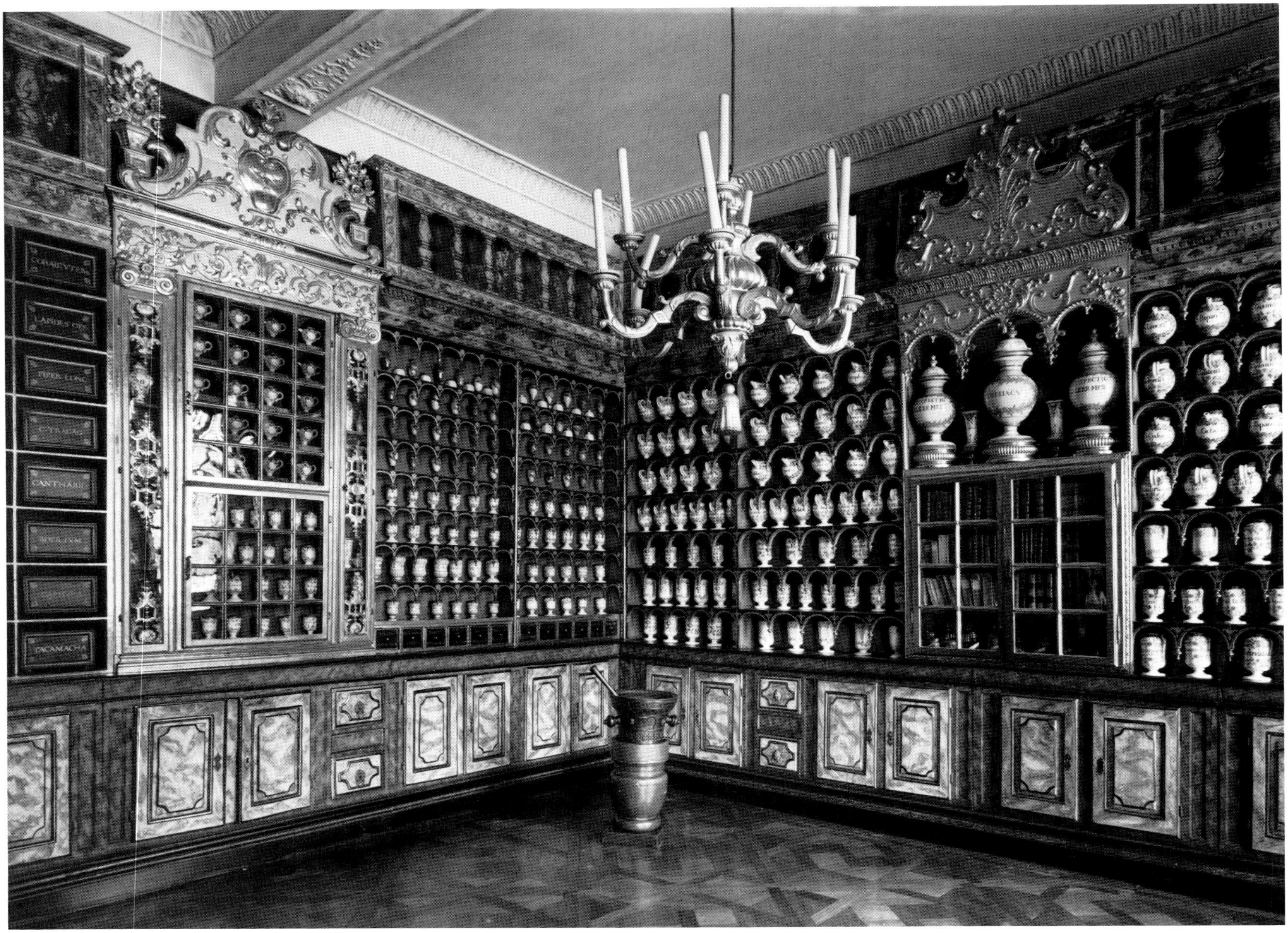

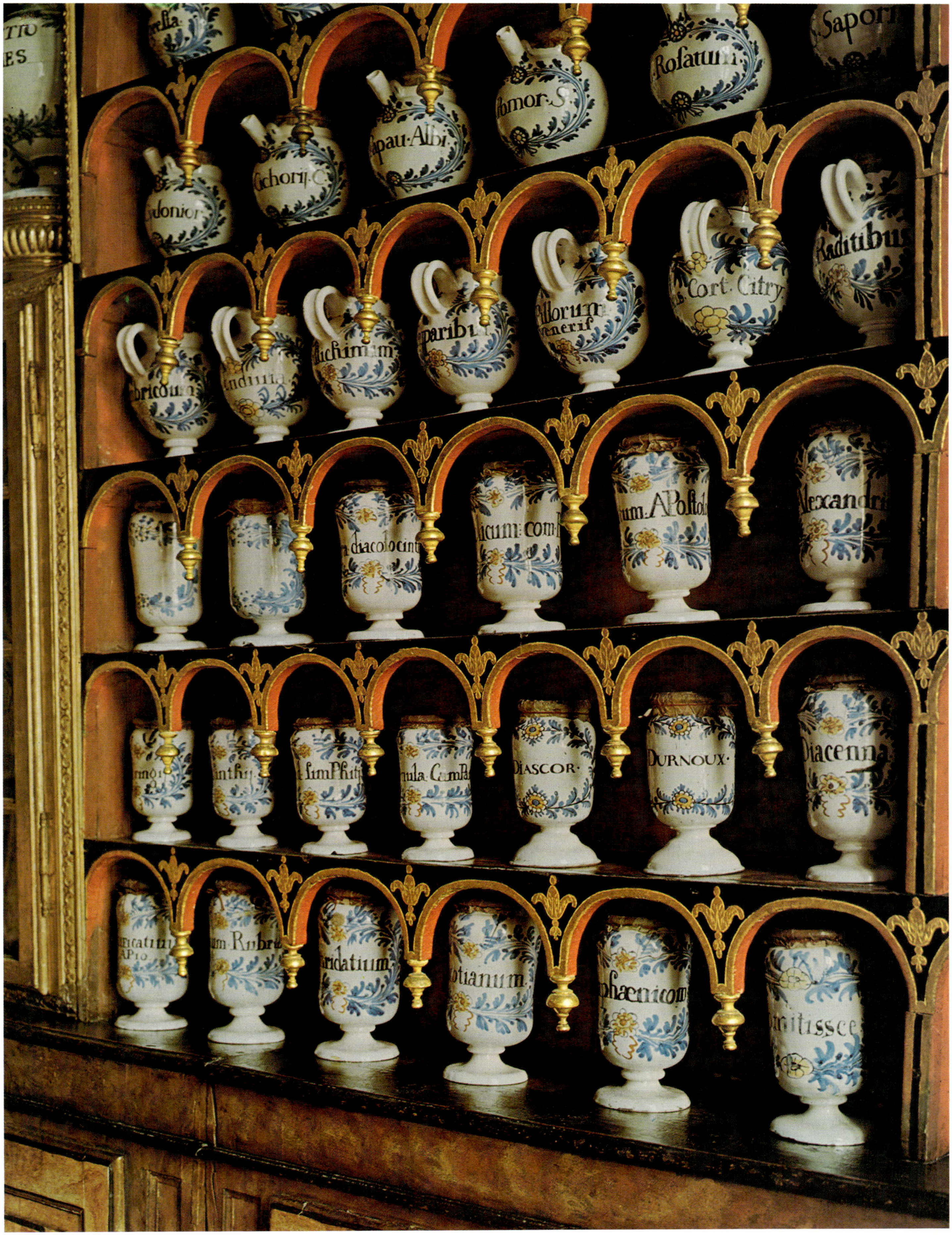

412

413, 414 Besançon, Doubs, Hospital Saint-Jacques. Abb. 413: Regal mit Kräuterkästen. – Abb. 414: Zwei Sirupkannen (Chevretten) mit blauem Dekor und gelben Blüten. Lyon, Ende 17. Jh., mit Aufschrift: S(irupus) de Absinthio, Wermutsirup gegen Magenverstimmungen sowie S(irupus) Capillorum veneris, Sirup aus Venushaar (Farngewächs) bei Erkrankung der Luftwege.

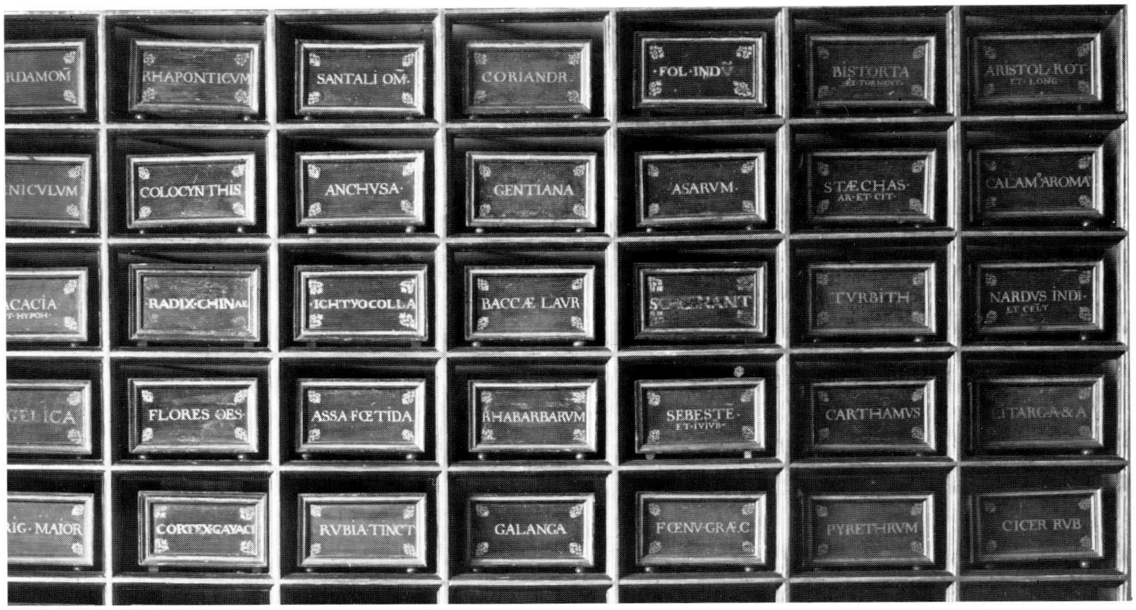

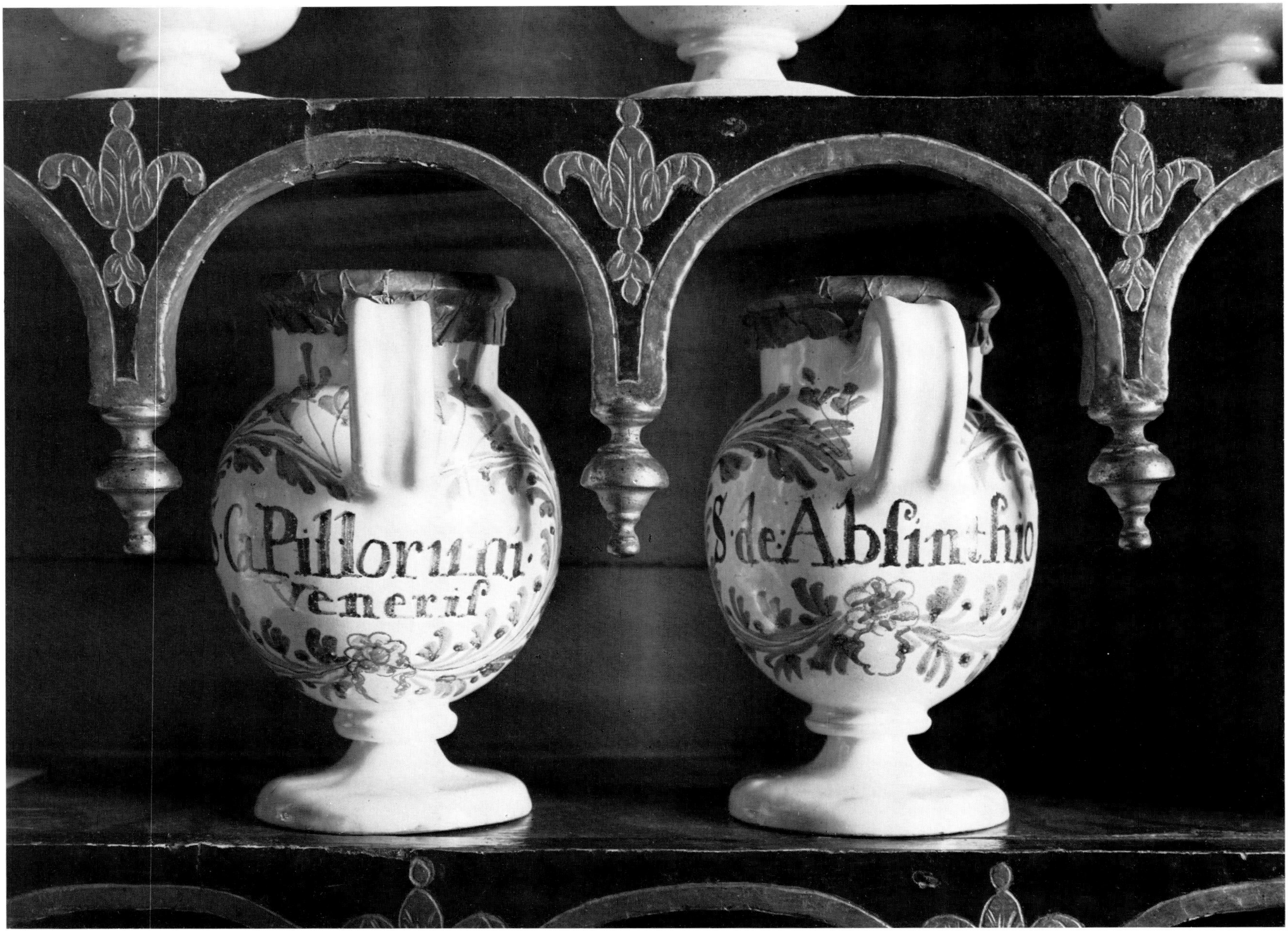

415, 416 Besançon, Doubs, Hospital Saint-Jacques. Abb. 415: Apothekentopf in leuchtendem Blau für Electuarium Rosar(um), Rosenblütenlatwerge. – Abb. 416: Apothekenschrank mit vergoldetem Aufbau und drei kostbaren Schaugefäßen für Theriak als Universalheilmittel und Confectio Alkermes, kostbares Allheilmittel, das seinen Namen von der Kermesschildlaus erhalten hat und u. a. Gold, Ambra und Moschus enthielt.

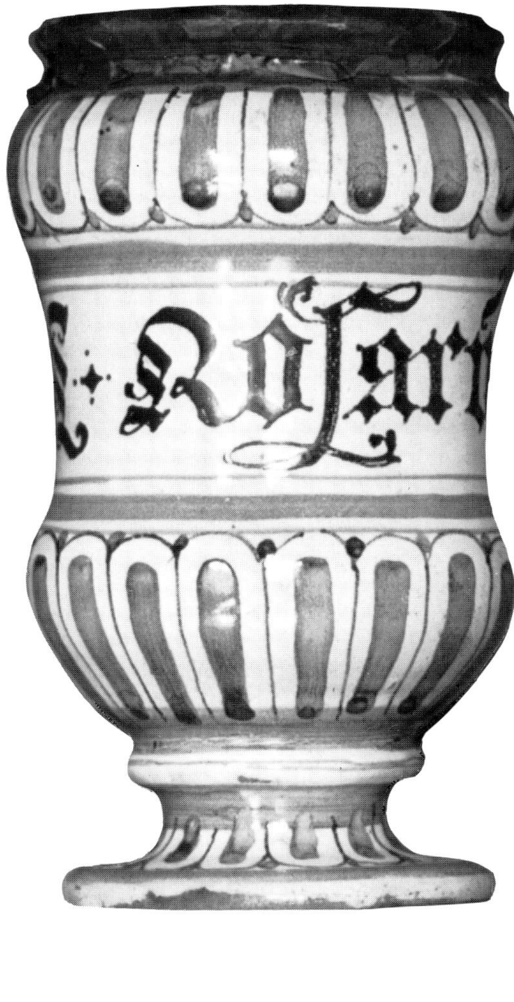

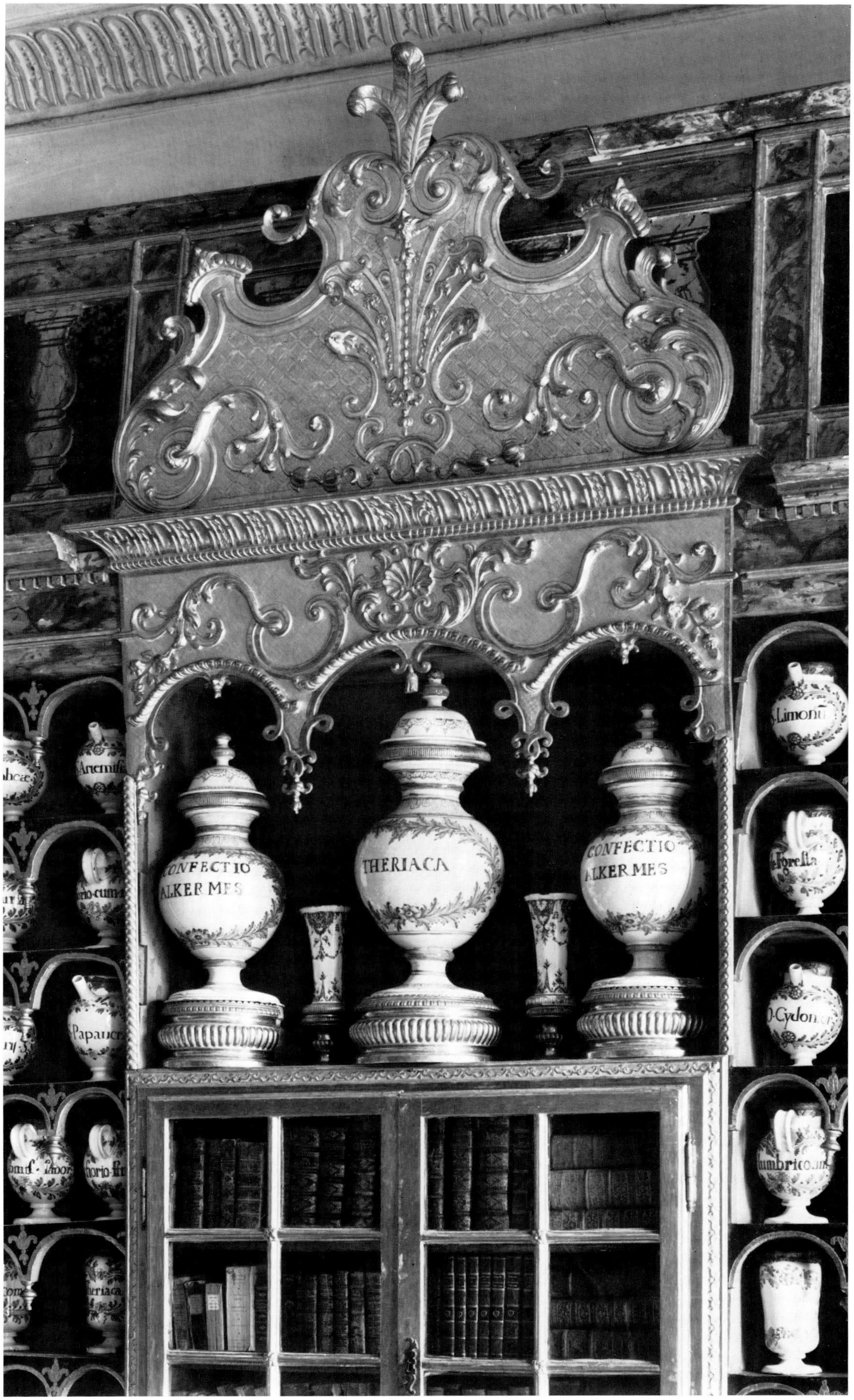

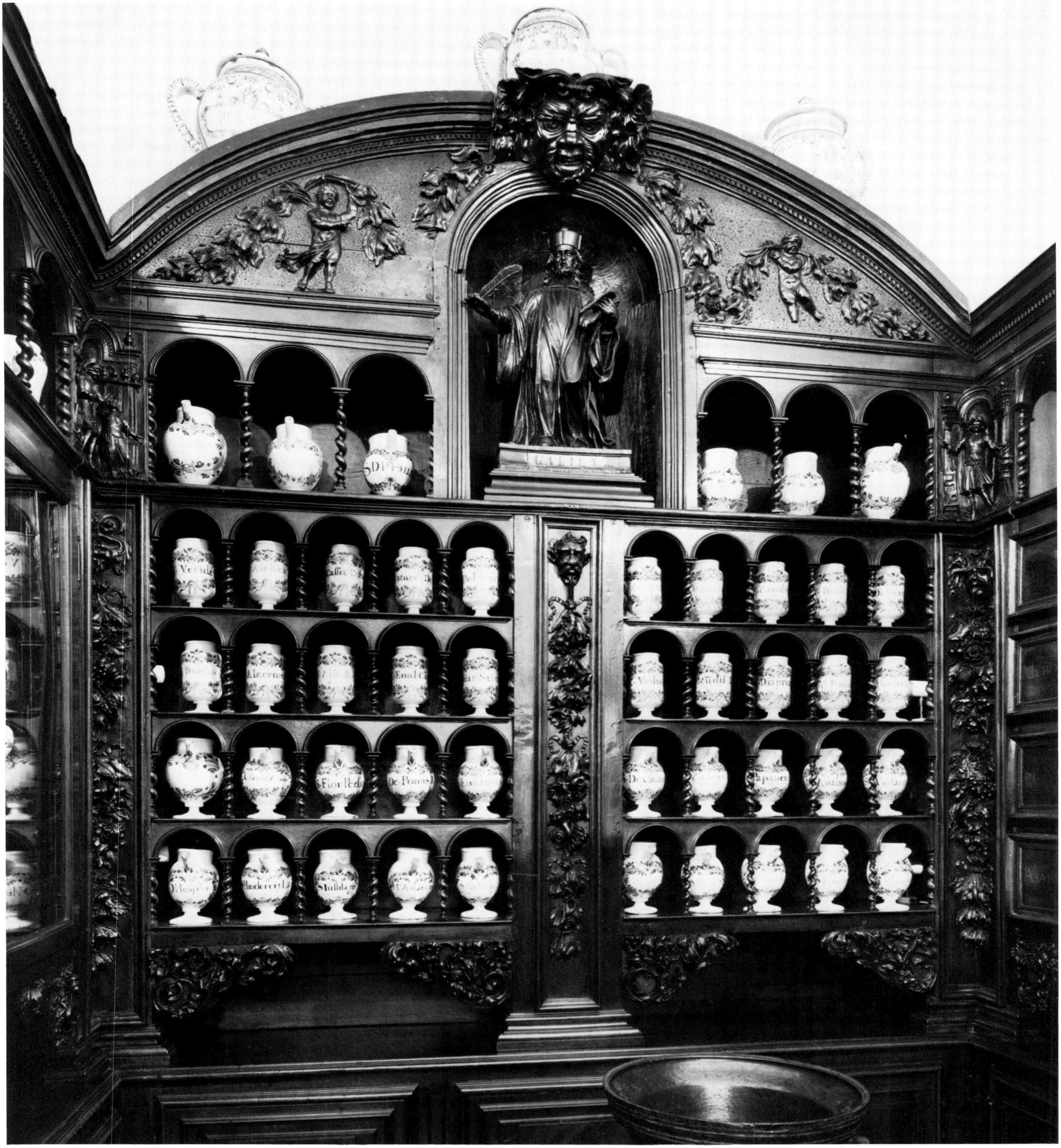

418 Schmiedeeisernes Schild mit Inschrift, wonach die Apotheke von Chatillon-sur-Chalaronne (Ain) im Jahre 1731 durch den Grafen von Chatelard eröffnet und 1814 von Abt Robin mit Fayencetöpfen von Meillonas beschenkt wurde.

419 Offizin im nüchternen Directoire-Stil; Fayencen aus der Manufaktur von Meillonas. Um 1814.
Chatillon-sur-Chalaronne/Ain, Pharmacie de l'Hôpital

420 Grotesk-Vase mit Köpfen als Griffe und rauchendem Mann mit spitzem Hut (Lyon), Pendant Abb. 392.
Lyon/Rhône, Musée des Hospices Civils, Hôtel-Dieu

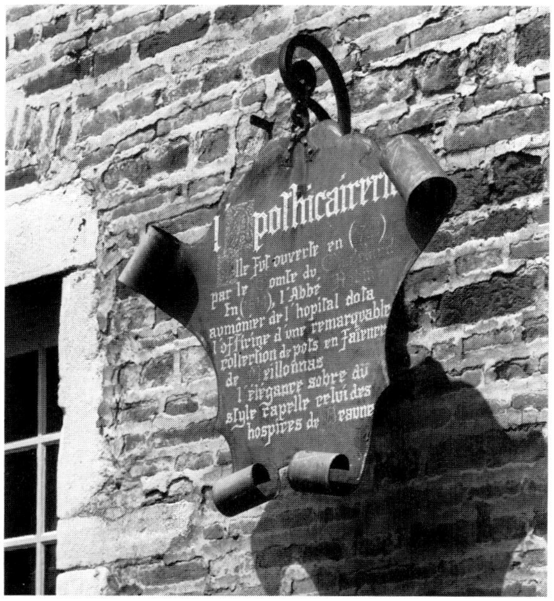

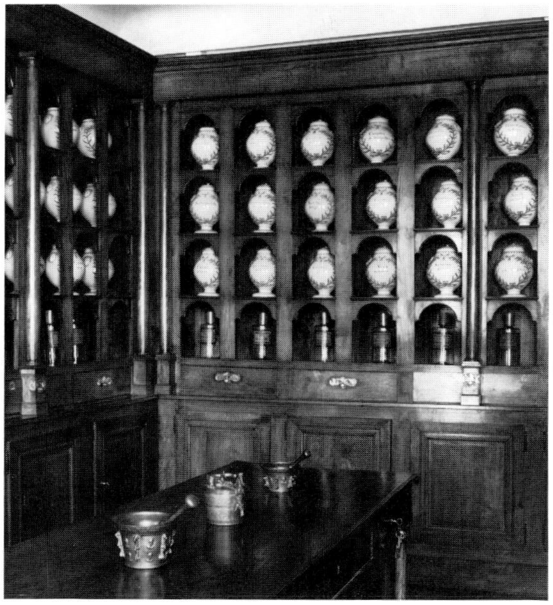

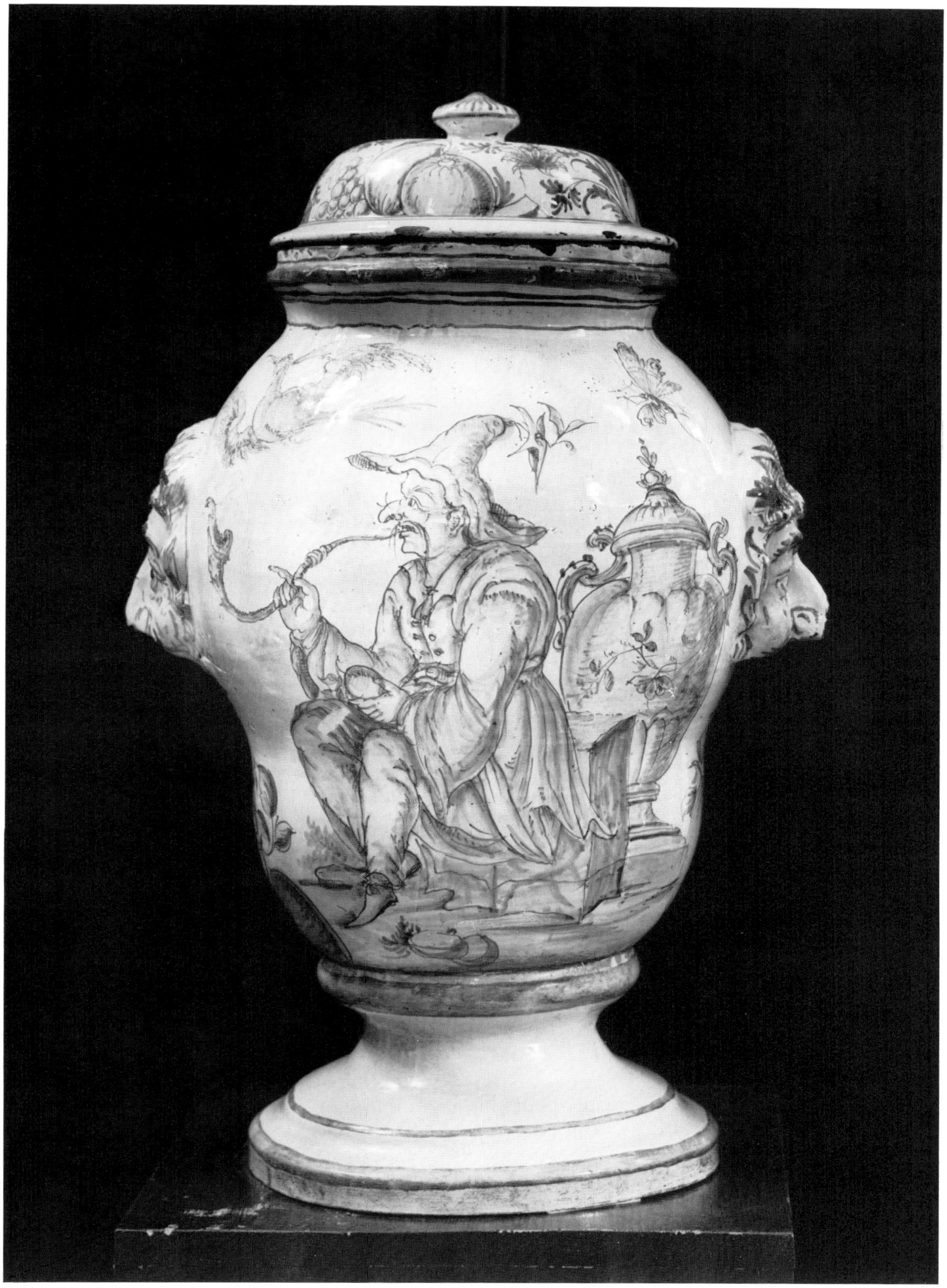

◁ 417 Regalwand aus der ehem. Charité-Apotheke in Lyon, Beginn 17. Jh., mit 40 kleinen und sechs größeren eleganten Arkaden mit gedrechselten Säulen; Fayencen aus Nevers. In einer Nische eine Holzstatue von Galien (signiert S. B. Gradit 1780); die Pilaster sind mit Masken und Girlanden aus Blüten, Blättern und Früchten geschmückt.
Lyon/Rhône, Musée des Hospices Civils, Hôtel-Dieu

421 Skulptur eines Apothekers, der in der einen Hand eine Schere und in der andern eine Schlange mit einer Zange hält; darunter Maske mit Pflanzengehänge.
Lyon/Rhône, Musée des Hospices Civils, Hôtel-Dieu, Charité-Apotheke

422 Schlangenskulptur und Inschrift »Theriaca Andromachi senioris« aus der Charité-Apotheke in Lyon.

423, 424 Relieffiguren aus der Charité-Apotheke zu Lyon, die Arzneipflanzen und exotische Früchte in Körben auf dem Haupt tragen.

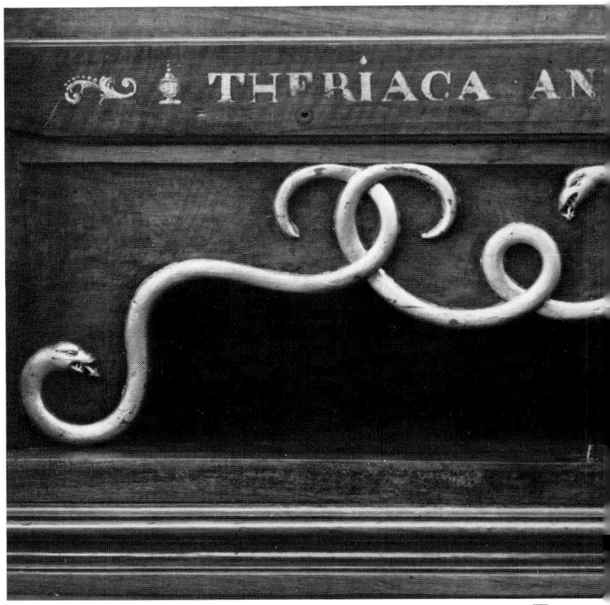

422

423 ▽

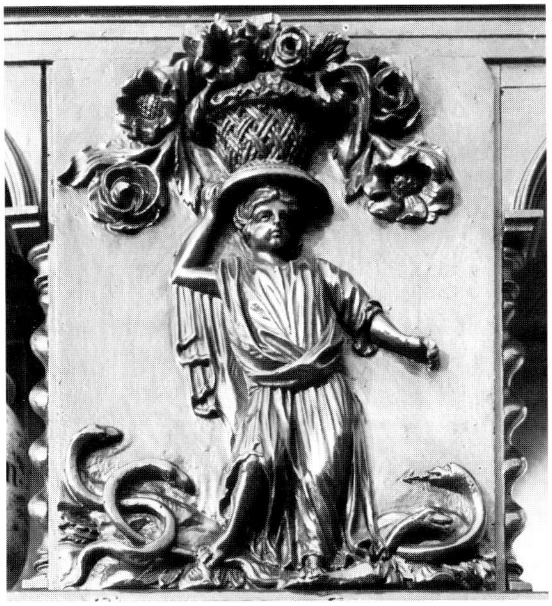

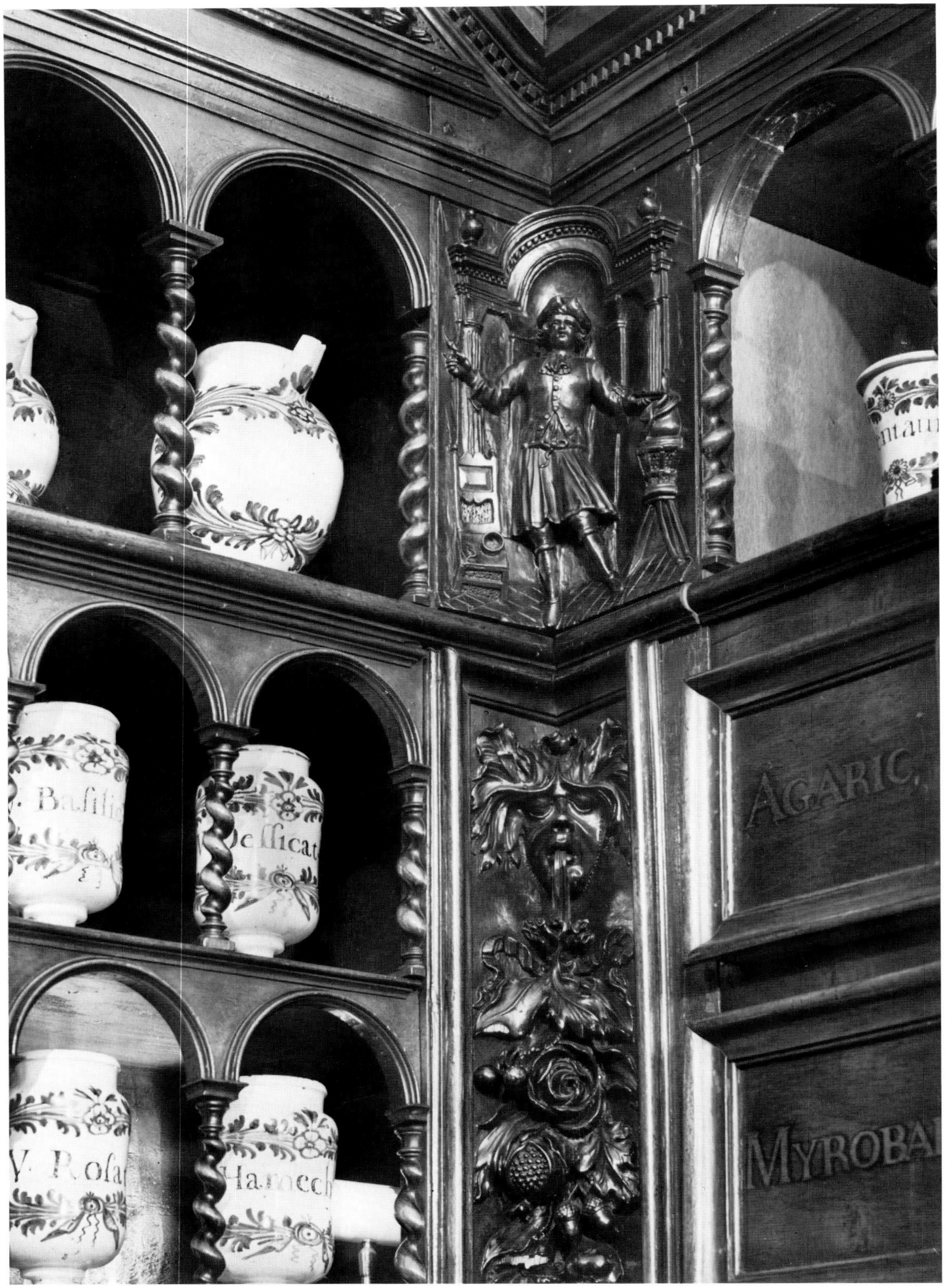

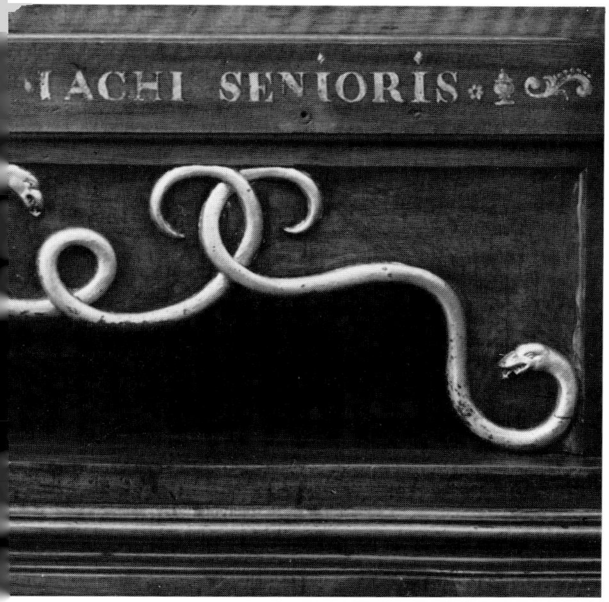

424 ▽ 425 ▷

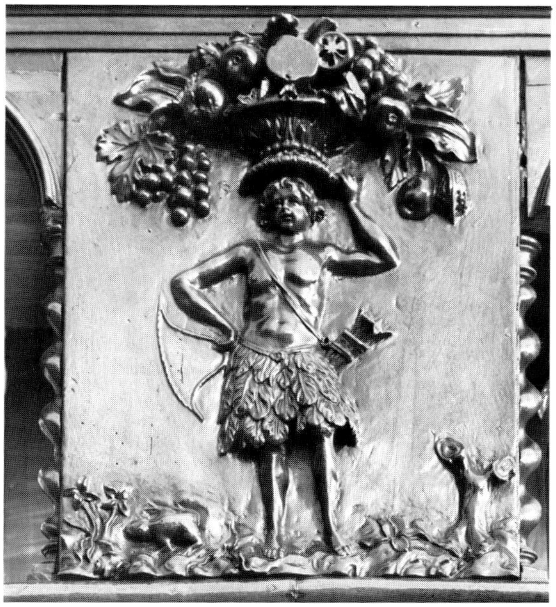

425 Der Zahnzieher bei seiner Arbeit aus der Charité-Apotheke zu Lyon.

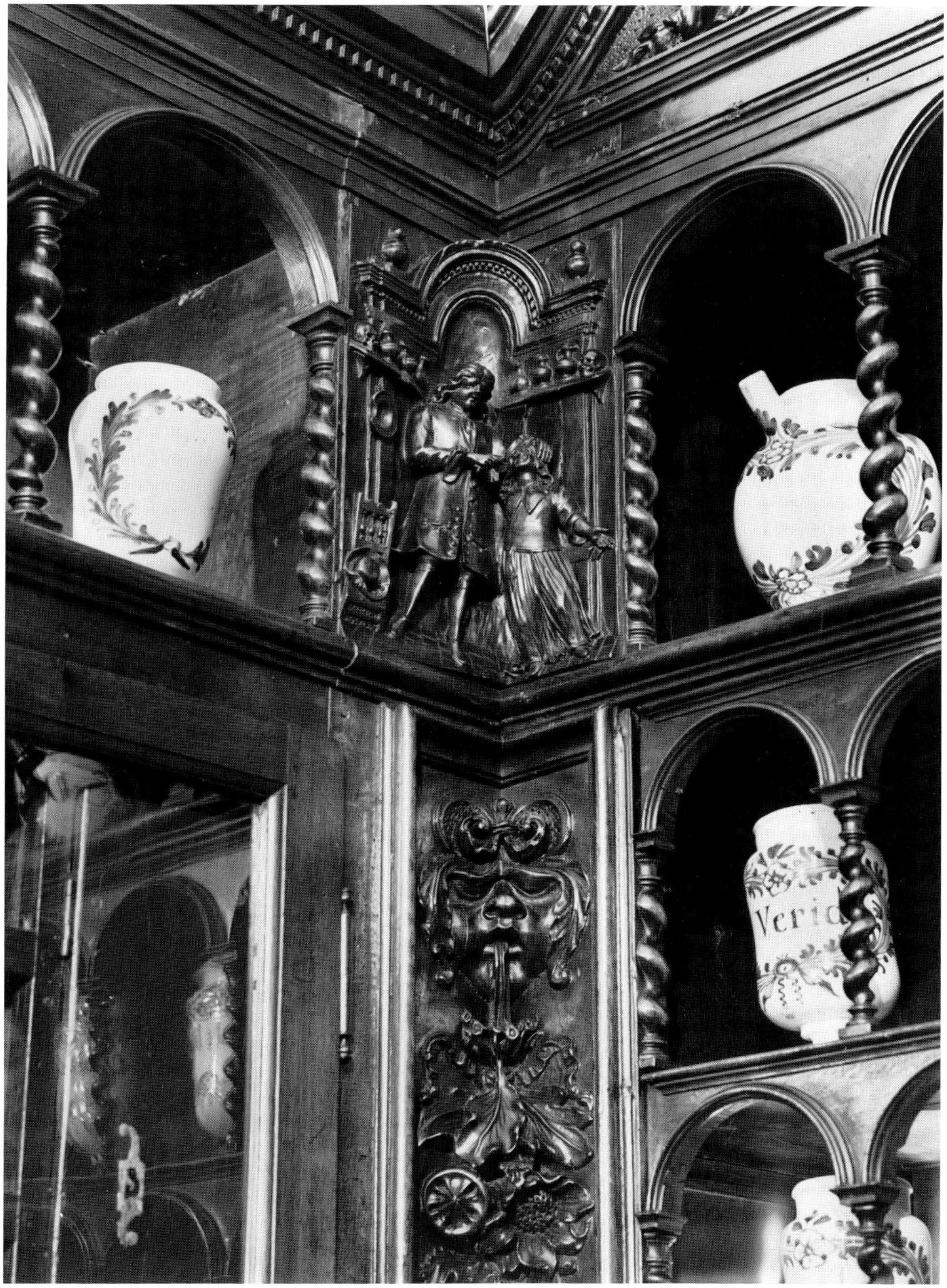

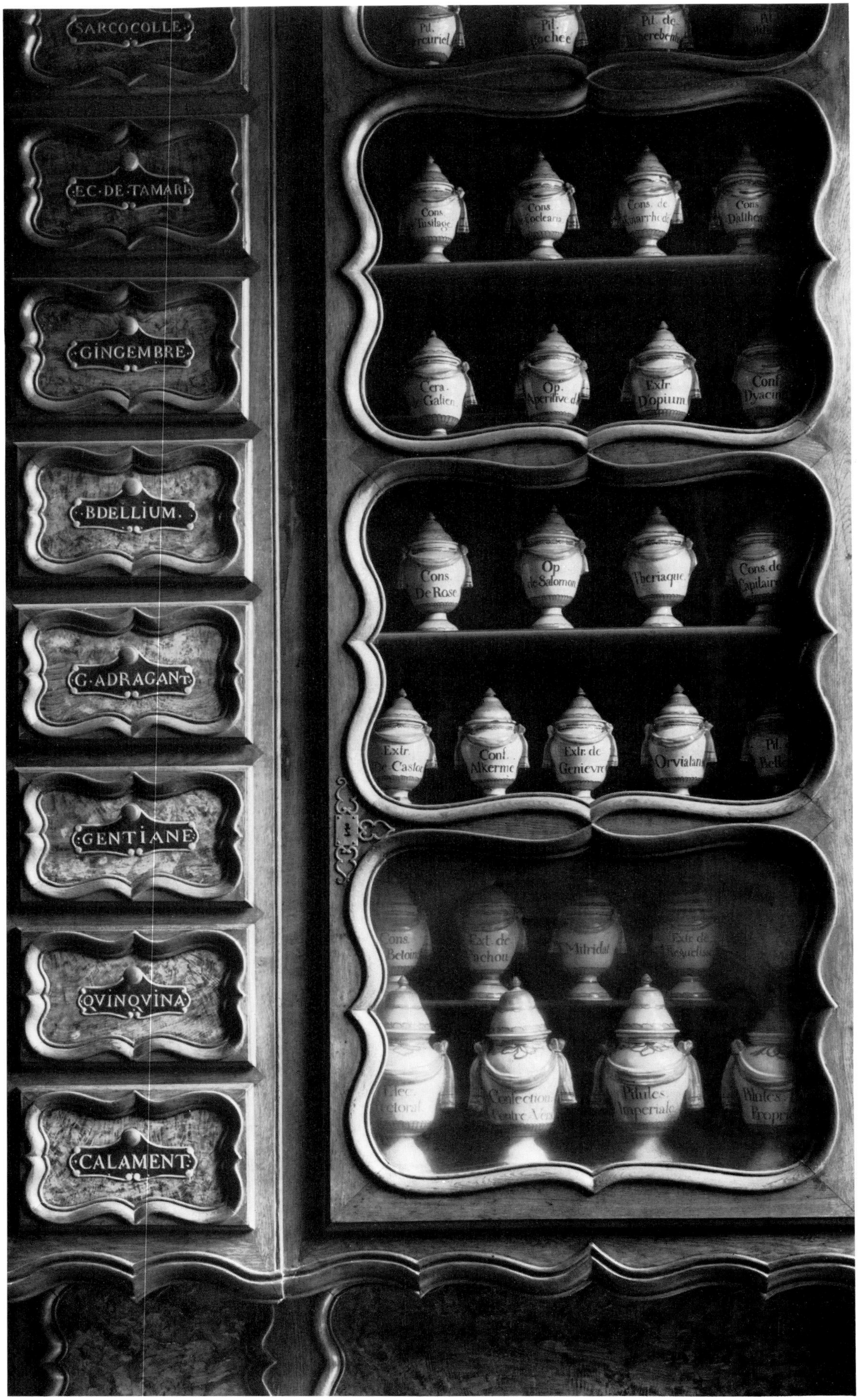

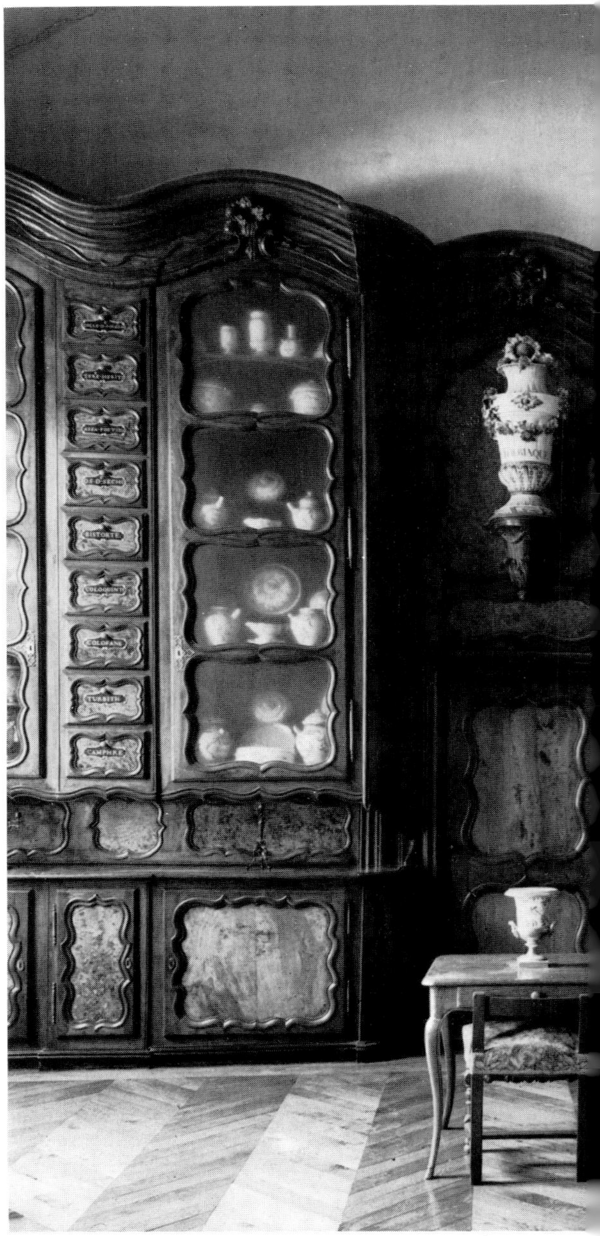

426, 427, 429 Mâcon, Saône-et-Loire, Pharmacie de l'Hôtel-Dieu. Abb. 426: Detail mit kostbaren Fayencetöpfen des Empire mit geschwungenen plastischen Tüchern in Gelb über den Inschriften; daneben Schubladen mit marmorierten Inhaltstafeln in geschwungenen Rahmen. – Abb. 427: Offizin mit brauner Eichenholztäfelung, Ende 18. Jh.; durchgehende Regale und verglaste Vitrinen mit geschwungenen Gesimsen und geschnitzten Kartuschen. – Abb. 429: Großes Schaugefäß mit eckigen Henkeln und plastischem Blumengehänge in Grün, Gelb und Gold; Inschrift: Opi(um) de Salomon(is).

428 Zwei Sirupkannen (Chevretten) und Apothekentopf mit dem Jesuitenzeichen IHS aus der Manufaktur Moustiers: S(irupus) Flo(rum) Tunic(ae) gegen Harnkrankheiten und als Nervinum: Conf(ectio) hamech, Abführmittel und gegen Gallenleiden; S(irupus) Absinth gegen Fieber und Magenleiden. Besonders hübsch die plastischen Faunsköpfe am Ansatz des Henkels.
Lyon/Rhône, Musée des Hospices Civils, Hôtel-Dieu

Zu Seite 228, 229:
430, 431 Tournus, Seine-et-Loire, Apotheke des Hôtel-Dieu. Abb. 430: Regalausschnitt mit vergoldeten Arkaden und gedrehten Säulen; die Glasgefäße sind noch mit alten Etiketten versehen und enthalten destillierte Wässer aus Lindenblüten (Eau de Tilleul), Melisse, Orangenblüten u. a. – Abb. 431: Schrankwand mit Repositorien; die aus zierlichen vergoldeten Arkaden mit gedrehten Säulen gebildeten Kolonnaden enthalten Gefäße aus der Manufaktur Nevers. 18. Jh.

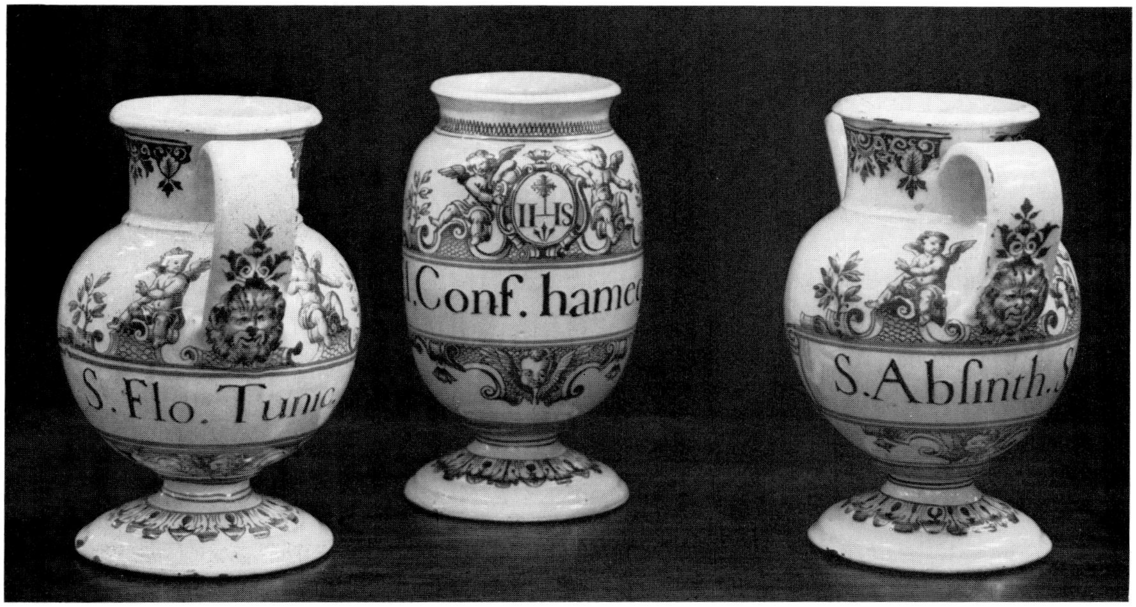

428

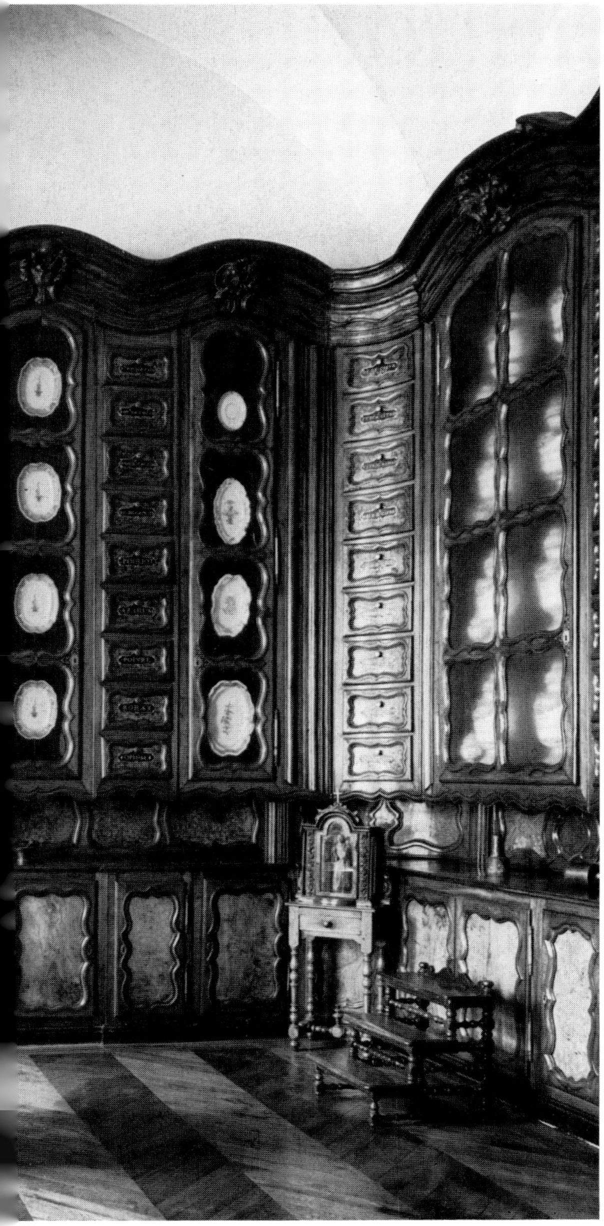

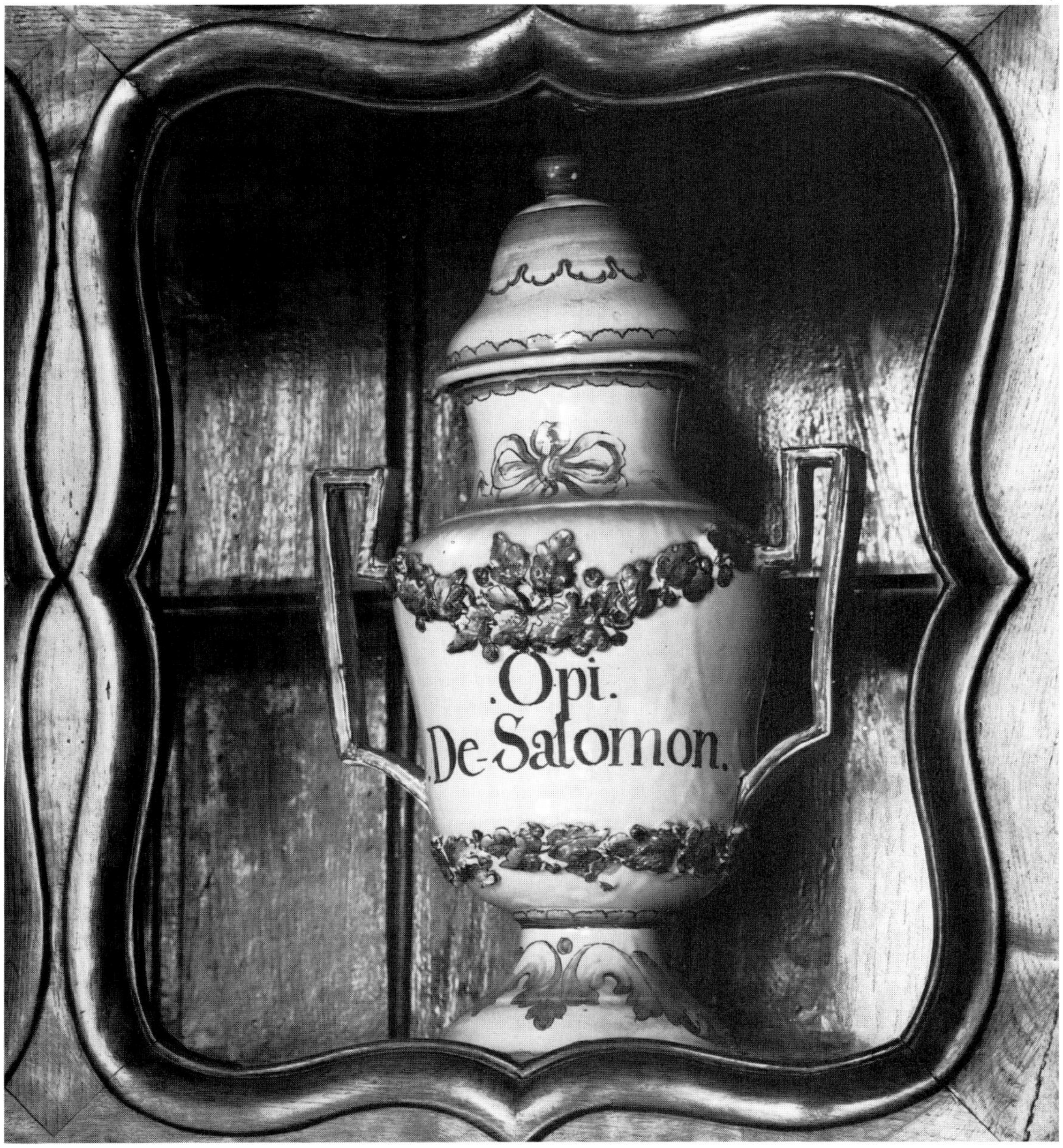

429 ▽

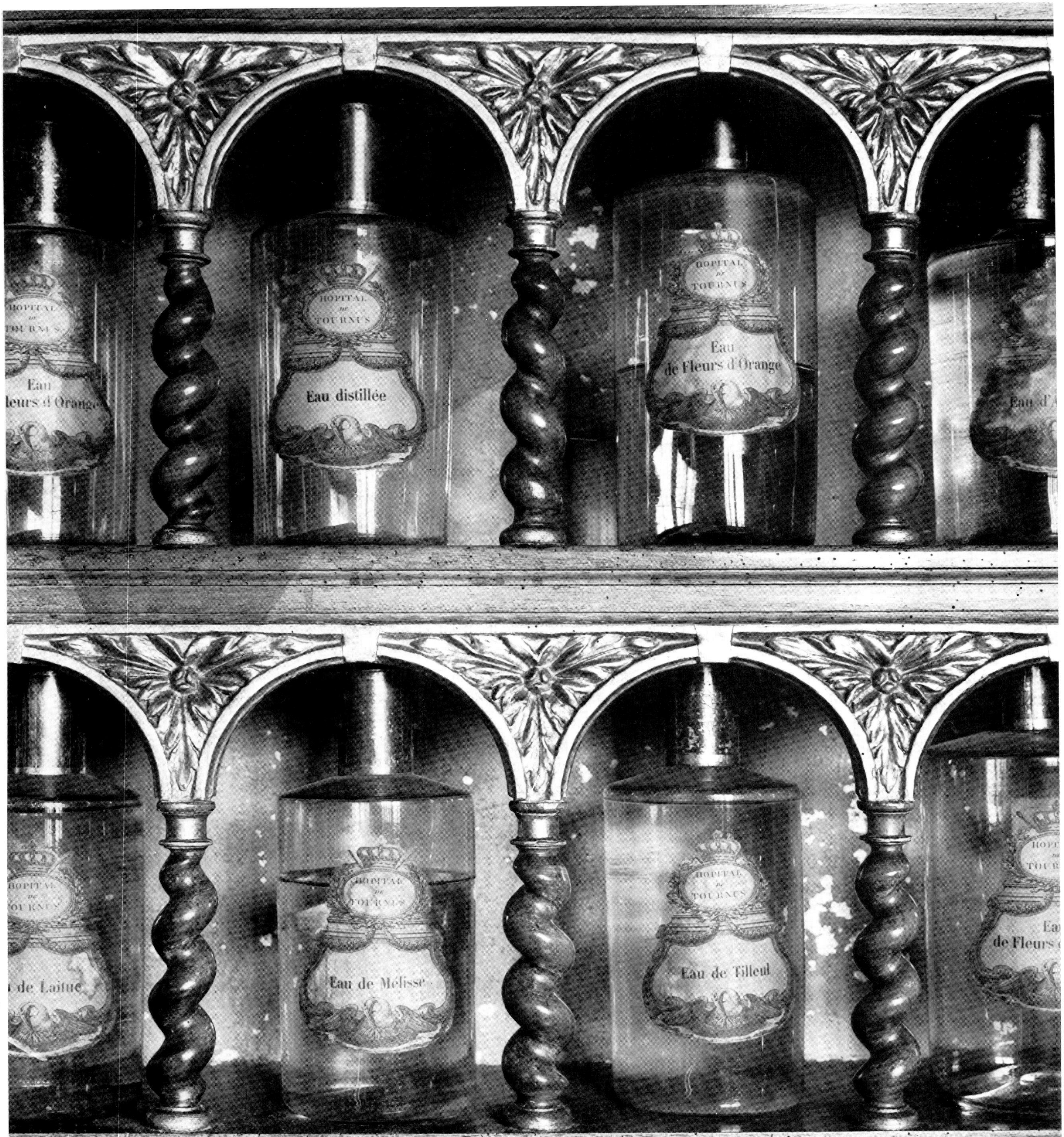
HOPITAL DE TOURNUS
Eau distillée
HOPITAL DE TOURNUS
Eau de Fleurs d'Orange
HOPITAL DE TOURNUS
Eau de Mélisse
HOPITAL DE TOURNUS
Eau de Tilleul

43

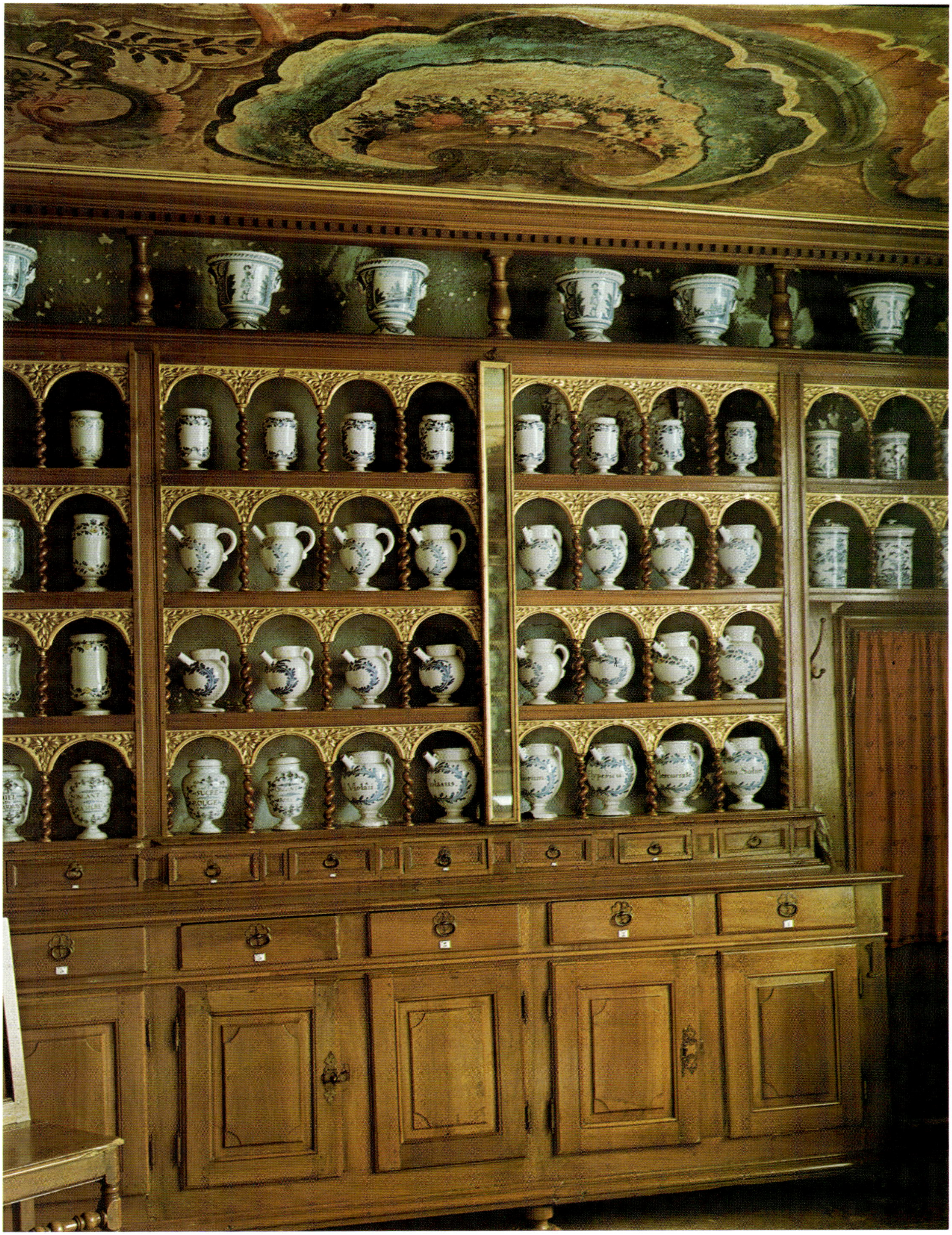

431

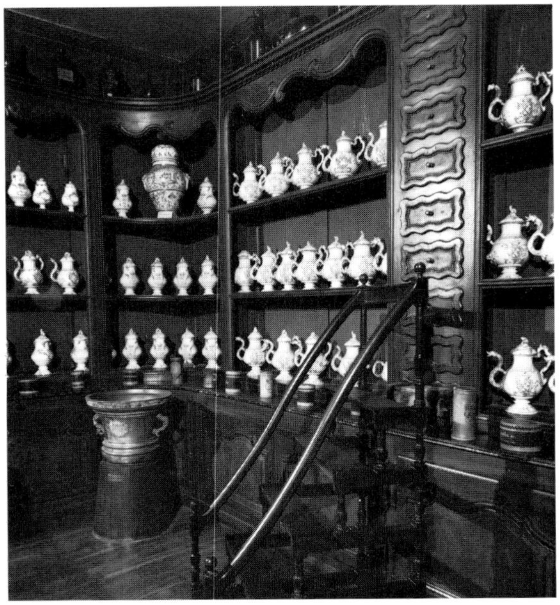

432 Offizin der ehem. Apotheke der Charité Sainte-Evre, Nancy. Um 1770. Die Fayencen stammen aus dem Hospital von Saint-Jean-de-Dieu und wurden von König Stanislaus Leszczynsky (Wappen und Initialen als Dekor) gestiftet. Nancy, Meurthe-et-Moselle, Musée historique lorrain

433 Kanne mit graziös geformtem Henkel und Ausguß in Form eines Hundekopfes. Knopfdeckel in Form eines Delphins und Wappen von König Stanislaus Leszczinsky als Stifter. Fayencen Manufaktur Niderviller. Nancy, Meurthe-et-Moselle, Musée historique lorrain

434 Waschbecken und Theriakgefäß, Nevers. 1782. Beaune, Côte d'Or, Hôtel Dieu

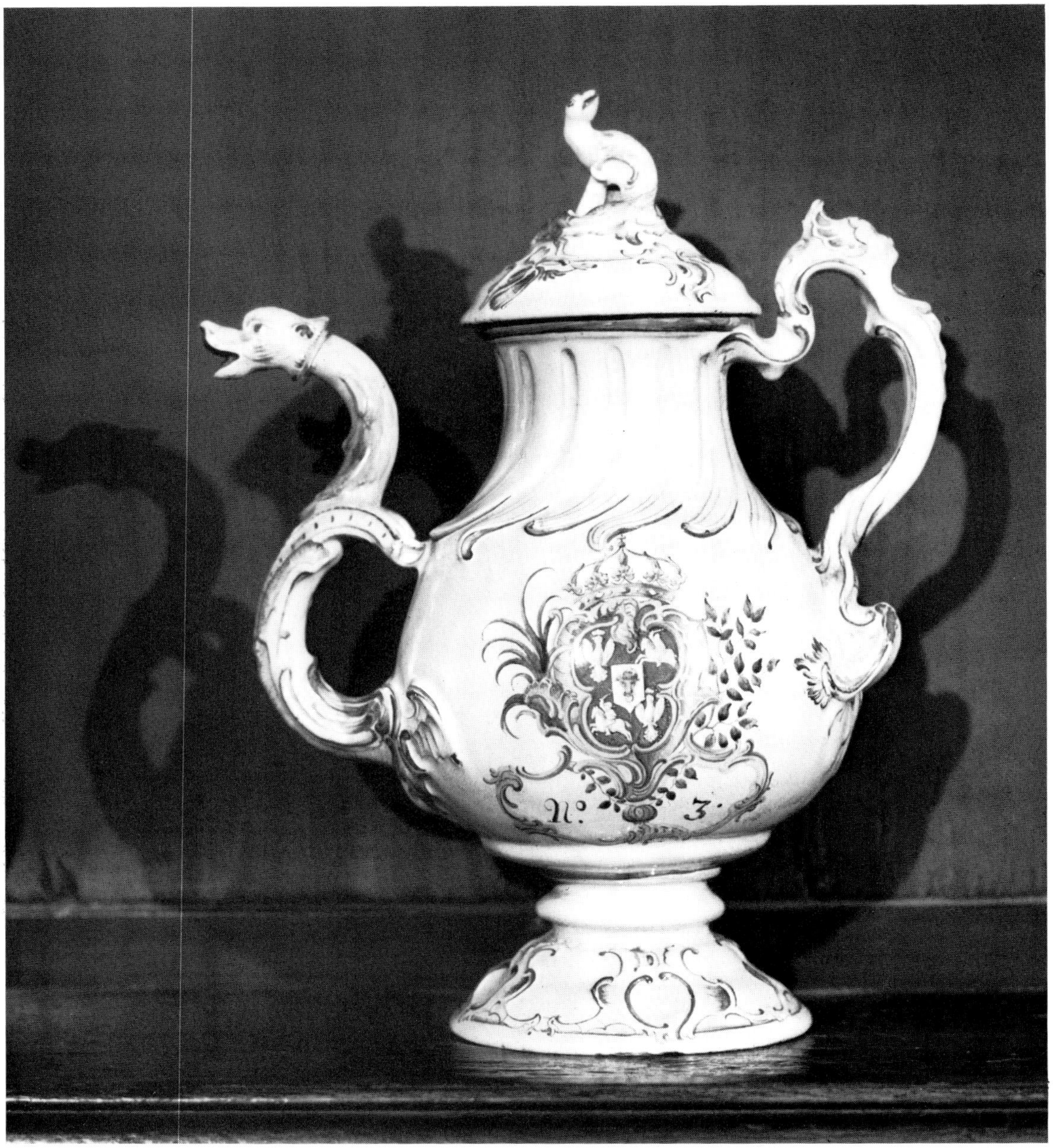

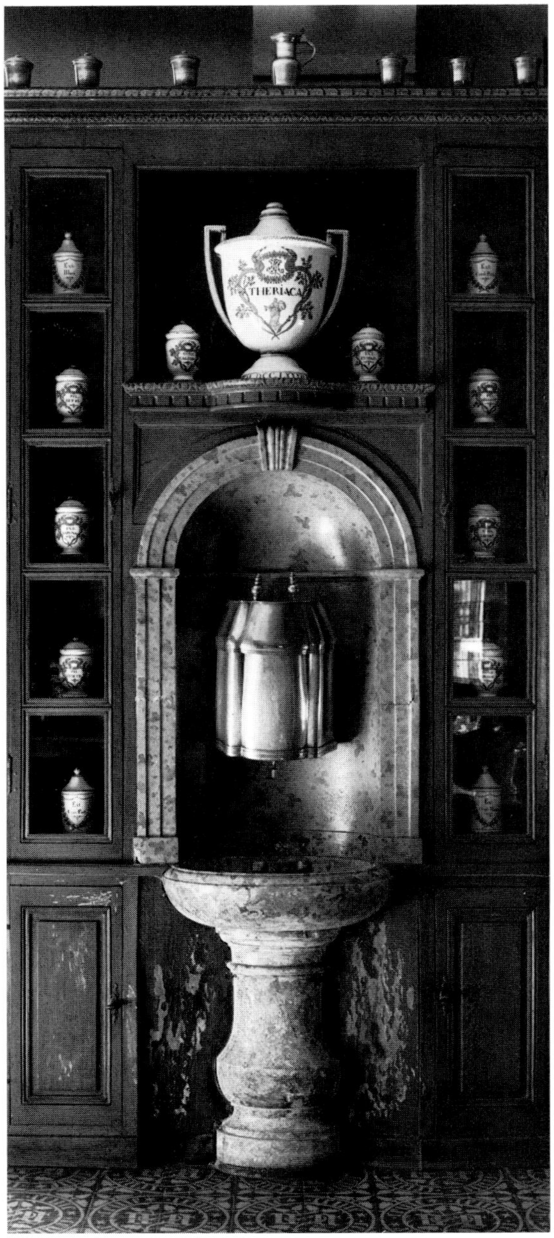

435 Innenhof mit Galerieumgang des 1443 von Kanzler Nicolas Rolin gegründeten berühmten Hôtel Dieu in Beaune, im Herzen von Burgund. Gotische Dachgauben beleben das mit farbigen Ziegeln belegte Dach. Heute Museum.

436–438 Beaune, Côte d'Or, Hôtel Dieu. Abb. 436: Apothekengefäße in Form von Amphoren, Nevers. Ende 18. Jh. – Abb. 437: Bodenfliesen aus der Apotheke mit der Devise des Kanzlers Rolin »Seule étoile«, die sich auf seine dritte Gemahlin Guignone de Salins bezog (vgl. Abb. 96). – Abb. 438: Offizin im vornehm geradlinigen Stil des frühen Empire, Ende 18. Jh., mit Fayencen aus Nevers, Ende 18. Jh., und großem Prunkmörser (vgl. auch Abb. 95, 96, 103 und 137).

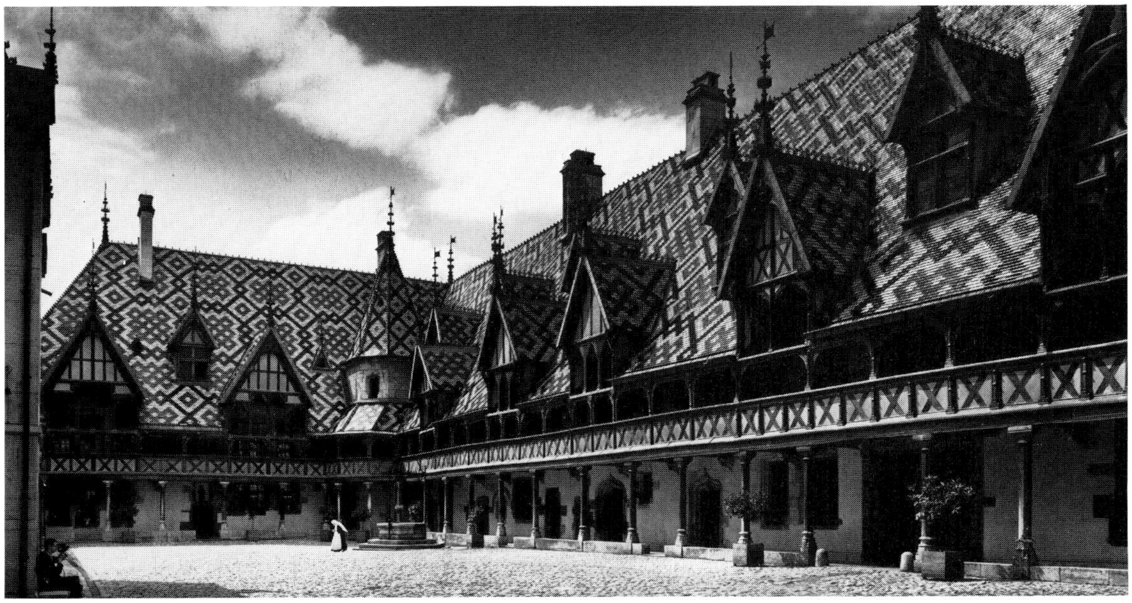

435

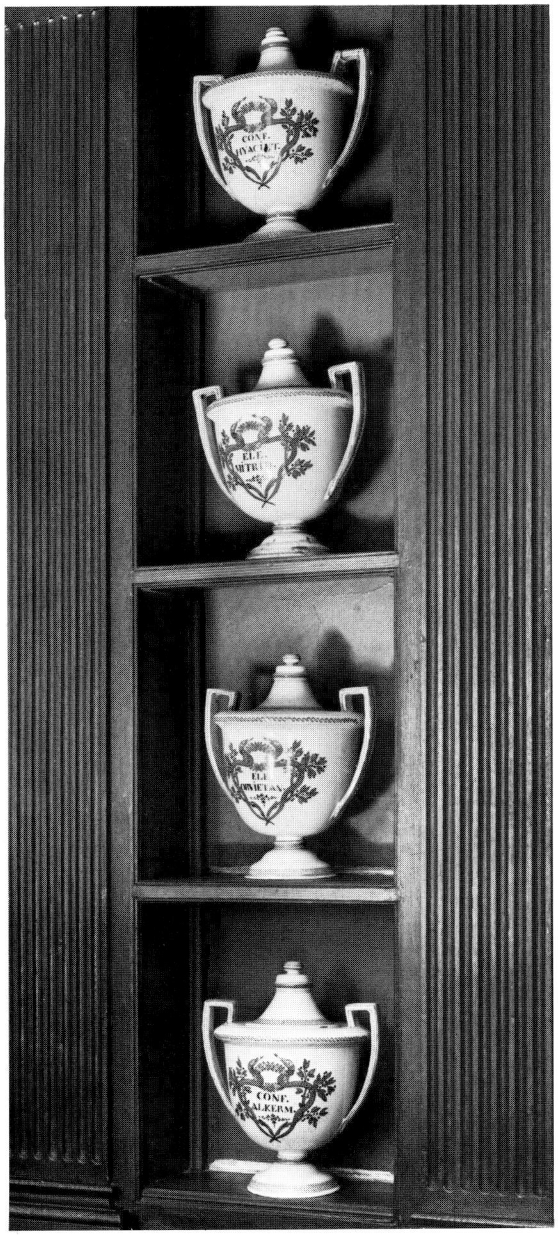

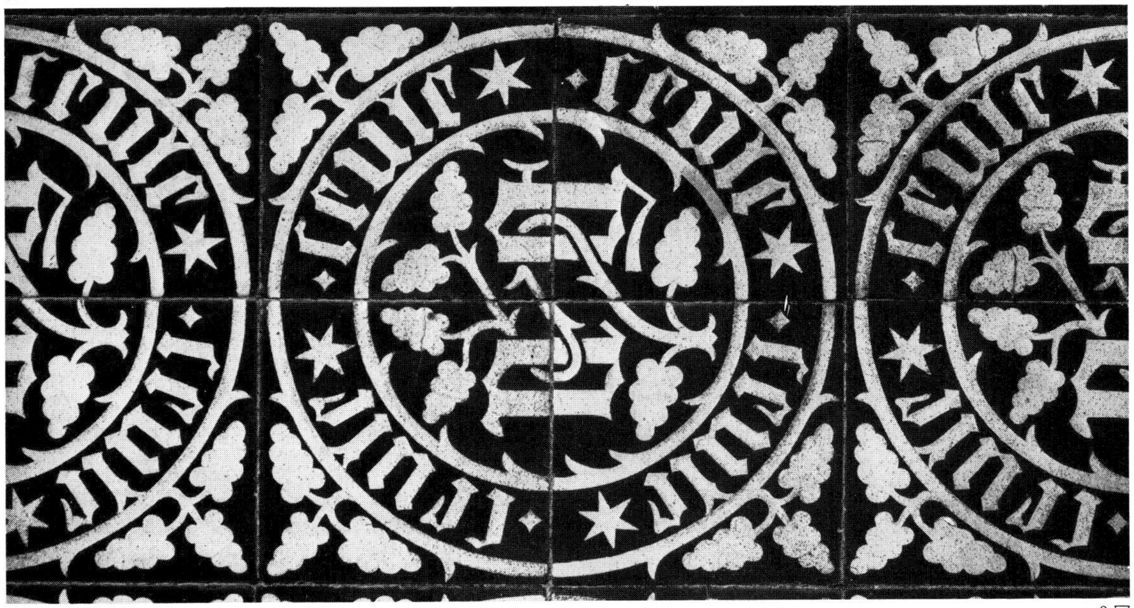

437

438 ▽

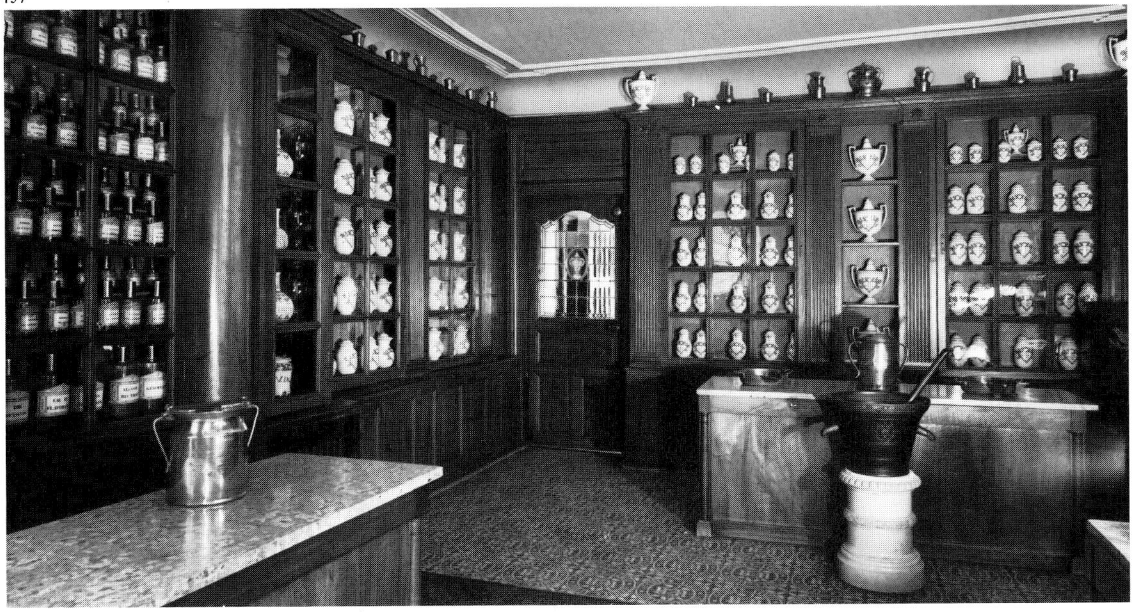

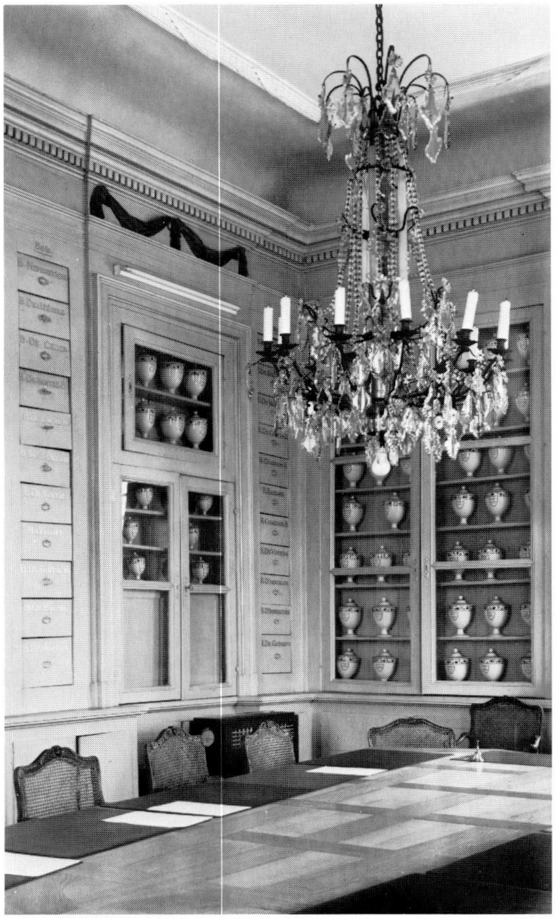

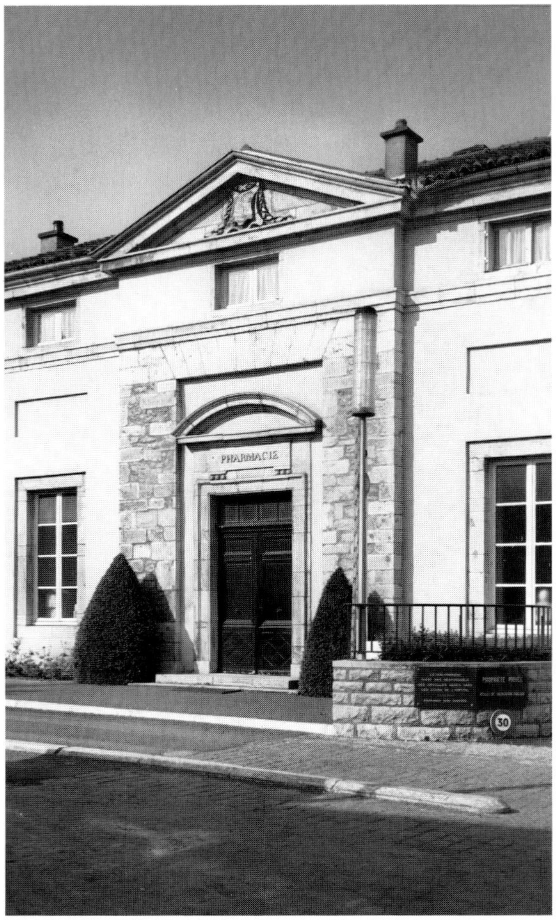

439 *Offizin des 1649 gegründeten Hospitals. Einrichtung aus der Zeit Napoleons I. in zartem Blaugrün mit goldener Beschriftung auf den Schubladen sowie Zahnleiste im Gesims. Chalons-sur-Saône, Hospital Saint-Laurent*

440 *Eingang zur Pharmacie. Chalons-sur-Saône, Hospital Saint-Laurent*

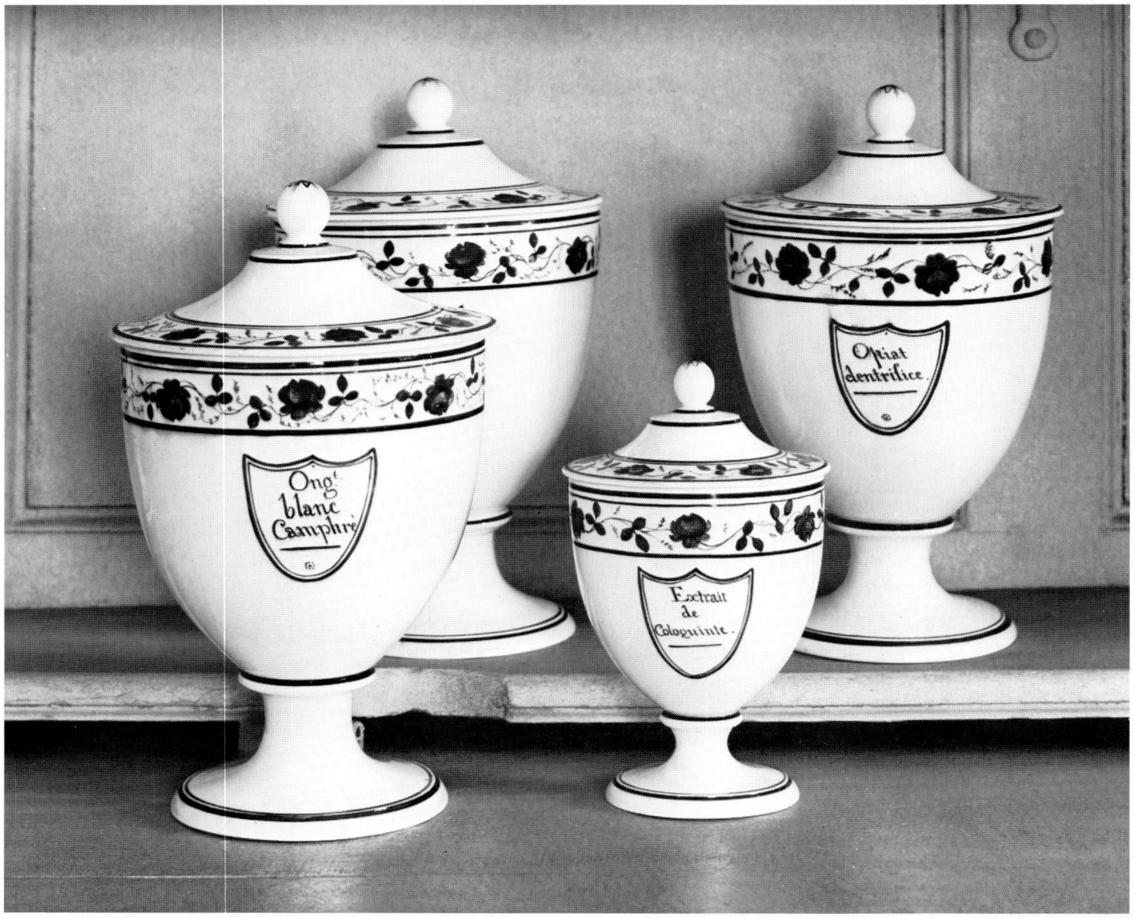

441 *Apothekentöpfe mit Deckel in Form von henkellosen Amphoren mit Rosengirlanden und Beschriftung in Ockerbraun. Chalons-sur-Saône, Hospital Saint-Laurent*

Haus-, Reise- und Feldapotheken

442 Kleine Haus- und Reiseapotheke mit Einlegearbeit, enthält viereckige Glasflaschen.
Köln, Kölnisches Stadtmuseum

443 Kleine aufklappbare Hausapotheke mit Zinnbeschlägen und Vierkantflaschen mit Zinnverschlüssen, aus Brixen. Um 1730.
Heidelberg, Deutsches Apotheken-Museum

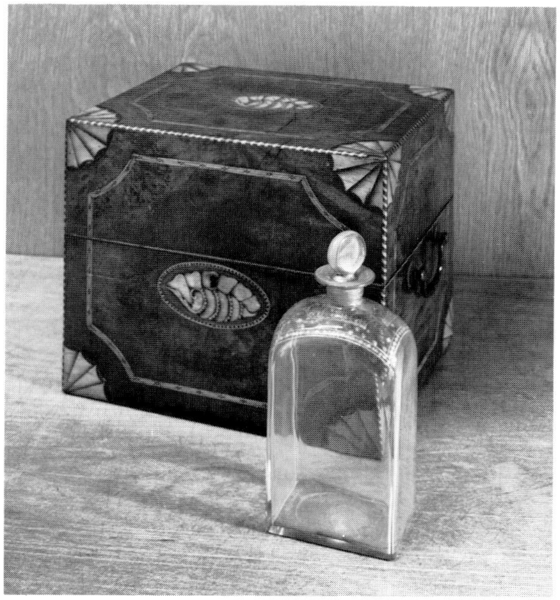

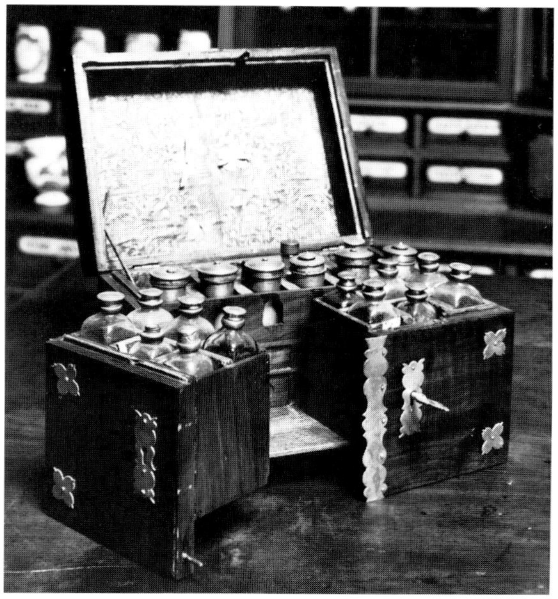

444 Hausapotheke mit Einsatzkästen und runden Arzneibüchsen aus Zinn.
Wien, Alte Hofapotheke

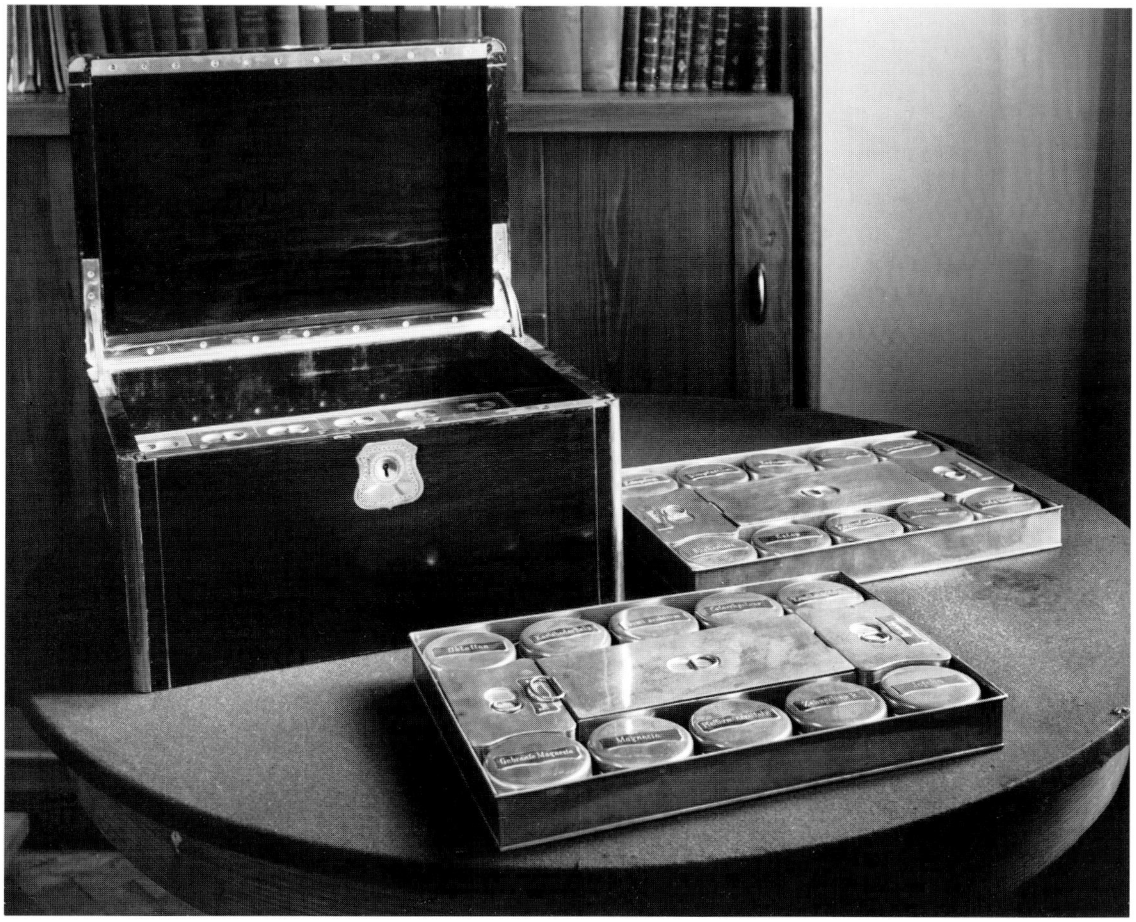

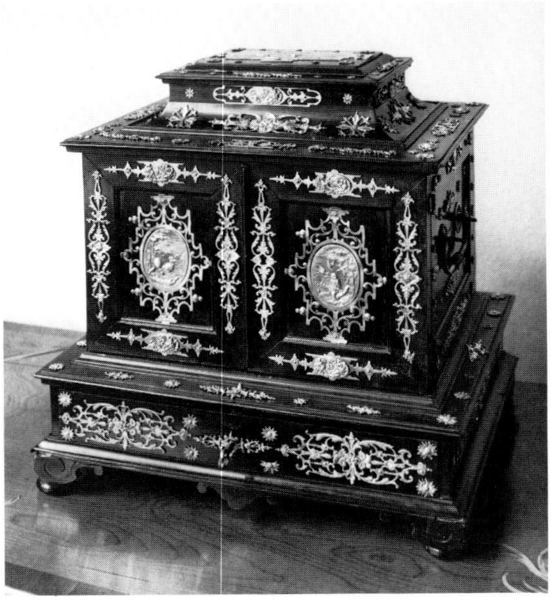

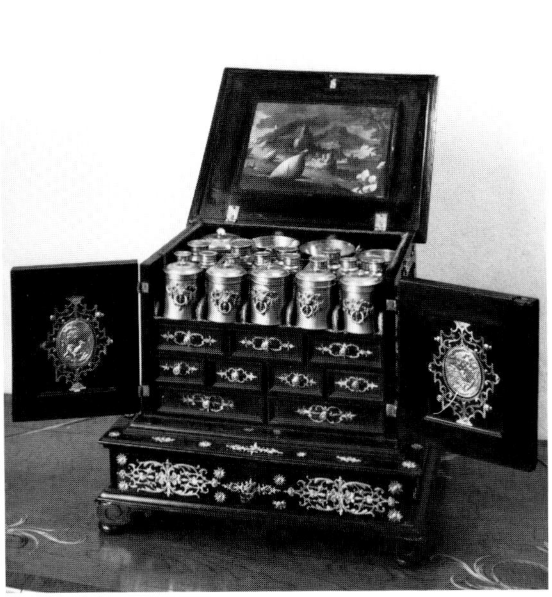

445–447 *Frankfurt am Main, Museum für Kunsthandwerk. Kostbare, reich mit Silberbeschlägen verzierte Augsburger Haus- und Reiseapotheke in Truhenform aus Ebenholz, Anfang 17. Jh. – Abb. 446: In halbgeöffnetem Zustand. – Abb. 447: Die geöffnete Apotheke zeigt zahlreiche silberne und vergoldete Apothekengeräte und Gefäße; in den Türen silbergetriebene Reliefmedaillons mit Hahn und Eule als Sinnbilder der Wachsamkeit und Klugheit; das Landschaftsbild im Deckel ist auf Kupfer gemalt.*

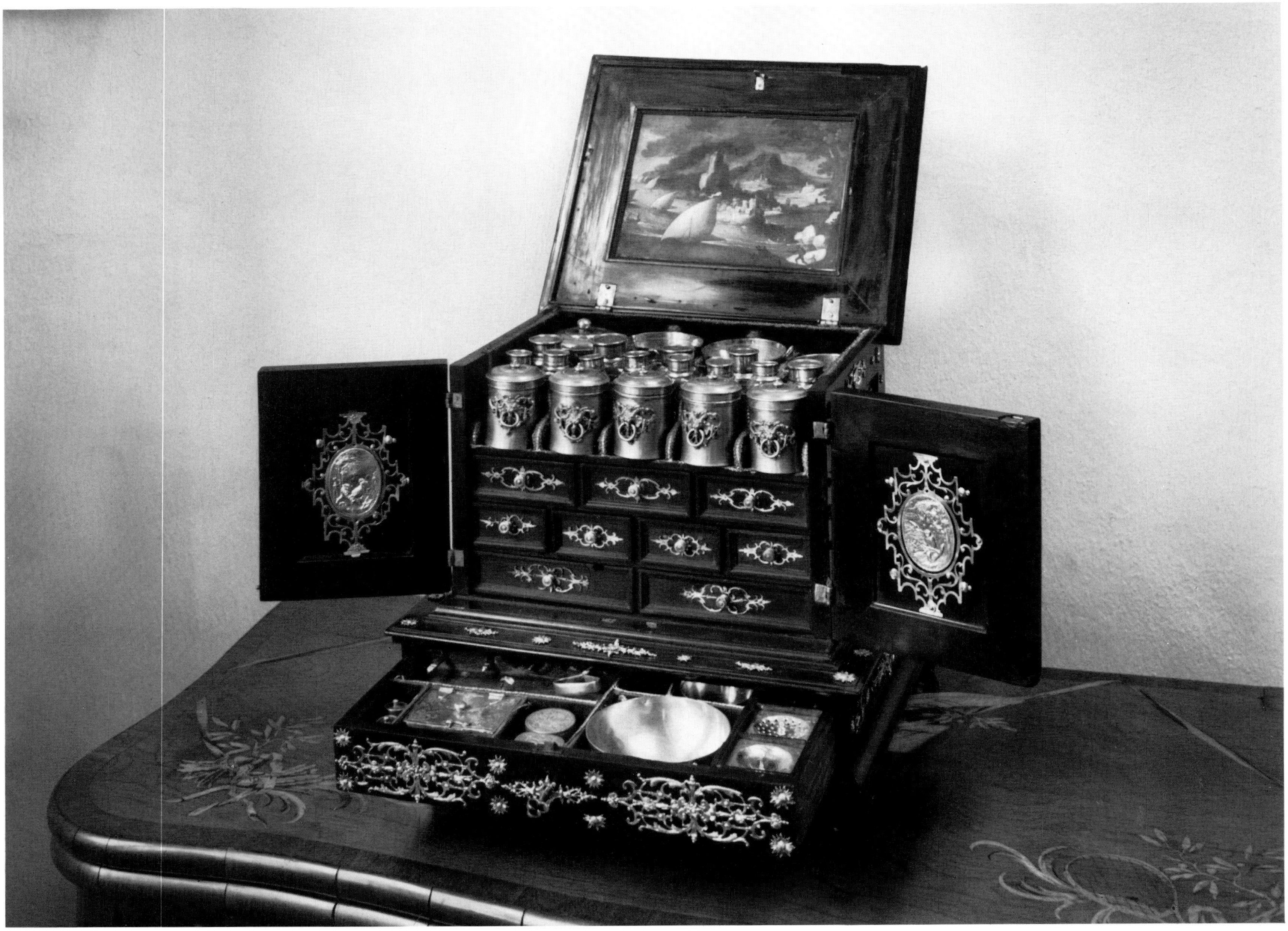

448 Kleine Haus- bzw. Reiseapotheke, die Vierkantgläser sind mit Pflanzen bemalt.
Köln, Kölnisches Stadtmuseum

449, 450 Basel, Schweizerisches Pharmazie-Historisches Museum. Homöopathische Reiseapotheke des Empire in Buchform mit Perlstickerei und Monogramm R. S. auf dem Deckel; Silberschließe mit Kamee (antiker Kopf). – Abb. 450: Die gleiche Reiseapotheke aufgeklappt, mit 33 etikettierten Arzneifläschchen; Stickerei im Deckel in Grün, Rosa und Blau auf weißer Seide mit Lorbeer- und Rosenzweig, in der Mitte Äskulapstab mit dem Namen des Arztes »Hanemann«, des Begründers der homöopathischen Heilmethode, um 1800.

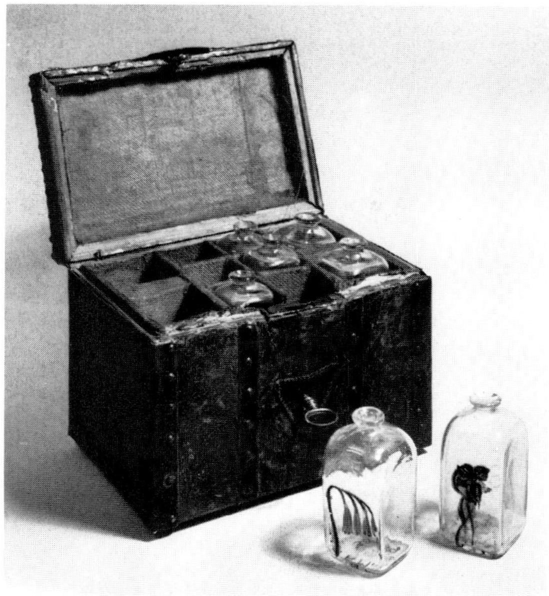
448

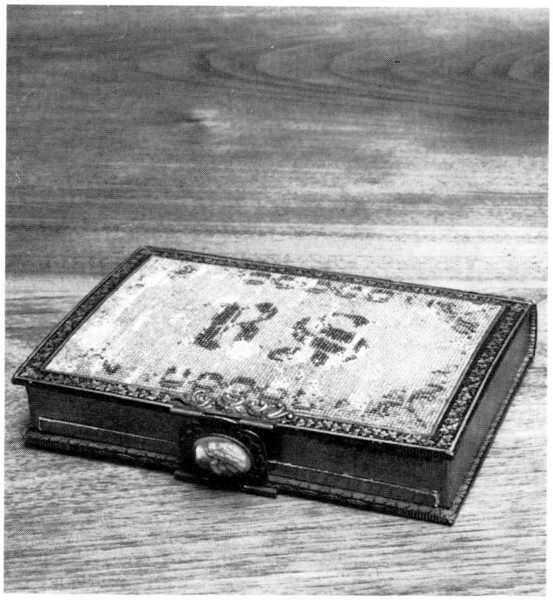
449

450 ▽

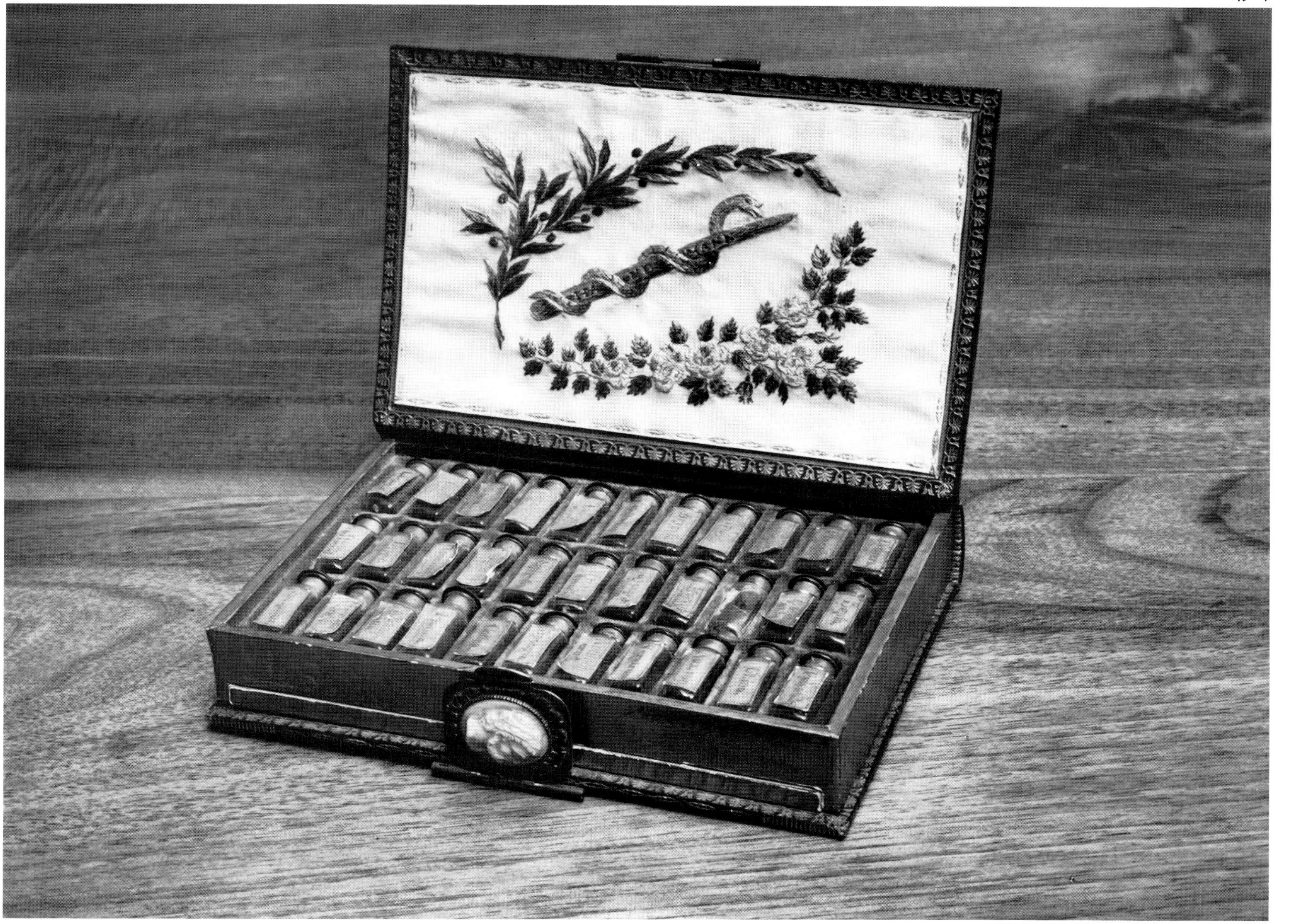

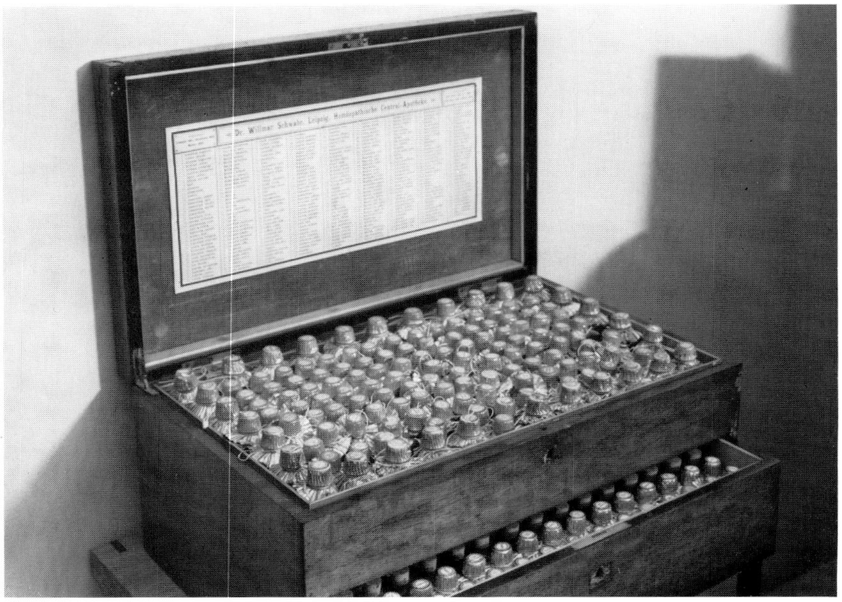

451

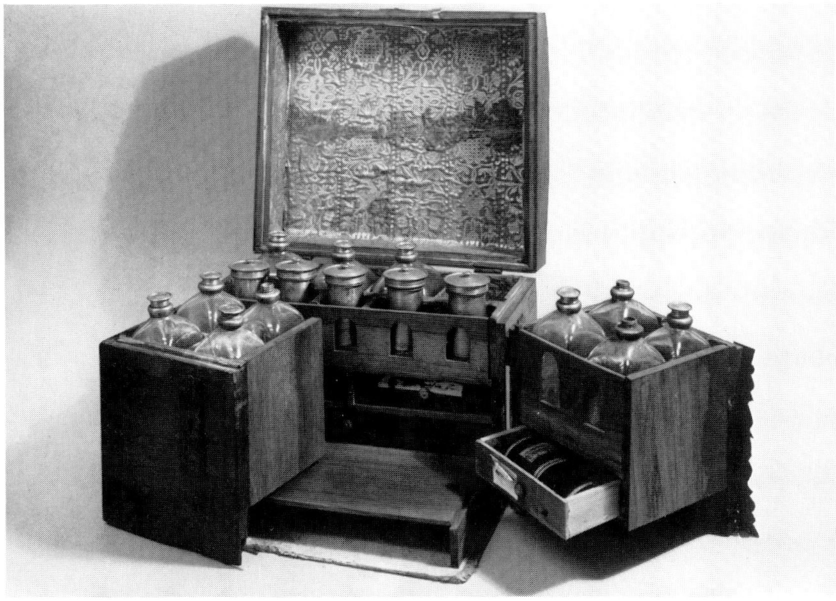

452

453 ▽

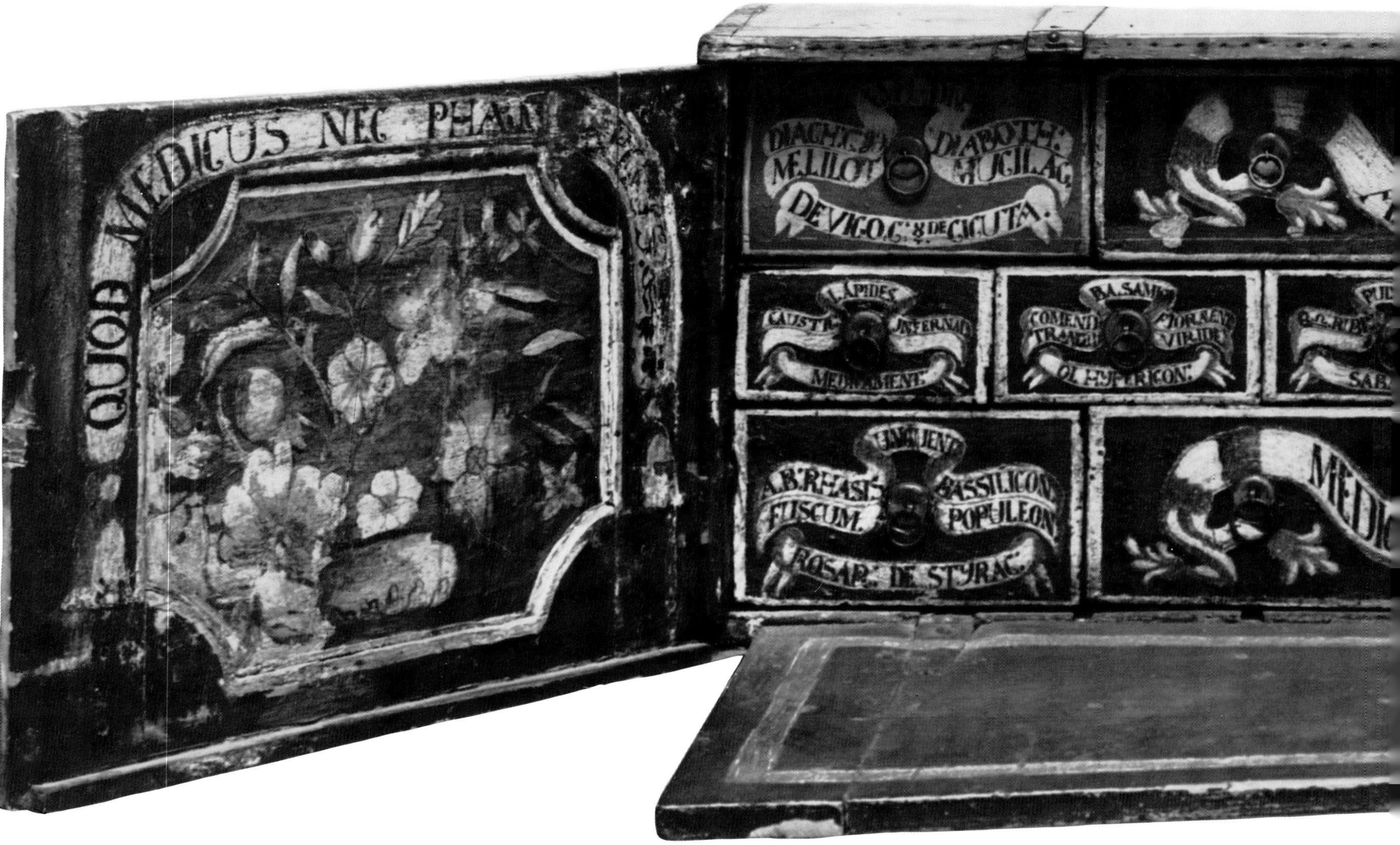
QUOD MEDICUS NEC
MELILOT
DIABOTH:
MUCILAG
DE CICUTA
LAPIDES
INFERNAL
OL HYPERICON
A.B.RHASIS
FUSCUM.
BASSILICON
POPULEON
ROSAR. DE STYRAC.

451 Große homöopathische Hausapotheke mit über 300 mit Papiertekturen verschlossenen Fläschchen der Fa. Dr. Willmar Schwabe, Leipzig. Um 1867. Im Deckelinneren Verzeichnis der Medikamente.
Heidelberg, Deutsches Apotheken-Museum

452 Aufklappbare Hausapotheke mit Vierkantflaschen und runden Zinngefäßen, der Deckel ist mit Tapetenpapier ausgeschlagen.
Köln, Kölnisches Stadtmuseum

453, 454 Basel, Schweizerisches Pharmazie-Historisches Museum. Feldapotheke des Bündner Regiments Chur (um 1725), auf dunkelgrünem Grund mit weißen und roten Ornamenten rustikal bemalt, mit Schubladen für pharmazeutische Apparate und Medikamente aller Art. – Abb. 454: Die gleiche Feldapotheke mit geschlossenen Türen (ca. 1 m breit).

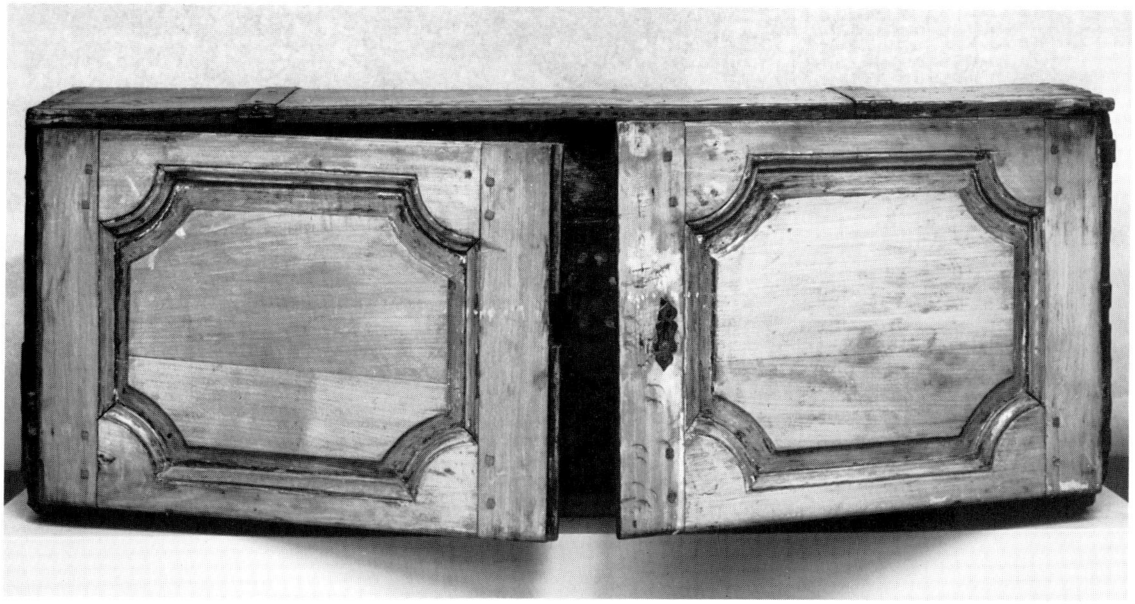

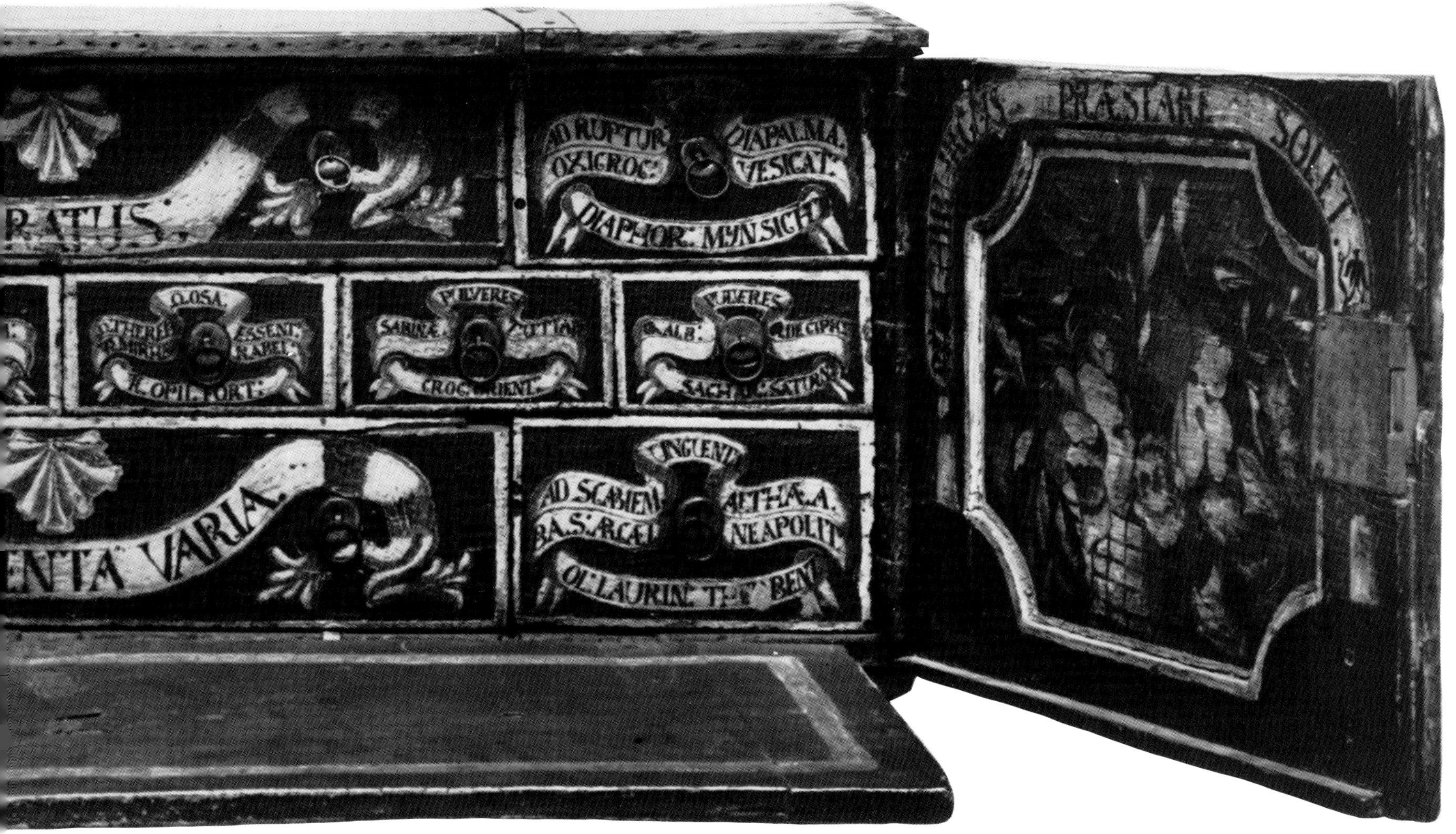

455 Kleine Feldapotheke in Sanitätstornister für die Infanterie und Spezialwaffengattungen, bis etwa 1910 in Gebrauch. Basel, Schweizerisches Pharmazie-Historisches Museum

456 Reiseapotheke, signiert Joh. Meyer fecit, 1. Hälfte 18. Jh. Ahornfurnierter Kasten mit reichem vergoldetem Messingbeschlag, Deckel abnehmbar. Auf dem Deckel heilkräftige Tiere, Pflanzen und Mineralien. 44 Behälter mit 18 Glasfläschchen in Silbermontierung, 14 gerillte Messingbüchsen. Bern, Schweiz, Bernisches historisches Museum ▷

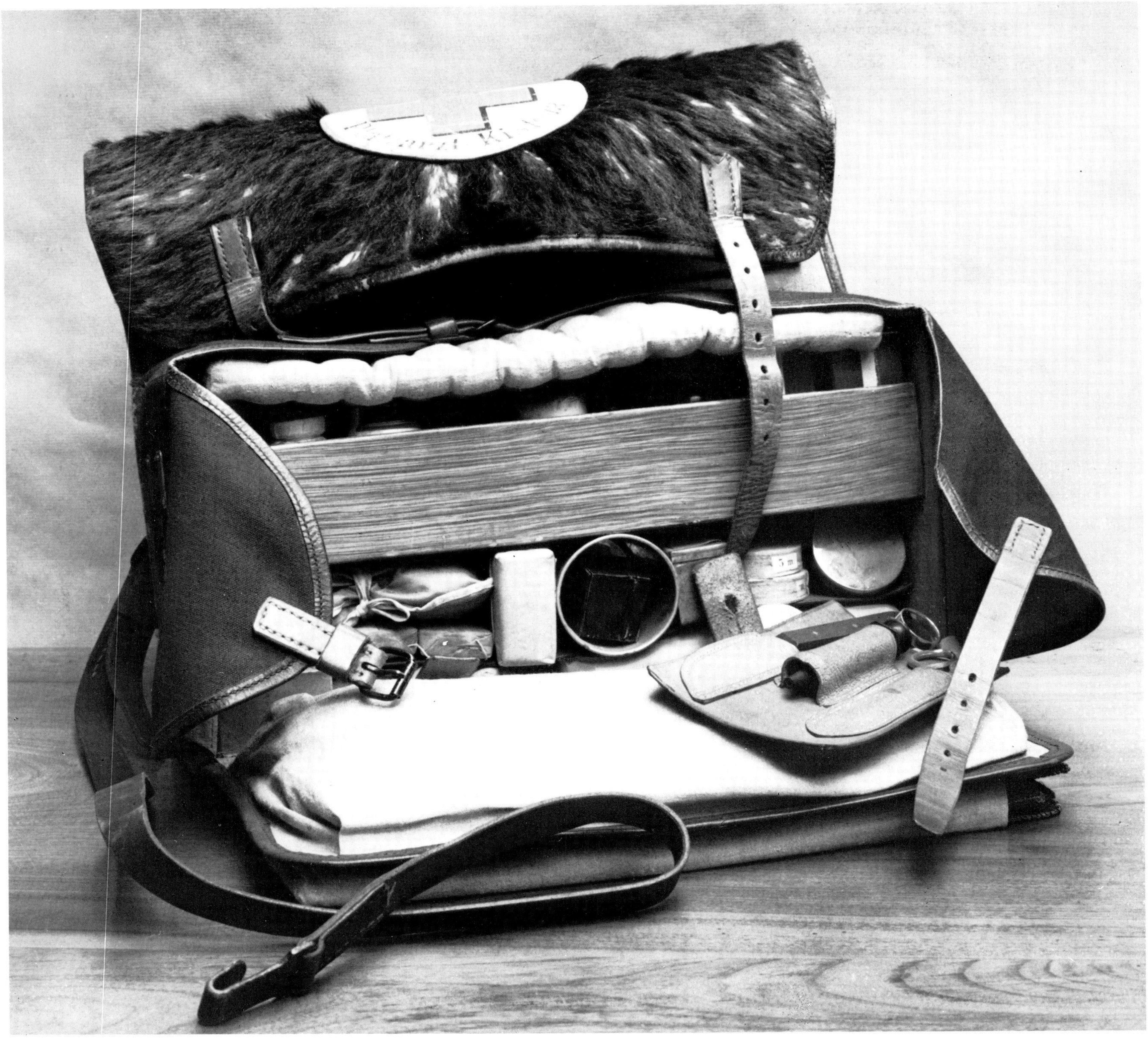

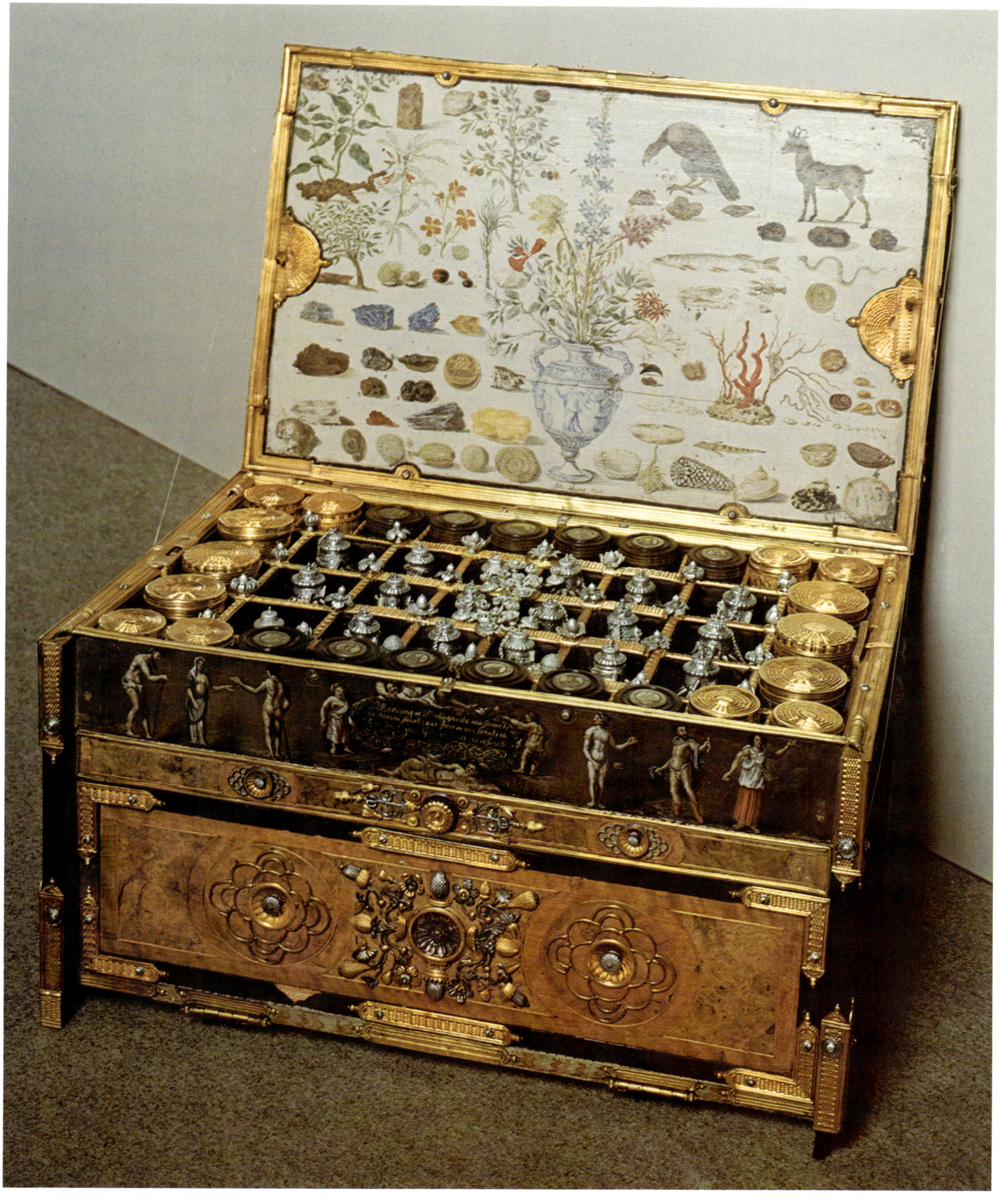

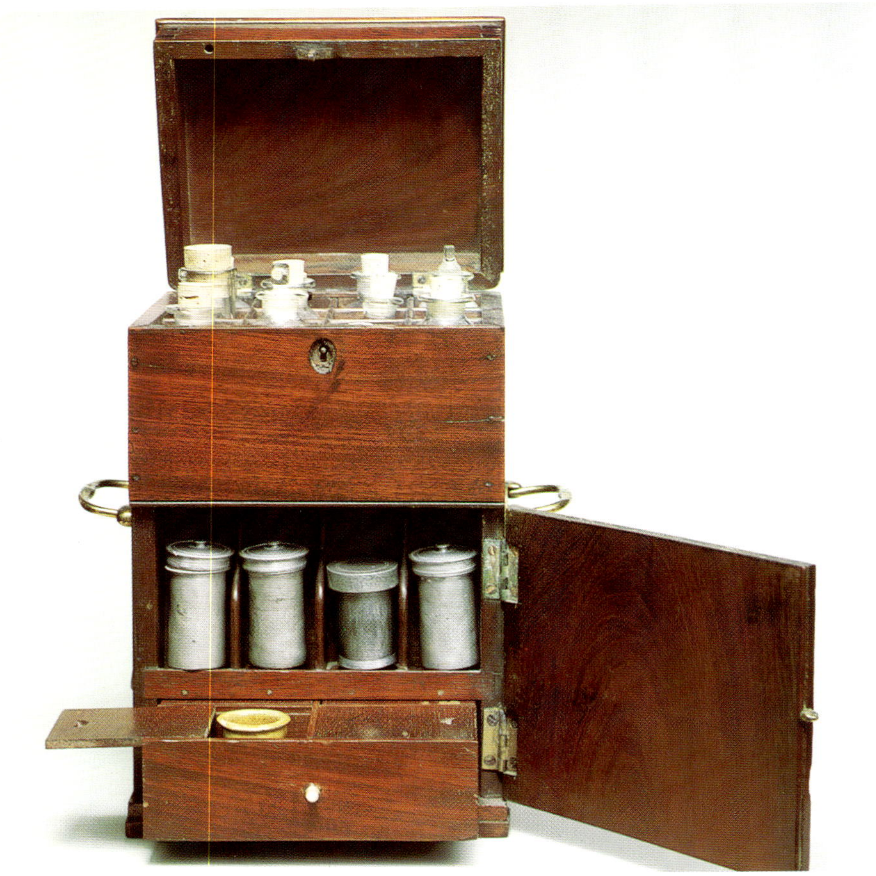

457 *Schiffsapotheke aus Mahagoni, oberer Teil als Truhe mit Deckel verschließbar, unterer Teil mit Schublade als Schränkchen mit Türe. Tragegriffe. England. Anfang 19. Jh.*
Kunsthandel

458 *Reiseapotheke mit zwei Seitenflügeln, Zinndosen und Glasflaschen, Schublade für Pflaster und Werkzeuge. Anfang 19. Jh.*
Basel, Schweizerisches Pharmazie-Historisches Museum

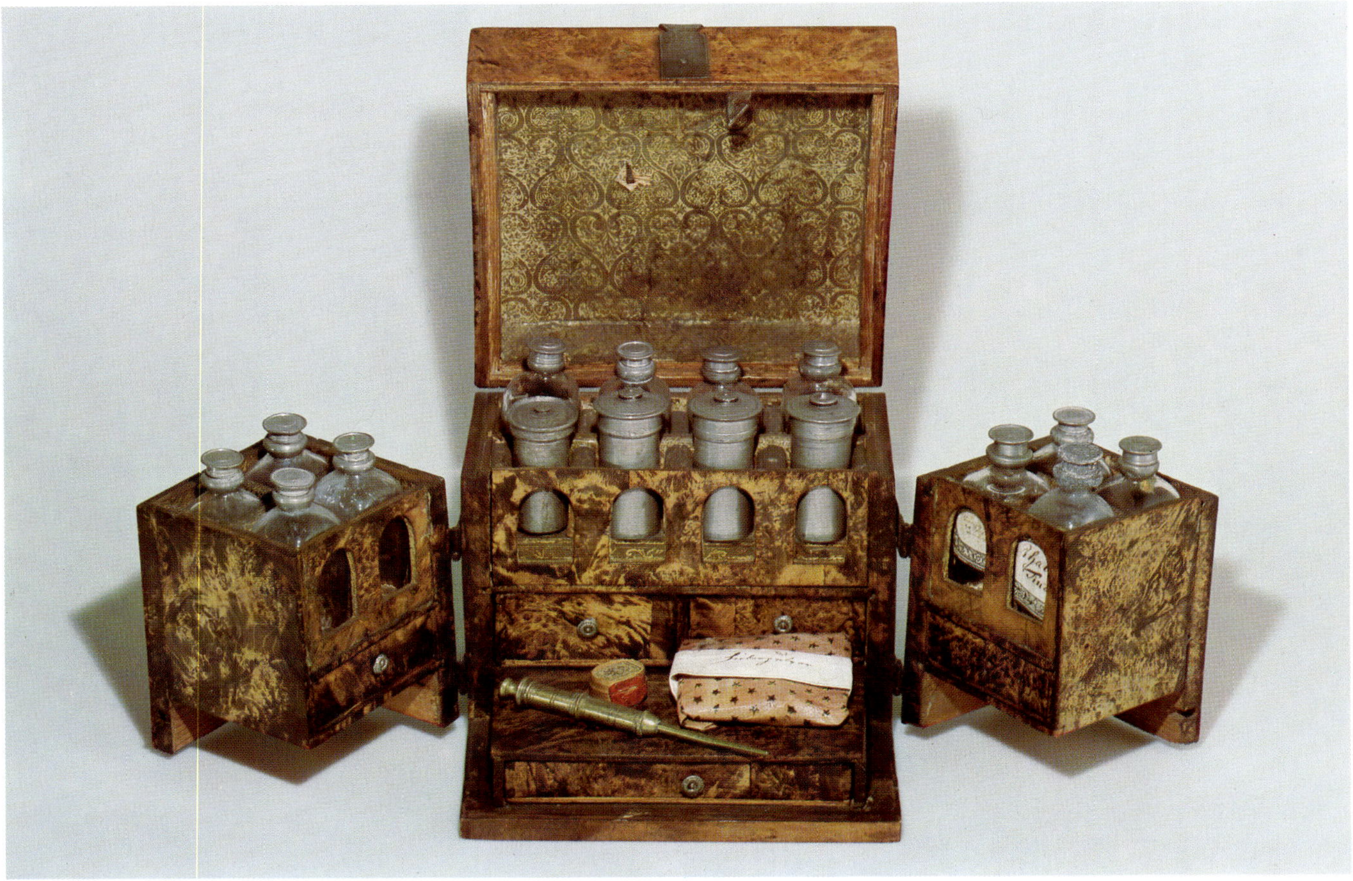

Anhang

Nachwort

Es ist dem Autor eine angenehme Pflicht, all denen Dank zu sagen, die das Werk gefördert haben. Allen Apothekern und Kollegen in öffentlichen, Krankenhaus- und Spitalapotheken, sowie allen Leitern und Betreuern von Museen und Instituten des In- und Auslands sei gedankt für die Erlaubnis, ihre wohlverwahrten und zum großen Teil bisher noch unveröffentlichten Schätze photographieren und im Buch publizieren zu dürfen. Große Anerkennung verdienen hier auch die Damen und Herren der verschiedensten Institutionen für ihre so bereitwillig aufgewandte Mühe, umfangreiche Informationen, Hinweise und Vorschläge zur Deutung und Verifikation der erfaßten Objekte zu geben, sowie für ihre Unterstützung bei der Korrektur der Bildlegenden. In ganz besonderem Maße gilt jedoch mein Dank dem Verlag Georg D. W. Callwey für die vorzügliche Ausstattung des Werkes, vor allem Frau Dr. Margarete Baur-Heinhold, die mit Anregungen und kenntnisreicher, kritischer Betreuung das Werden dieser Arbeit in der vorliegenden Form erst ermöglichte, sowie Frau Maria Schuler für die unermüdliche Erledigung der umfangreichen Korrespondenz mit in- und ausländischen Stellen. Sehr verpflichtet fühle ich mich ferner Herrn Günther Mehling für die sorgfältige Durchsicht des Manuskriptes und für wertvolle Hinweise während der ganzen Arbeit am vorliegenden Band.

Günter Kallinich

Standortverzeichnis

Die Ziffern beziehen sich auf die Abbildungsnummern.

Register

Das Register bezieht sich nur auf den Textteil.

Literaturverzeichnis

Ackerknecht, Erwin H. Kurze Geschichte der Medizin. Stuttgart 1967

Adlung, Alfred Vergleichende Zusammenstellung der ältesten deutschen Apothekerordnungen. Mittenwald 1931

Adlung, Alfred und Georg Urdang Grundriß der Geschichte der deutschen Pharmazie. Berlin 1935

Ahlberg, Karl Den Svenska Farmaciens Historia. Stockholm 1908

Alleau, René Aspects de l'Alchimie. Paris 1952

Amman, Jost Beschreibung aller Stände. Frankfurt 1568

Antall, Jozsef u. a. Aus der Geschichte der Heilkunde – Museum, Bibliothek und Archiv für die Geschichte der Medizin »Jgnac Semmelweis«. Budapest 1972

Arber, Agnes Herbals. Their Origin and Evolution. Cambridge 1912

Archer, Michael Delftware made at the Glasgow Pottery of Delftfield. The Connoisseur 163 (1966), S. 16–22

Artelt, Walter Kosmas und Damian. Die Schutzpatrone der Ärzte und Apotheker. Eine Bildfolge I–XII. Hrsg. v. E. Merck, Darmstadt 1949–1954

Baerentsen, Kurt Die pharmaziegeschichtliche Sammlung in Kopenhagen. Zur Geschichte der Pharmazie (Geschichtsbeilage der Deutschen Apotheker-Zeitung) 12 (1960), S. 29–31

Bartels, Karl Heinz Drogenhandel und apothekenrechtliche Beziehungen zwischen Venedig und Nürnberg. (Quellen und Studien zur Geschichte der Pharmazie Bd. 8.) Frankfurt/Main 1966

Bartelt, J. Anhänger und Amulette in Volksglauben und Volksmedizin, in: Mitt. d. Ges. f. Salzburger Landeskunde 100. 1960

Baudet, Jean Livre d'Or des Apothicaireries de France. Mit Beiträgen von Jacques Mordal, Xavier Blanc-Bernard, G. Albert-Roulhac und Louis Cotinat. St-Mandé (Seine) 1962

Bauer Chemie und Alchemie in Österreich bis zum beginnenden XIX. Jahrhundert. Wien 1883

Becher, Johann Joachim Parnassus medicinalis illustratus. Ulm 1663

Beitl, Klaus Christus als Apotheker. Kleine Beiträge zur Kenntnis dieses geistlichen Bildmotivs. Zur Geschichte der Pharmazie (Geschichtsbeilage der Deutschen Apotheker-Zeitung) 19 (1967), S. 9–14

Berendes, Julius Die Pharmazie bei den alten Kulturvölkern. Bd. I u. II. Halle 1891 (Nachdruck Hildesheim 1965)

– Das Apothekenwesen, Stuttgart 1907 (Nachdruck Hildesheim 1967)

Berthelot, Marcellin Introduction á l'étude de la chimie des anciens et du Moyen-Age. Paris 1889

Berthelot, René La pensée de l'Asie et l'astrobiologie. Paris 1949

Besler, Basilius Hortus Eystettensis. 3. Aufl. Eichstätt 1713 (Nachdruck München 1964)

Bettmann, Otto A pictorial history of medicine. Illinois o. J.

Bingen, Hildegard von Ursachen und Behandlung der Krankheiten (causae et curae). Übersetzt von Hugo Schulz. Ulm 1955

Bishop, W. J. und N. M. Matheson Medicine and Science in Postage Stamps. London 1948

Bock, Hieronymus Kreutterbuch darin unterscheidt Namen und Würckung der Kreutter, Stauden / Hecken und Beumen / sampt ihren Früchten / so inn Teutschen Landen wachsen. Straßburg 1577 (Nachdruck München 1964)

Bouillerie, Abbé de la Symbolisme de la nature. Paris 1864

Bouvet, Maurice Histoire de la pharmacie en France. Paris 1937

Brachmann, Wilhelm Beiträge zur Apothekengeschichte Schlesiens. (Beihefte zum Jahrbuch der schlesischen Friedrich-Wilhelms-Universität zu Breslau V) Würzburg 1966

Brestyánszky, Ilona Italienische Majolikakunst. Budapest 1967

Brunfels, Otto Contrafayt Kreuterbuch nach rechter vollkommener art / unnd Beschreibungen der Alten / besstberümpten ärtzt / vormals in Teutscher sprach / der masszen nye gesehen / noch in Truck auszgangen. Straßburg 1532 (Nachdruck München 1964)

Brunschwig, Hieronymus Das Buch der Cirurgia. Straßburg 1497 (Nachdruck München 1968)

– Das Buch der waren kunst zu distillieren. 1512 (Nachdruck Leipzig 1972)

Bugge, Günther Das Buch der großen Chemiker. Bd. I–II. 1929 (Nachdruck Weinheim/Bergstraße 1955)

Cirlot, Juan-Eduardo Diccionario de simbolos. Barcelona 1969

Clark, A. W. The Medicine Bottle and other Glass Containers. The Pharmaceutical Journal 186 (1961), S. 483–487

Cola, J. Tatuajes y amuletos marrquies. Madrid 1949

Conci, Giulio La Farmacia storico et artistica Italiana. Mailand 1934

Conradi, Helmut Peter Apothekengläser im Wandel der Zeit. Über Gebrauch und Entwicklung von Kosmetik- und Arzneigefäßen aus Glas unter besonderer Berücksichtigung des Apothekenstandgefäßes. (Quellen und Studien zur Geschichte der Pharmazie Bd. 10) Würzburg 1973

Conti, Giovanni L'Arte della Maiolica in Italia. Mailand 1973

Cordus, Valerius Dispensatorium Pharmacorum omnium, quae in usu potissimum sunt. Nürnberg 1598. (Nachdruck München 1969)

Crellin, J. K. Medical Ceramics. A Catalogue of the Englisch and Dutch Collections in the Museum of The Wellcome Institute of the History of Medicine. London 1969

Crellin, J. K. und I. R. Scott Glass and British Pharmacy 1600–1900. London 1972

Crisan, Eva Die Sammlung für Pharmaziegeschichte in Cluj (Klausenburg), Rumänien. Beiträge zur Geschichte der Pharmazie (Geschichtsbeilage der Deutschen Apotheker-Zeitung) 21 (1969), S. 1–3

Cruveilhier, J. Paracelse, sa vie et sa doctrine. Paris 1842

Csányi, Károly A magyar kerámia és porcelán története és jegyei. Budapest 1954

Cube, Johann Wonnecke von Gart der Gesundheit (= Hortus Sanitatis germanice). Mainz 1485 (Nachdruck München-Allach 1966)

Dann, Georg Edmund Das Kölner Dispensorium von 1565, Teil I, Erläuterungen; Teil II, Text (Facsimile) (Veröffentlichungen der Internationalen Gesellschaft für Geschichte der Pharmazie, Neue Folge Bd. 34 und 35) Stuttgart 1969

– Einführung in die Pharmaziegeschichte. Stuttgart 1975

Dawson, Bernard The history of medicine. London 1931

Dieckmann, Hans Geschichte und Probleme der Apothekerausbildung in erster Linie in Frankreich und Deutschland (Veröffentlichungen der Internationalen Gesellschaft für Geschichte der Pharmazie, Neue Folge Bd. 5). Frankfurt/Main 1954

Diepgen, Paul Geschichte der Medizin. Berlin 1959[2]

Dierbach, Johann Heinrich Die Arzneimittel des Hippokrates. Heidelberg 1824 (Nachdruck Hildesheim 1969)

Dioskurides, Pedanios Kreutterbuch. Frankfurt/Main 1610 (Nachdruck München 1968)

– Des Pedanios Dioskurides aus Anazarbos Arzneimittellehre in fünf Büchern. Übersetzt und mit Erklärungen versehen von Julius Berendes. Stuttgart 1902 (Nachdruck Wiesbaden 1970)

Dörr, Walter Die Pharmaziegeschichtliche Sammlung zu Waldenbuch. Süddeutsche Apotheker-Zeitung 89 (1949), S. 949–954

– Apothekenfayencen um 1500 und 1600. Kunst- und kulturgeschichtlicher Überblick über die frühesten deutschen Apothekengefäße. Deutsche Apotheker-Zeitung 91 (1951), S. 405–408

– Kostbarkeiten aus der Apotheke. Heidenheim/Brenz 1952

Dopson, Laurence Pharmaceutical Antiques at Edinburgh. Chemist & Druggist 175 (1961), S. 22–23

Drake, T. G. H. Antique Pewter Articles of Medical Interest. Bulletin of the History of Medicine 10 (1941), S. 272–287

Dunning, G. C. Stone Mortars. Medieval Archaeology 5 (1961), S. 281–283

Ellenbogen, Eileen English Vinaigrettes. Cambridge 1956

Feder, Pierre Images de la Pharmacie en Alsace. Straßburg 1964

Ferchl, Fritz Bayerische Klosterapotheken. Das Bayerland 40 (1929), S. 97–108

– Deutsche Apotheken-Faenzen der Renaissance. Zur Geschichte der Deutschen Pharmazie (Geschichtsbeilage der Deutschen Apotheker-Zeitung) Nr. 2–4 (1934), S. 5–12

– Augsburger Kupferstecher im Dienste der pharmazeutischen Buchillustration. Zur Geschichte der Pharmazie (Geschichtsbeilage der Deutschen Apotheker-Zeitung) 5 (1935), S. 13–16

– Chemisch-Pharmazeutisches Bio- und Bibliographikon. Mittenwald 1937

– Illustrierter Apotheker-Kalender Jg. 1925–1939

Ferchl, Fritz Die Apotheke von der Gotik bis zum Biedermeier. Mittenwald o. J.
– Christus als Apotheker. Doppelgänger und Bildgruppen. Zur Geschichte der Pharmazie. Süddeutsche Apotheker-Zeitung 89 (1949), S. 209–216
– Das Apothekenschild. Zur Geschichte der Pharmazie. Süddeutsche Apotheker-Zeitung 89 (1949), S. 771–774
– Apothekenmörser von der Gotik bis zum Barock. Zur Geschichte der Pharmazie. Süddeutsche Apotheker-Zeitung 89 (1949), S. 579–586
– Schmiedeeiserne Rezepturtischaufsätze. Zur Geschichte der Pharmazie. Süddeutsche Apotheker-Zeitung 70 (1950), S. 7–13
– Apotheken-Pressen aus vier Jahrhunderten. Zur Geschichte der Pharmazie. Süddeutsche Apotheker-Zeitung 90 (1950), S. 161–164
– Türen und Tore alter Apotheken. Zur Geschichte der Pharmazie. Süddeutsche Apotheker-Zeitung 90 (1950), S. 515–522
– Chemisch-pharmazeutische Geräte des 16. bis 19. Jahrhunderts. Zur Geschichte der Pharmazie. Süddeutsche Apotheker-Zeitung, 90 (1950), S. 569–576
– Die deutsche Apotheke ein Spiegel deutscher Kultur. Zur Geschichte der Pharmazie. Süddeutsche Apotheker-Zeitung 90 (1950), S. 725–728
– Geschichte der Pharmazie in einer Stunde. Stuttgart 1951
Ferchl, Fritz und Armin Süssenguth Kurzgeschichte der Chemie. Mittenwald 1936
Fischer, Hermann Mittelalterliche Pflanzenkunde. (Geschichte der Wissenschaften, Geschichte der Botanik Bd. 2). München 1929 (Nachdruck Hildesheim 1967)
Folch Jou, Guillermo Museo de la Farmacia Hispana. Madrid o. J.
– Historia de la Farmacia. Madrid 1951
Forstner, Dorothea Die Welt der Symbole. Innsbruck 1967[2]
Fossel, V. Volksmedizin und medizinischer Aberglaube in der Steiermark. Graz 1886[2]
Fuchs, Leonhart New Kreuterbuch. Basel 1543 (Nachdruck München 1964)
Führer durch das Deutsche Apotheken-Museum im Heidelberger Schloß. 6. Ausg. Frankfurt am Main 1972
Fundárek, Radoslav Die historische Apotheke im Kloster der Elisabethinerinnen in Bratislava. Zur Geschichte der Pharmazie (Geschichtsbeilage der Deutschen Apotheker-Zeitung) 11 (1959), S. 9–10

Ganzinger, Kurt Wiener Barockapotheken. Österreichische Apotheker-Zeitung 4 (1950), S. 13–15
– Der »Apotheker« am Konstanzer Münster – eine Skulptur aus dem 13. Jahrhundert. Zur Geschichte der Pharmazie (Geschichtsbeilage der Deutschen Apotheker-Zeitung) 9 (1957), S. 1–3
– Zur Geschichte des Apothekenstandgefäßes. Deutsche Apotheker-Zeitung 99 (1959), S. 287–288
– Haus- und Reiseapotheken zweier Kaiser. Österreichische Apotheker-Zeitung 16 (1962), S. 502–504
– Zur Geschichte der Krankenhausapotheke im 18. Jahrhundert. Zur Geschichte der Pharmazie (Geschichtsbeilage der Deutschen Apotheker-Zeitung) 13 (1961), S. 9–12, 21–22
Garner, F. H. English Delftware. London 1948
Gensthaler, Gerhard Das Medizinalwesen der Freien Reichsstadt Augsburg bis zum 16. Jahrhundert mit Berücksichtigung der ersten Pharmakopöe von 1564 und ihrer weiteren Ausgaben. (Abhandlungen zur Geschichte der Stadt Augsburg. Schriftenreihe des Stadtarchivs Augsburg Bd. 21) Augsburg 1973
Gilg, E. und P. N. Schürhoff Aus dem Reich der Drogen. Dresden 1926
Goltz, Dietlinde Studien zur Geschichte der Mineralnamen in Pharmazie, Chemie und Medizin von den Anfängen bis Paracelsus. Wiesbaden 1972
Gutmann, Siegfried Alte deutsche Apotheken. Ausschnitte aus 700 Jahren deutscher Apothekengeschichte Heft 1–8. Hrsg. v. W. Spitzner Arzneimittelfabrik

Habrich, Christa Apothekengeschichte Regensburgs in reichsstädtischer Zeit. (Neue Münchener Beiträge zur Geschichte der Medizin und Naturwissenschaften, Medizinhistorische Reihe Bd. 1). München 1970
Häfliger, Josef Anton Pharmazeutische Altertumskunde. Basel und Zürich 1931
Halle, Johann Samuel Die Apothekerkunst. In: Werkstätte der heutigen Künste oder die neue Kunsthistorie, 45. Abhandlung. Brandenburg 1761–79 (Nachdruck Mittenwald 1951)
Halmai, Johan Die Apotheke im Déri-Museum in Debrecen (Ungarn). Zur Geschichte der Pharmazie. (Geschichtsbeilage der Deutschen Apotheker-Zeitung) 17 (1965), S. 10–12
Hansmann, Liselotte und Lenz Kriss-Rettenbeck Amulett und Talisman. München 1966
Heilmann, Karl-Eugen Kräuterbücher in Bild und Geschichte. München-Allach 1966
Hein, Wolfgang-Hagen Deutsche Apothekengebäude aus sechs Jahrhunderten. Pharmazeutische Zeitung 101 (1956), S. 329–332
– Apotheker und Apotheken im Werk Carl Spitzwegs. Kelkheim i. Ts. 1958
– Das Laboratoriumsbild des Johannes Stradanus. Zur Geschichte der Pharmazie (Geschichtsbeilage der Deutschen Apotheker-Zeitung) 10 (1958), S. 25–27
– Die Pharmazie in der Karikatur. Frankfurt/Main 1964
– Christus als Apotheker. Bemerkungen zur Ikonographie dieses Motivs. Zur Geschichte der Pharmazie (Geschichtsbeilage der Deutschen Apotheker-Zeitung) 18 (1966), S. 1–8
– Die Deutsche Apotheke. Bilder aus ihrer Geschichte. 2. Aufl. Stuttgart 1967
Hein, Wolfgang-Hagen und Dirk Arnold Wittop Koning Bildkatalog zur Geschichte der Pharmazie. (Veröffentlichungen der Internationalen Gesellschaft für Geschichte der Pharmazie Neue Folge Bd. 33) Stuttgart 1969
Hein, Wolfgang-Hagen: Emailmalereigläser aus deutschen Apotheken. Frankfurt/Main 1972
– Christus als Apotheker, Frankfurt/Main 1974
– Illustrierter Apotheker-Kalender. Stuttgart Jg. 1954–1975
Hein, Wolfgang-Hagen, und Kurt Sappert Die Medizinalordnung Friedrichs II. (Veröffentlichungen der Internationalen Gesellschaft für Geschichte der Pharmazie. Neue Folge Bd. 12) Eutin 1957
Helmont, Johann Baptist van Aufgang der Artztney-Kunst, das ist noch nie erhörte Grundlehren von der Natur. Sulzbach 1683
Herrlinger, Robert Geschichte der medizinischen Abbildung. Von der Antike bis um 1600. München 1967
Hints, Elek Az orvostudomány fejlödése az emberiség müvelödésében (Die Entwicklung der Medizin in der menschlichen Kultur), Bd. I: Az öskori es ékori orvostudomány (Die Medizin der Frühzeit und des Altertums). Bd. II: A középkori orvostudomány (Die Medizin des Mittelalters). Budapest 1939
Hippokrates Fünf auserlesene Schriften. Eingeleitet und übersetzt von Wilhelm Capelle. Zürich 1955
Hladik, Jaroslav Das neue pharmazeutische Museum in Bratislava (Preßburg). Zur Geschichte der Pharmazie (Geschichtsbeilage der Deutschen Apotheker-Zeitung) 13 (1961), S. 13–15
Höfler, M. Volksmedizin und Aberglaube in Oberbayerns Gegenwart und Vergangenheit. München 1899
– Deutsches Krankheitsnamenbuch. München 1899
Holzmair, Eduard Katalog der Sammlung Dr. Josef Brettauer. Medicina in nummis. Wien 1937
Hoppe, Brigitte Das Kräuterbuch des Hieronymus Bock, Stuttgart 1969
Hovorka, O. und A. Kronfeld Vergleichende Volksmedizin. 2 Bde. Stuttgart 1908/1909
Hunnius, Curt Dämonen Ärzte Alchemisten. Stuttgart 1962
Husemann, Theodor Die ältesten Auflagen der Augsburger Pharmakopöe. Pharmazeutische Zeitung 37 (1892), S. 571–572, 577–579, 585–587

Issekutz, Béla Die Geschichte der Arzneimittelforschung. Budapest 1971
Izsak, Samuel Über Museen für Geschichte der Pharmazie in Rumänien. Zur Geschichte der Pharmazie. (Geschichtsbeilage der Deutschen Apotheker-Zeitung) 9 (1957), S. 29–31

Kallinich, Günter Das Vermächtnis Georg Ludwig Claudius Rousseaus an die Pharmazie. 200 Jahre Pharmazie an der Universität Ingolstadt-Landshut-München 1760 bis 1960. München 1960
Kallinich, Günter und Rainer Schnabel Die Verbindungen zwischen Religion und Heilkunde und die sich daraus ergebenden Ursachen für das Entstehen der wissenschaftlichen und praktischen Pharmazie in den abendländischen Klostergründungen. Deutsche Apotheker-Zeitung 103 (1963), S. 1324–1329
– Das Benediktinerkloster Andechs, ein bisher unbekannter Zeuge pharmazeutischer Vergangenheit. Zur Geschichte der Pharmazie (Geschichtsbeilage der Deutschen Apotheker-Zeitung) 16 (1964), S. 9–14
– Eine pharmaziehistorische Kostbarkeit. Die ehemalige Apotheke des Franziskanerinnenklosters St. Johannes im Gnadenthal zu Ingolstadt. Pharmazeutische Zeitung 110 (1965), S. 37–39
Kallinich, Günter und Christa Habrich Die pharmazeutische Abschlußprüfung Carl Spitzwegs. Deutsche Apotheker-Zeitung 108 (1968), S. 1624–1632
Kallinich, Günter und Karin Figala Das »Regimen sanitatis« des Arnold von Bamberg. Sudhoffs Archiv. Zeitschrift für Wissenschaftsgeschichte 56 (1972), S. 44–60
Kerstein, Günther Entschleierung der Materie. Vom Werden unserer chemischen Erkenntnis. Stuttgart 1962
Kiss, Akos Barokk fajanszmüvészet Magyarországon. Holics és Tata. (Barocke Fayencekunst in Ungarn. Holic und Tata.) Budapest 1966
Kohlhaussen, Heinrich Italienische Apothekengefäße der Renaissance. In: Alte Apothekengefäße. Biberach an der Riß 1960
Kopp, Hermann Geschichte der Chemie. Bd. I–IV. Braunschweig 1843–1847 (Nachdruck Hildesheim 1966)
Kremers, Edward und Georg Urdang History of Pharmacy. 3. erw. Auflage. Hrsg. von Glenn Sonnedecker. Philadelphia, Toronto 1963
Krisztinkovich, Bela Haban Pottery. Budapest 1962
Kroeber, Ludwig Das neuzeitliche Kräuterbuch. Die Arzneipflanzen Deutschlands in alter und neuer Betrachtung. Bd. I–III. Stuttgart und Leipzig 1934, 1935, 1949
Krook, Gunnar Das medizinhistorische Museum in Stockholm. Zur Geschichte der Pharmazie (Geschichtsbeilage der Deutschen Apotheker-Zeitung) 9 (1957), S. 31–33

Laars, R. H. Das Geheimnis der Amulette und Talismane. Leipzig 1919
La Faïence de Montpellier. Musée Fabre. Montpellier 1962
Lammert, Gottfried Volksmedizin und medizinischer Aberglaube in Bayern und den angrenzenden Bezirken. Würzburg 1869 (Nachdruck München 1969)
Lane, A. Italian Porcelain. London o. J.
Larwood, J. und J. C. Hotten The History of Signboards. London 1866

Lauchert, Friedrich Geschichte des Physiologus. Straßburg 1889

Leibbrand, Werner und Annemarie Leibbrand-Wettley Kompendium der Medizingeschichte. München-Gräfelfing 1964

Libavius, Andreas Die Alchemie. Ein Lehrbuch der Chemie aus dem Jahre 1597. Übersetzt von Friedemann Rex. Weinheim/Bergstraße 1964

Lonicerus, Adamus Kreuterbuch, künstliche konterfeytunge der Baume / Stauden / Hecken / Kräuter / Getreyd / Gewürtze . . . Frankfurt 1679 (Nachdruck München 1962)

Luckenbach, Werner Renaissance Feld- und Reiseapotheke. Pharmazeutische Zeitung 108 (1963), S. 1354

– Das Museum heute und morgen. Deutsche Apotheker-Zeitung 112 (1972), S. 642–643

Lüdy-Tenger, Fritz Alchemistische und chemische Zeichen. Berlin 1928 (Nachdruck Würzburg 1973)

Lutz, Alfons Grundsätzliches zur Geschichte der Pharmakopöen. Zur Geschichte der Pharmazie (Geschichtsbeilage der Deutschen Apotheker-Zeitung) 13 (1961), S. 23–24

Lutz, Alfons und Lydia Mez-Mangold Schweizerisches Pharmazie-historisches Museum in Basel (Schweizerische Kunstführer). Basel 1968

MacKinney, Loren Medical Illustrations in Medieval Manuscripts. London 1964

Marqués Rivière, J. Amulettes, talismans et pantacles. Paris 1950

Marzell, Heinrich Geschichte und Volkskunde der deutschen Heilpflanzen. Stuttgart 1938 (Nachdruck Stuttgart 1967)

Mason, Stephen F. Geschichte der Naturwissenschaften in der Entwicklung ihrer Denkweisen. Deutsch hrsg. von Bernhard Sticker unter Mitwirkung von Klaus M. Meyer-Abich (Kröners Taschenausgabe, Bd. 307)

Mägdefrau, Karl Geschichte der Botanik. Stuttgart 1973

Matthews, Leslie G. Antiques of the Pharmacy. London 1971

– History of Pharmacy in Britain. London 1962

Meyer-Steineg, Theodor und Karl Sudhoff Illustrierte Geschichte der Medizin, 5. erw. Aufl. Hrsg. von Robert Herrlinger und Fridolf Kudlien. Stuttgart 1965

Mez, Lydia Die Sammlung. Darstellungen alter Arztinstrumente, Apotheker-Gefäße, Mikroskope, Einnehmelöffel, Terra sigillata, Amulette und anderer interessanter Gegenstände und Kuriositäten. Bd. I–III. Basel 1975

Mez-Mangold, Lydia Aus der Geschichte des Medikaments. 2. Aufl. Basel 1972

Möbius, Martin Geschichte der Botanik. 2. Aufl. Stuttgart 1968

Müller-Fassbender, Gerd-Bolko Das Apothekenwesen der bayerischen Haupt- und Residenzstadt München von seinem Anfang bis zum Ende des bayerischen Kurfürstentums. (Miscellanea Bavarica Monacensia. Neue Schriftenreihe des Stadtarchivs München, Heft 22). München 1970

Müller-Hester, Herbert Wegbereiter der deutschen Pharmazie. Stuttgart 1952

Museo Retrospectivo de Farmacia y Medicina de los Laboratorios del Norte de España, S.A. Barcelona 1952

Nékám, Lívia Müvészi magyar patikaedények (Kunstvolle ungarische Apothekengefäße). Budapest 1964

– Alte ungarische Apotheken. Budapest 1969

Neuburger, Max und Julius Pagel Handbuch der Geschichte der Medizin. Bd. I–III. Jena 1902–1905

Nissen, Claus Die botanische Buchillustration, ihre Geschichte und Bibliographie. 2. Aufl. Stuttgart 1966

Papyros Ebers Das älteste Buch über Heilkunde. Übersetzt von Heinrich Joachim. Berlin 1890 (Nachdruck Berlin–New York 1973)

Pharmacopoeia Augustana A Facsimile of the first Edition. Einleitung von Theodor Husemann. Madison 1927

Partington, James Riddick A History of Chemistry. Bd. I–IV. London 1961–1970

Peters, Hermann Aus pharmazeutischer Vorzeit in Bild und Wort. Bd. I, 3. Aufl. Berlin 1910; Bd. II, 2. Aufl. Berlin 1899

– Der Arzt und die Heilkunst. (Die deutschen Stände in Einzeldarstellungen, Bd. 3) Jena 1924

Pharmazeutischer Reiseführer. Hrsg. von E. Merck, Darmstadt

Österreich	1963
Rom	1964
Frankreich I	1966
Frankreich II	1969
Spanien	1967
München	1968
Großbritannien	1970
Niederlande	1972
Norddeutschland	1972
Süddeutschland	1973

Philipp, Egon Das Medizinal- und Apothekenrecht in Nürnberg (Quellen und Studien zur Geschichte der Pharmazie, Bd. 3) Frankfurt/Main 1962

Philippe, Adrien Geschichte der Apotheker. Übersetzt und vermehrt von Hermann Ludwig. 2. Aufl. Jena 1858 (Nachdruck Wiesbaden 1966)

Piners, Walter Haus- und Reiseapotheken. Zur Geschichte der Pharmazie (Geschichtsbeilage der Deutschen Apotheker-Zeitung) 4 (1954), S. 21–27

– Mörser aus Marmor und Stein in vier Jahrtausenden. Zur Geschichte der Pharmazie (Geschichtsbeilage der Deutschen Apotheker-Zeitung) 8 (1956), S. 17–22

Ploss, Emil Ernst, Heinz Roosen-Bunge, Heinrich Schipperges und Herwig Buntz Alchimia. Ideologie und Technologie. München 1970

Poensgen, Georg und Werner Luckenbach Das Deutsche Apotheken-Museum im Heidelberger Schloß. In: Heidelberger Jahrbücher 16 (1972), S. 63–93

Pounteney, W. J. Old Bristol Potteries. Bristol 1920

Putscher, Marielene Geschichte der medizinischen Abbildungen. Von 1600 bis zur Gegenwart. München 1972

Rackham, Bernard Catalogue of italien Majolica. London 1940

Rambosson, Ivanhoe Histoire et légendes des plantes. Paris 1871

Rembielinski, Robert und Barbara Kuznicka Historia Farmacij. 2. Aufl. Warschau 1972

Roulhac, G. Albert Evocation des principales Apothicaireries de France. In: Jean Baudet: Livre d'Or des Apothicaireries de France. St. Mandé (Seine) 1962, S. 112–221

Skrobucha, Heinz Kosmas und Damian. Recklinghausen 1965

Snyder, Geerto Wunderglaube und Wahn. Aus der bunten Welt der Scharlatane. München 1965

– Wägen und Waagen. Ingelheim am Rhein 1957

Sörrensen, Wolfgang Gärten und Pflanzen im Klosterplan. In: Studien zum St. Galler Klosterplan. (Mitteilungen zur vaterländischen Geschichte, Bd. 42) St. Gallen 1962

Schadewaldt, Hans, Léon Binet, Charles Maillant und Ilza Veith Kunst und Medizin. Köln 1967

Schelenz, Hermann Zur Geschichte der pharmazeutisch-chemischen Destilliergeräte. Miltitz 1911 (Nachdruck Hildesheim 1964)

– Geschichte der Pharmazie. Berlin 1904 (Nachdruck Hildesheim 1965)

Schiedlausky, Günther Deutsche Apothekengefäße aus Fayence. In: Alte Apothekengefäße. Biberach a. d. Riß 1960

Schilling, Friedrich Die Coburger Hof-Apotheke. Patrizierhaus, Kunststätte und Offizin. Zur Geschichte der Pharmazie (Geschichtsbeilage der Deutschen Apotheker-Zeitung) 6 (1954), S. 17–20

Schmauderer, Eberhard Entwicklungsformen der Pharmakopöen. In: Technikgeschichte in Einzeldarstellungen Nr. 17, S. 188–287. Düsseldorf 1969

Schmidt, Leopold Die Sammlung Religiöse Volkskunst mit der alten Klosterapotheke im ehemaligen Wiener Ursulinenkloster. Katalog mit Beiträgen von Klaus Beitl und Kurt Ganzinger (Veröffentlichungen des Österreichischen Museums für Volkskunde Bd. XII) Wien 1967

Schmitz, Rudolf Über deutsche Apotheken des 13. Jahrhunderts. Ein Beitrag zur Etymologie des apotecaapotecarius Begriffes. Sudhoffs Archiv für Geschichte der Medizin und der Naturwissenschaften 45 (1961), S. 289–302

– Mörser, Kolben und Phiolen. Aus der Welt der Pharmazie. Stuttgart 1966

– Die deutschen pharmazeutisch-chemischen Hochschulinstitute. Ihre Entstehung und Entwicklung in Vergangenheit und Gegenwart. Ingelheim am Rhein 1969

Schnabel, Rainer Pharmazie in Wissenschaft und Praxis dargestellt an der Geschichte der Klosterapotheken Altbayerns vom Jahre 800 bis 1800. München 1965

Schnabel, Rainer und Günter Kallinich Ein Beitrag zur Ikonographie pharmazeutischer Geräte des frühen Mittelalters. Deutsche Apotheker-Zeitung 105 (1965), S. 1130–1132

Schneider, Wolfgang Über die Signaturenlehre in Medizin und Chemie. Die Pharmazie 5 (1950), Seite 355–359

– Lexikon alchemistisch-pharmazeutischer Symbole. Weinheim/Bergstraße 1962

– Lexikon zur Arzneimittelgeschichte. Sachwörterbuch zur Geschichte der pharmazeutischen Botanik, Chemie, Mineralogie, Pharmakologie, Zoologie Bd. I–V. Frankfurt/Main 1968–1974

– Geschichte der pharmazeutischen Chemie. Weinheim/Bergstraße 1972

Schneider, Wolfgang und Wolfgang-Hagen Hein: Arzneitaxen und Pharmakopöen. Heidenheim/Brenz 1960

Schott, Ralf Die Kunst sich gesund zu erhalten. Regimen Sanitatis Salernitanum. Lateinischer Text mit Übersetzung und Anmerkungen. Zürich und Stuttgart 1964

Schreiber, Wilhelm Ludwig Die Kräuterbücher des 15. und 16. Jahrhunderts. München 1924

Schröder, Johann Trefflich versehene Medizin-Chymische Apotheke oder höchstkostbarer Arzneischatz. Bd. I u. II. Jena 1685 (Nachdruck München 1963)

Schwarz, Holm-Dietmar Das Nürnberger Apothekergewicht, seine Entstehung und seine geschichtliche Bedeutung. Zur Geschichte der Pharmazie (Geschichtsbeilage der Deutschen Apotheker-Zeitung) 15 (1963), S. 25–27

– Symbolik und Symbole in alten deutschen Apothekennamen. Deutsche Apotheker-Zeitung 105 (1965), S. 1392–1398

Springfeld Die Einrichtung von Apotheken in Preußen 1902

– Zur Entwicklungsgeschichte der Apothekenreform. Leipzig 1896

Stafski, Heinz Aus alten Apotheken (Bibliothek des Germanischen Nationalmuseums. Zur deutschen Kunst- und Kulturgeschichte). München 1967[4]

– Das handwerkliche Apothekergerät. In: Alte Apothekengefäße. Biberach a. d. Riß 1960

Stürzbecher, Manfred Berlins alte Apotheken. Berlin 1965

Tabernaemontanus, Jacobus Theodorus Neu vollkommen Kräuter-Buch. Hrsg. von Caspar Bauhin, Offenbach 1731 (Nachdruck München 1963)
Taggart, Rose C. Burnap Collection of English Pottery. Catalogue of the Nelson-Atkins Gallery of Art, Kansas City, USA 1967
Tartaglia, Hrvoje L'Histoire de la Pharmacie en Yougoslavie et sa situation actuelle. Zagreb 1959
Testi, Gino Dizionario di Alchimia e di Chimica antiquaria. Roma 1950
Thorpe, W. A. English Glass. London 1955
Towner, Donald C. The Leeds Pottery. London 1963
Trease, G. E. Pharmacy in History. London 1964
Tschirch, Alexander Pharmakohistoria. In: Handbuch der Pharmakognosie. Bd. I, 2. Abt. Leipzig 1910 (2. Aufl. Leipzig 1933)

Urdang, Georg Die deutsche Apotheke als Keimzelle der deutschen pharmazeutischen Industrie. In: Die Vorträge der Hauptversammlung in Wien, Gesellschaft für Geschichte der Pharmazie o. O., o. J. S. 93–153
– Der Apotheker als Subjekt und Objekt der Literatur. Berlin 1926
– Wesen und Bedeutung der Geschichte der Pharmazie, drei Vorträge. Berlin 1927
Urdang, Georg und F. W. Nitardy The Squibb Ancient Pharmacy. A Catalogue of the Collection E. R. Squibb and Sons, New York 1940
Urdang, Georg und Hans Dieckmann Einführung in die Geschichte der deutschen Pharmazie. Frankfurt/Main 1954

Valentin, Hans Geschichte der Pharmazie und Chemie in Form von Zeittafeln. 3. Aufl. Stuttgart 1950
Valentini, Michael Bernhard Museum Museorum oder vollständige Schaubühne aller Materialien und Specereyen. 2 Bde. Frankfurt 1714
Vershofen, Wilhelm Die Anfänge der chemisch-pharmazeutischen Industrie.
Bd. I Berlin/Stuttgart 1949
Bd. II Aulendorf 1952
Bd. III Wirtschaftsgeschichte der chemisch- pharmazeutischen Industrie 1870–1914. Aulendorf 1958
Vester, Helmut Topographische Literatursammlung zur Geschichte der deutschen Apotheken. (Veröffentlichungen der Internationalen Gesellschaft für Geschichte der Pharmazie, Neue Folge) Bd. 9: I. Hauptteil »Deutsche Städte und Ortschaften« A–E; Bd. 14: F–K; Bd. 17: L–R; Bd. 19: S–Z; II. Hauptteil »Deutsche Länder, Provinzen etc.«; III. Hauptteil »Deutsches Reichsgebiet«. Eutin, Stuttgart 1956–1961
Vitolo, Antonio Esposito Iconografia storico-farmaceutica. Pisa 1958

Walden, Paul Drei Jahrtausende Chemie. Berlin 1944
Weiß, Gustav Ullstein Fayencebuch. Frankfurt/Main, Berlin, Wien 1970
Weißenhofer, Anselm Die künstlerische Ausstattung von Wiener Apotheken der Barockzeit. Jahrbuch für Landeskunde von Niederösterreich, Neue Folge XXIX. Wien 1944–1948, S. 350
Wilkinson, John F. Old English Apothecaries 'Jars'. Proceedings of the Royal Society of Medicine 63 (1970), S. 137–144
Wittmann, Anneliese Kosmas und Damian. Kultausbreitung und Volksdevotion. Berlin 1967
Wittop Koning, Dirk Arnold Nederlandse Vijzels, Deventer 1953
– Delftse Apothekerspotten, Deventer 1954
– Das medizinisch-pharmazeutische Museum in Amsterdam. Zur Geschichte der Pharmazie (Geschichtsbeilage der Deutschen Apotheker-Zeitung) 9 (1957), S. 24–25
– Die Kunst und die Pharmazie. Bd. 1, 3. Aufl. Deventer 1957, Bd. II u. III Deventer 1958 u. 1964
– Niederländische Apothekengefäße. Pharmazeutische Zeitung 109 (1964), S. 1751–1758
– Bronzemörser. Frankfurt am Main 1975
Wolf, Hugo Michael Das Lumen apothecariorum von Quiricus de Augustis, übersetzt und kritisch bearbeitet. Nat. Diss. München 1973

Zekert, Otto Das ärztliche Rezept. Ingelheim am Rhein 1960
– Berühmte Apotheker. Bd. I u. II. Stuttgart 1955 u. 1962
– Paracelsus, Europäer im 16. Jahrhundert. Stuttgart, Berlin, Köln und Mainz 1968
Zekert, Otto, und Kurt Ganzinger Beiträge zur Geschichte der Pharmazie in Österreich. (Veröffentlichungen der Internationalen Gesellschaft für Geschichte der Pharmazie, Neue Folge Bd. 18). Wien 1961
Zimmermann, Walther Exlibris (Bucheignerzeichen) Deutscher Apotheker. Dresden 1925 (Nachdruck Walluf bei Wiesbaden 1972)

Ergänzende Literatur in Auswahl

Becker, Helmut Ausgewählte Kapitel aus der Pharmaziegeschichte 1790–1870. Herzogenrath 1983
Boussel, Patrice, Henri Bonnemain und Frank Bové, Histoire de la Pharmacie et de l'Industrie Pharmaceutique. Paris 1982. Deutsche Ausgabe Genf 1984
Campanile, Laura I vasi di farmacia. Milano 1973
Deutsche Apotheker-Biographie, Bd. I A–L, Bd. II M–Z. Hrsg. v. W.-H. Hein und H.-D. Schwarz (Veröffentlichungen der Intern. Ges. für Geschichte der Pharmazie e. V. N.F. Bde. 43 und 46). Stuttgart 1975, 1978
Dressendörfer, Werner Spätmittelalterliche Arzneitaxen des Münchener Stadtarztes Sigmund Gotzkircher aus dem Grazer Codex 311. (Würzburger medizinhistorische Forschungen. Hrsg. v. G. Keil, Bd. 15). Pattensen/Han. 1979
Drey, Rudolf A. Apothekengefäße. Eine Geschichte der pharmazeutischen Keramik. München 1980
Gaude, Werner Die alte Apotheke. Eine tausendjährige Kulturgeschichte. Stuttgart 1979
Hein, Wolfgang-Hagen und Dirk Arnold Wittop Koning Deutsche Apotheken-Fayencen. Frankfurt/Main 1977
Hein, Wolfgang-Hagen und Dirk Arnold Wittop Koning Die Apotheke in der Buchmalerei. Frankfurt/Main 1981
Hömberg, Wolfgang Der norddeutsche Bronzemörser im Zeitalter von Gotik und Renaissance (Quellen und Studien zur Geschichte der Pharmazie. Hrsg. v. R. Schmitz Bd. 23). Stuttgart 1983
Keidel, Jürgen Apothekenetiketten um die Jahrhundertwende. München 1982
Kranzfelder, Ursula Zur Geschichte der Apothekenabgabe- und Standgefäße aus keramischen Materialien unter besonderer Berücksichtigung der Verhältnisse in Süddeutschland vom 18. bis zum beginnenden 20. Jahrhundert. München 1982
Mez, Lydia Kunstwerke aus Schmiedeeisen in alten Apotheken. Frankfurt/Main 1981
Müller-Jahncke, Wolf-Dieter Apothekerbildnisse auf Medaillen und Plaketten. 1. Deutschsprachiger Raum (Veröffentlichungen der Intern. Ges. für Geschichte der Pharmazie e.V. N.F. Bd. 48). Stuttgart 1980
Neue Beiträge zur Arzneimittelgeschichte. Festschrift für Wolfgang Schneider zum 70. Geburtstag. Hrsg. v. E. Hickel und G. Schröder (Veröffentlichungen der Intern. Ges. für Geschichte der Pharmazie e.V. N.F. Bd. 51). Stuttgart 1982
Perspektiven der Pharmaziegeschichte. Festschrift für Rudolf Schmitz zum 65. Geburtstag. Hrsg. v. G. Jüttner, W.-D. Müller-Jahncke und P. U. Unschuld. Graz 1983
Pharmazie und Geschichte. Festschrift für Günter Kallinich zum 65. Geburtstag. Hrsg. v. W. Dressendörfer, R. Löw und A. Zimmermann. Straubing und München 1978
Theopold, Wilhelm Votivmalerei und Medizin. Kulturgeschichte und Heilkunst im Spiegel der Votivmalerei. München 1978
Wittop Koning, Dirk Arnold Bronzemörser. Frankfurt/Main 1975
Wittop Koning, Dirk Arnold De farmacie in tekening en prent. Amsterdam 1976

Photonachweis

Die Aufnahmen von Helga Schmidt-Glassner wurden noch durch folgende Photos ergänzt:

Abadia Benedictina Santo Domingo de Silos, Burgos (Spanien) 380
Baur, Helmuth; München 251
Bayerische Staatsbibliothek, München 66
Germanisches Nationalmuseum, Nürnberg 3, 170
Häusser, Robert; Mannheim-Käfertal 435
Kunstsammlungen Veste Coburg 167
Saparova, J.; Bratislava (Preßburg)/CSSR 325, 327, 328
Staatliche Eremitage, Leningrad 97
Staatliche Schlösser und Gärten, Potsdam-Sanssouci 88

Die Firma F. Hoffmann-La Roche & Co., Basel, stellte uns freundlicherweise aus ihrem Werk »Lydia Mez-Mangold, Aus der Geschichte des Medikaments« folgende Lithos zur Verfügung: 23, 61, 62, 79, 171, 172, 457, 458